国家卫生健康委员会"十四五"规划教材

全国高等中医药教育教材

供中医学、针灸推拿学、中西医临床医学等专业用

温病学

第4版

中醫

主　编　冯全生　吕文亮

副主编　张思超　吴智兵　赵岩松　魏凯峰

人民卫生出版社

·北京·

图书在版编目（CIP）数据

温病学 / 冯全生，吕文亮主编 . —4 版 . —北京：
人民卫生出版社，2021.8（2025.10重印）
ISBN 978-7-117-31544-9

Ⅰ.①温… Ⅱ.①冯…②吕… Ⅲ.①温病学说 —医
学院校 — 教材　Ⅳ.①R254.2

中国版本图书馆 CIP 数据核字（2021）第 160725 号

人卫智网	www.ipmph.com	医学教育、学术、考试、健康，购书智慧智能综合服务平台
人卫官网	www.pmph.com	人卫官方资讯发布平台

温 病 学
Wenbingxue
第 4 版

主　　编：冯全生　吕文亮
出版发行：人民卫生出版社（中继线 010-59780011）
地　　址：北京市朝阳区潘家园南里 19 号
邮　　编：100021
E - mail：pmph @ pmph.com
购书热线：010-59787592　010-59787584　010-65264830
印　　刷：人卫印务（北京）有限公司
经　　销：新华书店
开　　本：850×1168　1/16　印张：19
字　　数：498 千字
版　　次：2003 年 1 月第 1 版　2021 年 8 月第 4 版
印　　次：2025 年 10 月第 7 次印刷
标准书号：ISBN 978-7-117-31544-9
定　　价：68.00 元

打击盗版举报电话：010-59787491　E-mail：WQ @ pmph.com
质量问题联系电话：010-59787234　E-mail：zhiliang @ pmph.com

编　委（按姓氏笔画排序）

叶　菁（江西中医药大学）　　　张思超（山东中医药大学）

冯全生（成都中医药大学）　　　张晓艳（河南中医药大学）

吕文亮（湖北中医药大学）　　　尚懿纯（天津中医药大学）

朱　叶（海南医学院）　　　　　岳冬辉（长春中医药大学）

刘光华（辽宁中医药大学）　　　郑旭锐（陕西中医药大学）

刘臻华（甘肃中医药大学）　　　赵岩松（北京中医药大学）

孙艳红（云南中医药大学）　　　贾志新（山西中医药大学）

李小茜（上海中医药大学）　　　高恩宇（黑龙江中医药大学）

李鑫辉（湖南中医药大学）　　　郭尹玲（成都中医药大学）

杨洪霞（河北中医学院）　　　　渠景连（贵州中医药大学）

吴智兵（广州中医药大学）　　　鲁玉辉（福建中医药大学）

张　军（暨南大学）　　　　　　曾　兰（湖北中医药大学）

张红梅（安徽中医药大学）　　　魏凯峰（南京中医药大学）

秘　书（兼）郭尹玲　曾　兰

◇◇◇ 数字增值服务编委会 ◇◇◇

主　编　冯全生　吕文亮

副主编　张思超　吴智兵　赵岩松　魏凯峰

编　委　(按姓氏笔画排序)

叶　菁 (江西中医药大学)　　　张红梅 (安徽中医药大学)

冯全生 (成都中医药大学)　　　张思超 (山东中医药大学)

吕文亮 (湖北中医药大学)　　　张晓艳 (河南中医药大学)

朱　叶 (海南医学院)　　　　　尚懿纯 (天津中医药大学)

刘西洋 (成都中医药大学)　　　岳冬辉 (长春中医药大学)

刘光华 (辽宁中医药大学)　　　郑旭锐 (陕西中医药大学)

刘臻华 (甘肃中医药大学)　　　赵岩松 (北京中医药大学)

孙艳红 (云南中医药大学)　　　贾志新 (山西中医药大学)

李小茜 (上海中医药大学)　　　高恩宇 (黑龙江中医药大学)

李鑫辉 (湖南中医药大学)　　　郭尹玲 (成都中医药大学)

杨洪霞 (河北中医学院)　　　　渠景连 (贵州中医药大学)

吴文军 (成都中医药大学)　　　鲁玉辉 (福建中医药大学)

吴智兵 (广州中医药大学)　　　曾　兰 (湖北中医药大学)

张　军 (暨南大学)　　　　　　魏凯峰 (南京中医药大学)

秘　书　(兼)　郭尹玲　曾兰

◇◇◇ 修 订 说 明 ◇◇◇

为了更好地贯彻落实《中医药发展战略规划纲要(2016—2030年)》《中共中央国务院关于促进中医药传承创新发展的意见》《教育部 国家卫生健康委 国家中医药管理局关于深化医教协同进一步推动中医药教育改革与高质量发展的实施意见》《关于加快中医药特色发展的若干政策措施》和新时代全国高等学校本科教育工作会议精神,做好第四轮全国高等中医药教育教材建设工作,人民卫生出版社在教育部、国家卫生健康委员会、国家中医药管理局的领导下,在上一轮教材建设的基础上,组织和规划了全国高等中医药教育本科国家卫生健康委员会"十四五"规划教材的编写和修订工作。

为做好新一轮教材的出版工作,人民卫生出版社在教育部高等学校中医学类专业教学指导委员会、中药学类专业教学指导委员会和第三届全国高等中医药教育教材建设指导委员会的大力支持下,先后成立了第四届全国高等中医药教育教材建设指导委员会和相应的教材评审委员会,以指导和组织教材的遴选、评审和修订工作,确保教材编写质量。

根据"十四五"期间高等中医药教育教学改革和高等中医药人才培养目标,在上述工作的基础上,人民卫生出版社规划、确定了第一批中医学、针灸推拿学、中医骨伤科学、中药学、护理学5个专业100种国家卫生健康委员会"十四五"规划教材。教材主编、副主编和编委的遴选按照公开、公平、公正的原则进行。在全国50余所高等院校2 400余位专家和学者申报的基础上,2 000余位申报者经教材建设指导委员会、教材评审委员会审定批准,聘任为主编、副主编、编委。

本套教材的主要特色如下:

1. **立德树人,思政教育** 坚持以文化人,以文载道,以德育人,以德为先。将立德树人深化到各学科、各领域,加强学生理想信念教育,厚植爱国主义情怀,把社会主义核心价值观融入教育教学全过程。根据不同专业人才培养特点和专业能力素质要求,科学合理地设计思政教育内容。教材中有机融入中医药文化元素和思想政治教育元素,形成专业课教学与思政理论教育、课程思政与专业思政紧密结合的教材建设格局。

2. **准确定位,联系实际** 教材的深度和广度符合各专业教学大纲的要求和特定学制、特定对象、特定层次的培养目标,紧扣教学活动和知识结构。以解决目前各院校教材使用中的突出问题为出发点和落脚点,对人才培养体系、课程体系、教材体系进行充分调研和论证,使之更加符合教改实际、适应中医药人才培养要求和社会需求。

3. **夯实基础,整体优化** 以科学严谨的治学态度,对教材体系进行科学设计、整体优化,体现中医药基本理论、基本知识、基本思维、基本技能;教材编写综合考虑学科的分化、交叉,既充分体现不同学科自身特点,又注意各学科之间有机衔接;确保理论体系完善,知识点结合完备,内容精练、完整,概念准确,切合教学实际。

4. **注重衔接,合理区分** 严格界定本科教材与职业教育教材、研究生教材、毕业后教育教材的知识范畴,认真总结、详细讨论现阶段中医药本科各课程的知识和理论框架,使其在教材中得以凸显,既要相互联系,又要在编写思路、框架设计、内容取舍等方面有一定的区分度。

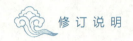

5. 体现传承,突出特色　本套教材是培养复合型、创新型中医药人才的重要工具,是中医药文明传承的重要载体。传统的中医药文化是国家软实力的重要体现。因此,教材必须遵循中医药传承发展规律,既要反映原汁原味的中医药知识,培养学生的中医思维,又要使学生中西医学融会贯通,既要传承经典,又要创新发挥,体现新版教材"传承精华、守正创新"的特点。

6. 与时俱进,纸数融合　本套教材新增中医抗疫知识,培养学生的探索精神、创新精神,强化中医药防疫人才培养。同时,教材编写充分体现与时代融合、与现代科技融合、与现代医学融合的特色和理念,将移动互联、网络增值、慕课、翻转课堂等新的教学理念和教学技术、学习方式融入教材建设之中。书中设有随文二维码,通过扫码,学生可对教材的数字增值服务内容进行自主学习。

7. 创新形式,提高效用　教材在形式上仍将传承上版模块化编写的设计思路,图文并茂、版式精美;内容方面注重提高效用,同时应用问题导入、案例教学、探究教学等教材编写理念,以提高学生的学习兴趣和学习效果。

8. 突出实用,注重技能　增设技能教材、实验实训内容及相关栏目,适当增加实践教学学时数,增强学生综合运用所学知识的能力和动手能力,体现医学生早临床、多临床、反复临床的特点,使学生好学、临床好用、教师好教。

9. 立足精品,树立标准　始终坚持具有中国特色的教材建设机制和模式,编委会精心编写,出版社精心审校,全程全员坚持质量控制体系,把打造精品教材作为崇高的历史使命,严把各个环节质量关,力保教材的精品属性,使精品和金课互相促进,通过教材建设推动和深化高等中医药教育教学改革,力争打造国内外高等中医药教育标准化教材。

10. 三点兼顾,有机结合　以基本知识点作为主体内容,适度增加新进展、新技术、新方法,并与相关部门制订的职业技能鉴定规范和国家执业医师(药师)资格考试有效衔接,使知识点、创新点、执业点三点结合;紧密联系临床和科研实际情况,避免理论与实践脱节、教学与临床脱节。

本轮教材的修订编写,教育部、国家卫生健康委员会、国家中医药管理局有关领导和教育部高等学校中医学类专业教学指导委员会、中药学类专业教学指导委员会等相关专家给予了大力支持和指导,得到了全国各医药卫生院校和部分医院、科研机构领导、专家和教师的积极支持和参与,在此,对有关单位和个人表示衷心的感谢!希望各院校在教学使用中,以及在探索课程体系、课程标准和教材建设与改革的进程中,及时提出宝贵意见或建议,以便不断修订和完善,为下一轮教材的修订工作奠定坚实的基础。

人民卫生出版社

2021 年 3 月

◈◈ 前 言 ◈◈

为了更好地适应新形势下全国高等中医药教育教学改革和发展的需要,深入贯彻落实《国务院办公厅关于深化医教协同进一步推进医学教育改革与发展的意见》《中医药发展战略规划纲要(2016—2030 年)》和新时代全国高等学校本科教育工作会议精神,加快推进高等学校"双一流"建设,培养符合"传承精华、守正创新"时代要求的中医药事业复合型、创新型高等中医药人才,我们按照全国高等中医药院校温病学专业的培养目标,结合人民卫生出版社"适应教改,需求导向,特色优先"的修订原则编写而成。本教材由 24 所高等中医药院校的温病学专家参与编写,供高等中医药院校的中医学、针灸推拿学、中西医临床医学和长学制学生使用。

本教材在充分吸取历版《温病学》精华的基础上进行编写,更加注重温病学的经典属性,着力培养学生中医思维能力,体现其以感染性疾病为主的外感热病和内、外、妇、儿各科相关病证诊治的临床特色。教材内容涵盖中医执业医师资格考试的相关知识点与中医住院医师规范化培训要求。本教材修订突出重点,力求精练扼要,对上版教材内容和结构做了适当的调整和增删,尤其是增加了《温热论》《湿热病篇》《温病条辨》的掌握内容,增设了条文注解等,强化了温病经典属性和临床指导价值,亦便于更好地应用于教与学。教材中的方药剂量和使用方法沿用原著所载。

本教材第一章、第十五章由冯全生编写;第二章由高恩宇编写;第三章由赵岩松编写;第四章由尚懿纯编写;第五章由魏凯峰编写;第六章、第七章由吴智兵编写;第八章由张红梅、吕文亮、张晓艳、刘臻华编写;第九章由郑旭锐、李鑫辉编写;第十章由刘光华编写;第十一章由郭尹玲、赵岩松、冯全生、张思超、孙艳红编写;第十二章由鲁玉辉编写;第十三章由岳冬辉编写;第十四章由张思超编写;第十六章由杨洪霞、朱叶、贾志新、曾兰、李小茜、张军、叶菁、渠景连编写。在本教材的编写过程中,冯全生、吕文亮负责全书的定稿,张思超负责上篇统稿,赵岩松、吴智兵负责中篇统稿,魏凯峰负责下篇统稿。温病学界前辈、成都中医药大学张之文教授对编写提出了诸多宝贵意见,成都中医药大学吴文军、刘西洋协助主编做了许多具体工作,一并表示感谢。

本教材温疫部分参考了成都中医药大学冯全生教授主编的中医药院校创新教材《瘟疫学》。希望在使用过程中得到广大师生和读者的批评指正,以便进一步改进提高。

编者

2021 年 2 月

◇◇◇ 目 录 ◇◇◇

上篇 温 病 概 论

中篇 温病证治

下篇　名 著 选 读

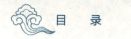

上篇

温病概论

PPT 课件

绪论微课

◇◇◇ **第一章** ◇◇◇

绪　论

✎ **学习目标**

1. 掌握温病学的概念和发展源流；
2. 熟悉历代著名医家对温病学发展的主要贡献。

第一节　温病学的定义

　　温病学是研究温病发生发展规律及其预防和诊治的一门学科。其主要任务是阐明温病的病因、发病规律、病理变化、诊断方法及预防治疗，从而有效防治以感染性疾病为主的外感热病，并可指导临床内、外、妇、儿各科有关病证的防治。温病学蕴含着历代医家丰富的学术思想与防治经验，在中医学理论体系中占有重要地位，属于中医经典范畴，是学习中医学的必修课程。

　　温病学的研究对象是温病，温病不仅包括种类繁多的急性传染病等感染性疾病，还包括一些非感染性发热性疾病。温病多数起病急，发展快，病情较重，温病的发生和流行严重威胁着人民的生命健康。中华人民共和国成立后，温病的防治工作取得了显著成绩，一些急性传染病得到有效控制，发病率大幅度降低，但还有许多传染病依然危害着广大人民群众身体健康，如艾滋病、结核病及病毒性肝炎等，科学防治传染病依然是医学界的一项重要任务。近年来，温病学在新型冠状病毒肺炎（COVID-19）、严重急性呼吸综合征（SARS）、人禽流感、人感染猪链球菌病、甲型流感等新发突发公共卫生事件的防治中发挥了积极作用，展现了温病学的重要临床指导价值。今后应更加紧密地结合临床防治的重大需求，拓展传统温病学研究，进一步推动温病学理论发展与温病防治水平的提高。

第二节　温病学的源流

　　温病学经历了漫长的历史时期才逐步发展成为一门独立的学科。温病一词最早记载于《黄帝内经》，直到秦汉晋唐，在概念上都隶属于伤寒范围。经过宋至金元时期的变革发展，温病始脱离伤寒藩篱。及至明清，温病学逐步总结出一套完整的理论体系和诊治方法，从而形成了一门新兴学科。

一、萌芽阶段（战国至晋唐时期）

　　这一阶段首次出现温病病名的记载，在病因上提出伏寒化温等学说，在概念上将温病隶属于伤寒之中,在温病防治上有一些重要认识。

《黄帝内经》中已有关于温病因证脉治等方面的记载。如《素问·六元正纪大论》有"气乃大温,草乃早荣,民乃厉,温病乃作"的论述,首次提出了"温病"病名。有关温病的致病因素,首先提出的是寒邪,如《素问·生气通天论》云:"冬伤于寒,春必温病。"冬季感受寒邪,是来年春天发生温病的外源性因素。伏寒化温学说是后世伏邪学说之渊薮。其次是时行之气,即非时之气导致温病的发生与流行,如《伤寒论·伤寒例》谓:"凡时行者,春时应暖而反大寒;夏时应热而反大凉;秋时应凉而反大热;冬时应寒而反大温。此非其时而有其气。是以一岁之中,长幼之病多相似者,此时行之气也。"再次是厉气、乖戾之气,如《肘后备急方》说:"其年岁中有厉气,兼夹鬼毒相注,名为温病。"在病机方面,首先认识到阴精不足是导致伏寒化温的内在因素,如《素问·金匮真言论》说:"藏于精者,春不病温。"邪热可按六经次第传变,即《素问·热论》所称一日巨阳受之,二日阳明受之,三日少阳受之,四日太阴受之,五日少阴受之,六日厥阴受之等。邪热也可出现两感、合病、并病等传变方式,如《伤寒论》太阳与少阴两感、三阳合病、太阳与少阳并病等。在脉证方面,强调了温病的温热属性。如《素问·评热病论》说:"有病温者,汗出辄复热,而脉躁急,不为汗衰,狂言不能食。"又如《伤寒论》说:"太阳病,发热而渴,不恶寒者,为温病。"在治疗方面,从针刺治疗逐步过渡到方药治疗,提出了许多温病一般性治疗原则,如《素问·至真要大论》"热者寒之""温者清之"等,《伤寒论》中清热、攻下、养阴等方,如白虎汤、承气汤、竹叶石膏汤等均适用于温病。在温病预后方面,《素问·玉版论要》提出了"病温虚甚死"。在预防方面,《素问·刺法论》提出预防疫病的关键在于"正气存内"和"避其毒气",既重视正气抗御邪气的作用,同时也要避免外来"毒气"的侵袭。基于当时对温病概念的认识,将其归属于伤寒的范畴,如《素问·热论》说:"今夫热病者,皆伤寒之类也。"《难经》也将温病纳入广义伤寒范畴,如《难经·五十八难》中说:"伤寒有五:有中风,有伤寒,有湿温,有热病,有温病。"

《伤寒论》承袭《黄帝内经》《难经》之说,在广义伤寒的范畴内论述温病,明确提出"太阳病,发热而渴,不恶寒者为温病",描述了温病初起热象偏盛的临床特点。六经辨证纲领的提出,对温病卫气营血、三焦辨证体系的创立,具有重要的启迪。《伤寒论》虽未明确提出温病的治疗方剂,但其所述的清热、攻下、养阴等治法方药,为温病治疗学的形成奠定了基础。

《伤寒论》之后至隋唐时期的一些医学著作,对温病的病因做了进一步的探索,如《肘后备急方》说,"岁中有厉气,兼夹鬼毒相注,名曰温病",《诸病源候论》中提出温病是"人感乖戾之气而生病",即认识到温病的病因是特殊的致病因素"乖戾之气"。在治疗上,《肘后备急方》《备急千金要方》《外台秘要》等文献记载了许多治疗温病的方剂,如黑膏方治疗温毒发斑、葳蕤汤治疗风温、大青汤治疗温病热盛阴伤、芍药地黄汤治疗温病出血等,这些方剂一直为后世医家治疗温病沿用。同时,上述文献中还收录了许多预防温病的方剂,如《肘后备急方》记载屠苏酒预防温病交相染易,《备急千金要方》用太乙流金散熏烧辟温等。《备急千金要方》不仅把预防温病列于伤寒章之首,并明确指出:"天地有斯瘴疠,还以天地所生之物以防备之。"说明可以用药物预防疾病的发生。

由此可见,此时期对温病已有初步的认识,但理论朴素、内容简单,在概念上把伤寒作为一切外感热病的总称,温病归属于伤寒范畴,未能形成自身的辨证论治体系。因此,这一时期为温病学发展的萌芽阶段。

二、成长阶段(宋金元时期)

这一阶段对温病的认识逐渐深入,从理论、治法、方药等方面进行变革,创立新说,促进了温病逐渐从伤寒体系中的分化进程。

从宋代开始,温病的治法和理论有了新的突破和进展。温病治疗方面,开始突破了"法不离伤寒,方必遵仲景"的约束。如韩祗和在《伤寒微旨论》中,对照抄仲景方"竟不能更张毫厘"的做法进行批驳,提出热病可"别立方药而不从仲景方"的主张。朱肱在《类证活人书》中提出,运用《伤寒论》中的麻黄汤、桂枝汤等辛温发表剂治疗外感热病不能一成不变,须因时、因地、因人制宜,灵活加入寒凉清热等药。他认为:"桂枝汤自西北二方居人,四时行之,无不应验。自江淮间,唯冬及春初可行,自春末及夏至以前,桂枝证可加黄芩半两,阳旦汤是也。夏至后有桂枝证,可加知母一两、石膏二两,或加升麻半两。若病人素虚寒者,正用古方,不再加减也。"温病病因方面,宋代就有医家认为并不限于"冬伤于寒",如郭雍在《伤寒补亡论》中述:"冬伤于寒,至春发者,谓之温病;冬不伤寒,而春自感风寒温气而病者,亦谓之温。"可见郭氏认为发于春季的温病,既有冬季寒伏而后发者,也有感受春季时令之邪而发者。后世认为温病有伏邪、新感两类,实即导源于此。

至金元时期,中医学界出现了"百家争鸣"的活跃局面。针对外感热病的理论与治疗现状,金元四大家之一的刘河间在热病方面大胆地创新论、立新法、制新方。在理论上,他根据《素问·热论》,重申伤寒六经传变俱是热证,非有阴寒之证,从火热立论,为温病寒凉清热为主治疗方法的形成奠定了理论基础,并创制了双解散、防风通圣散等辛散解表、寒凉清里的表里双解剂。刘氏大胆的革新思想,推动了外感热病里程碑式发展,故后人有"伤寒宗仲景,热病崇河间"之说。另如元代罗天益在《卫生宝鉴》中按邪热在上、中、下三焦及"气分""血分"不同部位分别制方用药,对后来温病学辨治体系的形成产生了一定的影响。元末医家王安道在《医经溯洄集》中,从概念、发病机理和治疗原则上把温病和伤寒明确予以区别,强调"温病不得混称伤寒",并认为伤寒和温病的发病机理迥然不同,温病属里热外发,即使有表证亦多为里热郁表所致,因而主张对温病的治疗应当以清里热为主,解表兼之,并认为亦有里热清而表证自解者。自此,温病便开始从伤寒体系中分化出来,故清代温病学家吴鞠通称其"始能脱却伤寒,辨证温病"。

由此可见,宋金元时期温病学在理法方药等方面都有了重大发展,并逐渐从《伤寒论》体系中分化出来,为以后温病学的自成体系奠定了基础。因此,这一时期是温病学的成长阶段。

三、形成阶段(明清时期)

温病学发展到明清时期已渐趋成熟,对温病的认识更加深化,在病因、病机、诊断方法、辨证论治诸方面形成了较为完善和独特的理论体系,从而使温病学成为一门独立学科。

明代医家吴又可著第一部温病学专著《温疫论》,塑造了温病学理论的雏形,初步奠定了温病理论框架。吴氏提出温疫与伤寒有"霄壤之隔",性质完全不同。根据临床观察,吴氏推论出温疫是由无形可求、无象可见、无声无臭之邪所致,其来也无时,其着无方,非风、非寒、非暑、非湿,乃天地间别有一种异气所感,这种特异之气,吴氏称为杂气。所谓杂气,即多种致病因素的总称。其中性质暴戾,致病力强,为病颇重,无问老幼,众人触之即病者,则称为疫气,或谓之疠气。杂气从口鼻而入(天受),始客于膜原,当饥饱、劳碌、忧思、气怒时,正气受伤,至正不制邪时,则邪气从膜原内溃,始得张溢。膜原邪气溃散有九种传变,其途径大凡不出表里之间,出表者为顺,内陷者为逆。病邪留于气分则易疏透,当从汗解。病邪留于血分,恒多胶滞,当从斑出而求渐愈。在治疗上强调"治邪",即以祛邪为第一要义,注重寻找特效药物,所创疏利透达方药能直达膜原,捣其窝巢之害,迫病邪自膜原内溃胃肠,主张攻下逐邪,以早拔病根为要。温疫后期伤阴,以养阴清热为主要治法,吴氏制订了清燥养荣汤、承气养荣汤等。此外,吴氏还对温疫复证、遗证提出了相应治法,通过"盛行之年""衰少之年"和"不行之年"等方式区分了温疫的流行范围和程度,具有重要意义。

清代医家喻昌提出瘟疫三焦病变定位及分治原则。他在《尚论篇》中指出,从口鼻而入之邪,必先注中焦,依次分布上下,此三焦定位之邪也。喻氏又提出以逐秽解毒为主的三焦分治原则,并在《医门法律》中对秋燥病机和治疗做了较为系统的论述。

叶天士微课

在清代众多医家中,首推"温热大师"叶天士对温病学做出的贡献。其代表作《温热论》是温病学理论的奠基之作。叶氏贡献在于系统阐明了温病的病因、病机、感邪途径、邪犯部位、传变规律和治疗大法等。叶氏提出"温邪上受,首先犯肺,逆传心包",指明了新感温病病因是温邪,感受途径是从口鼻而入,首犯部位在手太阴肺,其传变有顺传与逆传两种形式。因为温病与伤寒性质不同,故其"治法则与伤寒大异也"。叶氏创立了卫气营血学说,用以阐明温病病机变化及其辨证论治规律。他根据病程发展的阶段性,提出了卫气营血各阶段的治疗大法。叶氏还丰富和发展了温病诊断方法,如辨舌、验齿、辨斑疹、辨白痦等。此外,《临证指南医案》为后世留下了宝贵的临床验案,论述精辟,其辨证、立法、处方为后世治疗提供了范例。

与叶天士同时代的医家薛生白,立湿热为专论,其代表作《湿热病篇》对湿热病的病因、病机、辨证治疗做了较为全面、系统的论述,阐述了湿热的发展规律,形成了湿热的三焦分治体系。

吴鞠通在前人学术成就的基础上,结合自己的临床经验,编著了系统论述四时温病的专著《温病条辨》。吴氏倡导三焦辨证,以三焦为纲,病名为目,对四时温病进行辨证论治,整理总结了一套温病的治疗大法和方剂,使温病学的辨证论治内容更趋完善。

王孟英编纂的《温热经纬》,对19世纪60年代以前的温病学理论和证治做了较全面的整理。《温热经纬》"以轩岐仲景之文为经,叶薛诸家之辩为纬",汇集了上自《黄帝内经》《难经》《伤寒杂病论》等,下至叶天士、薛生白、陈平伯、余霖等历代医家著作,并参合自己的实践认识,集温病学理论之大成,促进了温病学的进一步成熟与发展。

以上叶天士、薛生白、吴鞠通、王孟英,被誉为清代温病四大家。除此之外,清代还有许多医家从不同角度发展了温病学的理论证治体系。如陈平伯的《外感温病篇》、柳宝诒的《温热逢源》、雷丰的《时病论》,以及俞根初的《通俗伤寒论》等,从不同角度丰富和充实了温病学的内容。清代医家戴天章《广温疫论》、蒋宝素《医略十三篇》、刘松峰《松峰说疫》、杨栗山《伤寒瘟疫条辨》、余霖《疫疹一得》等,在吴又可《温疫论》的基础上,对温疫的病因、病机、诊法和辨证论治,做出了补充和发展,并创制了许多有效的治疗方剂,形成了温疫学派。

随着温病学理论体系的形成,中医学史上影响甚大的伤寒学派与温病学派之争出现了。温病学派的观点是温病与伤寒是外感热病两大类别,其病因病机截然不同,概念上不容混淆,治疗上必须严格区别。伤寒学派的基本观点是伤寒是一切外感热病的总称,温病包括其中,不应另列门户、自成体系。伤寒学派的代表人物是陆九芝,推崇者有恽铁樵、陆渊雷等。应该肯定,温病学是在伤寒的基础上发展起来的,伤寒所确立的辨证论治原则对温病辨证纲领的形成具有重要的启迪,其论述的温病特点与证候、一些治则治法等,为温病学家所汲取和发扬。随着医学的发展和外感热病防治经验的不断积累,创造新的治法,升华出新的理论,势所必然,温病学理论与伤寒是一脉相承的,是继承与发展的关系。

由此可见,温病学发展到明清时期,在理法方药方面形成了比较完整的理论体系,从而使温病学成为新的独立学科。因此,明清时期是温病学发展的形成阶段。

四、发展阶段（近现代）

晚清、民国时期，随着西方医学的传入和东西方医学的碰撞，温病学有了新的发展。20世纪初，由于传染病发生与流行猖獗，当时广大中医工作者运用温病学理论与方法进行防治，积累了不少证治经验，在温病理论上有所发展。代表性医家和温病学著作有福建吴锡璜所著《中西温热串解》《八大传染病讲义》；江苏孟河丁甘仁所著《喉痧证治概要》《孟河丁氏医案》；河北盐山张锡纯著《医学衷中参西录》；浙江绍兴何廉臣著《重订广温热论》《全国名医验案类编》，勘校《重订通俗伤寒论》等。民国时期，随着中医私人办学的兴起，江苏、浙江、上海、广东、湖南、四川、湖北、江西、山西等省市创办了中医学校、国医学院，并将温病学列入主要课程，编写了温病学教材，如时逸人编著《温病全书》等，培养了一批人才。

中华人民共和国成立以后，随着国家对中医药的重视以及各地中医药院校、中医研究机构和中医院的建立，温病学进入快速发展阶段，其理论及经验被广泛用于传染病的防治。中医药防治流行性感冒、禽流感、麻疹、流行性腮腺炎、流行性出血热、登革出血热、钩端螺旋体病等重大传染病，成就令人瞩目。尤其是1954—1957年，石家庄、北京、广州等地先后发生流行性乙型脑炎，中医按暑温、暑温兼湿辨证用药，有效控制了疫情；2003年SARS流行，中医药的介入有效降低了致死率，并减少了患者出院并发症；2005年四川暴发人感染猪链球菌病，中西医结合治疗取得了良好疗效；2019年12月底，新型冠状病毒肺炎疫情暴发，党中央国务院高度重视，充分发挥中医药特色优势，中西医并重，中医药工作者运用温病学等理论论治，有效控制了疫情，展现了中医药的强大生命力。

在广泛医疗实践的基础上，中医药工作者通过不断地总结临床经验，应用现代研究技术和方法研究疾病证治规律等，极大地推动着温病学理论的快速发展。如有的运用现代技术方法，探讨温病传变规律及相应治则治法的生物学基础；有的运用生理学、病理学、生物化学、微生态学等知识和方法，对温病的诊法，如舌苔、脉象等，进行了系统的观察和研究；有的通过组学方法，对包括各种急性传染病在内的感染性疾病及其他的一些发热性疾病的典型证候，进行了证候客观化研究；有的运用现代药理学、药物化学、制剂学等手段，研发出一批疗效确切、质量稳定、使用方便的有效制剂，如颗粒剂、口服液等。同时，一些急症用药的静脉给药剂型的研制与广泛运用，开拓了温病方药的用药途径和范围，极大地丰富了温病治疗学的内容。特别是屠呦呦等学者成功地从中草药黄花蒿中提取出青蒿素，并研制出一系列青蒿素类药品，这一成就挽救了全球，特别是发展中国家数百万疟疾患者的生命，屠呦呦因此获得2015年诺贝尔生理学或医学奖。

在温病学文献研究方面，中医学者对温病学古代文献进行深入、系统整理，重印、校注和译释了大量温病古籍，对一些温病重要概念和理论展开了深入、系统的研究；在整理古代文献、总结临床经验的基础上，编著出版了一批高质量的温病学专著及名老中医研究温病的专著、医案、医话等，有力地推动着现代温病学理论的发展。

总之，温病学是研究温病发生发展规律和诊治方法的一门理论与实践紧密结合的学科。既有全面而系统的理论体系，又有极强的临床实用价值。因此，它既具有经典课的理论属性，又具有临床课的性质。学习好温病学，对提高温病诊治水平，防治包括感染性疾病在内的发热性疾病，以及内、外、妇、儿等各科相关疾病，均有广泛指导意义和重要临床价值。在学习过程中，首先应注意系统地掌握温病学的基础理论、基本知识和基本技能。在此基础上，重点掌握温病的各种病证特点，以及不同温病的证治规律。注意前后内容的联系和比较，以求融会贯通。理论联系实际，在实践中不断提高分析问题和解决问题的能力。

学习小结

　　本章主要介绍了温病学的概念、发展源流和历代著名医家对温病学发展的主要贡献。温病学是研究温病发生发展规律及其预防和诊治方法的一门学科。温病学的形成经历了漫长的发展过程,主要分为萌芽阶段、成长阶段、形成阶段和发展阶段。温病学是一门中医学经典临床课程,既有全面而系统的理论体系,又有较高的临床实用价值,需要理论结合临床实际学习,才能有效掌握温病的内核。

(冯全生)

笔记栏

复习思考题

1. 温病学与《伤寒论》在学术体系中有什么联系和区别?
2. 为什么说王安道"始能脱却伤寒,辨证温病"?
3. 学习温病学的现实意义是什么?

扫一扫
测一测

PPT 课件

温病的概念
微课

◇◇◇　**第二章**　◇◇◇

温病的概念

　　温病是感受温邪引起的，以发热为主症，具有热象偏重、易化燥伤阴等特点的一类急性外感热病。温病的病因是温邪，温邪可通过多种途径侵入人体而导致发病。温病主要的临床表现是发热，各种温病在病变不同阶段均有不同程度的发热。温病的病理特点是在病变过程中热象偏重，易损伤阴液。温病不是某一种疾病，而是多种疾病的总称，属于外感热病的范畴。

第一节　温病的特点

温病的特点
微课

一、致病因素的特异性

　　温病之所以不同于风寒类外感疾病，更有别于内伤杂病，主要是因为温病有不同于其他疾病的致病因素，即温邪。温邪是存在于自然界的致病物质，通过皮毛、口鼻等途径侵入人体。温邪具有阳热性质，所以温病具有发热、热象偏重且容易伤阴等临床和病理表现。凡是从外界感受的，具有温热性质的病邪，均属于温邪的范围。除了四时六淫之邪从热而化的风热、暑热、湿热、燥热，以及寒邪伏藏化热的温热病邪外，还包括具有温热性质的疠气和温毒病邪等。

　　历代医家对温病的病因有多种认识，如《黄帝内经》从"冬伤于寒，春必温病"立论，将寒邪作为温病的病因。金元时期的医家刘河间认为，"六气"皆能化火，"六淫"之邪化热化火是外感疾病的主要病因。明代医家吴又可继承了前人关于疠气致病的病因理论，提出"疠气"是引起温疫的原因，突出了温病致病因素的特异性。另外，还有医家根据某些温病初起可见局部红肿热痛甚至溃烂或透发斑疹等热毒表现，提出了"温毒"病因说。清代医家叶天士综合前人的认识，结合自己的临床实践和理论研究体会，在《温热论》中明确提出了"温邪"为温病的致病因素，高度概括了温病的病因。

二、发病流行的多样性

(一) 传染性

传染是指疾病在人群中相互染易。大多数温病具有程度不等的传染性。古人对于温病的传染性早有认识。《黄帝内经》中就有关于疫病传染特点的记载。如《素问·刺法论》说："五疫之至,皆相染易,无问大小,病状相似。"其后刘河间《伤寒标本》称疫疠为"传染",并列有传染专节对传染病进行阐述。吴又可《温疫论》中对温疫病的传播途径做了具体描述。他说:"邪之所着,有天受,有传染。"其所谓"天受"是指通过空气传播,"传染"则是指通过与患者的直接接触而感染。

温病的传染性针对大多数温病病种而言,也有部分温病不具有传染性,如夏季中暑、夏季热等。温病的传染程度强弱差异很大,有的具有强烈的传染性,有的则传染性较小,主要取决于温邪的性质、毒力和人体对病邪的反应状态,亦即正气的强弱。虽然大多数温病具有程度不等的传染性,但并不是所有具有传染性的疾病都属于温病,如狂犬病、破伤风和部分寄生虫病等传染病因不具有"温热"特征,故不属温病范围。

(二) 流行性

流行是指疾病在人群中连续传播。由于大多数温病具有传染性,所以在一定条件下,可以在人群中连续传播,造成同一时期内同一疾病在一定范围内的扩散蔓延。"流行"在古代文献中称为"时行""天行"。王叔和在《伤寒例》中说:"非其时而有其气,是以一岁之中长幼之病多相似者,此则时行之气也",指出了流行的特点和成因。庞安时在《伤寒总病论》中说:"天行之病,大则流毒天下,次则一方,次则一乡,次则偏着一家。"说明温病的流行程度强弱悬殊,有大流行、小流行和散在发生等不同情况。温病流行程度的强弱与病邪性质、致病毒力的大小以及病邪的传播条件等有关。

(三) 季节性

温病作为外感热病,其发病与季节的变化密切相关,故有"四时温病"之称。季节性体现于某些温病在特定的季节条件下发生或流行,在其他季节则不见,如春温发生于春季,暑温发生于夏季,秋燥发生于秋季等。有些温病虽四时均可发生,但以某一季节为多,如风温多见于春季,湿温多发生于长夏季节等。温病发生的季节性主要与两方面的因素有关,一是不同季节由于气候条件不同,从而影响温邪的形成,如春季气候温暖多风,易形成风热病邪;夏季气候酷热,暑气炎蒸,易形成暑热病邪;长夏天气虽热,但湿气亦重,易形成湿热病邪等。二是不同季节的气候变化,可对人体的防御功能发生影响,造成人体对病邪反应性的差异。如冬春季节肺卫功能降低,风热病邪侵犯肺卫,病变以上焦为主;夏秋季节热盛湿重,人体脾胃功能呆滞,易导致湿热病邪侵犯脾胃,病变以中焦为主。由此可见,温病的季节性特点主要是不同季节气候变化对病邪的产生、传播和对人体功能影响的结果。

(四) 地域性

地域性是指某种温病在某些地区较为多见,而在其他地区则少见或不见。不同地域的地理环境不同,气候条件差别很大,从而影响了温病病邪的产生和传播。如东南沿海地区夏季炎热潮湿,易形成湿热病邪,导致湿热类温病多发,所以叶天士指出"吾吴湿邪害人最广",陈平伯在《外感温病篇》中说:"东南地卑水湿,湿热之伤人独甚。"另一方面,不同地域居住的人们在生活习惯、卫生条件等方面存在着差异,也会对温病发病、流行产生影响。如有些地区人们在饮食习惯上喜吃生冷食品,脾胃损伤,湿饮停聚,容易导致湿热类温病的发生。

总之,温病以上特点均与特异的致病因素有着必然的联系,而且四者之间又相互关联。

笔记栏

温病的传染性和流行性主要由温邪的特性和致病力所决定,而季节的变化和地域的不同也是促使温病传播和流行的条件;温病的季节性和地域性主要与气候变化和地理环境有关,但邪气的性质和致病力也是重要的影响因素。

三、病理演变的规律性

温病病程发展具有规律性,其发展变化主要体现在卫气营血各阶段的病理变化,和三焦所属脏腑功能失调和实质损害的演变特征。叶天士以卫分证、气分证、营分证、血分证的病理演变概括了温病的发展变化。《温热论》说:"大凡看法,卫之后方言气,营之后方言血。"吴鞠通以上焦证、中焦证、下焦证概括了温病的发展变化。《温病条辨》提出:"温病由口鼻而入,鼻气通于肺,口气通于胃。肺病逆传则为心包,上焦病不治,则传中焦,胃与脾也;中焦病不治,即传下焦,肝与肾也。始上焦,终下焦。"温病病变初期,多以卫分证为主,此阶段多正盛邪轻;温病中期阶段,多呈正邪剧争,正盛邪实;温病后期阶段,多呈正虚邪少,肺胃阴伤或肝肾阴伤为主要表现。

温病的病变发展趋势,一般为病位由表入里,病势由浅入深,病情由轻转重,病性由实致虚。温病初起,大多为卫分证,病位较浅,病情较轻。随着病程发展,病邪内传入里,病情随之加重,出现里热实证。如病情进一步发展,可致邪热更甚而正气虚衰,或出现邪热内陷正气外脱的危重证候。

四、临床表现的特殊性

温病临床表现具有一定的特殊性,主要有以下几个方面:

(一)起病急,传变快

温病大多起病急、传变迅速。病变过程中变化较多,甚至可见病情"一日三变",或出现危重险情。这与一般内科杂病的起病情况和演变过程明显不同,也和伤寒的起病和传变情况有较大差异。不过,湿温等湿热类温病与温热类温病相比则起病较缓,传变较慢。所以,起病急,传变快在温热类温病中较为明显。

(二)发热为主,热象偏重

发热是温病的主要见症,可贯穿于温病的全过程。只是不同类型温病和温病的不同阶段,发热的性质和具体表现有所不同。所谓热象偏重,不仅是指热势较高,还包括了烦渴、尿赤、舌红、苔黄等一系列"热"的征象。如温病初起邪在卫表时,可出现发热重恶寒轻、舌边尖红、脉浮数等表现。邪热入里后则热势更加炽盛,并伴有心烦、小便黄赤短少、苔黄舌红、脉数等邪热亢盛征象。

(三)易化燥伤阴

温邪为阳热之邪,易于灼伤阴液,正如吴鞠通《温病条辨》所说:"温热阳邪也,阳盛伤人之阴也。"所以在温病过程中易于出现口渴、舌干、唇焦、齿燥、小便短少等阴液受伤的表现。在温病后期,阴伤的表现尤其明显。一般来说,邪在上焦、中焦或卫分、气分阶段,多易损伤肺胃津液,阴伤的程度尚轻,以口鼻唇咽的干燥征象为主要表现;邪入营血或深入下焦,则阴伤程度较重,常表现为全身性的津枯液涸,肝肾阴精耗竭。

与温热性质的温病不同,湿热性质温病的初起阶段湿重热轻,湿热蕴蒸,化燥伤阴的病理变化并不明显,故较少出现阴液耗伤的干燥征象。一旦湿热化燥化火,其病机变化随即演变为与温热类温病相同,化燥伤阴的病理特点即会显现。

(四)易内陷生变

由于温邪传变迅速,所以病程中常因邪热炽盛、正不敌邪,致使邪热深陷而出现一系列危重证候。如热入血分，迫血妄行所致的皮肤斑疹密布，腔道出血；热邪内闭心包络，可出现神志昏迷；热邪内陷厥阴肝经，引动肝风可出现手足抽搐；若热邪内闭心包、正气溃败，则可导致内闭外脱的严重后果。

　　以上是温病发展变化中常见的危急证候，如失治误治则容易造成严重的后果。温病的这些变化也是区别于一般内科杂病的重要特点之一。

笔记栏

温病的范围、命名和分类微课

第二节　温病的范围、命名和分类

一、温病的范围

　　温病属于外感疾病的范畴。从病因而言，外感疾病中除了风寒性质以外的疾病都属于温病的范畴。

　　温病的范围随着温病学的发展而逐步扩大。明清之前，温病所指范围较小，根据《素问·热论》中所记载的"凡病伤寒而成温者，先夏至日者为病温，后夏至日者为病暑"，当时仅把温病视为发生于春夏季节的一种性质属热的外感病。明清以后，随着温病学的发展形成，温病的范围逐渐扩大，包含的病种不断增加，清代吴鞠通在《温病条辨》中提出："温病者，有风温，有温热，有温疫，有温毒，有暑温，有湿温，有秋燥，有冬温，有温疟。"吴鞠通将一年四季发生的多种外感热病归属于温病范畴。本教材主要论述风温、春温、暑温、湿温、秋燥、伏暑、大头瘟、烂喉痧、温热疫、暑热疫、湿热疫等温病的主要病种。当然，温病所涉及的病种并非仅限于此，如内科中的湿热痢、湿热黄疸等，儿科中麻疹、水痘、百日咳、白喉等，外科中的疮疡痈肿等具有全身发热症状时均可归属于温病的范畴，但现已分别按其特点归属于其他学科，故本教材不再予以论述。

　　西医学中大多数急性感染性疾病符合温病的特点，可归属于温病的范畴，如流行性感冒、风疹、病毒性肺炎、肾综合征出血热、登革热和登革出血热、流行性乙型脑炎等病毒感染性疾病；细菌性肺炎、伤寒、沙门菌属感染、霍乱、猩红热、流行性脑脊髓膜炎等细菌感染性疾病；流行斑疹伤寒、地方性斑疹伤寒等立克次体病；钩端螺旋体病等螺旋体病；疟疾等疟原虫病；急性感染疾病的某些综合征，如败血症、脓毒血症、感染性休克、成人呼吸窘迫综合征等；另外，某些非感染性的发热性疾病，如中暑、夏季热等也可归属于温病的范畴。

二、温病的命名

　　温病主要是以发病季节、时令主气、季节结合主气、临床特点和流行特点为依据进行命名。以发病季节为依据命名的有发生于春季的春温；以时令主气为依据命名的有发生于春季的风温，发生于夏季的暑温，发生于长夏季节的湿温；以发病季节结合季节主气为依据命名的有秋燥；以临床特点为依据命名的有大头瘟、烂喉痧等；以流行特点为依据命名的有温热疫、暑热疫、湿热疫等。

三、温病的分类

　　根据温病的病证性质和发病特点，温病的分类方法主要有以下两种：

（一）按病证性质分类

　　根据病证性质是否兼夹湿邪，温病可分为温热类温病与湿热类温病两大类。温热类温病包括风温、春温、暑温、秋燥、大头瘟、烂喉痧等。这类温病虽然发病季节和感受的病邪不同,但都是温热性质的病邪为患,所以临床大多发病较急,发热显著,传变较快,易伤津液,病情严重者可出现热邪内陷,引起昏迷、抽搐、斑疹出血等危重证候,治疗以清热保津为原则。湿热类温病有湿温、伏暑等。这类温病的病因是湿热相兼为患,一般起病较缓,发展较慢,初起发热和伤津征象均不显著,治疗重在祛湿清热。温热类温病在病变过程中也可兼夹湿邪为患,如暑温病可见暑热夹湿之象,但是以温热为主,兼湿为次。而湿热类温病虽为湿与热合,但在发展过程中随着湿邪化燥,热邪化火,其病证性质也可由湿热相兼转化为纯热无湿的火热之证。所以,虽然有温热、湿热的区分,但是二者的划分不是绝对不变的,温热与湿热的区分只是相对而言。其实际意义在于掌握温病温热、湿热的病证特点,有助于抓住温病的辨治要领,从而正确地进行辨证施治,把握其发展转归。

(二) 按发病初起的证候特点分类

根据发病初起是否有里热证,温病可分为新感温病与伏邪温病两大类。新感温病一般是指初起病发于表,以表热证为主而无明显里热表现的一类温病,如风温、秋燥等。伏邪温病,又称伏气温病,是指初起病发于里,以里热证为主的一类温病,如春温、伏暑等。新感温病初起一般出现表证,其病机传变一般多为由表入里、由浅入深,治疗当以解表为主。伏邪温病初起以里热证为主,其病机传变有两种情况,一为病邪进一步深入,一为病邪向外透解,治疗当以清泄里热为主。如发病初起既有里热见症,同时又兼有卫表见症的则称为新感引动伏邪,春温、伏暑可见到这种表里同病的情况。对于暑温、湿温初起虽见里证,但仍属于新感温病范围。因为其里证的出现分别是由夏季主气暑热或暑湿,与长夏主气湿热的致病特点决定的,即其发病后的证候特点与时令病邪的致病特点一致,所以仍属新感温病。区分新感与伏邪的主要意义,在于区别温病初起的证候类型,揭示病变的浅深、病情的轻重、传变的趋势,从而有助于临床辨证论治。

温病与相关概念的辨析微课

第三节　温病与相关概念的辨析

一、温病与伤寒

温病与伤寒都是感受外邪而引起的疾病,属于外感热病的范畴,二者在概念上有密切的联系,但在病因、感邪途径、病机、证治等方面却有很大的区别。

伤寒有广义、狭义之分:广义伤寒是一切外感热病的总称,凡由外邪引起的外感热病都属于伤寒的范围,其中既有风寒性质的,也包括温热性质的。正如《素问·热论》所说:"今夫热病者,皆伤寒之类也。"《难经·五十八难》更具体地指出:"伤寒有五:有中风,有伤寒,有湿温,有热病,有温病。"其中中风、伤寒属于风寒性质,湿温、热病、温病则属于温热性质。由此可见,"伤寒有五"之伤寒是一切外感热病的总称,即为"广义伤寒",而其中之一的伤寒,则为感受寒邪引起的外感热病,属"狭义伤寒"。

广义伤寒是一切外感热病的总称,而温病作为外感热病中性质属热的一类,应当归属于广义伤寒的范畴,但温病与狭义伤寒有明显差别。在温病学发展的早期阶段,温病与因感受寒邪引起的狭义伤寒,两者是并列关系。但随着温病学理论的发展,温病的范围逐渐扩大,温病包括外感热病中的大多数病种,因此其外延远远大于狭义伤寒。

温病与狭义伤寒虽同属外感热病,但因证脉治完全不同,临床必须严格鉴别。在病因方面,温病是感受温邪而发病,伤寒是感受寒邪而发病;在感邪途径方面,温邪多从口鼻而入,先犯手太阴肺经或中焦脾胃。寒邪多从皮毛而入,先犯足太阳膀胱经;在病机方面,温为阳邪,有火热之性,易伤阴液,故病之后期易出现肺胃阴伤或肝肾阴涸之证。寒为阴邪,易伤阳气,故病之后期易出现太阴、少阴阳衰之证;在证治方面,由于温病包括了一年四季发生的多种外感热病,与狭义的伤寒难以进行全面比较。因此,这里将温病中的风温与狭义伤寒进行了鉴别。风温初起,邪犯肺卫,肺气失宣,表现为发热、微恶寒、无汗或少汗、头痛、咳嗽、咽痛、口微渴、舌边尖红、苔薄白欠润、脉浮数等,治当辛凉解表。伤寒初起,寒邪束表,卫阳郁闭,表现为恶寒重、发热、头痛、关节疼痛、口不渴、舌苔薄白而润、脉浮紧等,治宜辛温解表。此外,在多数温病的发展至中期阶段,由于邪热亢盛,可出现气分、营分、血分等里热证,治宜清气、凉营、散血,伤寒中期或为阳明热盛或为太阴阴寒等,治当清泄阳明或散寒温阳等;温病后期多为肺胃阴伤或肝肾阴伤,治宜滋养肺胃阴液或滋补肝肾真阴,伤寒后期多为阳气虚损或阳气外亡,治宜温阳或回阳救逆。

二、温病与温疫

温疫是温病学中具有特定含义的疾病名称,与温病在概念上既密切相关又有所区别。

疫是指具有强烈传染性和流行性的疾病。《说文解字》说:“疫,民皆疾也。”“疫”作为疾病名称,主要是突出疾病的传染性和流行性的特点。这类疾病在性质上亦有寒、热、湿、燥的不同,包括范围较为广泛。

温疫是指温热性质的疫病,是温病中具有强烈传染性并引起流行的一类疾病。另外,在古代文献中还有“瘟疫”名称的记载,它与温疫的含义不同。其所说的“瘟”实与疫相同,亦是指疾病的强烈传染和流行,而不是指疾病的温热性质。所以,瘟疫为一切疫病的总称,它既包括温疫,也包括寒疫、湿疫、燥疫等。

温病是所有具有温热性质外感疾病的总称,既包括了具有强烈传染性和流行性的一类温病,也包括了传染性、流行性较小及少数不具传染性的温病。温疫则是指温病中具有强烈传染性和流行性的一类。所以,温疫属于温病范围。为了体现其传染和流行的特点,区别于一般温病,所以称为温疫。王孟英在《温热经纬·湿热病篇》中引喻嘉言的话说:“湿温一证,即藏疫疠在内,一人受之则为湿温,一方受之则为疫疠。”认为湿温在散发的情况下称为湿温,若引起大范围传染流行时,则可称之为疫疠。由此可见,温病与温疫概念的区别就在于其传染性和流行性的强弱方面。

温疫不仅传染性极强可引起大流行,而且来势迅猛,病情较为严重,较之一般温病危害尤甚,因此在防治方面应高度重视,及时采取有效的预防和治疗措施,果断有力祛除病邪,控制其蔓延发展。

三、温病与温毒

在温病学中,温毒有两层含义:一为病名,指温病中具有独特表现的一类温病,即温毒疾患;一为病因,指温病中的特异致病因素,即温热毒邪。

温毒作为病名是指感受温热毒邪引起的一类具有独特表现的急性外感热病,它除了具有一般温病的临床表现外,还具有局部红肿热痛,甚则溃烂,或肌肤密布斑疹等特征。常见的温毒疾患有大头瘟、烂喉痧等。温毒隶属于温病的范围,是温病中具有肿毒或发斑表现的一类特殊病种。

温毒在古典文献中早有记载,如王叔和《伤寒论序例》中说:“阳脉洪数,阴脉实大者,更遇温热,变为温毒,温毒为病最重也。”《肘后备急方》中记载有温毒发斑的病症,以黑膏方治疗。清代吴鞠通对温毒的临床表现做了具体描述,《温病条辨》说:“温毒咽喉肿痛,耳前耳后肿,颊肿,面正赤,或喉不痛,但外肿,甚则耳聋。”雷少逸《时病论》更进一步指出:“然有因温毒而发斑、发疹、发颐、喉肿等,不可不知。"

因此,温病是温热性质外感热病的总称,温毒因其具有显著温热性质这一特点而隶属于温病范围,为温病中具有肿毒或发斑表现的一类特殊病种。

> ### 学习小结
>
> 温病是感受温邪引起的,以发热为主症,具有热象偏重、易化燥伤阴为特点的一类急性外感热病。温病的共同特点包括有特异的致病因素,多具有传染性、流行性、季节性和地域性,病理演变有规律性,临床表现有特殊性。温病属于外感热病的范畴,外感热病中除了风寒性质以外的疾病都属于温病范畴。温病根据病证性质可分为温热与湿热两大类,根据发病初起的证候特点可分为新感与伏邪两大类。温病属于广义伤寒,与狭义伤寒有别。温疫与温毒均是温病中具有特殊表现的一类疾病,隶属于温病。

(高恩宇)

复习思考题

1. 温病的概念是什么?
2. 温病的特点有哪些?
3. 温病有哪些分类方法?
4. 简述温病与伤寒的联系和区别。
5. 温疫与温毒在概念上各有何特定含义? 它们与温病有何联系与区别?

扫一扫
测一测

PPT 课件

温病的病因
微课

第三章

温病的病因与发病

学习目标

1. 掌握各种温邪的性质和致病特点；
2. 熟悉温病发病的因素、感邪途径与发病类型。

第一节　温病的病因

温病属外感发热性疾病,致病因素主要是感受外来的温邪。根据四时不同气候变化,通过审证求因,联系不同温病的发病和临床特点,以六淫的性质来归纳温病病因的种类,主要包括风热病邪、暑热病邪、湿热病邪、燥热病邪的四时温邪和疫疠病邪、时毒病邪,以及"伏寒化温"的温热病邪等。

温邪致病的共同特性主要表现:①从外感受。各种温邪均可通过口鼻或皮毛从外侵入人体,引发疾病。②性质属热。温邪致病后可出现发热及相关热象。③致病迅速。温邪引发的温病大多起病急,传变快,病程较短。④季节相关。温邪的形成有明显的季节性,故致病与季节气候密切相关,所以又把温邪称为时邪或时令温邪。⑤互相转化。温邪在一定的条件下可以互相转化,如湿郁化热,燥热化火等。⑥病位有别。不同温邪侵入人体后好犯的部位也不同,如风热好犯肺卫,湿热易困脾胃等。

各种温邪除了上述共同特性外,尚有各自不同的致病特点,从临床角度而言,把握其各自的致病特点,对掌握相应温病的发生发展规律并进行诊治具有重要作用。

一、温病的外因

温邪主要包括风热病邪、暑热病邪、湿热病邪、燥热病邪、疫疠病邪、时毒病邪,另有伏寒化温的温热病邪。温邪的共同特点:从外感受、性质属热、致病迅速、病位有别、有不同的好发季节。

(一) 风热病邪

1. 形成　风热病邪多形成于冬春季节,主要包括多见于冬春季的呼吸道细菌、病毒、衣原体等多种致病微生物。叶天士说:"春月受风,其气已温。"陈平伯曰:"春月风邪用事,冬初气暖多风,故风温之病,多见于此。"吴鞠通云:"风温者,初春阳气始开,厥阴行令,风夹温也。"即指春季阳气升发,气候温暖多风,冬令气候异常,如应寒反暖,易形成风热病邪,引起风温病。发生于冬季的风温病也称为冬温。

2. 主病　风温(冬温)。

3. 致病特点

(1)先犯上焦肺卫:风热邪气犯人,自口鼻而入,病先犯肺卫,见发热、微恶寒、咽痛或咳嗽等。正如叶天士所云:"温邪上受,首先犯肺",吴鞠通:"凡病温者,始于上焦,在手太阴。"

(2)易伤肺胃阴津:风为阳邪,具有升散、疏泄的特性,热亦为阳邪,风热相合,两阳相劫,损伤阴津,轻则清窍干燥,重则肺胃津伤而致干咳、口渴。

(3)变化迅速,易逆传心包:风邪善行而数变,热变最速,故从初起肺卫很快由卫到气,致阳明气分热盛,或病邪未传阳明而由肺直接传入心包,即"逆传心包",出现神昏谵语、舌謇、肢厥等危重证候,正如叶天士《温热论》所说:"温邪上受,首先犯肺,逆传心包。"

(4)易出疹动风:风热犯肺,波及营分,外发肌肤易致出疹。如冬春季,易发麻疹、猩红热、风疹。风热病邪犯及肝经,或风热郁滞,淫及肝经而动风。儿童高热伴惊风抽搐更常见。

(二)暑热病邪

1. 形成　暑夏季节,烈日炎炎,干旱无雨少雨,产生暑热病邪。潮湿多雨地区则暑热邪气兼夹湿邪更为常见,称为暑湿邪气。雷少逸云:"夏伤于暑者,谓季夏、小暑、大暑之令,伤于暑也。其时天暑地热,人在其中,感之皆称暑病。"暑热病邪主要包括通过虫媒感染的乙型脑炎病毒、登革热病毒、疟原虫,通过消化道传染的霍乱弧菌、诺如病毒,通过呼吸道、血液传播的出血热病毒等。

2. 主病　暑温。

3. 致病特点

(1)多先入阳明气分,不见卫分证:暑为火热之邪,其性酷烈,侵入人体后,传变迅速,往往不拘表里,不以渐次,初起即入阳明气分而无明显的卫分过程,以壮热、汗多、烦渴、脉洪大等为主要表现。如叶天士所说:"夏暑发自阳明。"

(2)易伤津耗气:《素问·举痛论》说:"炅则腠理开,荣卫通,汗大泄,故气泄。"暑热病邪为火热之气,既易伤津,又易耗气,所以在病程中易见身热,汗出,口渴,齿燥,神倦,脉虚等症状。如津气耗伤过甚,可导致津气两脱,出现汗出不止、气短喘喝、面白肢厥、脉微细欲绝等虚脱症状。

(3)易兼夹湿邪、寒邪:夏令炎热多雨,天暑下迫,地湿上蒸,暑热夹湿,弥漫于空气中,多易发生暑温夹湿。暑季人易贪凉,露宿饮冷。露宿贪凉则寒邪外束,卫表郁闭,而成为暑湿兼寒证;过食生冷则脾胃阳气受损,湿邪中阻。王孟英认为:"暑令湿盛,必多兼感,故曰挟……而治暑者,须知其挟湿为多焉。"吴鞠通也认为:"热与湿搏而为暑也。"但暑为火热之气,"纯阳无阴","虽易兼感,实非暑中必定有湿也"。

(4)易窍闭动风:暑为火邪,心主君火,同气相求,暑易入心。风火相煽,燔灼厥阴,入手厥阴则闭阻心包,导致昏迷或见谵语(暑厥);入足厥阴则导致肝风内动,出现抽搐(暑风)。

(三)湿热病邪

1. 形成　夏末秋初(长夏季节),天气酷热,又阴雨连绵,热蒸湿动,湿热弥漫,最易形成湿热病邪,但此病邪一年四季均可见。湿热病邪主要包括伤寒、副伤寒杆菌,痢疾杆菌等消化道细菌病毒感染,或呼吸道致病微生物感染,如支原体等。湿热病邪与暑热病邪夹湿者都兼具湿与热两重性质,前者致病初起以湿邪表现为主,以后逐渐化热,而后者初起即有明显的暑热特征。

2. 主病　湿温。

3. 致病特点

(1)易侵犯脾胃,以脾胃为病变中心:脾为湿土之脏,胃为水谷之海,湿土之气,同类相召,故湿热病邪喜犯脾胃,导致脾胃气机升降失常,见脘痞、腹胀、恶心、便溏等表现。薛生白认为:"湿热之邪从表伤者十之一二,由口鼻入者十之八九。阳明为水谷之海,太阴为湿土之脏,故多阳明、太阴受病。"

(2)易困遏清阳,阻滞气机:湿为重浊阴邪,胶着腻滞,困遏卫阳则身热不扬,恶寒,身重;蒙蔽清阳则头重如裹,神情呆顿,郁阻胸肺之气则胸闷或咳喘;阻滞中阳则脘痞腹胀;闭阻经络则湿热痹痛;伤脾肾阳气则下利畏寒,浮肿。

(3)致病具隐袭性,病程缠绵:湿热之邪侵犯人体,初起热象不显,虽体温升高,但脉象缓濡、手足不温、面色淡黄、安静淡漠,大便数日不下而不干结,为湿遏热伏所致。湿热相结,如油入面,不似寒邪束表发汗即解,也不似热邪一清而愈,所以病程较长,气分稽留时间较长,缠绵难愈。

(四)燥热病邪

1. 形成　秋季气候久晴少雨、干燥、气温偏高,易形成燥热病邪。燥热病邪主要包括秋季呼吸道病毒、细菌等。

2. 主病　秋燥(温燥)。

3. 致病特点

(1)初起先犯肺卫,病位以肺为主:燥热病邪从口鼻内侵于肺,先犯卫表,肺卫失宣见发热,微恶风寒,咳嗽少痰,鼻干咽燥等症。

(2)易伤津液:燥热性同火热,易消耗津液,病程中主要耗伤肺、大肠津液,可见唇干鼻燥,咽干、口干、口渴,干咳无痰或少痰难咯,舌苔少津,便秘等。病程后期主要灼伤肺胃之阴,少数患者可见肝肾之阴受损。

(3)病变轻,预后好:燥热病邪上犯清窍可导致化火表现,如耳鸣、目赤、龈肿、咽痛等表现,但预后较好。

(五)温热病邪

1. 形成　此邪气源于《素问·生气通天论》:"冬伤于寒,春必病温。"传统认为,此病邪系冬感寒邪,潜伏人体逐渐化热,至春随阳气升发而发病。因此,邪气致病初起即热象明显,又被称为伏寒化温的温热病邪。

2. 主病　春温。

3. 致病特点

(1)初起邪自内发:由于起病邪气即自体内而发,故被视为伏邪,其导致的春温即是伏邪温病。初起就有明显的里热证,有气分证、营分证的不同。如在气分见高热、烦渴、溺黄;在营分见斑疹隐隐、神昏。

(2)易伤阴液,后期易伤肝肾真阴:由于伏寒化温病邪邪热重而病位深,故极易耗伤阴液。初起即可见到烦渴、尿短赤、便秘等阴液受损的表现;后期还可出现低热不退、口燥咽干、脉虚、神倦,或手足瘈疭、舌干绛而萎等肝肾之阴受损的表现。

(3)易导致危重症:由于伏寒化温病邪的温热特性突出,易化火成毒,从而更易闭窍、动风、动血,导致神昏、痉厥、出血等危重表现。

(六)疫疠病邪

1. 形成　疫疠病邪的形成与非时之寒暑、疾风淫雨、久旱大涝等气候反常有关,亦与某些地区的特殊地理环境或过度损害自然生态环境的人类活动有关,如岭南地区山岚瘴气较甚,易形成疠气。此外,战乱之后,灾荒之年,环境卫生差,动物尸体腐烂熏蒸,均可促使疫疠病邪的形成。疫疠病邪有寒热之分,能引起温疫发生流行的疫邪主要包括温热疠气、暑热疠气、湿热疠气等。

2. 主病 温疫。

3. 致病特点

(1)致病力强,病情凶险:疫疠病邪致病常常无分老幼,触之即病。疫疠病邪侵袭人体后,发病迅速,传变极快,症状复杂多变,病情险恶,致死率高。如《温疫论》中说:"此一日之间而有三变","缓者朝发夕死,急者顷刻而亡。"

(2)多从口、鼻而入,有特异的病变部位:疫疠病邪的感染途径以口鼻为主,即通过呼吸空气或饮食而侵犯人体。不同性质的疫疠病邪,对脏腑经络有不同的定位倾向。湿热性质的疫疠病邪多先犯于膜原,分表里九传;燥热性质的疫疠病邪多客于阳明胃,传布于十二经。疫疠病邪致病,对人或不同种属动物有一定的选择性。某些病邪只致人患病而不引起其他动物患病,而某些病邪只引起某些动物患病但不能使人患病。

(3)具有强烈的传染性,易引起流行:疫疠病邪致病来势凶猛,传染性极强,在短时间内可引起疫病大面积流行。

(七) 时毒病邪

1. 形成 如遇冬天过暖,春天过热等气候异常,邪热过盛,易产生具有温热性质,且局部有肿毒特征的一类时毒病邪。主要包括风热时毒和温热时毒,以呼吸道病毒、细菌等感染为主。

2. 主病 温毒(大头瘟,烂喉痧)。

3. 致病特点

(1)具壅结凝聚特性:温毒病邪蕴结于脉络,导致局部血脉阻滞,毒瘀互结,形成局部肿毒特征,如出现红肿疼痛,甚则破溃糜烂,多见于上焦头面、咽喉、颈部等部位,邪毒蕴结血脉肌肤,可引起的肌肤斑疹、皮下结节等。

(2)可攻冲走窜:温毒病邪具有走窜的特性,既可外达肌肤,又可内攻脏腑,如麻疹时毒既可窜扰肌腠血络,见红疹;邪毒又可攻肺,致肺气壅滞,轻则咳喘,重则呼吸急促困难;甚则毒攻心,阻闭机窍,则神昏谵语,甚则引动肝风,痉厥并见。如腮腺炎时毒病邪既可上犯引起头面焮赤肿大,又可下犯阴器致睾丸肿胀疼痛。

(3)传染性较强,有一定流行性:既可导致一般温病的临床表现,又可引起红肿热痛等局部临床表现。

此外,寒邪虽不是温邪,但与温病发生有一定关系,可成为其诱因,还可成为兼邪,如夏月暑湿兼寒束表,或导致客寒包火证。

二、温病的内因

温病的内因一般指体质状态或机体内环境,其对发病、病情轻重、治疗效果及预后均具有一定的影响。一般说来,发生温病有赖于人体内因,即易感体质或机体内环境的失调。

具体来说,与下列内因有密切关系:①素体阴分亏损,精血津液不能化生卫气致防御下降;②素体内热偏盛,嗜食肥甘厚味,嗜酒,或五志化火,又外感温邪,两阳相遇,同气相求,内外皆热;③脏腑功能一时性失调,体壮之人,过度劳累,大汗出,卫外失司,温邪乘虚而入;④小儿纯阳之体,阳常有余,阴常不足,脏腑娇嫩,卫外失固,易感温邪,发生温病,且小儿饮食不节易停食积热,古人云,"内不伤,外不感";⑤素体脾胃虚弱,脾虚湿停易发湿热证。

第二节 温病的发病

一、发病因素

温邪是决定温病发生的关键因素,而体质因素、自然因素和社会因素等均会影响温病的发生。体质因素即指温病的内因,个人的卫生习惯、营养状态、体育锻炼、心理健康等均裨益于体质状态的提升。自然因素主要包括地域因素和环境因素。关于地域性已在第二章论及。而环境因素是指自然环境的气候条件、地质条件、或环境中存在的各种有害物质,也包括医源性因素,对人体防御功能可产生明显影响,随着抗病能力的降低,增加了易感温邪的机会。社会因素主要包括经济水平、营养状况、体育活动、风俗习惯、卫生设施、防疫制度等,都会影响到人们的健康水平和防御温病的能力,对温病的发生和流行有重要的影响。

总之,温病的发病和传播流行的程度是内外因相互作用及自然环境、社会因素影响的结果。

二、感邪途径

传统中医学认为,外邪侵犯人体主要有从皮毛而入和从口鼻而入两种途径,而后者是温邪侵犯人体的主要途径。

(一)邪从口鼻而入

邪从口鼻而入,即指外邪从消化道、呼吸道入侵。人经消化道摄入被污染的食物或经呼吸道吸入被污染的空气(如气溶胶)而受邪发病。

鼻为肺之窍,鼻气通于肺,易入于肺,导致以肺经为病变中心的温病。如风温、秋燥、大头瘟、烂喉痧等。叶天士提出:"温邪上受,首先犯肺。"吴鞠通云:"凡病温者,始于上焦,在手太阴。"薛生白说:"湿热之邪从表伤者十之一二,由口鼻入者十之八九。"口通于胃,病邪从口入,病位在胃肠及脾,如湿温病、霍乱等。

(二)邪从皮毛而入

即指接触相染,病原微生物从皮毛而入,如被细菌病毒污染的手触碰口鼻、眼睑黏膜;或由蚊虫叮咬皮肤时,可将体内的疟邪传入人体而发生疟疾;又如体虱等小昆虫吸吮某些温病患者血后,受染温邪的体虱再吸吮健康人的血时,可将温邪传入而发病(如疫疹);病毒、细菌等可通过尿道、阴道、肛门等处侵入人体等。

三、发病类型

发病类型是指温病发病时所表现出的不同证候类型。温病虽然种类繁多,但根据其发病后的临床表现,可概括为病发于表和病发于里两种类型,即前人所谓的新感温病与伏邪温病。

(一)新感温病

新感温病简称"新感",指感受当令之邪后即时发病的一类温病。新感温病的特点是初起病邪多在表,一般无里热证,以发热,恶寒,无汗或少汗,头痛,咳嗽,苔薄白,脉浮数等卫表证候为主。由于体质状态不同,抗病力各有差异,感邪轻重亦有区别,发病之后各种温邪的传变情况各有不同:有按卫气营血层次呈渐进性深入者,有自肺卫内陷心营者。但总的来说,其传变趋向是自表入里,由浅入深。一般新感温病较伏邪温病病情较轻,病程较短。其

笔记栏

初起的治疗以解表透邪为大法,若治疗得当,邪自外解,预后较好。

有的温病虽然初起时也以里热证为主要表现,但由于其临床特点与当时的时令主气致病特点相符合,所以仍然属于新感温病。如暑温,初起时表现为阳明里热见证,但其发生于夏暑之时,与暑邪的致病特点相符,所以是感受暑邪而即病者,属于新感温病。可见病之初是否见里热证,并不是判断新感、伏邪温病的唯一标准。属新感温病的有风温、秋燥、暑温、湿温、大头瘟、烂喉痧等。

(二)伏邪温病

伏邪温病又称伏气温病,简称"伏邪"或"伏气",是指感邪后未即时发病,邪气伏藏,逾时而发的温病。伏邪温病的发生往往与人体阴精不足有密切的关系,所以《素问·金匮真言论》说:"夫精者,身之本也,故藏于精者,春不病温。"

伏邪温病初起的特点是病发即显现出一派里热证候,与时令病邪致病特点不一致。若无外感时令之邪激发,一般无表证。由于病邪性质不同或人的体质各异,内伏之邪可发于气分,也可发于营分。发于气分的伏邪温病初起以身灼热,烦躁,口渴,尿赤,舌红等气分里热证候为主要表现;发于营分的伏邪温病初起以身热夜甚,心烦,时有谵语或斑疹隐隐,舌绛等营分里热证候为主要表现。其传变趋向是伏邪如由里达表,则邪势衰退,病情好转;如伏邪进一步内陷深入,则病情加重。伏邪温病的病情较重,病程较长。若伏邪不能外达或透邪不尽则病情反复,变证迭起,病难速愈,古代医家比喻如抽丝剥茧,层出不穷。伏邪的治疗初起以清泄里热为主。属于伏邪的温病有春温、伏暑。

📖 学习小结

温邪是温病的病因,主要包括风热病邪、暑热病邪、湿热病邪、燥热病邪、温热病邪、疫疠病邪和时毒病邪。温邪在体质因素及自然因素、社会因素的影响下导致温病发生,根据发病的证候类型可分为新感温病和伏邪温病。学习温病病因的意义更多体现在中医临床中,通过审症求因,以实现审因论治的目的。

●(赵岩松)

复习思考题

1. 温邪致病有哪些共同特性?

2. 风热病邪、暑热病邪、湿热病邪、燥热病邪分别主病为何? 其各自致病特点是什么?

3. 什么是新感温病和伏邪温病? 临床上二者如何区分?

扫一扫
测一测

第四章

温病的辨证

PPT 课件

笔记栏

学习目标

1. 掌握卫气营血辨证和三焦辨证的证候表现、病理特点、传变规律和常见证候类型;
2. 熟悉温病卫气营血辨证和三焦辨证的理论渊源及相互关系。

温病辨证是通过四诊所得资料进行综合分析,揭示温病发生的病因、病位、病理变化、病程阶段,最终归纳为各种证候类型的临床思维过程。尽管温病表现千变万化,但整个过程所出现的各种证候,与卫气营血和三焦所属脏腑的生理、病理密切相关。换言之,温病证候的出现,正是人体感受温邪后,机体卫气营血、三焦所属脏腑从功能失常发展为实质损害,从而产生复杂多样的临床表现。总之,卫气营血辨证和三焦辨证是温病学理论体系的核心内容,其阐明了卫气营血、三焦所属脏腑在温病发生发展过程中的病理变化、证候特征、病机传变以及相互联系,是确立治法和方药的主要依据。此外,在内伤杂病中,由于具有相似的机理,温病学辨治思路同样具有指导作用。

温病辨证的临床意义在于:①辨明病邪性质,判断病证属性。②归纳证候类型,分析病理变化。③标志病位浅深,了解病程阶段。④阐明发病规律,掌握传变规律。如叶天士《温热论》中言:"温邪上受,首先犯肺,逆传心包……卫之后方言气,营之后方言血。"吴鞠通《温病条辨》谓:"上焦病不治则传中焦,胃与脾也;中焦病不治则传下焦,肝与肾也;始上焦,终下焦。"⑤确立治疗原则,制定治法方药。如叶天士《温热论》中言:"在卫汗之可也,到气才可清气,入营犹可透热转气……入血就恐耗血动血,直须凉血散血。"吴鞠通提出:"治上焦如羽(非轻不举),治中焦如衡(非平不安),治下焦如权(非重不沉)。"

第一节　卫气营血辨证

一、卫气营血辨证理论的形成

卫气营血之名源自《黄帝内经》,属生理概念。"卫"敷布于肌表,"气"充养全身,"营"与"血"行于脉中。《伤寒论》中,已运用卫气营血概念分析疾病的病理变化。元代罗天益《卫生宝鉴》中提出气分热和血分热的证治和代表方。明代吴又可在《温疫论》中明确提出疫邪在"气分"和"血分"的不同。至清代,以叶天士为代表的医家,基于历代医家有关营卫气血的论述,结合自身的临床实践经验,对温病发生发展规律及其证候类型做出系统总结,最终形成了卫气营血辨证理论。卫气营血辨证既包含了不同脏腑证候的类型辨析,更是对

卫气营血
辨证微课

温病不同阶段的辨析。这种动态病理发展的辨析是中医辨证的优势所在。

二、卫气营血辨证的证候与病理

(一) 卫分证

卫分证是指温邪初犯人体肌表,导致卫气功能失调而产生的一类证候类型。

1. 卫气的生理 《素问·生气通天论》:"阳者,卫外而为固也。"《素问·痹论》:"卫者,水谷之悍气也,其气慓疾滑利,不能入于脉也,故循皮肤之中,分肉之间,熏于肓膜,散于胸腹。"《灵枢·本脏》:"卫气者,所以温分肉,充皮肤,肥腠理,司开合者也……卫气和则分肉解利,皮肤调柔,腠理致密矣。"卫气为慓悍之气,"卫外者也",是人体防御多种病邪侵犯的一种力量。

2. 证候及病理特点

(1)证候表现:发热,微恶风寒,头痛,无汗或少汗,咳嗽,口微渴,咽红肿痛,舌苔薄白欠润,舌边尖红,脉浮数。其中以发热,微恶风寒,舌边尖红,舌苔薄白,脉浮数为辨证要点。

卫气奋起抗邪,正邪交争而发热。卫阳郁遏,失于温煦而恶寒。又因温为阳邪,故恶寒较轻而短暂。卫气被邪所遏,开合失司,则无汗或少汗。头为诸阳之会,温邪同气相求,阳热上扰,且卫气郁阻,经气不利而头痛。肺气失宣则咳嗽。温邪伤津不甚可见口微渴。风热上壅故咽红肿痛。邪在卫分,舌边尖红,苔薄白欠润。

(2)病理特点:温邪初袭,肺卫失宣。病位在肺。

虽然"肺主气属卫",但全身多个脏腑经络系统均可对卫气产生影响,如脾胃、肾、足太阳膀胱经等。所以不论温病初起是在肺,或在脾胃等,均可出现卫分证候。如起于脾胃者,则还可见胸痞、四肢倦怠,肌肉烦疼等表现。

3. 常见证候类型

(1)风热犯卫证:以发热,微恶风寒,无汗或少汗,头痛,咳嗽,口微渴,舌边尖红,舌苔薄白欠润,脉浮数等为主要临床表现。

(2)燥热犯卫证:以发热,微恶风寒,无汗或少汗,咳嗽无痰或痰少而黏,口鼻干燥,咽干痒痛,头痛,舌边尖红,舌苔薄白而干,脉浮数等为主要临床表现。

(3)湿遏卫气证:以恶寒少汗,身热不扬,午后热甚,头重如裹,身重肢倦,胸闷脘痞,面色淡黄,口不渴,苔白腻,脉濡缓等为主要临床表现。

4. 来路与转归 卫分证病情较轻,持续时间较短。如自身正气抗邪,或经及时治疗,邪气可自表而解;若邪热亢盛,或病情失治延误,邪气可自卫分进一步发展而深入气分;或因心阴素虚,或误诊误治,邪由肺卫逆传心包,直入营分,或呈卫营同病(图 4-1)。

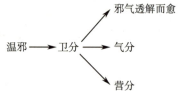

图 4-1 温病卫分证来路与转归

(二) 气分证

气分证是指温邪入里,尚未传入营血分,导致人体气的功能失常所产生的一类证候类型。

1. 气的生理 气是维持人体生命活动的物质基础,也是全身脏腑生理功能实现的动力,气通过脏腑功能表现出来,故气的内容范围广泛。而脏腑功能活动失常说明气的病变。

2. 证候及病理特点

(1)证候表现:壮热,不恶寒,反恶热,汗多,渴喜饮冷,尿赤,舌质红,舌苔黄燥,脉洪大有力。其中以壮热,不恶寒,口渴,苔黄,脉数为辨证要点。

病邪进入气分,可直接影响有关脏腑的正常气机活动。若邪犯阳明气分,阳明为十二经脉之海,多气多血,抗邪力强,正邪俱盛,而见壮热。温邪入里而非在表,故不恶寒反恶热。里热蒸腾,迫津外泄而多汗,热炽津伤而见渴甚,且喜冷饮。气分热炽,见舌红苔黄燥,脉洪大有力。

湿热性质的病邪所引起的气分证,临床症状表现与温热性质病邪所引起的气分证有较大的不同。气分湿热证的辨证要点为:发热,脘腹痞满,苔腻。脘腹痞满为湿郁气机的表现,苔腻为湿热征象。临床表现随湿热偏盛程度而异:湿偏盛者,热为湿遏而多表现为身热不扬,渴不欲饮,苔白腻,脉濡缓;热偏盛者,因湿热交蒸,身热较盛而不为汗解,苔黄腻,脉濡数。

(2)病理特点:邪已入里,正邪剧争,各脏腑功能活动失调。其病位可在肺、脾、胃、大肠、胸膈、胆、小肠等。

3. 常见证候类型

(1)邪热壅肺证:以发热,汗出,烦渴,咳喘,或胸闷胸痛,舌红苔黄,脉数等为主要临床表现。

(2)燥热伤肺证:以身热,干咳气逆而喘,少痰或无痰,咽鼻口干齿燥,胸满胁痛,心烦口渴,舌边尖红赤,苔薄白燥或薄黄燥,脉数等为主要临床表现。

(3)热郁胸膈证:以发热不甚,心烦懊恼,甚或发热不已,面红目赤,胸膈灼热如焚,烦躁不安,唇焦,咽燥,口渴,口舌生疮,齿龈肿痛,或大便秘结,舌红,苔黄,脉滑数等为主要临床表现。

(4)毒壅肺胃证:以壮热口渴,烦躁不安,头面肿胀疼痛,咽喉疼痛,舌红苔黄,脉数实等为主要临床表现。

(5)热郁少阳证:以发热,口苦咽干,心烦,恶心,干呕,胸胁满闷,小便短赤,舌红苔黄、脉弦数等为主要临床表现。

(6)湿阻膜原证:以寒热往来,寒甚热微,身痛有汗,手足沉重,呕逆胀满,舌苔白厚腻浊如积粉,脉缓等为主要临床表现。

(7)阳明热盛证:以壮热,恶热,汗大出,渴喜冷饮,苔黄而燥,脉浮洪或滑数等为主要临床表现。

4. 来路与转归 气分证可由卫分向内传变导致;邪气也可直入气分,或伏邪由气分外发;营分邪气转出气分。气分阶段正气抗邪力亦强,若治疗及时得当,可冀邪退病愈;否则正不胜邪,邪热更盛,可自气分进一步发展而深入营血分。此外,气分证日久,壮火食气,可出现病邪渐衰、津气两伤的证候,此时需经调理,使正气得复而病渐向愈(图4-2)。

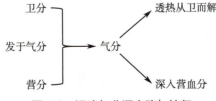

图4-2 温病气分证来路与转归

(三)营分证

营分证是指温邪深入营分,劫灼营阴,扰神窜络而出现的证候类型。

1. 营的生理 《灵枢·邪客》:"营气者,泌其津液,注之于脉,化以为血,以荣四末,内注五脏六腑。"《素问·痹论》:"营者,水谷之精气也,和调于五脏,洒陈于六腑,乃能入于脉也,故循脉上下,贯五脏、络六腑也。"营是人体生命活动的物质基础。营为血之清者,心主血脉,营气的运行靠心气的推动,所谓"营气通于心"。营分阶段主要是心(脑)的功能受到了损害。

2. 证候及病理特点

(1)证候表现:身热夜甚,口干反不甚渴饮,无汗或少汗,心烦不寐,时有谵语,或斑疹隐隐,舌质红绛,无苔或少苔,脉细数。其中以身热夜甚,心烦,时谵语,舌红绛为辨证要点。

营分邪热亢盛,卫气夜行于阴,与邪气交争,故表现为身热夜甚。邪热劫伤营阴,故舌质红绛,脉细数。其中,舌质是重要的诊断标志,叶天士谓"其热传营,舌色必绛"。无源作汗则无汗或少汗。营热蒸腾于上,则口虽干而不甚渴饮。因营气通于心,营分受热,内扰心神,轻则心烦不寐,甚则时有谵语。营分受热,窜于肌肤血络,则出现斑疹隐隐。

(2)病理特点:营热阴伤,扰神窜络。其病位在心、心包。

3. 常见证候类型

(1)热灼营阴证:以身热夜甚,口干反不甚渴饮,心烦不寐,或时有谵语,斑疹隐现,舌质红绛而干,无苔,脉细数等为主要临床表现。

(2)热陷心包证:以身灼热,肢厥,神昏谵语,或昏愦不语,舌謇,舌色鲜绛,脉细数等为主要临床表现。

(3)营热动风证:以高热不退,头痛头胀,烦渴,烦闷躁扰,甚则神昏,手足抽搐,或颈项强直,甚则角弓反张,舌红苔黄,或舌红绛无苔,脉弦数或弦细数等为主要临床表现。

4. 来路与转归　营分证可由气分邪热不得清泄,或气分湿热化燥化火,内传于营分;若营阴素亏,邪由肺卫而内传入营;也可外邪(如暑邪)直中营分;或伏邪发于营分。进一步发展,一是在营分的邪热得以转出气分,邪达于外,病情向愈;二是营分邪热进一步深入血分,病情向深重发展(图 4-3)。

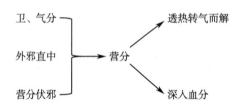

图 4-3　温病营分证来路与转归

(四) 血分证

血分证是营分证的深入,指温邪深入血分,引起耗血动血,瘀热互结的证候类型。

1. 血的生理　《灵枢·决气》:"中焦受气取汁,变化而赤,是谓血。"《灵枢·本脏》:"人之血气精神者,所以奉生而周于性命者也……是故血和则经脉流利,营复阴阳,筋骨劲强,关节利矣。"说明血运行于脉中,周流全身,营养脏腑。

2. 证候及病理特点

(1)证候表现:身热夜甚,躁扰不安,神昏谵狂,吐血、衄血、便血、尿血,斑疹密布,舌质深绛。其中以灼热夜甚,斑疹,多部位、多窍道出血,舌质深绛为辨证要点。

血分热毒过盛,血络损伤,迫血妄行,出现多窍道、多部位的急性出血,如吐血、衄血、便血、尿血、阴道出血等;或因血溢于肌肤而出现斑疹密布等。血热炽盛,血液被劫,血行不畅,形成瘀血,或离经之血,亦会造成瘀血,并与邪热互结而形成热瘀,如何廉臣说:"因伏火郁蒸血液,血被煎熬而成瘀。"表现为斑疹色紫、舌色深绛等。瘀热形成后,又可加重出血,出血与瘀血形成恶性循环。心主神明,血分瘀热易扰于心,并可逼乱心神而见严重的神志异常症状,如躁扰不安,神昏谵狂等。

(2)病理特点:耗血动血,热瘀互结,扰乱心神,脏腑受损。病位在心、肝、肾。

3. 常见证候类型

(1)气血两燔证:以身大热,头痛如劈,两目昏瞀,或狂躁谵妄,口干咽痛,腰如被杖,骨节烦疼,或惊厥抽搐,或吐血发斑,舌绛苔焦或生芒刺,脉浮大而数或沉数,或六脉沉细而数等为主要临床表现。

(2)热盛动血证:以身体灼热,躁扰不安,甚则昏狂谵妄,斑疹隐隐或满布,色深红或紫黑,或吐衄便血,舌质深绛,脉细数或数等为主要临床表现。

(3)热与血结证:以少腹坚满疼痛,大便色黑而易下,小便自利,神志如狂,口干,漱水不欲咽,舌绛或有瘀斑,脉细涩等为主要临床表现。

(4)热瘀闭窍证:以身体灼热,神昏谵语,口干漱水而不欲咽,皮肤黏膜出血斑,唇青肢厥,舌謇,脉细数涩等为主要临床表现。

4. 来路与转归 血分证可由营分邪热未及时透转气分,而内传入血分;卫分或气分邪热未解,窜入血分;血分伏邪自发。如进一步发展,一是血分证病情虽然危重凶险,但经积极恰当的治疗,血分邪热渐衰,正气逐渐恢复,病情可望获得缓解,病情向愈;二是血分热毒极盛,而正气不足,正不胜邪,可因血脉瘀阻、脏气衰竭或急性失血、气随血脱而死亡(图4-4)。

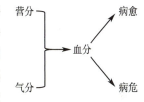

图4-4 温病血分证来路与转归

卫气营血各证的病理特点、证候、辨证要点归纳为表4-1。

表4-1 卫气营血辨证表

病期	病理	证候	辨证要点
卫	温邪初袭,肺卫失宣	发热,微恶风寒,头痛,无汗或少汗,咳,口微渴,咽红肿痛,舌苔薄白欠润,舌边尖红,脉浮数	发热,微恶寒,舌边尖红,舌苔薄白,脉浮数
气	里热蒸迫,热炽津伤,各脏腑功能活动失调	壮热,不恶寒,反恶热,汗多,渴喜饮冷,尿赤,舌质红,苔黄燥,脉洪大有力	壮热,不恶寒,口渴,苔黄,脉数
营	营热阴伤,扰神窜络	身热夜甚,口干反不甚渴饮,无汗或少汗,心烦不寐,或时有谵语,或斑疹隐隐,舌质红绛,脉细数	身热夜甚,心烦,时谵语,舌红绛
血	耗血动血,热瘀互结,扰乱心神,脏腑受损	灼热夜甚,躁扰不安,神昏谵狂,吐血,衄血,便血,尿血,斑疹密布,舌质深绛	灼热夜甚,斑疹,急性多部位、多窍道出血,舌质深绛

三、卫气营血辨证的证候传变

(一)卫气营血分病位、病情、正邪、病程

卫气营血分病位深浅、病情轻重、正邪消长、病程长短的对比见表4-2。卫气营血证候的病机层次反映了病变的浅深、病情的轻重。具体来说,如叶天士《温热论》中言:"卫之后方言气,营之后方言血。"卫气分属阳,营血分属阴。卫为气之表,血为营之深。其中,卫气分为脏腑功能失常的阶段:卫分证属表证,病情最轻,病程短;气分证属里证,病情较卫分证为重,此时正盛邪实,邪正剧争,若治疗及时,可祛邪外出,疾病即可好转向痊愈,病程较长;营分证和血分证,病位最深,病情危重,若处理不当,正不胜邪,往往会出现脏腑的严重损害,致险证迭起,危及生命,病程长。可见把握温病卫气营血的病位浅深,对于判断病情轻重,掌握转归趋势,积极主动地采取治疗措施,具有重要的意义。

表4-2 卫气营血区别表

病期	病位	病情	病势	病程
卫	浅	轻	正盛邪微	短
气	较深	较重	正盛邪强	较长
营	深	重	邪盛正损	长
血	极深	危重	邪盛正虚/邪衰正虚(后期)	极长

(二)传变规律

温病发生后,病情处于不断变化的状态中,这种动态的变化产生传变,是温邪与人体正气相互斗争的结果,也反映了温邪在体内的发展演变。温病传变趋势一般由表入里、由浅入深,即多数温病由卫分证开始,再向气分、营分、血分传变。在临床实际中,受到人体正气状态、病邪性质、治疗等因素的影响,可能会有所不同。

1. 一般传变规律

(1)温邪首先犯肺:肺开窍于鼻,喉为门户,与大自然相通,自然界中温邪易直犯肺系;温邪为火,从五行上看火未有不克金者;肺为娇脏,以滋润宣降为特征,不耐寒热,最易受邪。

(2)病在手太阴肺,顺传胃(大肠):肺与胃(肠)在经络上有密切联系。《灵枢·经脉》提到,"肺手太阴之脉,起于中焦,下络大肠,还循胃口,上膈属肺";胃属燥土,肺属燥金,同气相求;五行中,土生金,子盗母气,胃属土,肺属金,故肺胃同病;肺与大肠相表里,脏病及腑;肺朝百脉,胃为十二经气血之源,故肺热易波及胃(肠)热;胃中素有积热,为顺传提供了内在条件,如儿科肺胃(肠)同病尤为多见。

(3)温邪逆传心包:逆传指邪气由肺卫不经气分,而直接传入上焦心包,直犯心主。不经上焦气分,而由卫分直接到营分。导致逆传的因素是素体心阴不足,心气虚,心虚有痰,而肺心同居上焦,邪热顺势乘虚而入,正如叶天士所言,"平素心虚有痰,外热一陷,里络就闭";邪气太盛,超过了心、心包的防御机能;卫分辛温发散,误治失治引邪入里,吴鞠通在《温病条辨·上焦篇》告诫:"太阴温病,不可发汗……汗出过多者,必神昏谵语。"

(4)温热邪气可由气分传至营分:阳明气分证表现为高热、大汗出,"汗为心之液",汗出易伤心阴,心阴不足,邪易入心、入营。由胃损及心肾,标志着由实至虚的病势趋向和病位的深入。

(5)邪热由心营传至血分:首先血分证有虚实之分:相对实证表明营分深入则进血分,以动血、动风为主要表现;虚证以"耗血"表现为主,其主要病理因心肾的水火失济。即温热在心营,心阴大伤,阴虚阳亢,心火亢盛,下汲肾水以自救,则肾阴渐亏,温热邪气乘虚而下,乙癸同源,肾精亏虚,肝阴不足,水不涵木,则虚风内动。

2. 特殊传变规律 温邪可由里达外,由深向浅一层次透转。如由营(血)转气、由气到卫。这类温病的病机发展是伏热自里向外透达,病情逐渐减轻,虽然在发病时病情较重,但因邪有外达之机,所以预后尚可。但是温邪在自里达外的过程中,也有可能再逆向内陷,如邪热已从营分透出气分,又能自气分内陷营分或深入血分,这是由邪正消长起伏所决定的。

传变也可不分表里渐次,即温邪不循卫气营血表里层次的传变。这类疾病不仅在发病时可以卫气、卫营同病,而且在传变时可以同时出现气分、营分或血分的症状,临床上可表现为卫气同病、气营(血)两燔、卫营(血)同病等复杂病证。

三焦辨证
微课

第二节　三焦辨证

一、三焦辨证理论的形成

三焦辨证是吴鞠通依据《黄帝内经》对三焦部位与功能的学说,结合实践而创立的辨证纲领。把温邪对于不同病位脏腑的损害用三焦加以概括和说明,来划分证候、分析病机、明确病位、判断传变趋势。

三焦的概念包括以下几个方面:

1. 部位三焦　即将人体划为上焦、中焦、下焦三个部位,《灵枢·营卫生会》:"上焦出于胃上口,并咽以上,贯膈而布胸中……中焦亦并胃中……下焦者,别回肠,注于膀胱,而渗入焉。"

2. 脏腑三焦　《灵枢·本输》:"三焦者,中渎之腑也,水道出焉,属膀胱,是孤之腑也。"三焦为人体水液运行的通道。

3. 气化三焦　《灵枢·营卫生会》:"上焦如雾,中焦如沤,下焦如渎。"《难经·六十六难》:"三焦者,原气之别使也,主通行三气,经历于五脏六腑。"三焦是人体阳气运行的通道。

4. 辨证三焦　以临床证候表现辨别病变部位、脏腑,进而按病位划分上焦、中焦、下焦三类证候。

二、三焦辨证的证候与病理

(一) 上焦(肺、心包)

1. 上焦的证候演变　上焦病证包括肺和心包(心)的病变。吴鞠通提出:"凡病温者,始于上焦,在手太阴。"肺合皮毛而统卫,开窍于鼻。温邪从口鼻而入,首先犯肺,特别是肺卫的病变多见于新感温病的初期。如感邪轻者,邪可从表而解。如肺卫邪热不解,则由表入里,可引起肺热亢盛,肺气闭郁的病理变化。若继续发展,可导致肺气大伤,甚则化源欲绝,而危及患者生命。若患者心阴、心气素虚,肺卫之温邪可直接内陷心包,甚至导致内闭外脱而死亡。但心包证候亦可见于温病发展的极期,如邪入营血后,每可发生邪热内陷心包。如《温病条辨》中所说的温病死证,"在上焦有二:一曰肺之化源绝者死;二曰心神内闭,内闭外脱者死"。

2. 证候及病理特点(表4-3)

(1) 邪袭肺卫:温邪犯肺之初,常见发热,微恶风寒,咳嗽,头痛,口微渴,舌边尖红赤,舌苔薄白欠润,脉浮数等。温邪入侵,正气抗邪,故发热;肺受邪乘,清肃失司,故咳嗽;肺气失宣,卫气被郁,肌肤失于温煦,故微恶风寒;邪热伤津不甚,故口微渴,舌脉均为风热初袭上焦肺卫之象。

(2) 邪热壅肺:肺卫之邪不解,由表入里,则出现身热,汗出,咳喘,口渴,苔黄,脉数等。温邪自肺卫传入气分,故身热而无恶寒;里热迫津外泄,故汗出;液为热耗,津为汗伤,故口渴;肺气闭郁,故咳喘气促;苔黄脉数为气分热盛征象。

(3) 湿热阻肺:湿热或暑湿邪气犯肺,多为病程初期,出现卫受湿遏,肺气失宣的病理变化,即吴鞠通所说:"肺病湿则气不得化。"证见恶寒,身热不扬,胸闷,咳嗽,咽痛,苔白腻,脉濡缓等。湿郁卫表则恶寒,热为湿遏则身热不扬;湿热阻肺,宣降失司,则胸闷、咳嗽、咽痛;舌苔白腻,脉濡缓,为湿重热轻之征。

(4) 热陷心包:温邪内陷,阻闭包络,出现以神志异常为主的病理变化。证见身灼热,神昏,肢厥,舌謇,舌绛等。邪陷心包的途径,一是肺病逆传,心包受邪;二是由表入里,渐次传于心包;三是邪热直中,径入心包。热陷心包,扰乱神明,出现严重神志异常,如神昏谵语,甚则昏愦不语;邪热内闭,阳气不达四末,故身灼热,四肢不温;热陷心包证属营分,故舌绛。

(5) 湿蒙心包:气分湿热酿蒸痰浊,蒙蔽心包的病理变化。证见身热,神志昏蒙,时清时昧,脘腹胀满,舌苔垢腻等。痰湿蔽窍,心神受扰,故神志昏蒙,时清时昧;气分湿邪内阻,故舌苔垢腻,其湿重于热者为白苔厚腻,热重于湿者为黄腻苔。

表4-3 温病上焦辨证表

常见证型	证候特点	病理特点
邪袭肺卫	发热,微恶风寒,头痛,无汗或少汗,咳,咽喉红痛,口微渴,舌苔薄白欠润,舌边尖红,脉浮数	温邪袭肺,卫表失宣
邪热壅肺	身热,汗出,咳喘气促,口渴,舌红苔黄,脉数	邪热壅肺,气失宣降
湿热阻肺	恶寒,身热不扬,胸闷,咳嗽,苔白腻,脉濡缓	湿热阻肺,气机失畅
热陷心包	灼热,昏谵,舌謇,肢厥,舌绛	炼液为痰,闭阻心窍
湿蒙心包	发热汗出不解,神志昏蒙,时清时昧,脘腹胀满,舌苔垢腻	湿热酿痰,蒙蔽心包

中焦微课

(二)中焦(脾、胃、大肠)

1. **中焦的证候演变** 中焦病证包括脾、胃、大肠的病变,温邪传入中焦一般属温病的中期或极期。总的病机特点是病邪虽盛,正气亦未大伤,故邪正斗争剧烈。但若邪热过盛或腑实严重,每可导致津液或正气大伤,甚则引起真阴耗竭殆尽,或湿热秽浊阻塞机窍,均属危重病证,可以危及生命。另外,湿热久在中焦,若素体阳气不足则往往可以从湿而化,进一步损伤阳气而形成湿胜阳微或寒湿之证。邪在中焦为病变极期,邪正相争剧烈,因此把好"中焦关",使其勿向下焦证发展。邪在中焦也可导致神志异常,但病情轻,是邪热上扰心神的结果。危候有二,如吴鞠通所说:"一曰阳明太实,土克水者死……二曰秽浊塞窍者死。"

2. **证候及病理特点**(表4-4)

(1) 阳明热盛:邪热入足阳明胃,里热蒸迫的病理变化。阳明气旺,正气奋起抗邪,里热蒸迫,则外而肌肉,内而脏腑,无不受其熏灼。证见壮热,不恶寒,反恶热,汗多,渴喜饮冷,尿赤,舌质红,苔黄燥,脉洪大有力。

(2) 阳明热结:邪热结聚,与糟粕相搏,耗伤阴液,肠道传导失司的病理变化。证见日晡潮热,大便秘结,或热结旁流,腹部硬满疼痛,舌红苔黄、灰、黑而燥,脉沉实有力。阳明气旺于申酉之时,与邪剧争,故日晡发热更甚;胃肠邪热上扰心神,故神昏谵语;热结津伤传导功能失职,故大便秘结,或因热迫津液从燥结旁流而至下利纯清;肠道燥热与糟粕相搏,阻碍气机,故腹部硬满胀痛;腑实而津液大伤,则舌苔可呈黄、灰、黑而干燥;脉沉实有力为肠腑热结征象。

(3) 湿热中阻:湿热病邪困阻中焦脾胃的病理变化。湿热困阻中焦因湿与热偏重程度的差别而临床表现各异。湿重于热者,病变偏重于脾,脾为湿困,气机郁阻。证见身热不扬,胸脘痞满,泛恶欲呕,舌苔白腻,或白苔满布,或白多黄少等。热处湿中,热为湿遏,故身热不扬;湿阻气机,故胸闷脘痞;脾失健运,胃失和降,故泛恶欲呕;舌苔白腻,或白苔满布,或白多黄少,均系湿重热轻征象。湿渐化热,湿热并重,或热重湿轻者,证见发热持续不退,且汗出不解,烦躁不安,脘腹痞满,恶心欲呕,舌红苔黄腻或黄浊。里热偏盛,故发热较盛而持续不退;湿热相蒸,故热势不为汗出而衰;中焦湿热互结,脾胃气机受阻,升降失衡,故脘腹痞满,恶心呕吐;舌红苔黄腻或黄浊,为湿热互结,湿热偏盛之象。

(4)湿热滞肠:指湿热与肠道积滞糟粕相搏,肠道传导失司的病机变化。证见身热稽留,胸腹灼热,呕恶,脘腹胀满疼痛,大便溏垢不爽,如败酱,如藕泥,舌苔黄腻或黄浊,脉滑数等。湿热交蒸则身热;湿热积滞结阻肠道,气机不通,传导失司,故脘腹胀满疼痛,大便溏垢不爽,如败酱,如藕泥;舌红苔黄腻或黄浊,脉滑数,均为湿热并重之象。

表4-4　温病中焦辨证表

常见证型	证候特点	病理特点
阳明热盛	壮热,不恶寒,反恶热,汗多,渴喜饮冷,尿赤,舌质红,苔黄燥,脉洪大有力	胃经热盛,热炽津伤
阳明热结	日晡潮热,神昏谵语,大便秘结或热结旁流,腹部硬满疼痛,舌红苔黄、灰、黑而燥,脉沉实有力	肠道热结,传导失司
湿热中阻	身热不扬,胸脘痞满,泛恶欲呕,舌苔白腻等;或高热持续汗出不解,烦躁,脘腹胀满,恶心欲吐,舌红苔黄腻,脉濡数或滑数	湿热郁蒸,升降失常
湿热滞肠	身热稽留,胸腹灼热,呕恶,大便溏垢如败酱,舌红,苔黄腻或黄浊,脉滑数	湿热积滞,搏结肠腑

(三)下焦(肝、肾)

1. 下焦的证候演变　下焦病证包括肝、肾的病变。温邪深入下焦,属温病的后期,一般属邪少虚多或纯虚无邪。热邪虽减,但因阴精已大衰,所以病情仍然较重。若正气渐复,驱除余邪外出则可逐渐痊愈。但若阴精耗尽,阳气失于依附,则可因阴竭阳脱而病危,甚则死亡。吴鞠通总结:"在下焦则无非邪热深入,消铄津液,涸尽而死也。"湿热邪气虽以中焦脾胃病变为主,但因湿邪还有蒙上流下的特性,故病程中尚能弥漫三焦,如湿邪下注小肠,蕴结膀胱,则小便不利。

2. 证候及病理特点(表4-5)

(1)肾阴耗损:温邪深入下焦,耗伤肾阴,脏腑失于濡养的病理变化。证见持续低热,手足心较手足背热甚,精神疲倦,消瘦无力,或心中悸动不安,耳聋,口干咽燥而饮水不解,牙齿干燥无光泽,舌干绛或枯绛而干,无苔,脉虚细数或结代。肾精耗损,虚阳上亢,则现阴虚内热之征,如持续低热、入夜较甚、手足心热甚于手足背。真阴枯涸,脏腑形质失于濡养,则神倦,消瘦无力,脉虚;精亏不能上奉,则见耳聋,口燥咽干,舌绛不鲜、干枯而萎。

(2)虚风内动:肾阴耗损,肝失所养,虚风内动的病理变化。证见低热,形消神倦,咽干,齿黑,手足蠕动,甚或瘛疭,心悸或心中憺憺大动,甚则心中痛,时时欲脱,舌干绛,脉虚细无力。虚风内动是在肾阴耗损的基础上,因水不涵木,筋失所养,导致手足蠕动,甚或瘛疭;肾水枯竭,无以上济心火,导致病人心中空虚而剧烈跳动甚至疼痛。阴阳欲绝,故出现脱证。

表4-5　温病下焦辨证表

常见证型	证候特点	病理特点
肾阴耗损	持续低热,手足心较手足背热甚,精神疲倦,消瘦无力,或心中悸动不安,耳聋,口干咽燥而饮水不解,牙齿干燥无光泽,舌干绛或枯绛而干,无苔,脉虚细数或结代	邪热久羁,耗损肾阴,虚热内生
虚风内动	低热,形消神倦,咽干齿黑,手足蠕动,甚或瘛疭,心悸或心中憺憺大动,甚则心中痛,时时欲脱。舌干绛,脉虚细无力	肾阴耗损,肝失濡养,虚风内动

笔记栏

三焦辨证的
证候传变
微课

三、三焦辨证的证候传变

上焦手太阴肺的病变,多为病程初期;中焦足阳明胃的病变,多为中期或极期;下焦足少阴肾的病变,多为后期。吴鞠通说:"凡病温者,始于上焦,在手太阴。""上焦病不治,则传中焦,胃与脾也;中焦病不治,即传下焦,肝与肾也。始上焦,终下焦。"指出了温病的始发部位,以及病程发展阶段和传变的一般规律。所谓"始上焦,终下焦",仅是就温病病程阶段和传变的一般规律而言。人体是一个有机的整体,邪之所感,随处可传,故上焦、中焦、下焦的病变不是截然划分的,有时相互交错,相互重叠。此外,温邪始犯上焦手太阴肺,继则传至中焦足阳明胃的过程,被称为顺传;温邪自手太阴肺卫传至手厥阴心包的过程,被称为逆传。如王孟英说:"自肺之胃腑,病机欲出而下行,故曰顺。""肺经不解,则传于胃,谓之顺传。不但脏病传腑为顺,而自上及中,顺流而下,其顺也有不待言者,故温热以大便不闭为易治,为邪有出路也。若不下传于胃,而内陷心包,不但以脏传脏,其邪气入营,更进一层矣,故曰逆传。"

思政元素

师古不泥古,传承创新温病学理论

从吴又可、喻嘉言、叶天士、吴鞠通等医家的论述中可以明显看出,明清时期温病代表医家对仲景学说的研究均有深厚的造诣。但当他们经历疠气流行、用伤寒方却无效后,即在前世经典基础上创立了温病卫气营血、三焦辨证思路,"用古法而不拘用古方,医者之化裁也",是温病学派传承精华、守正创新的生动实践。

第三节　卫气营血辨证与三焦辨证的关系

一、卫气营血辨证与三焦辨证的联系

卫气营血辨证与三焦辨证皆为温病辨证纲领,说明邪气盛衰、正气强弱、病情轻重、病位浅深、证候的归类、病机发展、传变过程、疾病预后,为立法方药提供依据,两者在温病的辨证意义上是一致的。卫气营血辨证,从横向概括了温病由浅至深,从功能失常到有形物质损伤的病理变化,阐述传变的"四阶段";三焦辨证从纵向概括温病脏腑由实致虚的病理变化,阐述传变的"三层次"。

二、卫气营血辨证与三焦辨证的区别

卫气营血辨证以人体卫气营血的生理功能失常和实质损害为主,侧重于病变层次和范围;三焦辨证则以脏腑功能失常和实质损害为主,侧重于具体的脏腑部位。前者从时间轴揭示病情浅深轻重和传变规律,后者则从体位轴揭示传变规律。在病理变化上,卫气营血辨证着眼于邪实的一面,基本没有论及温病后期虚证病变,而三焦辨证不仅阐述了温病初期、中期和极期的病变,其下焦肝肾阴伤、虚风内动证,补充了卫气营血辨证论治的不足。

在证候表现上,上焦肺卫病证,相当于卫分证。邪热壅肺则属于气分证范围;上焦病变

中邪陷心包的病变,可属于营分证范围,但其病机为温邪逆转,痰阻心窍,蒙蔽心神与营分证营热阴伤,扰乱心神不完全相同。气分病变不仅限于中焦脾胃、大肠,也包括上焦手太阴肺经气分以及胆腑、小肠病变。足少阴肾、足厥阴肝等下焦病变,与动血耗血的血分证有明显区别。故两者既有联系,又有区别,单用一种辨证方法是不够全面的。上、中、下三焦不能无卫气营血的分辨,卫气营血也不能离开上中下三焦所属脏腑的定位。两者应有机结合,灵活应用。

此外,温病的卫气营血和三焦辨证的理论体系,与六经辨证体系,都是外感病的辨证纲领,在疾病发展的认识上也有共通之处。但《温病学》偏重治伤于温者,故重视阴液,而《伤寒论》侧重治伤于寒者,故重视阳气;研究方法也各有特点,温病辨证论治体系的创立,补充了《伤寒论》六经辨证论治体系的不足,"用古法而不拘用古方,医者之化裁也",是中医学术体系在守正中的重要创新。温病辨证理论还与脏腑辨证、气血津液辨证的关系也十分密切。卫气营血与三焦辨证虽然代表了温病由表入里、由浅入深的病变层次,但无论在哪个阶段,都必须落实到病变脏腑的准确定位,深入到脏腑功能的物质基础和表现形式的气血津液层面,才能有效地制定理法方药。因此,在临床上,须以多种辨证为纲,病名为目,辨病辨证相结合,进行全面的病机分析。

学习小结

　　本章主要介绍了温病学两大辨证体系,即卫气营血辨证和三焦辨证。卫气营血辨证,从横向概括了温病由浅至深,气血的病理变化,传变的"四阶段";三焦辨证从纵向概括温病脏腑,由实致虚病理变化,传变的"三层次"。卫分证是温邪初袭,肺卫失宣,病位在卫表、肺。气分证是里热蒸迫,热炽津伤,各脏腑功能活动失调,其病位在肺、脾、胃、大肠、胆、胸膈、小肠等。营分证是营热阴伤,扰神窜络,其病位在心、心包。血分证是迫血耗血,热瘀互结,扰乱心神,脏腑受损,病位在心(脑)、肝、肾。上焦病证包括肺及心包的病变。中焦病证包括脾、胃、大肠的病变。下焦病证包括肝、肾的病变,属温病的后期。

　　　　　　　　　　　　　　　　　　　　　　　　　　　　　　　●(尚懿纯)

复习思考题

1. 如何理解"逆传心包"？
2. 如何鉴别营分证和血分证？
3. 下焦证各有哪些证候类型？其病机特点、证候表现是什么？
4. 如何理解卫气营血辨证和三焦辨证的关系？
5. 热陷心包证与湿蒙心包证有何区别？

扫一扫
测一测

05章PPT

PPT 课件

第五章

温病的常用诊法

✎ **学习目标**

1. 掌握温病的特色诊法,如辨舌验齿、辨斑疹白㾦、察神色的方法以及临床意义;
2. 熟悉温病常见症状,如发热、口渴、汗出异常、头身异常、二便异常、神志异常、出血、痉、厥、脱的辨识方法及临床意义。

温病的常用诊法属于中医诊断学望、闻、问、切四诊范围,由于温病是一类急性外感热病,具有起病急、传变快等特点,临床中常出现发热、口渴、汗出异常、神志异常、痉、厥脱等表现,有的甚至出现斑疹、白㾦等特殊体征,因而形成了辨舌验齿、辨斑疹白㾦等独具特色的诊断方法。正确运用各种诊法收集温病患者的临床资料,在此基础上通过温病卫气营血辨证、三焦辨证体系进行分析和归纳,从而可以确定温病病因病机、判断病证性质、了解邪正消长、分析病变趋势等。温病的诊法是辨证施治的重要一环,为确立正确的诊断提供重要依据,因而熟练掌握和正确运用温病的常用诊法具有极其重要的意义。

第一节　温病的特色诊法

温病诊法不外望、闻、问、切四诊,由于温病临床表现的特殊性,其中具有特异性意义的诊断方法主要有辨舌验齿、辨斑疹白㾦、察神色等,从而形成了一套具有特色的温病诊断方法。

一、辨舌

(一) 辨舌的意义

舌是人体的重要组成部分,与全身各脏腑有着密切的联系,犹如内在脏腑的一面镜子,也有人认为舌是 "一个外露的内脏"。舌为心之苗,脾之外候,人体有多条经络与之相通;舌尖属心,舌边属肝,舌中属脾胃,舌根属肾,脏腑的病变和人体气血津液的盈亏情况都可以从舌象上反映出来,正如吴坤安在《伤寒指掌》中所说:"病之经络脏腑、营卫气血、表里阴阳、寒热虚实,毕形于舌。故辨症以舌为主,而以脉症兼参之。" 由于温病的发展变化较快,而舌象对病情的反映较敏感,能较及时地反映病情,所以舌诊在温病的诊察中显得尤为重要,历来为温病学家所重视。

温病舌诊的临床意义有以下几方面:

1. **区分病邪性质**　温病虽皆属温邪为患,但病邪种类有风热、暑热、湿热、燥热等不同,按其性质又可概括为温热与湿热两类,其舌苔变化也有不同表现。如风热袭表,苔多薄白而舌边尖红;湿遏卫气,苔多白腻;燥热犯肺,苔虽薄白而质地干燥。故舌诊在"审证求因"中,可为区别不同类型的温邪提供重要的依据。

2. 分析病机证候　通过舌象的观察,可以了解温病过程中各个阶段不同的病机变化及证候类型。如邪在卫分,苔多薄白;邪传气分,苔多黄燥;邪入营分,舌质红绛;深入血分,舌质深绛。这些各具特点的舌象表现,较为客观地反映了温病过程中不同的病机变化。

3. 判断病情传变　温病过程中的病情轻重与预后,与病邪的轻重、深浅,正气的强弱、盛衰,特别是津液的存亡密切相关,而这些都可以从舌象的变化上反映出来。一般苔薄不厚、色浅润泽者,病多轻浅,预后良好;苔厚色深、质地干燥、甚或焦枯者,病多深重。舌质色红不深、质地润泽、不老不嫩者,病势较轻,预后良好;舌质色深焦燥、晦黯不鲜、干枯不荣者,病势深重,预后不良。

4. 指导立法用药　由于舌象变化能比较客观、准确地反映温病内在的病机变化,因而对选方用药有重要的指导意义。如《温热论》在区别应用"苦泄"与"开泄"法时,就是以舌苔的黄浊和白而不燥、黄白相间作为用药指征的,至今仍然是临床医师治疗脘痞痞胀的用药根据。

(二) 辨舌苔

舌苔是胃气熏蒸于舌面而形成的。在温病过程中,由于发热、伤津和脾胃功能失常等原因,对舌苔的影响特别明显,特别是当邪正交争而阳热亢盛或湿邪中阻时,由于影响了胃中浊气的蒸腾,所以可引起舌苔的色泽、形状及润燥等方面的变化。临床上通过对舌苔这些方面变化的诊察,就能有助于辨别温病过程中的病邪性质、津液盈亏、病情轻重、病势进退等情况。

1. 白苔　主要是观察其厚、薄、润、燥等方面的变化。一般来说,薄而白者主表,病属卫分,可见于温病初起,病变尚轻浅;厚而白者主里,病属气分,多见于湿热为患;白而润者主津伤不甚,如呈浊腻则提示湿痰秽浊为患;白而燥者则标志津液已伤。

(1) 苔薄白欠润,舌边尖略红:多为温病初起邪袭卫分的征象,多见于风温初起,风热病邪袭于肺卫之证,即风热表证。风寒表证也可见薄白苔,但质地润泽、舌色正常,且恶寒较甚而无汗,与风热表证不同。

(2) 苔薄白而干,舌边尖红:苔薄白而干是指比苔薄白欠润者更为干燥,舌边尖尤红,为温病表邪未解、肺津已伤的征象。此种舌象的形成主要有以下几种情况:或从苔薄白欠润、舌边尖略红的舌象进一步伤津发展而来,反映风热之邪较盛而津液已耗,但病位仍在卫分;也可见于素体津液亏损而又外感风热病邪者;还可见于秋燥初起,燥热病邪侵袭肺卫者,属燥热在表。

(3) 苔白厚而黏腻:其苔白厚布满全舌,垢腻润泽。为湿热相搏于气分之象,多见于湿温病湿重于热阶段,湿阻气分而湿浊偏盛的病证。如苔白厚腻,口中发甜,伴有舌上黏涎附着,口吐浊厚涎沫者,为湿浊中阻之象,可见于湿邪困脾,浊邪上泛之证,又名脾瘅。

(4) 苔白厚而干燥:其白苔较厚,色白而干燥,舌质多偏红。为脾湿未化而胃津已伤的征象。也可见于胃燥气伤、气不化液之证,即胃津不足不能上承,而肺气又受伤,气不能化液,故舌苔白厚而干。

(5) 苔白腻而舌质红绛:其苔白而垢腻,舌质红绛。一般属气分病变,为湿遏热伏之征象,湿邪阻遏而致热邪内郁不能外达所致。此外,热邪已入营分而又兼有湿邪未化者也可见到此种舌象,同时在临床上会有身热夜甚、心烦谵语、斑疹隐隐等营分证的表现。

(6) 白苔黏腻厚如积粉而舌质紫绛:其舌上苔如白粉堆积,满布无隙,滑润黏腻,刮之不尽,舌质则呈紫绛色。为湿热秽浊郁闭膜原的特有舌象,也属湿遏热伏所致,但传变甚快而

白苔图片

病多凶险,多见于湿热疫。

(7)白苔如碱状:又名白碱苔,其舌上苔垢白厚粗浊而板滞,状如石碱。为温病胃中有宿滞而兼夹秽浊郁伏之征象,多见于湿热性温病。

(8)白砂苔:又名水晶苔,其舌苔白而干硬如砂皮,扪之糙涩。为邪热迅速化燥入胃,苔未及转黄而津液已大伤所致。

(9)白霉苔:表现为满舌生白衣,或蔓延到颊腭等处,有如霉状,或生糜点,或如饭粒样附着,或如豆腐渣样,刮之易去。为秽浊之气上泛而胃气衰败之征象,预后多属不良。常见于温病患者久治不愈,胃气大伤,或滥用广谱抗生素、皮质激素者。如小儿见有类似上述舌苔表现,多属鹅口疮,不与白霉苔同例。

一般来说,白苔主表、主湿,病情较轻,预后较好,多见于感冒,各种急性炎症或严重感染性疾病的初期或恢复期,外科各种急腹症轻症,慢性炎症及消化系统疾病,但白砂苔、白霉苔除外。白砂苔、白霉苔即为危重病证的表现,而苔白如积粉又见紫绛舌质者,主温疫凶险之证。对这些特殊的白苔表现,在诊断病情和判断预后时应予注意。

2. 黄苔　温病中的黄苔多数是随着病情的发展,从白苔转化而来,一般是邪热进入气分、里热已盛的重要标志。在临床上,黄苔也有厚、薄、润、燥之分,同时还应观察是否兼有白苔,并与舌质情况结合起来判断。

(1)薄黄苔:指苔黄而色淡,苔质较薄。其中有润燥之别,如苔薄黄而不燥者,为邪热初入气分,里热不盛而津伤不甚;如苔薄黄而干燥,为气分热盛,津液已伤。

(2)黄白相间苔:指黄苔微带白色或有部分白苔未转黄色。其中有的是邪热已入气分,但表邪尚未尽解所致,其苔一般较薄而干燥;如表现为黄白相间而较厚腻之苔,多是由于湿热开始化热所致。

(3)苔黄干燥:指舌苔色黄而干燥,不甚厚,舌质较红。为气分邪热炽盛,津液受伤的征象,可见于温热性温病气分阶段。

(4)苔老黄燥裂:指苔色深黄,或如沉香色,或如金黄色,苔面焦燥,甚则起芒刺,苔有裂纹。多为阳明腑实、津液受伤之征象,同时可伴有腹部胀满疼痛,大便不通或热结旁流等。

(5)黄腻苔或黄浊苔:指黄苔满布而黏腻润泽,或黄而垢浊。为湿热内蕴之征象,多见于湿热性温病湿热气分阶段。

一般说来,黄苔主里,属实、属热,为邪在气分的主要舌苔。病多见炎症感染,与发热密切关系。润苔薄则病浅,燥苔厚则病深。另外,也要注意如素体内热较重者,特别是湿热素盛者,平时就可能有黄苔或黄腻苔的表现。

3. 灰苔　润燥的不同,二者所主病证各异。

(1)灰燥苔:指苔色灰而质厚干燥,甚或焦燥起刺,多从黄燥苔进一步发展转化而来,为阳明腑实而阴液大伤之征象。

(2)灰腻苔:指苔灰而腻,润泽多黏液,多从白腻苔或黄腻苔转化而来。为温病兼夹湿痰内阻的征象,多伴有胸痞脘闷,渴喜热饮,或吐痰浊涎沫等症状。

(3)灰滑苔:指灰苔满布,光滑多津。为温病后期阳虚,内生寒湿之征象,多伴有舌质淡、肢冷、脉细或吐泻等症。可见于湿温病湿邪伤阳气而演变为寒湿之证。

一般来说,灰苔有寒热虚实及痰湿之别,但应依据其润燥不同及全身证候进行辨别。苔灰而燥者主热盛,灰而润滑者主痰湿或虚寒。

4. 黑苔　温病过程中的黑苔,大多数由黄苔或灰苔发展而来,往往是病情危重的标志,但根据其所表现的厚薄润燥不同,所主病证也有寒热虚实之分。

(1)黑苔焦燥起刺,质地干涩苍老:其苔黑而干,中心较厚,焦燥起刺,扪之糙涩无津。多

黄苔图片

灰苔图片

黑苔图片

为阳明腑实,肾阴耗竭之征象。这种舌象多从黄燥苔或灰燥苔进一步发展转化而来,即原有热结肠腑证,因下不及时,应下失下而致热结更甚,阴液耗竭,故出现此舌象,属病情危重之象。

(2)黑苔薄而干燥或焦枯:其苔黑而干燥无津,但较薄而无芒刺,如舌体色绛而枯萎不鲜,为温病后期邪热深入下焦而肾阴耗竭的征象。如见苔薄黑干燥而舌质红,兼有心中烦不得卧者,为真阴欲竭而壮火复炽所致,即所谓"津枯火炽"。

(3)遍舌黑润:其舌遍体黑润而似无明显苔垢。为温病兼夹痰湿之征象,每见于胸膈素有痰饮内伏而复感温邪者,多伴有发热、胸闷、渴喜热饮等症状而无其他险恶征象。

(4)舌苔干黑,舌质淡白无华:此种舌象可见于湿温病湿热化燥入营血,灼伤阴络,大量便血,导致气随血脱。正虚外脱,但由于病变发展迅速,原有邪热亢盛而产生的黑苔尚未及转化而苔色仍黑,又因气随血脱而舌质已变为淡白无华。

(5)黑苔滑润而舌淡不红:其舌苔色黑而润滑多津,舌淡不红。为湿温病后期湿胜阳微,转化为寒湿之证的征象,可伴有下利、肢厥、脉细微等症状,与灰滑苔主病相似。

一般来说,黑苔多主危重证候,但有寒热虚实之别,热盛津枯、痰浊、寒湿之证都可见黑苔。其主要区别之点在于辨苔之润燥,即燥者主热盛或阴伤,润者多主痰浊或寒湿,同时还要结合全身表现进行综合辨证。

总之,苔由白转黑,表明病位由浅入深,病情由轻到重,病势由实致虚。苔白、薄者主表,苔厚者主里。苔润者津液未伤,干燥者津液已伤,重在辨津液之润、燥。灰黑苔多虚实夹杂。应结合临床全面辨证。

(三)辨舌质

辨舌质也是舌诊的重要内容。舌质的变化反映邪热对气血的影响。在温病过程中,尤其当邪热深入营血、营阴受伤、耗血动血时,舌质必然有相应的变化。因而通过辨舌质,对舌体色泽、形态等方面进行观察,可以辨别温病过程中的病变阶段、病势等,特别能反映出邪热的盛衰和脏腑、营血、津液的盈亏状况。

1. 红舌　红舌是指比正常人淡红舌色稍深之舌质,多由邪热较甚,或邪渐入营分而引起,也有因阴伤而致者。温病邪在卫分、气分时,可见红舌,但多局限于舌的边尖,或罩在苔垢之下。如热入营分后,则全舌发红而每无苔垢。温病中见到的主要红舌有以下几种:

(1)舌尖红赤起刺:指舌红而尖部尤甚,且有红刺。一般为心火上炎之征象,可见于邪热初入营分时,多为红绛舌之早期。

(2)舌红中有裂纹如人字形,或舌中生有红点:为心营热毒炽盛之征象。

(3)舌质光红柔嫩,望之似乎潮润,手扪之却干燥无津:为阴液损伤之象,多由邪热初退而津液未复而致,多见于肺胃阴伤者。

一般来说,红舌有虚实之别。如红色鲜明、质糙生刺、上生红点或有裂纹,多为邪热亢盛,或邪热入于心营之象,其证属实;如其色光红柔嫩,则为阴液亏虚之象,其证属虚。

2. 绛舌　绛是深红色,多从红舌发展而来,其反映的病变与红舌基本相同,病变的程度更为深重。

(1)舌质纯绛鲜泽:指舌色绛而鲜明润泽,多为热入心包之征象。

(2)舌绛而干燥:指舌色绛而舌面干燥无津,为邪热入营,营阴耗伤之征象。如舌中心干绛而周围尚润,为胃热亢盛而心营受劫。

(3)舌绛而舌面上有大红点:为心火炽盛,热毒乘心之征象。

(4)舌绛而有黄白苔:为邪热初传入营分但气分之邪尚未尽解之征象。

(5)绛舌上罩黏腻苔垢:为热在营血而兼夹有痰湿或秽浊之气的征象,可发生于湿热性

辨舌质微课

红舌图片

绛舌图片

温病邪入营血而痰浊未化之证中,或见于痰湿阻于气分,邪热闭阻心包证中,同时多伴有神昏谵语等神志异常症状。

(6)舌绛光亮如镜:即镜面舌,指舌上无苔,色绛而光亮如镜面,干燥无津。为胃阴衰亡的征象。

(7)舌绛不鲜,干枯而萎:指舌色绛而晦黯,舌体痿软无力。为肾阴耗竭之征象,病情多危重,预后较差,多见于温病后期。

一般来说,绛舌多标志着病情较为深重,有虚实之分:色鲜绛者多主实证,见于病之极期,属营热炽盛,营阴耗伤;色绛而光亮,或虽绛而干枯不荣,见于病之后期,为阴液耗伤的虚证表现,前者主胃阴衰亡,后者主肾阴耗竭。

3. 紫舌　紫舌比绛舌色泽更深而且瘀黯。紫舌大多是从绛舌发展而来,所以反映的病情更为深重。但也有因阴竭或素有瘀血等原因而形成紫舌的。

(1)舌焦紫起刺:又称杨梅舌,因其舌体紫红而有点状颗粒突起于舌面,状如杨梅。为血分热毒极盛之征象,也可是热盛迫血或动风的先兆。

(2)舌紫晦而干:其色如猪肝状,故又名猪肝舌,为肝肾阴竭之征象。温病后期见这种舌象,主病情危重,预后多不良。

(3)舌紫而瘀黯,扪之潮湿:常见于素有瘀伤宿血在内,而又感受温邪者,临床上可伴有胸胁或腹部刺痛等症状。而平素有慢性瘀血性疾病的病史,如冠心病、肺源性心脏病等,可见舌质紫黯或有瘀斑、瘀点。此类患者在感受温邪后,即使邪在卫、气分,也可见舌紫而瘀黯,不可误认邪已入营血。

一般来说,紫舌有寒热虚实之别,其中由营血热极或肝肾阴竭引起者多属危重病证,但如为素有瘀血在里或嗜酒而见紫舌者,就不能一概而论。

(四) 辨舌态

温病过程中除了有舌苔和舌质的变化外,舌体的形状及其动态往往可以反映出病情的进退变化和邪正的虚实状况,对温病的辨证具有重要的参考价值,所以辨舌时应注意辨别舌体的形态,即是辨舌态。

1. 舌体强硬　指舌体强硬,转动不利,言语不清。为气液不足,络脉失养所致,每为动风痉厥之兆。

2. 舌体短缩　指舌体短缩,不能伸出口外。为内风扰动,痰浊内阻舌根之征象,多见于痉厥之中。

3. 舌卷囊缩　指舌体卷曲,兼有阴囊陷缩,为病邪已深入厥阴的危重征象。

4. 舌体痿软　指舌体痿弱无力,不能伸缩或伸不过齿,为肝肾阴液将竭之征象。

5. 舌斜舌颤　指舌体歪斜或发生颤抖,为肝风内动之征象。

6. 舌体胀大　指舌体明显肿大。如兼黄腻苔垢满布者,为湿热蕴毒上泛于舌之征象;如舌体肿大,其色紫晦者,为酒毒冲心之征象。

(五) 温病舌诊的运用

温病舌诊在临床上运用时,除了要熟悉舌苔、舌质、舌态的表现和所主的病证外,还应该注意以下两点:

1. 舌苔舌质互参　在一般情况下,二者的变化是统一的,可以互补,如舌红而苔黄燥者反映了热甚而阴伤。但也有二者的表现所反映的情况不一致,如见舌质红绛而苔却表现为白腻,其病变既可为气分湿遏热伏之象,也可能是湿浊未化而邪热已入营分,气分之邪未尽所致。因而在舌诊时必须把舌苔与舌质的变化结合起来分析。

2. 注意动态变化　在温病的发展过程中,舌苔、舌质往往有较快的变化,因而不能静态

紫舌图片

舌体胀大
图片

地观察舌象,而应注意舌象的动态变化,这有助于把握病势的发展和邪正的进退。如舌苔从薄白苔变黄,或再转为灰黑,表示病邪从表入里,邪势渐甚;如舌苔、舌质由润转燥,提示津液渐伤,或湿邪已经化燥。如舌苔从厚浊变薄,或由板滞而转松散,多为病邪消退之象。

二、验齿

验齿主要是通过诊察牙齿的润燥、齿缝流血和齿龈等情况,来判断热邪的轻重、病变部位、津液存亡,进一步可明确预后、指导临床治疗。叶天士说:"温热之病,看舌之后,亦须验齿。齿为肾之余,龈为胃之络,热邪不燥胃津,必耗肾液。"指出了齿、龈与胃、肾的关系。

(一)牙齿润燥

主要是通过观察门齿,了解牙齿的润泽与干燥情况。根据齿燥的程度和不同部位,可以帮助判断其病理变化的轻重浅深。温病过程中津液不足或津液不能上布,使牙齿失却濡润而表现为干燥不润。常见的牙齿润燥异常如下:

1. 光燥如石　指齿面干燥,但仍有光泽。多为胃热津伤,但肾阴未竭,病情尚不重之征象。这种齿燥常见于热盛阴伤之证,但亦见于温病初起者,此时多伴有恶寒无汗等卫表症状,属于卫阳郁闭,表气不通,津液一时不能上布所致,一经发散表邪,表气疏通,津液得以上布,其齿燥即可转润。

2. 燥如枯骨　指齿面枯燥晦黯而无光泽,状如枯骨。为肾阴枯竭,不能上承于齿,多预后不良。

齿燥色黑　指齿面干燥无津,其色焦黑,为邪热深入下焦,肝肾阴伤,虚风渐动之象。

临床上,对齿燥的辨察应结合全身症状和其他一些因素进行综合分析。如口腔护理是否得当,直接影响齿的润燥。高热昏迷病人如张口呼吸,牙齿极易干燥。

(二)齿缝流血

温病过程中出现齿缝流血,总由邪热迫血所致,但有虚实之分。因于胃者多属实,因于肾者多属虚。

1. 齿缝流血兼齿龈肿痛　多由胃火冲激而致,其证属实。

2. 齿缝流血而齿龈不肿痛　多由肾火上炎所致,证多属虚,预后较差。对此类出血,应警惕发生身体其他部位的出血,如吐血、便血。

(三)齿龈结瓣

齿龈结瓣是指在温病过程中牙龈之间所结的血瓣,为邪热迫血,凝结于齿龈所致,也有虚实之别,实者多属胃,虚者多属肾。

1. 紫如干漆　为热炽阳明,损伤阳络,胃津被耗,称为阳血。

2. 黄如酱瓣　为热邪久留,肾阴下耗,虚阳上浮,血从上溢,称为阴血。

(四)齿垢

1. 齿焦有垢　为热盛伤津,气液未至衰亡。

2. 齿焦无垢　为肾水枯,胃液竭,病多危重。

3. 垢如灰糕　为胃肾两虚,津气耗竭,独湿浊用事。

三、辨斑疹

斑疹是温病过程中肌肤上出现的红色皮疹。许多温病在病变过程中可出现斑疹,斑与疹的形态及其成因有所不同,在临床上的诊断意义也各异。通过观察其色泽、形态、分布等并结合全身表现,有助于了解感邪的轻重、病变的浅深、气血津液的盛衰、病势的进退及预后的顺逆等情况,辨斑疹是温病的特色诊断方法之一。

ER-5-10

齿缝流血兼
齿龈肿痛
图片

斑、疹图片

(一) 斑疹的形态

斑与疹在形态上有所不同:斑是指皮疹点大成片,平摊于皮肤,有触目之形,而一般无碍手之质,压之色不退,消后不脱屑者;疹是皮疹中点小呈琐碎小粒,形如粟米,突出于皮肤之上,抚之碍手、压之而色退。另有一种丹痧(又作瘰痧),与疹相类似,但表现为肌肤潮红,其上密布细小如针尖状之痧点,高出于皮肤,抚之碍手,压之退色,特点是疹点之间皮肤亦发红。斑与疹也可一起出现,称为"夹斑带疹"。同时,前人经常举斑以赅疹,或称为疹而实指斑,也有统称为斑疹者,应予注意。

(二) 斑疹的分布

斑与疹的发生顺序和分布情况有所不同。如斑的发生,多先起于胸腹,继而分布于四肢。疹的外发有多种形式,其中如麻疹,一般先起自上腭、口腔,继而布于耳后、头面及背部,再则布于胸腹四肢,3~4日内,以手足心见疹为出齐。同时,斑与疹分布的疏密情况也各有不同,发生少者仅有数点,多者则全身密布。

(三) 斑疹的成因

斑疹的发生与邪热波及营血有关,但疹与斑二者发生的病机浅深有所不同,如章虚谷所说:"热闭营中,故多成斑疹。斑从肌肉而出属胃,疹从血络而出属经。"斑多为热郁阳明,胃热炽盛,内迫营血引起,其病位主要在胃,邪热已入营血,属营血热甚而迫血妄行,血从肌肉外溃所致;疹为邪热郁肺,内窜营分,从肌肤血络而出所致,其病位主要在肺,邪热仍在气分,仅为波及营分而已。亦如陆子贤说:"斑为阳明热毒,疹为太阴风热。"另外,疹的发生虽主在气分而热窜营分,但如营热进一步炽盛,以致营血热盛,亦可由疹转斑,其病机重点则从气分而转为营血分。可见有时疹与斑不能截然区分,疹能转斑,也可在疹中夹斑,即"夹斑带疹"。

(四) 透发的征兆

斑疹在欲透未透之际,往往可出现一些先兆症状,如邵仙根说:"邪热郁伏于中,蒸热为斑,故汗不出,而烦闷呕恶、足冷耳聋,此是斑疹将发之见象,犹天将雨而闷热郁蒸也。脉沉伏,由于邪伏于内,脉道不利所致。寸脉躁动者,伏邪勃发之兆也。"在发斑前可见身壮热,烦躁不安,舌红绛,手足发冷,闷瞀,耳聋,脉伏等症状;在出疹前则每见发热,烦躁,面红目赤,胸闷,咳嗽等症状。此时即应认真观察病人面部、耳后、颈项、胸腹、胁肋、四肢,及口腔、咽喉内有无斑疹隐现,以及早发现斑疹。

(五) 诊察要点

叶天士说:"斑疹皆是邪气外露之象。"在温病的过程中,如发生斑疹,既是邪热波及或深入营血的重要标志,也是邪气外露的表现。要诊察斑疹透发时病情的顺逆,可以从斑疹的色泽、形态、分布等状况加以分析,从而反映出温病过程中邪正盛衰消长情况,为确定治疗方法和判断预后提供依据。斑疹的诊察要点主要有以下几个方面:

1. 观察色泽 斑疹的色泽往往可以反映出邪正虚实状态,从而对于判断病情的顺逆有重要的意义。其辨别要点是斑疹色泽红活荣润者为顺,标志着邪热壅滞不甚,血行较畅、正气尚盛、邪热有外透之机;如斑疹色艳红如胭脂,提示血热炽盛;如斑疹色紫赤如鸡冠花,为营血热毒深重的表现;如斑疹色紫黑,多属火毒极盛的重险之象。但斑色黑而光亮者,提示热毒虽亢盛,但气血尚充,治疗得法,尚可救治;如斑色黑而隐隐,四旁赤色,为火郁内伏,但气血尚活,可用大剂清凉透发的方药治疗,也有转为红色而成可救者;但若黑色而晦黯,则属元气衰败而热毒锢结之象,救治较难,预后甚差。

一般来说,斑疹色泽愈深,其病情越重,正如雷少逸所说:"红轻、紫重、黑危。"但也必须结合临床的其他见症进行综合分析。此外,若斑疹出后,色骤转淡红,甚至隐没,或疹出不

笔记栏

畅,则多为气血不足、无力透邪外达之象,病情多危重,应警惕变证的发生。

2. 审视形态 斑疹的形态与病情轻重、预后好坏有一定的关系,尤其是往往反映了热毒能否顺利外泄的态势,所以应重视对斑疹形态的观察。斑疹松浮色鲜,如洒于皮面,为邪毒外泄之象,预后大多良好,属顺证;如见斑疹紧束有根,从皮里钻出,似前人所描述的"如履透针,如矢贯的",则为热毒深伏、锢结难出之象,每易发生变证,预后大多不良,属逆证。

3. 注意疏密 斑疹分布的疏密情况可以反映热毒的轻重与正气的盛衰,所以在病位上有肺、胃之异,在病机上有浅、深之别。如斑疹分布稀疏均匀,为热毒轻浅,一般预后良好;如斑疹分布稠密,甚至融合成片者,为热毒深重之象,预后不佳,故叶天士称斑疹"宜见不宜见多"。所谓"宜见"是指斑疹的透发提示邪热得以外透;所谓"不宜见多"是指斑疹过于稠密,为热毒深重的表现,提示病情危重。此外,如在温病过程中,稠密的斑疹突然转为稀疏,甚至隐没者,多属正不敌邪、邪气内陷之危象,全身每伴见邪陷正脱的其他症状。

4. 结合脉症 对斑疹的辨别应与当时全身的脉症表现结合起来。斑疹透发之后,一般热势可随之下降,神情转为清爽,全身亦感舒适,提示邪热通过斑疹的透发而得以外达,属外解里和的佳象;如斑疹透发后热势不退,多为邪热未能外达之征,每因热毒深重,或津液大伤,水不济火而致;如斑疹甫出即隐,病势反而加重,伴见神志昏愦、四肢厥冷、脉微或伏者,为正不胜邪,毒火内闭的凶兆,其证属逆,预后多不良。

5. 重视变化 在温病过程中,斑疹的色泽、形态、分布与全身症状都要随着病情的发展而发生动态变化,从这一变化可以推断出邪正的消长、病机的进退、病情的顺逆。如斑疹色泽由红变紫,甚至变为紫黑,提示热毒逐渐加重,病情转重,反之则为病情渐轻之象;如其形态由松浮而变得紧束有根,为热毒渐深,毒火郁闭之兆,病情属逆,反之则为热毒外达之象;斑疹分布由稀疏而转为融合成片,为热毒转盛之象;如甫出即隐,则为正不胜邪、热毒内陷之兆。

(六) 斑与疹的治法

1. 治疗原则 疹以透发为主,即宣肺达邪,清营透疹。斑以清化为主,即清胃泄热,凉血化斑。斑疹并见以化斑为主,兼以透疹,即凉血清气透疹。

2. 治疗禁忌 ①忌辛温:辛温发汗可助热伤阴,气血邪热上壅可致出血,昏厥。②忌升提:温热火毒,其性炎上散,升提助阳,温热上窜,气血上并,可致神昏狂乱,吐血气逆。③忌壅补:补气养血多甘温,有敛邪、壅塞气机之弊,易致内陷生变,热毒不得外达。④忌大下、大寒:大下伐伤脾胃,邪热内陷;过用寒凉,冰伏邪热,内陷生变。

3. 护理 应保证空气流通,隔离消毒;避风寒;节饮食,忌鱼虾蟹等发物。

此外,临床上还有一种"阴斑",其斑色淡红,隐而不显,分布稀疏,往往仅在胸背微见数点,同时伴见四肢厥冷,口不甚渴,面赤足冷,下利清谷,脉不洪数等症。温病中见此阴斑,多为治疗中过用寒凉,或误用吐下,导致中气亏虚,阴寒下伏,致无根失守之火载血外溢于肌肤所致。阴斑在临床上较少见,其与实火发斑在发病原因、临床表现和治疗方法等方面迥然不同,应注意鉴别。

四、辨白㾦

白㾦是在湿热性温病发展过程中,皮肤上出现的细小白色疱疹。诊察白㾦对于辨别病邪性质、邪正的盛衰有一定的临床意义。辨白㾦是温病的特色诊断方法。

(一) 形态和分布

白㾦为皮肤上出现的疱疹,形如粟米,色如珍珠,突出于皮肤,内含白色透明浆液,一般多分布于颈、胸、腹部,头面部和四肢较少见。白㾦在消退时有细小的皮屑脱落。

ER-5-12
辨白㾦微课

ER-5-13
白㾦图片

笔记栏

（二）成因

白痦是湿热郁阻气分,蕴蒸于肌表所造成的。其虽发生于肌表,但病位并不在卫分而在气分。白痦每随发热与出汗而透发,因湿热之邪黏腻滞着,非一次所能透尽,所以常随着身热增高,汗出而即透发一批,如此反复透发多次。一般在透发之前,每因湿热郁蒸而有胸闷不舒等症,白痦透发之后,病邪有外达之机,胸闷等症状也可得以暂时减缓。

（三）临床意义

1. 辨病证性质　在温病过程中见白痦透发,可以作为诊断湿热证的重要依据,因而白痦有助于判断病证的性质。临床上白痦多见于湿温、暑湿、伏暑等湿热性质的温病,尤其误用滋腻,或失于轻清开泄时更为多见。

2. 辨津气盛衰　白痦如出晶莹饱绽,颗粒清楚,透发后热势递减,神情清爽,为津气充足,正能胜邪,邪去外达之佳象,又称为"水晶";如出空壳无浆,如枯骨之色,并见身热不退,神志昏迷等症,则为津气俱竭,正不胜邪,邪气内陷的危险征象,又称为"枯"。正如叶天士所说:"白如枯骨者多凶,为气液竭也。"

（四）治法

晶痦当清热祛湿,宣畅气机;枯痦当养阴益气为主,佐以清泄湿热。忌用辛温疏散,或纯用苦寒清里,故吴鞠通说:"纯辛走表,纯苦清热,皆在所忌。"

五、察神色

通过对温病患者神情、肤色的诊察,能了解其正气的盛衰、邪热的轻重,是温病望诊的一项重要内容。

（一）察神气

对温病患者察神气,首先要区别有神与无神。因神藏于心,外候在目,故察神气着重于眼神的观察。

1. 有神　目光明亮有神,瞳仁灵转,同时神思清晰,气息匀静,活动轻捷,提示其感邪较轻,正气未伤,脏腑功能较正常,预后良好。也可见于温病将愈时,为正气已复的表现。

2. 无神　又称失神,指目光晦黯,瞳仁呆滞,同时可见或闭目蜷卧,萎靡懒言,或神思不清,闭目即有所见,喃喃自语,手撒遗尿等,为感邪深重,正气已虚,甚至元气将脱,心神失守之征象,预后较差。

（二）观肤色

肤色的变化在一定程度上能反映感邪的性质、病情的轻重等,因"十二经脉,三百六十五络,其血气皆上于面而走空窍",故对温病患者肤色的变化,主要从面部观察。

1. 面赤　为温病发热时常见的征象,系火热上炎所致。满面正赤,为阳明热炽,多伴高热,汗出,烦渴,苔黄燥,脉洪大等症;两颧潮红,多见于温病后期,为肾阴虚损,虚火上浮所致,多伴形体消瘦,口燥咽干,舌绛不鲜等症。

2. 面垢　面色垢晦,如油腻或烟熏之色。为瘟疫毒邪熏蒸于上所致,古人谓是瘟疫之色。

3. 面黄　主湿邪为患。其中面色淡黄者多见于湿温初起;面目俱黄,鲜明如橘子色者,为湿热蕴蒸发黄,多见于湿热郁蒸胆腑的黄疸;若色黄而晦黯则为寒湿发黄,应注意鉴别。

4. 面白　面色苍白无华。温病中出现面色苍白无华,标志着病情严重,应予重视。温病初起,在发热,口微渴,咽红肿,舌边尖红,脉浮数等表热症状的同时,又见面色白而寒战鼓颔,皮肤粟起,为感邪极盛,阳气闭郁不能外达所致,不可误作寒邪束表;素体阳虚者感受湿热病邪,初起多面呈白色;邪热深入血分,出血过多,气随血脱时,可见面色㿠白;如面色苍白而同时四肢厥冷,大汗淋漓,神疲蜷卧,脉微细欲绝者,为阳气外脱之征。

5. 面唇青紫　面色紫黯,嘴唇紫绀。为热入营血,营血被灼而凝滞瘀阻的征象。

6. 面黑　面色黧黑。温病患者见面黑,多为热毒极盛之象,称为火极似水,示预后不良。

7. 头面红肿　头面红赤肿胀。如连及耳颊、颈项,且多伴憎寒发热,咽喉肿痛等症,是大头瘟特有的表现。

8. 肌肤甲错　形体消瘦,肌肤粗糙甲错,松弛起皱。为温病后期,阴伤较甚,不能滋润皮肤所致。

(三) 看咽喉

1. 咽喉红肿而痛　多属于风热袭肺,风温初起常伴见,并有发热咳嗽。秋燥病燥热上干清窍者也常出现。若为湿热蕴毒上壅之证,常并有发热、胸痞腹胀、舌苔黄腻等。若咽喉色淡红,不肿微痛,多为气液两虚,虚热上扰而致,常并见喉痒干咳等症。若咽喉红色娇嫩,为肾阴亏损,虚火上炎。咽后壁有颗粒状突起,色黯红,为阴液耗损,气血瘀滞。

2. 咽喉溃烂生疮　为肺胃热毒上冲,是烂喉痧必有见证。温疫病疫毒上攻也见此证。若咽喉腐烂而颜色紫黑,为热毒极盛,属危证。

3. 咽喉灰白色假膜　若擦之不去,重剥出血,剥后旋而复生,伴咳嗽声嘶者,为白喉,多由肺胃热毒伤阴所致。伪膜经久不退,或有自行脱落,喘息痰鸣,声如犬吠,或直视抽搐,脉绝,属白喉凶证,为疫毒攻心,痰浊郁闭咽喉。

咽喉的征象主要表现为红肿与疼痛,辨证可虚可实。红肿多属于实者,为温热类病邪侵犯肺胃所致。湿热邪气也可蕴毒上攻,但常伴湿热证的其他征象。色淡多属于虚者,为肺胃气液两虚,或肾阴亏损,虚热上扰。

第二节　温病常见症状

一、发热

发热是温病的主症、必见症,常作为主诉。发热是机体对温邪的一种全身性反应。温病初中期,正气抗邪有力,发热多实;温病后期,正虚邪减,甚则纯虚无邪,而发热多虚。发热既有热盛又兼阴伤,也可虚实夹杂。常见发热类型如下:

(一) 发热恶寒

指发热的同时伴有恶寒,一般发热重而恶寒轻。主要见于温病初期,邪袭肺卫,热郁卫表之证。

(二) 寒热往来

指恶寒与发热交替出现,定时或不定时发作。为邪郁少阳,枢机不利;或邪留三焦,气化失司;或湿热秽浊郁闭膜原之证。

(三) 壮热

指热势炽盛,不恶寒但恶热,通体皆热。为阳明里热炽盛,蒸腾于外之证。

(四) 日晡潮热

日晡即申时,相当于午后 3—5 时,日晡潮热指发热于下午 3—5 时为甚。多发生于热结肠腑之证。湿温病亦可出现午后发热升高的征象,一般为午后湿热交蒸较甚所致。

(五) 身热不扬

指身热稽留而热象不显,初扪体表不觉很热,但扪之稍久则觉灼手,不红赤而反淡黄,口不渴而反黏腻,大便不结而反溏。为湿热病邪蕴阻卫气,湿重于热,热为湿遏,热势不能外达,湿蕴热蒸所致。

(六) 发热夜甚

指发热在入夜后热势更甚,为温病热入营分,劫灼营阴,甚至深入血分之征象。为营(血)分热盛阴伤之象。

(七) 夜热早凉

指入夜发热,天明时热退身凉,而在热退时身体并无汗出。可见于温病后期,为余邪留于阴分之征象。

(八) 低热

即热势低微,一般见于温病后期,每为阴伤虚热之征象,多伴有手足心热等症状。

二、口渴

口渴发生原因较多,但不外津液不足或津液不布。由于温病以热盛阴伤为基本病机,所以温病的口渴一般是由热盛伤阴所致,但也有由各种原因导致津液输布失常而引起者,所以应对其临床表现及病机进行辨察。

(一) 口微渴

口微渴为口渴程度较轻,饮水少量。温邪伤津则口渴,但邪在卫分,热未炽盛、津伤未甚,所以口渴不甚,多见于温病初起,邪在卫分,津伤不甚。

(二) 口渴喜冷饮

口渴喜冷饮为口渴明显,且喜凉饮,饮水量多,为热盛于阳明气分,胃津大伤。

(三) 口干而渴

口干而渴为温病后期,肺胃阴伤。

(四) 口渴不引饮

口渴不欲饮或渴喜热饮为邪在气分,湿邪、痰饮阻于内,津液不布所致。口干反不甚渴饮为邪在营血分,营热蒸腾营阴所致。口干但欲漱水不欲咽,为瘀血内停。

(五) 口苦而渴

为邪犯少阳,胆火内炽,津液受伤所致。也可见于心胃火盛,结合脉症以辨之。

三、汗出异常

ER-5-14

汗出异常微课

汗出异常,是指当有汗而无汗,或不当出汗而出汗,或汗出过多等表现。汗液为水谷精微所化生,在正常情况下,出汗是一种生理现象。在温病过程中,由于感受温邪而致腠理开合失司,或阳热亢盛而迫津外泄,或津液亏损而致汗源不足等原因,可出现各种汗出异常的表现。临床上通过对温病过程中汗出异常的辨察,有助于了解邪热的轻重浅深和津液正气的盛衰。正如章虚谷说:"测汗者,测之以审津液之存亡,气机之通塞也。"温病的汗出异常类型主要有以下四种:

(一) 无汗

即皮肤无明显汗液,皮肤干涩不润。如见于温病初起,伴有发热、恶寒、头痛、苔薄白等症状,为邪在卫分,邪郁肌表,闭塞腠理所致;如见于温病极期,伴有身热夜甚、烦躁,舌绛,脉细数等症状,为邪在营血,劫烁营阴,津液不足,无源作汗之象。

(二) 时有汗出

指汗随热势起伏而时出,一般表现为热盛而汗出,汗出热减,继而复热。多为湿热郁蒸所致,多见于湿温、暑湿等湿热性温病。湿热蕴郁于气分,热蒸湿动,湿遏热伏,气机不畅。

正如吴鞠通所说:"今继而复热者,乃湿热相蒸之汗,湿属阴邪,其气留连,不能因汗而退,故继而复热。"但在外感热病过程中见时有汗出,还有其他一些情况。如表虚而外感风寒者,即《伤寒论》中所说的中风;也可见发热而时有汗出,但其发生于病之初起,并兼有恶风、周身酸楚、苔薄白、脉浮缓等症状。而湿热郁蒸则有湿热蕴郁中焦的气分见证,两者的表现和病机各不相同。

(三) 大汗

指全身大量汗出。在温病过程中有多种情况可发生大汗。阳明气分热炽,蒸腾内外,迫津外泄,可见大汗伴有壮热、大渴、脉洪大等;若热盛阳明而兼有气阴受伤,在上述证候的基础上兼见背微恶寒、脉洪大而芤等。

若在温病过程中出现骤然大汗,淋漓不止,并见体温骤降,气短神疲,甚则喘喝欲脱,唇干齿燥,舌红少津,脉散大等,称为脱汗,为津气外脱的亡阴征象。若出现突然冷汗淋漓不止,并见肤冷肢厥,面色苍白,神情委顿,语声低微或蜷卧不语,舌淡无华,脉微欲绝等,为气脱亡阳征象。

(四) 战汗

指壮热持续日久的病人,突然发生全身战栗,继而热势升高、大汗淋漓,伴肢冷脉伏的表现,为邪留气分日久,邪正相持,正气奋起鼓邪外出之征象。在战汗欲作时,常可伴见四肢厥冷、爪甲青紫、脉象沉伏等先兆。战汗过后若脉静身凉,为汗出邪退向愈之象;若战汗之后,身热不退,脉疾神昏者,为邪盛正衰,正不胜邪的危重之象。因此,温病过程中发生战汗往往是疾病发展的转折点。

此外,还有全身虽然发生战栗而无汗出者,多因中气亏虚,不能升发托邪所致,预后较差。如吴又可说:"但战而不汗者危,以中气亏微,但能降陷,不能升发也。"通过汗出多少、有无,汗出时间及伴随症,对辨别证候、判断病情、预测转归有实际意义。

四、头身异常

(一) 头痛

温病初起,头痛在脑后、巅顶,证多属卫分。若额头胀痛,或眉棱骨痛,多为阳明气热,气血上壅,经气不利;若侧面头痛,则属少阳郁热。头昏痛,多见于风热上干清窍之证。全头痛如劈,往往为热入营血,热极动风之象。

(二) 头重

温病见头重,多为湿热蕴蒸,清窍被遏所致。多伴见身热汗出不退,肢酸困倦,胸闷脘痞,舌苔黄腻,脉滑数或濡数。

(三) 周身酸痛

周身疼痛,肢体沉重,舌苔白腻,脉濡者,多为湿着肌表,湿性黏滞,经气不利;周身酸疼,为余邪不净,经络失和;若身体疼痛,多为热郁三焦,表里不通。热病后期见身重乏力,周身酸软,多系邪热耗伤气阴,形体失养所致。

五、二便异常

(一) 小便异常

1. 小便涩少　温病发生小便涩少,多由热盛津伤所致,同时伴有小便颜色的加深。如小便黄赤短少,伴见高热、汗多、烦渴等症,常见于温病热入气分,汗出愈多,小便愈黄赤短少;如热结小肠,下移膀胱时可见小便涩少,并有尿时灼热,尿道作痛和尿频等症状;如湿热下注,亦可见排尿不利,并伴有下腹胀满、尿频、尿急、尿痛等症。

笔记栏

2. 小便不通　若属热盛津伤,多由小便涩少进一步发展而成,只是病变的程度更甚。如热盛阴伤严重者,或属热结火腑,津液枯涸者,可出现尿量极少,甚至尿闭,多并见心烦、舌干红、少汗等热盛津液大伤之症;如属湿浊阻于下焦,泌别失职,导致膀胱不利而小便不通,且有湿浊上逆者,多伴见热蒸头胀、呕逆神迷、舌苔白腻等症。同为小便不通,由于病因病机不同,临床表现和治法迥异,临床上应根据全身症状及舌苔脉象等进行综合判断。

(二) 大便异常

1. 下利　指大便形状稀溏、次数增加。如大便泄泻,其气臭秽,伴肛门灼热,身热口渴者,为肠热下利;如泻下稀水而无粪,其气臭秽异常,并伴有腹满硬痛、苔黄厚焦燥起刺者,为热结肠腑所致的热结旁流;如大便溏薄,泻而不爽,色如败酱,并伴见胸腹灼热,恶心呕吐,苔腻者,属湿热下迫肠道。

2. 大便不通　大便不通而伴潮热、谵语、腹满疼痛、舌苔黄厚焦燥者,为热结肠腑之阳明腑实证;如大便秘结而腹不胀满疼痛,不发热,舌红口干者,属津枯肠燥的"无水舟停"之证;如大便黏滞不爽或胶闭不畅,苔垢腻,为湿阻肠道,气机痹阻,传导功能失常所致。

六、神志异常

温病发生神志异常的病机可分为扰、蒙、闭、脱四类。扰,是病位不在心,而由其他脏腑的热邪影响心神造成的,如胃热扰心、肠热扰心、膈热扰心等。治疗时只要清除这些脏腑的热邪,神志即可恢复正常。蒙,是指湿热酿痰蒙蔽心包,病变阶段仍在气分,病情相对较轻。闭,是指热闭心包,病情较重。脱,即正气外脱,阴竭阳脱。往往继发于内闭外脱之后。亦可见汗多亡阳、吐泻伤津之后,阴阳离决,正气外脱。吴鞠通说:"心神内闭,内闭外脱者死。"其病情最危重。温病中的常见神志异常有以下六种:

(一) 烦躁不安

指心中烦热,坐卧不安,但神志尚清。病机为热扰心神。可见气分热证,也可见营血分证,但以营血分热证为多。温病后期,肾阴已亏,心火炽盛亦可见。

(二) 神昏谵语

神昏是指神志昏迷,不能识人,呼之不应。谵语是指语无伦次。神昏与谵语往往并见,故昏谵并称。温病中的昏谵,多闭证、实证。若在营血分阶段,邪热夹痰内闭心包,则神昏谵语伴见身热肢厥、舌謇不语、舌鲜绛;若营热扰动心神,则昏谵较轻,神志不完全昏迷,或心中烦躁,伴见灼热、斑疹隐隐、舌红绛;若血热扰动心神,则昏谵不语,伴见身体灼热、斑疹密布、各种出血、舌深绛;若在气分阶段,热结肠腑,胃中浊热,上熏神明,则时有神昏谵语,伴见潮热、便秘、舌红苔燥、脉沉实等阳明腑实的征象。小儿心脑稚嫩,感受风热病邪,肺经郁热,热迫心包,亦可出现时有神昏或谵语,一般伴发热,咳喘,舌红苔白或黄等。

(三) 神志昏蒙

指神志不清,时清时昧,似清似昧,呼之能应,或时有谵语。多为湿热类病证湿热郁蒸于气分,湿热酿痰,蒙蔽清窍所致。伴见身热,胸脘痞满,舌苔腻,脉濡。

(四) 昏愦不语

指深度昏迷,甚至意识完全丧失,昏睡不语,属于神志异常中最严重者。多为痰热阻闭心包所致。若热闭心包而兼阳气外脱者,多伴见肢体厥冷,面色灰惨,舌质淡白,脉微细欲绝等症。

(五) 神志如狂

指昏谵躁扰,狂乱不安。为下焦蓄血,瘀热扰心。多伴见身热,少腹硬满疼痛,大便色黑,舌质紫黯等。

七、出血

出血是温病的常见症,有时也是危重症。温病出血可发生于卫气营血各个阶段,但多为热邪深入营血,损伤血络或迫血妄行而致。温病的出血多为急性多部位出血,或以一个部位出血为主兼有其他部位的出血,即广泛性的出血为多,与内伤杂病大多为局部出血不同。辨别温病的出血,要根据其出血的部位、出血量的多少、血的颜色及伴随的证候等综合分析判断。

(一) 广泛性出血

全身性的出血,包括咯血、衄血、吐血、便血、尿血、肌衄、阴道出血等。如血色鲜红并见身热烦渴,甚则昏谵,舌深绛者,为血分热盛,耗血动血之证。如血块较多,其色瘀黯,舌青紫或有瘀斑,脉涩者为瘀血阻络之证。如出血过多,而见血溢不止,肢体厥冷,昏沉不语,舌淡无华,脉微细欲绝等症状,为气随血脱,气不摄血之证。

(二) 咯血

血随咳唾而出,为肺出血的表现,是邪热损伤肺络的标志。如发生于卫气分阶段,多为邪热在肺,肺络受伤,或咳甚而伤络所致,其出血量较少,或呈铁锈色,并伴胸痛,咳甚,气急等症。如发生于暑温病中,症见咯血不止,甚至口鼻涌血,伴高热,咳嗽,气急,胸闷者,属暑热入血,经血沸腾,肺络受损而迫血外溢之危证。如咳唾粉红色血水,继则咯血不止,并见咳嗽气粗,躁扰不宁,面色反黑,脉搏急疾等症,预后极差,严重者常因化源绝而死亡。如吴鞠通所说:"若吐粉红血水者,死不治;血从上溢,脉七、八至以上,面反黑者,死不治。"

(三) 便血

血随大便而出。如大便鲜血,多为邪热损伤肠络所致。湿温病因湿热化燥化火,传入血分而损伤肠络时,每可见之。如大便下血发黑,每为瘀热蓄结胃肠而致,可见于下焦蓄血证。如吴又可所言:"尽因失下,邪热久羁,无由以泄,血为热搏,留于经络,败为紫血,溢于肠胃,腐为黑血。"伴见少腹硬满疼痛,神昏如狂,舌质紫黯等症。

八、痉

痉又称动风,俗称抽筋,是指肢体拘挛强直或手足抽搐。在温病过程中出现痉证,多为肝风内动所致,是病情危重的表现。由于在动风发痉时每伴有神志不清,四肢厥冷,即厥的表现,所以又常称为痉厥。此时不仅邪热内陷足厥阴肝经,还伴有邪热陷于手厥阴心包络。

痉的发生原因主要与足厥阴肝有关,肝为风木之脏,主筋脉,当温病邪热炽盛,燔灼筋脉,或阴液亏损而致筋脉失养时,均可造成筋脉拘急或抽搐而成痉证。由于发生痉证的原因有热盛动风与阴虚风动之不同,温病痉证大体上可分为实风与虚风二类。

(一) 实风内动

其临床特征为发作急骤,手足抽搐频繁有力,两目上视,牙关紧闭,颈项强直,甚则角弓反张,同时可见壮热,神昏,舌红赤,脉弦数有力等邪热内盛症状。多见于温病的极期,为邪热炽盛,筋脉受邪热燔灼所致,故又称为"热极生风"。实风可发生于温病气、营、血分邪热炽盛阶段。如伴见壮热,渴饮,有汗,苔黄燥,脉洪数者,多为阳明热盛引动肝风;如伴见高热,咳喘,汗出者,为肺金邪热亢盛,肝火无所制而致肝风内动,又称为"金囚木旺";如伴见身灼热,发斑疹或吐血、便血,神昏谵语,舌绛者,则为营血分邪热炽盛而引动肝风。

（二）虚风内动

其临床特征是抽搐无力，或为手指徐徐蠕动，或口角微微颤动、抽搐，心中憺憺悸动，同时可伴见低热，颧红，五心烦热，消瘦，神疲，口干，失语，耳聋，舌绛枯萎等症状。多见于温病后期。邪热深入下焦，耗伤肝肾真阴，水不涵木，筋脉失于濡养，则拘急、痉挛；肾阴亏虚，心火失于既济则心中憺憺悸动。

（三）虚实兼夹

其临床特征为手足颤动，或手足拘挛，肢体强直等，每持续日久而难解，并可伴见低热不退，心悸烦躁，神情呆钝，默默不语，甚则痴呆，失语，失明，耳聋等症状，多见于温病后期或恢复期，特别是温病过程中曾长期昏痉不复的患者易于发生。为温病后期气血阴精已虚而余邪未净，痰瘀滞络所致，属虚实兼夹之证。

九、厥

厥证有两个概念：一是指突然昏倒、不省人事，即昏厥；二是指四肢清冷不温，即为肢厥，多由阳气内郁或阳气虚衰不能外达所致。厥多为热邪炽盛、气机逆乱的表现，即《伤寒论》中所说的："凡厥者，阴阳气不相顺接，便为厥。"在临床上厥证可以分为热厥与寒厥两个类型：

（一）热厥

指四肢清冷，但胸腹灼热，并伴有烦躁，气息粗大，汗多，尿短赤，便秘等热盛于里的症状，或伴有神昏谵语，喉间痰鸣，牙关紧闭，舌红或绛，苔黄燥，脉沉实或沉伏而数等表现。为热毒炽盛，郁闭于内，气机逆乱，阴阳气不相顺接，阳气不能外达四肢所致，往往具有热深厥深的特点。

（二）寒厥

指身无热，通体清冷，同时可伴有面色苍白，汗出淋漓，或下利清谷，气短息微，精神萎靡，舌质淡，脉沉细微欲绝等症状。为阳气大伤，虚寒内生，全身失于温煦所致，病情严重者可发生阳气外脱。

十、脱

脱证是指阴阳气血严重耗损后，元气不能内守而外脱。在温病过程中，发生脱证的原因主要有热毒炽盛，灼耗阴液，阴竭而元气无所依附；邪闭太甚而素体正虚，以致邪陷正脱；大汗、吐甚、剧泻、亡血等导致阴竭阳脱或气随血脱。

（一）阴脱

又称亡阴。其主要表现为身热骤降，汗多气短，肢体尚温，神情疲倦或烦躁不安，口渴，尿少，舌光红少苔，脉散大无力或细数无力。为邪热耗伤阴液，或因汗、吐、泻、亡血太过而致阴液大伤，阴竭而元气无所依附所致，所以也称为气阴外脱。本证可与热厥并见，或由热厥发展而来，也可在温病过程中由大汗、剧烈吐泻或大出血而造成。

（二）阳脱

又称亡阳。其主要表现为四肢逆冷，全身冷汗淋漓，面色苍白，神情淡漠或神识朦胧，气息微弱急促，舌淡而润，脉微细欲绝。为阳气衰竭不能内守而外脱之象。本证可与寒厥并见，或由寒厥发展而来，也可由阴竭而进一步导致阳气外脱，从而形成阴阳俱脱之证。

温病诊法的
现代研究

笔记栏

学习小结

　　本章介绍了温病的常用诊法,由于温病临床表现的特殊性,形成了辨舌验齿,辨斑疹白㾦,察神色,以及辨发热、口渴、汗出异常、头身异常、二便异常、神志异常、出血、痉、厥、脱等常见症状的诊断方法。舌苔主要反映卫分和气分的脏腑功能病变,舌质主要反映热入营血,脏腑实质损害的程度,而舌态则是病情进退、邪正虚实的体现。齿为肾之余,龈为胃之络,故诊察齿龈的变化可以判断热邪的轻重和津液的存亡。斑疹的辨析为历来医家重视,是温病分析邪热部位和病情顺逆的重要标志。白㾦为湿热类温病特有的症状,是诊断湿热病邪在气分的重要依据。神气、肤色和咽喉是诊察温病的重要视角,观察神气、肤色和咽喉的变化有助于判断病情轻重、病性寒热等。温病的常见症状有发热、口渴、汗出异常、头身异常、二便异常、神志异常、出血、痉、厥、脱等。其中,如辨析发热类型有助于判别病邪的性质、病变的浅深和病势的进退。分辨汗出异常的表现,可帮助判断气机是否宣畅和津气的损伤程度。明晰不同程度的神志异常,对于判断意识丧失的程度和治疗有重要意义。痉证有虚实之分,实证因邪热燔灼肝经,热极生风,亦可因肺热壅滞,肝木失制而生风。虚证则多见于温病后期,肝肾阴伤,水不涵木,筋失濡养而动风。辨别出血的部位和病因,利于早期治疗。厥有热厥、寒厥之分,脱有阴竭、阳脱之异。

（魏凯峰）

复习思考题

1. 温病中白苔有哪些表现? 诊断上有何意义?
2. 红舌种类有哪些? 其临床意义如何?
3. 温病过程中,如何辨别斑疹的顺逆?
4. 温病中常见发热类型有哪些? 各有何不同病机?
5. 温病常见汗出异常有哪些?
6. 白㾦是如何形成的? 辨白㾦有何临床意义?
7. 温病神志异常的类型及其主病是什么?

扫一扫
测一测

PPT 课件

温病治疗原则微课

◆◆◆　第六章　◆◆◆

温病的治疗

学习目标

1. 掌握温病重要治法的作用、适应证候和代表方剂；
2. 熟悉温病的治疗原则及确立治法的依据；
3. 了解温病兼夹证治疗和瘥后调理方法。

　　温病的治疗，是以温病辨证论治理论为指导，通过"望闻问切"四诊合参，总结出温病的证候表现，从而进一步探明病因，明确证候性质、病证类型、邪正的消长、有无兼证以及患者体质属性等，确立相应的治疗原则和方法，并选用适宜的方药，以祛除病邪，扶助正气，调理阴阳，促使患者恢复健康。

第一节　温病治疗原则

　　温病的治疗原则，不离扶正祛邪之法，具体是以祛除温邪、扶助正气为大法。在温病的发生发展过程中，温邪主要导致卫气营血和三焦所属脏腑的功能失调和实质损害，体现在病变的深浅层次、病理阶段、病位病性等病理变化不同，所用治法亦不相同。

一、总体治疗原则

（一）祛除温邪

　　温邪是导致温病的直接病因，故祛除温邪是治疗温病的关键。诚如明末医家吴又可所说："大凡客邪贵乎早逐，乘人气血未乱，肌肉未消，津液未耗，病人不至危殆，投剂不至掣肘，愈后亦易平复，欲为万全之策者，不过知邪之所在，早拔去病根为要耳。"所以，治疗温病"祛邪为第一要务"，尽早祛除病邪，旨在最大限度地减少温邪对机体的损害及并发症的发生，起到截断病程的目的。在不同季节发生的温病，其温邪亦有所不同，如风热病邪、暑热病邪、湿热病邪、燥热病邪等。因温邪有各自的致病特点，故要通过临床证候去审证求因，进一步审因论治，即根据不同的病邪，确定针对病因的特异治疗方法，如风热在表，法当疏风泄热；若暑湿在表或燥热在表，则分别采用清暑化湿透表或疏表润燥等法。温病的很多治法，如解表、清气、化湿、攻下、凉血等，都是为祛邪而设。

（二）扶助正气

　　温病的发生发展过程始终是邪正交争，盛衰消长的过程。正胜则邪却，正虚则邪陷。所以在治疗中要时刻权衡感邪的轻重与多少，正气盛衰与强弱，合理使用祛邪与扶正的方法。温病初期和极期，邪势较盛，正气亦不虚，当祛邪为主，兼顾扶正，使邪去而正安。由于温的病因是温邪,易耗伤阴津,所以温病的正虚多以阴津不足为主。温病患者的阴津盈亏存亡情况是决定病情和预后的重要因素,因而顾护阴液是贯穿温病治疗过程的一个重要指导思想。正如古人云:"留得一分津液,便有一分生机。"同时,正虚要具体问题具体分析,亦可出现气虚、血虚等。在温病初期和极期,邪势较盛,正气亦不虚,当以祛邪为主,兼顾扶正,使邪去而正安。一般说来,病在卫气分阶段,以祛邪除热为主,扶正为辅;若虚实夹杂,则应扶正祛邪并施。温病后期,邪势已衰,正气亦虚,多以扶正为主,兼以祛邪。如邪入营血分时,阴血耗损逐渐加重,治疗应在祛邪的基础上重视养阴扶正;温病后期真阴耗竭,则以复阴为主。

二、具体治疗原则

(一) 卫气营血治则

在各种温病辨证中,辨明不同温病的病程阶段,卫气营血的病理变化至关重要,也是确立治法的关键。叶天士根据卫气营血病机演变,提出不同阶段的治疗法则:"在卫汗之可也,到气才可清气,入营犹可透热转气……入血就恐耗血动血,直须凉血散血。"在临床实践中可根据具体病情而灵活应用。如邪在卫分"汗之可也","汗"法即解表透邪之法,就温病而言,一般为辛凉解表,而非辛温发汗。但对有湿邪在表者,又当用辛温芳香化湿之剂,如藿朴夏苓汤;对表气闭郁较甚而恶寒明显、无汗的表热证,亦可在辛凉之剂中少佐辛温平和之品,如淡豆豉、荆芥、葱白等,以增透邪疏表之力。总之要根据表邪的性质,制定出针对风热病邪、暑热病邪、湿热病邪、燥热病邪等的具体治法,使药后微汗,祛邪解表即为"汗法"。又如"到气才可清气",强调清气法是针对邪入气分证所用,具体有辛寒清气、清热泻火等治法,此外还要认识到气分阶段的其他重要治疗方法,诸如通下法、化湿法、和解法等。而对于营分证用"透热转气"法,是指在清营养阴之剂中配伍轻清宣透之品,如水牛角、羚羊角、玄参、生地配以银花、连翘、竹叶等,以使营分之邪热透转气分而解。对血分证的治疗,强调"凉血散血",这是针对血分证中多有瘀血形成的病机特点,同时也是为了避免凉血太过妨碍血行。

(二) 三焦治则

吴鞠通根据三焦所属脏腑病理变化的证候特点,确立了上焦、中焦、下焦证候的治疗大法,指出:"治上焦如羽(非轻不举);治中焦如衡(非平不安);治下焦如权(非重不沉)。"指明上焦温病,治法应"轻",宜用质轻辛凉之品,轻宣上焦邪热。除此还需注意药用剂量一般偏小、煎煮时间宜短等要求。温邪传入中焦,用药注意顾护脾胃气机升降,既不可轻清越上,又不可重坠趋下,宜平衡气机升降为准,以"平"为期。下焦病治以"重",因温邪传入下焦,耗伤真阴,故以质重咸寒之品填补肝肾之阴为主要方法。且药剂量也较大、煎煮时间较长。

综上所述,卫气营血和三焦治则都是针对温病过程中卫气营血和三焦各阶段病证的不同病理特点而确立的,对温病的治疗具有重要的指导意义。随着中医临床的不断实践,卫气营血和三焦治则理论不但在温病的诊治中普遍应用,更是对一些内伤杂病的诊治带来了诸多启发。

确立温病的治则,除了上述治则外,还要兼顾兼证的治疗。如夹痰、夹瘀、夹饮食积滞以及气郁者,兼以化痰、祛瘀、消积、理气等法,有利于温邪的祛除和正气的尽快恢复。确立温病的治法,还要注意患者的体质因素,因人施治。如使用清解气热法时,若患者为阳虚体质,只能清凉到十之六七,过用寒凉,则易损伤阳气。若患者为阴虚火旺体质,服药后即使热退身凉,也要防止"炉烟虽熄,灰中有火",若确有余热,应继用清凉,祛邪务尽。同时还需要注意辨证与辨病的结合,参考现代临床研究新进展,吸取辨病治疗的新方,以提高疗效。

疏卫解表法
微课

第二节 温病主要治法

根据上述治疗原则,温病的主要治法分为以下三类:一是祛邪为主的治法,这是温病治法的主要内容,包括疏卫解表法、清气泄热法、和解祛邪法、祛湿清热法、通下逐邪法、清营凉血法等;二是以扶正为主的治法,这是温病后期的主要治法,即滋阴生津法;三是用于急救的治法,包括开窍法、息风法、固脱救逆法等。以上属于内治法,此外还可配合外治法。

一、疏卫解表法

疏卫解表法是解除温病卫分表证的治法。具有疏泄腠理,逐邪外出,泄热解表的作用。根据在表温邪的不同,本法主要可分为以下四种(表6-1):

表6-1 疏卫解表法

分类	作用	适应证	代表方剂
疏风泄热	辛凉轻透,疏散肺卫	风热袭表,肺卫失宣	银翘散、桑菊饮
透表清暑	透解寒邪,清化暑湿	暑湿蕴中,寒邪束表	新加香薷饮、卫分宣湿饮
宣表化湿	芳香透泄,宣肺祛湿	湿热初袭,邪郁肌表	藿朴夏苓汤、三仁汤
疏表润燥	辛凉宣透,生津润肺	燥热袭表,肺卫失宣	桑杏汤

(一)疏风泄热

用辛凉轻透之品,疏散肺卫风热病邪。适用于风温初起,邪在肺卫。症见发热,微恶寒,口微渴,无汗或少汗,舌边尖红,苔薄白。代表方剂如银翘散、桑菊饮。

(二)透表清暑

用辛温芳化清凉之品,透解肌表之寒束,清化在里之暑湿。适用于夏日暑湿蕴阻于内,寒邪复侵犯于表。症见发热恶寒,头痛无汗,心烦,口渴,脘痞,舌红苔腻等。代表方剂如新加香薷饮、卫分宣湿饮。

(三)宣表化湿

用芳香透泄、宣肺祛湿之品,疏化肌腠湿邪。适用于湿温初起,邪郁肌表,气机失畅。症见恶寒,身热不扬,头重如裹,身体困重,汗出胸痞,苔白腻,脉濡缓等。代表方剂如藿朴夏苓汤、三仁汤。

(四)疏表润燥

用辛凉宣透,生津润肺之品,解除卫表燥热之邪。适用于秋燥初起,燥热侵袭肺卫。症见发热,微恶风寒,头痛,口鼻咽喉干燥,咳嗽少痰,舌红苔薄白。代表方剂如桑杏汤。

使用本法注意事项:①温病一般忌用辛温发汗,否则可助热化火,出现发斑、出血、谵妄等,此即吴鞠通所说:"温病忌汗,汗之不惟不解,反生他患。"②其中"客寒包火"证不排除辛温之品的应用,但也只需微辛轻解,迨至表寒一解,即当以清里为主。③根据病情的需要,泄卫透表法可与滋阴、益气、化痰、消导、清气、透疹、解毒、凉血等治法配合使用,但应注意相兼治法的使用不要妨碍表邪外解。

现代研究表明:本法促进汗腺分泌及血管舒张,加快人体散热,促使体温下降,增强人体免疫功能,改善全身和病变局部的循环功能,促进局部炎症消散等。

疏卫解表法
注意事项
微课

二、清气泄热法

清气泄热法是清泄气分热邪,解除气分热毒的一种治法。本法具有清热逐邪、保阴生津的作用,属于八法中的清法。适用于温热病卫分之邪已解,气分里热亢盛,热邪尚未入于营血分者。清气泄热法主要分为以下三种(表6-2):

表6-2　清气泄热法

分类	作用	适应证	代表方剂
轻清宣气	透泄热邪,宣畅气机	邪热初入,热郁胸膈	栀子豉汤
辛寒清气	透解邪热,清泄阳明	阳明热炽	白虎汤
清热泻火	直清里热,泻火解毒	邪热内蕴,郁而化火	黄芩汤、黄连解毒汤

(一) 轻清宣气

用轻清之品透泄热邪,宣畅气机。适用于邪热初入气分,热郁胸膈而热势不甚或里热渐退而余热扰于胸膈的证候。症见身热微渴,心中懊侬不舒,舌苔薄黄,脉数。代表方剂如栀子豉汤加竹叶、连翘等。

(二) 辛寒清气

用辛寒之品透解邪热,清泄阳明。适用于阳明气分邪热炽盛,表里俱热的证候。症见壮热烦渴,汗出,舌苔黄燥,脉洪数。代表方剂如白虎汤。

(三) 清热泻火

用苦寒之品直清里热,泻火解毒。适用于邪热内蕴,郁而化火的证候。症见身热口渴,烦躁不安,口苦咽干,小便黄赤,舌红苔黄,脉数。代表方剂如黄芩汤或黄连解毒汤。

本法适用范围较广,上述三法仅是其中较有代表性者。气分证范围广,临床表现复杂,所以清气法在具体运用时,还应注意与其他治法配合:①若热邪初入气分,倘表邪未尽,则须在轻清宣气中加入透表之品。②若气分热邪炽盛,津液耗伤,则须在辛寒清气中加入生津养液之品。③若火郁成毒,毒聚成肿成结者,则须在清热泻火中加入解毒消肿散结之品。④若热在气分,邪热壅肺,当配合宣肺降气之品。若热郁肝胆,当配疏利肝胆之品。⑤若邪热已与有形实邪相结,如湿邪、燥屎、食滞、痰浊、瘀血,必须祛除实邪才能解除邪热,清解气热法不宜单独使用。

使用本法注意事项:①热邪未入气分者不宜早用,以免寒凉冰伏邪气。②素体阳气不足,不可过用之,应中病即止,防止寒凉过度而伐伤阳气。③苦寒药有化燥伤津之弊,热盛阴伤或素体阴虚者慎用。

现代研究表明:本法对细菌、病毒等病原微生物具有一定的抑制、杀灭作用;对细菌内毒素有中和与解毒作用;可降低毛细血管的通透性,具有一定的抗炎、抗渗透作用;可增强白细胞的吞噬功能及人体淋巴细胞母细胞的转化能力,具有促进抗体生成等调整免疫功能的作用;还具有解热、镇静、升压、强心、止血和修复机体组织器官等作用。

三、和解祛邪法

和解祛邪法具有和解、疏泄、分消作用,是以宣通气机达到外解里和的治法。本法属于"八法"中的和法。适用于温病邪已离表又尚未入里成结,而是郁滞于少阳或膜原、流连三焦的半表半里证。主要分为以下四种(表6-3):

(一) 清泄少阳

用辛苦芳化之品,清泄少阳邪热,兼以化痰和胃。适用于热郁少阳,兼有痰湿犯胃的证

和解祛邪法
微课

清泄少阳
微课

笔记栏

候。本证多见于湿热类温病。症见寒热往来、口苦喜呕、胁脘闷痛、烦渴溲赤、舌红苔黄腻、脉弦数等。代表方如蒿芩清胆汤。

表6-3 和解祛邪法

分类	作用	适应证	代表方剂
清泄少阳	辛苦芳化,清泄少阳,化痰和胃	热郁少阳,痰湿犯胃	蒿芩清胆汤
分消走泄	辛开苦泄或开泄,分消三焦痰热或湿热	邪留三焦,气化失司	温胆汤加减
开达膜原	辛通苦燥,疏利透达膜原湿热秽浊	湿热秽浊郁闭膜原	雷氏宣透膜原法或达原饮

(二) 分消走泄

用辛开苦泄或开泄之品,宣展气机,分消三焦痰热或湿热。适用于邪留三焦,气化失司,所致痰热、湿浊阻遏的证候。本证多见于湿热类温病湿重于热阶段。症见寒热起伏,汗出不解,胸痞腹胀,尿短,苔腻。代表方如温胆汤加减,或以叶天士所说的杏、朴、苓之类为基本药。

(三) 开达膜原

用辛通苦燥之品,疏利透达膜原湿热秽浊之邪。适用于湿热秽浊之邪郁闭膜原的证候。本证多见于湿温或湿热性温疫的早期。症见寒甚热微,脘痞腹胀,身痛肢重,舌红绛或紫绛,苔白厚浊腻如积粉等。代表方如雷氏宣透膜原法或达原饮。

使用本法注意事项:①清泄少阳法有透邪泄热作用,兼化泄痰热,故适用于邪热夹痰湿郁阻于少阳,对单纯的气分里热炽盛者不宜用。②分消走泄、开达膜原法以疏化湿浊为主,热象较著及热盛津伤者不宜单用,可配合清热法、养阴法等。

现代研究表明:和解祛邪法具有一定的解热、抗菌、消炎、利胆、调节肠胃功能和免疫功能等作用。

四、祛湿清热法

祛湿清热法是祛除三焦湿热的治法。本法具有宣畅气机、运脾和胃、通利水道等化湿泄热的作用。适用于湿热性质的温病。临床根据湿热所在的部位和湿与热的轻重,主要分为以下四种(表6-4):

表6-4 祛湿清热法

分类	作用	适应证	代表方剂
宣气化湿	芳化宣通,疏达表里,透化湿热	湿温初起,湿中蕴热,湿遏表里气机	三仁汤
运脾化湿	芳香化浊,燥湿理气	湿困中焦,湿重于热	雷氏芳香化浊法
燥湿泄热	辛开苦降,疏通中焦,祛除湿热	湿热俱盛,遏伏中焦	王氏连朴饮、杏仁滑石汤
分利湿热	淡渗之品,利尿渗湿清热	湿热阻于下焦,小便不利	茯苓皮汤

(一) 宣气化湿

用芳化宣通之品,疏达表里气机、透化湿热。适用于湿温病初起,湿中蕴热,湿遏表里气机的证候。症见身热不扬,午后热甚,或微恶寒,汗出不解,胸闷脘痞,小便短少,舌苔白腻,脉濡缓。代表方如三仁汤。

(二) 运脾化湿

用芳香苦燥之品,温运脾气、燥化湿邪。适用于中焦湿热,湿重于热的证候。症见身热不扬,脘痞腹胀,恶心呕吐,口不渴,或渴而不喜饮,或渴喜热饮,大便溏泄,小便混浊,舌苔白腻,脉濡缓。代表方如雷氏芳香化浊法。

(三) 燥湿泄热

用辛开苦降之品,疏通中焦气机,祛除湿热邪气。适用于中焦湿热俱盛,遏伏中焦的证候。症见身热而汗出不解,口渴不多饮,脘痞腹胀,泛恶欲吐,舌苔黄腻,脉濡数等。代表方如王氏连朴饮、杏仁滑石汤。

(四) 分利湿热

用淡渗之品,利尿渗湿清热。适用于湿热阻于下焦,小便不利的证候。症见小便短少,甚则不通,热蒸头胀,渴不多饮,舌苔白腻等。代表方如茯苓皮汤。

上述四法,其作用和适用证各有偏重,宣气化湿法偏于"宣上";运脾化湿法和燥湿泄热法偏于"畅中";分利湿热法偏于"渗下"。但由于三焦为一个统一的整体,并且气机之宣畅,水道之通利,相互影响和促进,所以用药需配合使用,以利于湿邪的上下分消。例如分利湿热法虽用于湿热在下焦,但上焦、中焦有湿时,也可配合其他化湿法使用。此外,祛湿法还可根据病情需要与其他治法配合,热邪较盛,配合清热法;湿热郁蒸三焦,面目一身俱黄,可配合退黄法;湿热与积滞相结,可配合消导化滞法;湿热中阻,胃气上逆,则配合和胃降逆法等。

使用本法注意事项:①湿邪已经化燥者慎用;②湿邪内阻伴有阴液亏损者慎用;③湿盛热微者,苦寒药当慎用或不用,应以辛温开郁,苦温燥湿为主。④化湿法的应用须权衡湿与热的偏轻偏重及邪之所在部位而选用相应的化湿方药。

现代研究表明:本法具有一定抗感染、调节胃肠功能、利尿等作用。

五、通下逐邪法

通下逐邪法微课

通下逐邪法是攻除里实,导泻热结的治法。本法具有通腑泄热、荡涤积滞、通瘀破结、排出邪毒的作用。属于八法中的下法。适用于热邪与有形实邪如燥屎、湿滞、瘀血等互结于肠腑的证候。由于内结实邪的性质的不同,分为以下四种(表 6-5):

表 6-5　通下逐邪法

分类	作用	适应证	代表方剂
通腑泄热	苦寒攻下,涤荡肠腑实热燥结	热入阳明,内结肠腑	调胃承气汤、大承气汤
导滞通便	苦辛合苦寒,通达肠腑气机,导下湿热积滞	湿热积滞胶结肠道	枳实导滞汤
增液通下	甘寒滋润合苦寒通下	阳明热结阴伤	增液承气汤
通瘀破结	攻下合活血化瘀,通泄下焦瘀热	燥结和瘀血蓄于下焦	桃仁承气汤

(一) 通腑泄热

用苦寒攻下之品,涤荡肠腑实热燥结。适用于热入阳明,内结肠腑之证。症见潮热便秘,或热结旁流,时有谵语,腹部胀满或硬痛拒按,舌苔黄燥或焦黑起刺,脉沉实。代表方如调胃承气汤、大承气汤。

(二) 导滞通便

用苦辛合苦寒之品,通导肠腑气机,泻下湿热积滞。适用于湿热积滞胶结肠道的证候。症见身热,脘腹痞满,恶心呕逆,便溏不爽,色黄如酱,舌苔黄垢浊腻。代表方如枳实导滞汤。

(三) 增液通下

用甘寒滋润合苦寒通下之品,滋养阴液兼以通下。适用于阳明热结阴伤之"热结液亏"

证。症见身热不退,大便秘结,口干唇裂,舌苔焦燥,脉沉细等。代表方如增液承气汤。

(四)通瘀破结

用攻下合活血化瘀之品,通泄下焦瘀热互结之邪。适用于温病燥结和瘀血蓄于下焦的证候。症见发热,少腹硬满急痛,小便自利,大便秘结,或神志如狂,舌紫绛或有瘀斑,脉沉实。代表方如桃仁承气汤。

通下逐邪法在温病治疗中较为常见,尤其通腑泄热法,如能恰当运用,则奏效甚捷。正如清代柳宝诒所说:"胃为五脏六腑之海,位居中土,最善容纳……温热病热结胃腑,得攻下而解者,十居六七。"可见通下逐邪在温病治疗中占有很重要的位置。通腑泄热法,攻下热结,逐邪泄热,主治燥结肠腑;导滞通便法,清化湿热,导滞化积通下,逐湿热积滞,主治湿热夹滞阻于肠腑;增液通便法,攻下与滋阴增液并用,攻补兼施,主治热结而津液已伤;通瘀破结法,攻下活血并用,给瘀热蓄结以出路,主治瘀热互结于下焦。临床还可随症加减化裁,例如腑实而正虚者,攻下当配合扶正;腑实而兼肺气不降者,攻下当配合宣肺;腑实而兼热蕴小肠者,攻下当配合清泄小肠之火热;腑实而兼邪闭心包者,攻下当配合开窍;腑实而阳明邪热亢盛者攻下当配合清解气热。

使用本法注意事项:①本法祛邪力猛,若使用不当,容易伤正,故要注意里热未成实结或无郁热积滞者不可妄用;②平素体虚者,或在温病过程中阴液、正气耗伤较甚,虽有热结,也不宜一味单用攻下之法,应配合扶正药同用;③阴亏肠燥便秘者,属无水舟停,忌单用苦寒通腑泄热;④下后邪气复聚,若必须再度用下法,应防止过下伤正。

现代研究表明:本法具有一定的抗菌、消炎、排出肠道及全身毒素的作用,促进新陈代谢;增强胃肠蠕动,改善肠道的血液循环,降低毛细血管通透性,增强机体免疫力;还具有利胆、利尿等作用。

六、清营凉血法

清营凉血法是清解营血邪热,消散营血分瘀滞的治法。本法具有清营养阴、凉血解毒、滋养阴液、散血活络的作用,也属于八法中清法的范围。适用于温病热入营血分的证候。温病的营分证和血分证没有本质的区别,但有证情的轻重和病位的浅深之不同,主要分为以下三种(表6-6):

表6-6 清营凉血法

分类	作用	适应证	代表方剂
清营泄热	甘苦寒合轻清凉透,清营养阴,清透热邪	热入营分,营热阴伤	清营汤
凉血散血	甘苦寒合活血散瘀,清解血热、散瘀宁络	热盛血分,迫血妄行,热瘀交结	犀角地黄汤
气营(血)两清	清营凉血合清解气热,两清气营(血)	气营(血)两燔	加减玉女煎、化斑汤、清瘟败毒饮

(一)清营泄热

用甘苦寒合轻清凉透之品,清营养阴,清透热邪,以祛除营分邪热。适用于温病的热入营分,营热阴伤之证。症见身热夜甚,心烦时有谵语,斑疹隐隐,舌质红绛等。代表方如清营汤。

(二)凉血散血

用甘苦寒合活血散瘀之品,清解血热、散瘀宁络,以清散血分瘀热。适用于温病热盛血分,迫血妄行,热瘀交结之证。症见灼热躁扰,甚则昏狂谵妄,斑疹密布,各种出血,舌质紫绛或有瘀斑等。代表方如犀角地黄汤。

(三) 气营(血)两清

用清营法或凉血法合用清解气热法,两清气营(血)邪热。适用于温病气分与营(血)分的同病证候,即气营(血)两燔证。若偏于气营同病,则出血倾向不重。症见壮热口渴,烦扰不寐,舌绛苔黄,代表方如加减玉女煎;若为气血两燔,热毒深重之证,则见壮热躁扰,甚或神昏谵妄,两目昏瞀,口秽喷人,周身骨节痛如被杖,斑疹密布,出血,舌质紫绛,苔黄燥或焦黑,代表方如化斑汤、清瘟败毒饮。

以上三种治法中,清营泄热法强调在清解营分同时,注意透达营分郁热从气分外出而解。凉血散血法在凉血解毒宁络的同时,重在养阴化瘀以达到瘀散血止的目的。而气营(血)两清法则是针对温病过程中两个阶段相间证的代表治法。热入营血,易致伤阴、闭窍、动风之变,须分别配合养阴、开窍、息风等法。

使用本法注意事项:①热在气分而未入营、血分者,不可早用;②营分、血分病变兼有湿邪者,应慎用本法,以防本法所用药物寒凉滋腻之弊。

现代研究表明:本法具有抗感染、消炎、中和内毒素,改善微循环、减轻血管内弥散性微血栓形成,镇静,强心等作用。

七、开窍法

开窍法是清心化痰、开通窍闭、苏醒神志的治法。适用于温病邪入心包或痰浊上蒙机窍所起的神志异常证候。具体应用分为清心开窍法和豁痰开窍法(表6-7)。

表6-7　开窍法

分类	作用	适应证	代表方剂
清心开窍	辛香透络,清心化痰,清泄心包痰热,促使神志苏醒	痰热内闭心包	清宫汤合安宫牛黄丸、紫雪丹、至宝丹
豁痰开窍	芳香辟秽,化痰清热,清泄心包痰热,促使神志苏醒	湿热郁蒸,酿生痰浊,蒙蔽清窍	菖蒲郁金汤或苏合香丸

(一) 清心开窍

用辛香透络、清心化痰之品清泄心包痰热,促使神志苏醒,适用于温病痰热内闭心包的证候。症见神昏谵语或昏愦不语,身体灼热,舌謇肢厥,舌质红绛或纯绛鲜泽,脉细数等。代表方如清宫汤合安宫牛黄丸、紫雪丹、至宝丹。

(二) 豁痰开窍

用芳香辟秽、化痰清热之品宣通窍闭,适用于湿热郁蒸,酿生痰浊,蒙蔽清窍的证候。症见神识昏蒙,时清时昧,时有谵语,舌苔黄腻或白腻,脉濡滑或数。代表方如菖蒲郁金汤或苏合香丸。

使用本法注意事项:必须首先辨别窍闭的性质和病变浅深层次。①清心开窍法属凉开,适用于热入营血,热闭心包而出现神昏者;若热虽入营分但未至神昏、痉厥者一般不宜早用本法。②豁痰开窍属芳香开窍,适用于湿热酿痰,蒙蔽心包而出现神昏者,病在气分,临床常与清热化湿法同用。③使用开窍法后神苏即止,不可过用,因辛药易耗气。④元气外脱,心神外越的脱证禁用开窍法。临床上还应注意祛除引起神昏的原因,不能"见昏治昏"。

现代研究表明:本法具有解热,降低颅内压、减轻脑水肿等作用。

笔记栏

八、息风法

息风法是平肝息风,解除挛急的治法。具有凉泄肝经邪热,滋养肝肾阴液,以控制抽搐的作用。适用于温病热盛动风或阴虚生风的证候。痉厥也有实风、虚风之异,实风之治重在凉肝,虚风之治重在滋潜,虚实二证的治法不可混淆。具体应用分为凉肝息风法和滋阴息风法(表6-8)。

表6-8 息风法

分类	作用	适应证	代表方剂
凉肝息风	甘苦合酸寒,清热凉肝,息风解痉	邪热内炽,肝风内动	羚角钩藤汤
滋阴息风	咸寒合酸甘,育阴潜阳,滋水涵木	真阴亏损,肝木失涵,虚风内动	三甲复脉汤、大定风珠

(一)凉肝息风

用甘苦酸寒之品,清热凉肝,息风解痉,适用于温病邪热内炽,肝风内动的证候。症见灼热躁扰,四肢拘急,甚则角弓反张,口噤神昏,舌红苔黄,脉弦数。代表方如羚角钩藤汤。

(二)滋阴息风

用咸寒合酸甘之品,育阴潜阳,滋水涵木,适用于温病后期热入下焦,日久真阴亏损,肝木失涵,虚风内动的证候,症见低热,手足蠕动,甚则瘛疭,或心中憺憺大动,肢厥神疲,舌干绛而萎,脉虚细等。代表方如三甲复脉汤、大定风珠。

使用本法注意事项:①壮火尚盛,不得用滋阴息风法;②用祛风药止痉,尤其是虫类药须防其劫液,用滋阴药须防其敛邪。

现代研究提示:开窍息风法具有解热,降低颅内压,纠正体内电解质平衡紊乱,镇静等作用。

九、滋阴生津法

滋阴生津法具有润燥生津、滋养真阴、壮水制火的作用,属于八法中的补法。适用于温病后期邪热渐退,阴液耗伤之证。在温病发生发展过程中温热邪气自始至终损伤人体的阴液,病到后期尤其突出,因此,在温病初期就应该时刻顾护阴液,若后期阴液耗伤明显,便要以救阴为务。根据阴液耗伤的程度和脏腑病位的差异,具体分为以下三种(表6-9):

表6-9 滋阴生津法

分类	作用	适应证	代表方剂
滋养肺胃	甘寒清润,滋养肺胃津液	邪热渐退,肺胃阴伤	沙参麦冬汤、益胃汤
增液润肠	甘寒合咸寒,生津养液,润肠通便	热邪渐解,津枯肠燥	增液汤
滋补真阴	咸寒合甘寒、酸寒,填补真阴,壮水制火	邪热久羁,真阴耗损,邪少虚多	加减复脉汤

(一)滋养肺胃

用甘寒清润之品,滋养肺胃津液,又称甘寒生津法。适用于温病气分邪热渐退,肺胃阴伤之证。症见干咳少痰或无痰,口干咽燥,或干呕不欲食,舌光红少苔或干。代表方如沙参麦冬汤、益胃汤。

(二)增液润肠

用甘寒合咸寒之品,生津养液,润肠通便,又称"增水行舟"法。适用于温病气分热邪渐解,津枯肠燥而便秘的证候。症见大便数日不下,口干咽燥,舌红而干。代表方如增液汤。

(三) 滋补真阴

用咸寒合甘寒、酸寒之品,填补真阴,壮水制火,又称滋补肝肾法。适用于温病后期,邪热久羁,真阴耗损,邪少虚多的证候。症见低热不退,手足心热甚于手足背,颧红,口干咽燥,神疲欲寐,舌干绛少苔或干绛枯萎,齿燥,脉虚细或结代等。代表方如加减复脉汤。

温热类温病自始至终伤津耗液,湿热类温病湿邪化燥后也具有伤阴的特点。阴伤而热邪仍盛者,当与他法同用,如滋阴解表法、滋阴攻下法、滋阴清热法、滋阴息风法、益气敛阴法等。

使用本法注意事项:①温病伤阴兼有湿邪未化者,不可纯用本法,要滋阴而不碍湿,化湿而不伤阴;②气热壮甚而阴伤不明显者,不可用本法。

现代研究表明:本法具有一定的直接补充多种营养素和电解质,调节机体的免疫功能,促进损伤修复,兴奋垂体-肾上腺皮质功能,改善微循环和凝血功能,防治弥散性血管内凝血,抑制病原微生物,中和内毒素,促进胃肠蠕动,调节神经系统功能等作用。

十、固脱救逆法

固脱救逆法是救治气阴外脱或亡阳厥脱证的治法。本法具有益气敛阴、回阳救逆的作用,属于八法中"补法"的范围。适用于温病中患者正气素虚而邪气太盛,或汗出太过,阴液骤损,阴伤及阳,导致气阴外脱或亡阳厥脱之危急证候。分为以下两种(表6-10):

表6-10　固脱救逆法

分类	作用	适应证	代表方剂
益气敛阴	甘温、甘酸补气敛阴,益气生津,敛阴固脱	气阴大伤,正气欲脱	生脉散
回阳固脱	甘温、辛热益气温阳,固脱救逆	阳气暴脱	参附汤或参附龙牡汤

(一) 益气敛阴

用甘温、甘酸补气敛阴之品,益气生津,敛阴固脱。适用于温病过程出现气阴两伤,正气欲脱的证候。症见身热骤降,汗多气短,体倦神疲,舌光少苔,脉散大无力。代表方如生脉散。

(二) 回阳固脱

用甘温、辛热益气温阳之品,固脱救逆。适用于温病过程出现的阳气暴脱证。症见四肢逆冷,大汗淋漓,神疲蜷卧,面色苍白,舌淡苔润,脉微细欲绝。代表方如参附汤或参附龙牡汤。

使用本法注意事项:本法为急救之法,运用固脱法应注意用药要快速、及时、准确。生脉散、参附汤现已制成相应的注射剂,可供静脉滴注。给药次数、间隔时间及用药剂量等都必须适当掌握,并随时注意病情的变化,进行相应调整。另外,一旦阳回脱止,就要注意有无火热复炽、阴气欲竭的现象,并根据具体情况辨证施治。

现代研究表明:本法具有一定的强心、抗休克等作用。

第三节　温病兼夹证的治疗

在温病发展过程中,除了温病的主要病因温邪和正气起着重要的作用外,温病过程中的一些兼夹病理因素对温病的病理演变、病情发展和预后也具有重要的影响,如夹痰湿、食滞、气郁、血瘀等。

一、兼痰湿

温病过程兼夹痰湿,一方面可能是患者素体有停痰宿饮,温邪与痰湿互结,出现痰湿气阻的兼夹证。另一方面可以是在温病过程中体内津液不能正常布化所致:如湿热类病邪流连三焦,使三焦气机阻滞,水道通调失利,津液输布受阻而成痰饮;或热邪炽盛,煎熬津液,炼液成痰,痰热互结。常用于兼夹痰饮的治法有以下两种:

(一) 燥湿化痰理气

适用于痰湿气阻者,症见胸脘痞闷,拒按,泛恶欲呕,渴喜热饮而不欲多饮,舌苔黏腻。可在主治方中加半夏、陈皮、茯苓等,也可用温胆汤类。

(二) 清热化痰开结

适用于痰热互结者,由于痰热所在病位不同,其证情与治疗用药也随之不同。痰热壅肺者,症见身热,咳嗽或气喘,胸闷甚则胸痛,痰黄而黏稠,舌苔黄腻,可在主治方中加瓜蒌、川贝、蛤粉、胆南星等。痰热结胸者,症见发热,胸下按之痛,舌苔黄滑腻,脉滑数等,可在主治方中加用小陷胸汤等。痰热闭窍者,症见神昏,舌謇肢厥,喉中有痰声,舌红绛苔黄腻,可在清心开窍剂中加用胆南星、天竺黄、竹沥、菖蒲、郁金及猴枣散等。痰热阻于肝经者,症见灼热,肢体抽搐,甚至角弓反张,喉间痰鸣,舌质红绛苔黄滑,脉弦滑数,可在清热息风剂中加用牛黄、天竺黄、竹沥等。

二、兼食滞

温病兼夹食滞,一方面由于病前饮食过度或不慎,导致宿食未消,停滞于中,亦叫食伤;另一方面由于病中脾胃的受纳运化功能减弱,勉强进食,难以消化,以致食滞内停而成。尤其多见于温病的恢复期。根据食滞部位的侧重不同,常用以下两种治法:

(一) 消食和胃

适用于食滞胃脘,症见胸脘痞闷,嗳腐吞酸,恶闻食臭,舌苔厚垢腻,脉滑实。常在主治方中加用消化食滞之品,如神曲、山楂、麦芽、莱菔子、陈皮等,也可加保和丸。

(二) 导滞通腑

适用于食滞肠腑,症见腹胀而痛,肠鸣矢气,其气臭秽,大便秘或泻,舌苔厚而浊腻,脉沉涩或滑。常在主治方中加用消化导滞,通导肠腑之品,如枳实、槟榔、大黄、厚朴,也可用枳实导滞丸。

三、兼气郁

温病兼夹气郁,一方面因情志失调而引起气机郁结,另一方面则是由于温邪导致,如湿热阻滞气机、六淫化毒致壅滞。气郁主要见于肝脾不和之证。症见胸胁满闷或胀痛,时有嗳气或叹息,泛恶,不思饮食,脉沉伏或细弦。常在主治方中加用理气解郁散结、疏肝运脾之品,如香附、郁金、青皮、枳壳、木香、苏梗、佛手、麦芽、绿萼梅等,也可用四逆散。

四、兼血瘀

温病兼夹血瘀,主要原因有三种:一是素有瘀血宿伤,比如外伤所致的瘀血内停,及各种疾病引起的血瘀证,当感受温邪以后,易形成瘀热互结;二是温病过程中热盛动血,迫血妄行,离经之血停蓄在体内,或热邪炽盛,耗阴灼液,血液黏稠,脉络血行不畅,或温病后期脏气虚衰导致血行无力;三是恰逢妇女经血适来或产后而病温,热陷血室,热瘀互结,导致经停或恶露不行成瘀。温病血瘀的治法除在"温病常用治法"中的凉血散血和通瘀破结等法论及

外,根据温病过程中瘀血所在部位不同,还有以下相应的治法:

(一) 清营血,化宿血

是用清解营血、活血化瘀之品以治疗体内原有瘀伤宿血和热入营血并见证。症见身体灼热,胸胁或脘腹刺痛或拒按,舌质有瘀斑或紫晦,扪之湿润。常在清营凉血方中加入活血散瘀之品,药如桃仁、红花、赤芍、丹皮、丹参、当归尾、延胡索、山楂等。

(二) 清血室,化瘀热

是用凉血化瘀之品以治疗热入血室证。症见壮热或寒热往来,小腹胀满,昼日明了,暮则谵语等。常在小柴胡汤中加延胡索、当归尾、桃仁等。

第四节　温病瘥后调理

温病瘥后调理是指温病邪气已退,但机体尚未恢复正常状态,或者余热未清,津液尚未恢复,此时应采取一些积极有效的调理措施,促使病体早日康复。瘥后调理包括内容很多,如调节饮食、劳逸结合、调适精神、适避寒热以及药物调理等。药物调节是一个重要环节。以下按温病瘥后的常见临床表现分别论述药物调理方法。

一、扶正补虚

在温病后期,常见正虚未复的表现,是由于热邪炽盛,耗伤人体津气,加上患病后人体脏腑功能的失调,尤其是脾胃受纳和运化的能力减弱,致使气血津液的生成减少,故经常出现体虚未复的表现。根据虚弱的部位和性质的不同,主要有以下三种治法:

(一) 补益气液

针对温病后期气液两伤者,用补气生津养阴之品治疗。症见精神萎顿,不饥不食,睡眠不酣,口渴咽燥,舌干少津。代表方如薛氏参麦汤(西洋参、麦冬、木瓜、石斛、鲜莲子、生谷芽、生甘草)或三才汤。

(二) 滋养胃肠

针对胃肠阴液亏虚者,用养阴增液之品治疗。症见口干咽燥或唇裂,大便秘结,舌光红少苔。代表方如益胃汤、增液汤。

(三) 补养气血

针对温病后期气血亏虚者,用补益气血的药物治疗。症见面色少华,气弱倦怠,声音低怯,语不接续,舌质淡红,脉弱无力。代表方如八珍汤加减或集灵膏。

二、清透余邪

温病邪热消退后,若正气虚衰而体内尚存未尽之余邪,此时需根据正气之强弱及余邪的种类而分别采取各种治法。

(一) 清解余热,益气养阴

针对温病后期余热未清,气阴两伤证者,用辛凉、甘寒之品治疗。症见低热不退,虚羸少气,口干唇燥,呕恶纳呆,舌光红少苔,脉细数。代表方如竹叶石膏汤。

(二) 芳化湿邪,醒胃和中

针对温病后期湿热余邪未净而胃气未复之证,用芳香清凉之品以化湿清热,恢复胃气。症见身热已退,脘闷不畅,知饥不食,舌苔薄白微腻。代表方如薛氏五叶芦根汤(芦根、薄荷叶、荷叶、枇杷叶、藿香叶、佩兰叶、冬瓜仁)。

(三)理气化湿,健脾和中

针对温病后期余湿阻气,脾气虚弱之证,用理气化湿健脾之品以治疗。症见胃脘微痞,饮食不香,四肢倦怠,大便溏薄,舌苔薄白而腻,脉虚弱,甚至可见肢体浮肿。代表方如参苓白术散加藿香、佩兰、荷叶、砂仁等。

(四)化湿利水,温补肾阳

针对温病后期余湿阻气,脾气虚弱之证,用补肾阳、利水湿之品治疗。症见形寒肢冷,身疲乏力,心悸眩晕,面浮肢肿,小便短少,舌淡苔白,脉沉细。代表方如真武汤。

三、复证治法

温病复证是指在温病瘥后,因正气未复,调摄不当而邪热复起,又称"复病"或"病复"。如《重订广温热论》中说:"温热复证,有复至再三者,皆由病人不讲卫生,病家不知看护所致。"根据引起复证的不同原因,又可分为以下几种:

(一)劳复证

是指温病瘥后,正气未复,或余热未清,因为过早劳作重新发热者。根据病情具体分为以下三种:

1.气虚劳复　症见发热,畏寒怕冷,四肢倦怠,少气懒言,舌淡少苔而润,脉虚。治以益气健脾,甘温除热。代表方如补中益气汤。

2.阴虚劳复　症见发热,五心烦热,颧红盗汗,口干舌燥,或心悸失眠,舌红少苔,脉细数。治以养阴清热。代表方如加减复脉汤。

3.余热劳复　症见发热,心烦懊忱,胸闷脘痞,或胸胁不舒,口苦咽干,食少纳呆,舌苔薄黄,脉微数。治以清透余热,解郁除烦。代表方如枳实栀子汤。兼呕恶者,加半夏、竹茹;兼舌红口渴者,加天花粉、石斛、竹叶;兼食滞者,加山楂、麦芽、神曲等。

(二)食复证

是指温病瘥后,脾胃虚弱,余热未尽,暴饮暴食或过食油腻之品而复伤脾胃,导致饮食停滞,余邪复作发热。症见发热头痛,嗳腐吞酸,烦闷呕恶,不欲饮食,甚至烦渴谵语,大便闭结,腹部胀满,舌苔厚腻,脉沉实或滑实。治以消食化滞,和胃理气。代表方如香砂枳术丸,病情较重者可用大柴胡汤等。

(三)感复证

是指温病瘥后,余热未尽,复感新邪,导致病发。症见发热恶风,头痛恶寒或口渴舌燥,咽痛,咳嗽,舌尖红,苔薄白欠润,脉浮数;或发热恶寒头身痛,舌淡红,苔薄白润,脉浮紧。治以辛凉解表剂或辛温解表剂。

综上所述,温病的证候复杂多变,治疗当灵活变通,知常达变。临床中需要掌握以下四大辨证原则:①首先要明确病证的性质,如同为中焦气分证,则有热盛津伤和湿热交蒸的不同;同属痉证,有实证和虚证的区别;同是神志异常证候,有热闭心包和湿热酿痰、蒙蔽清窍的不同。②其次需要明确病机,即根据卫气营血不同阶段的证候或根据病证涉及的不同脏腑部位确立相应的治法。③再次辨明邪气的兼夹和邪正的虚实。如温病兼夹痰饮、瘀血、食积、气滞者,治疗当分别加以化痰、祛瘀、消导、行气的药物;热盛又有明显的阴伤表现,清热当与养阴并用。④最后还需了解患者体质的状况。人的体质有阴阳气血的偏盛偏衰,年龄有老幼的差别,治疗也有区别。对于肾阴素虚者,为了防止其邪乘虚而入,必要时可酌用滋肾养阴药,以"先安未受邪之地"。

传统理论认为治温病应避用温药。自从刘河间提出寒凉为主的治法以后,又经明清温病四大家的完善,温病学派形成了一套以清热养阴药为主的治疗体系,但并不排斥温法的运

笔记栏

用。温病中温法可归纳为温散法、温阳法和甘温益气法。①温散法:有学者认为阳热郁结是温病的重要特点,因此治疗使用辛温开通以散热结必不可少。在临床上,凡遇表气被闭之证,单纯用辛凉之品往往不能达邪,必须佐以辛温之品,如银翘散中用豆豉、荆芥。另外,使用辟秽透邪之品也属温散法。②温阳法:有的患者素体阳虚,又经汗、吐、下而阳气大伤,有的患者在病变过程中阴损及阳,这些都须及时用温阳法来治疗。③甘温益气法:早在《黄帝内经》里就已提出"壮火食气",夏暑之际,最易耗气,暑温病变过程中,气虚者须佐用甘温益气之品以助达邪。因此甘温益气法是治疗暑温病的一种变法。温病用温药,虽说是治疗中的变法,却并不违背辨证论治的精神,相反更好地体现了中医学辨证论治的实质。

学习小结

本章主要介绍了温病的治则治法、兼夹证治疗和瘥后调理方法。温病治则包括总体治疗原则(祛除温邪和扶助正气)和具体治疗原则(卫气营血治则和三焦治则)两个方面。温病的主要治法分为以下三类,一是祛邪为主的治法,包括疏卫解表法、清气泄热法、和解祛邪法、祛湿清热法、通下逐邪法、清营凉血法等;二是以扶正为主的治法,即滋阴生津法;三是用于急救的治法,包括开窍法、息风法、固脱救逆法等。在温病的发展过程中,痰湿、食滞、气郁、血瘀等病理因素可影响温病的发生发展,泄化痰食、消导积滞、疏理气机、清除瘀血对温病的预后具有重要价值。温病瘥后调理是指温病邪气已退,但机体尚未恢复正常状态,或者余热未清,津液尚未恢复,此时应采取一些积极有效的调理措施,促使病体早日康复。瘥后调理包括内容很多,包括扶正补虚、清透余邪和复证治法三个方面。

(吴智兵)

复习思考题

1. 温病的治疗原则有哪些?
2. 疏卫解表法主要有哪些具体治法?使用时其注意事项是什么?
3. 和解祛邪法主要有哪些具体治法?使用时其注意事项是什么?
4. 祛湿清热法主要有哪些具体治法?使用时其注意事项是什么?
5. 通下逐邪法主要有哪些具体治法?使用时其注意事项是什么?
6. 温病常见的兼夹证有哪些?

扫一扫
测一测

◇◇◇ **第七章** ◇◇◇

温病的预防

✎ **学习目标**

1. 熟悉历代医家对预防温病的认识和预防方法及其成就;
2. 了解温病预防的重要意义。

　　温病的预防是指在人体健康的状态下,预先采取一定的方法和措施以防止温病的发生。温病是急性外感热病,大多具有传染性,起病急骤,来势凶猛,甚至引起流行,严重影响人民的健康,甚至威胁生命。及时有效的预防,能有效地控制发病及流行。因此,温病的早期预防具有重要意义。

第一节　温病预防的历史

一、历代医家对温病预防的认识

　　中医对疾病的预防,早就有较完整的体系,如《黄帝内经》就已记载了关于预防疾病的思想。如《素问·四气调神大论》说:"圣人不治已病治未病,不治已乱治未乱,此之谓也。夫病已成而后药之,乱已成而后治之,譬犹渴而穿井,斗而铸锥,不亦晚乎?"生动而形象地阐明了"治未病"的重要性,充分表明了当时对于无病早防重要性的深刻认识。同时,古代医学家还观察到某些疾病可以传染并造成流行,如《素问·刺法论》指出:"五疫之至,皆相染易,无问大小,病状相似。"在此基础上又提出了积极的预防方法,如"如何可得不相移易者?……不相染者,正气存内,邪不可干,避其毒气"。主张保持人体正气的强盛以抵御病邪侵袭,同时设法避免接触病邪以染病。这些论述,至今仍为预防温病的指导原则。

　　从《黄帝内经》以后,历代医家对温病的传染性和流行性均有了进一步的认识。如关于传染的概念,在《汉书》有"天行疫疠,人相传染"之说。刘完素在《伤寒标本心法类萃》一书中,则把疫疠称为"传染",并把"传染"列为专节讨论。除此,温病的传播途径和传播媒介之说亦有医家提出。如唐代孙思邈在《备急千金要方》中指出:"原夫霍乱之为病也,皆因饮食,非关鬼神。"隋代巢元方在《诸病源候论》也指出:"人有因吉凶坐席饮啖,而有外邪恶毒之气,随饮食入五脏。"这些指出了消化道是温病的传播途径之一。北宋《太平圣惠方》云:"刀箭所伤,针疮所裂,冒触风寒毒气外邪,从外所中,始则伤于血脉,久则攻于脏腑。"说明了皮肤创伤可感染温病。在此基础上,宋代以后的医家较重视邪从口鼻侵袭人体而致病。明代虞抟《医学正传》说:"其侍奉亲密之人,或同气连枝之属,熏陶日久,受其恶气,多遭传染。"清代王清任在《医林改错》中指出:"遇天行触浊气之瘟疫,由口鼻而入气管,由气管达于血管。"这些论述都阐明了温病可以通过呼吸道而传染。吴又可在《温疫论》中明确提出疠气"从口鼻而入",其后叶天士有"温邪上受"之说,都是强调温病可由呼吸道或消化道而传染。薛生白在《湿热病篇》中说:"湿热之邪从表伤者十之一二,由口鼻入者十之八九。"概括指出了皮肤、呼吸道、消化道均是温病的传播途径。在传播媒介方面,清代洪稚存在《北江诗话》中说:"时赵州有怪鼠,白日入人家即伏地呕血死,人染其气,亦无不立殒者。"清代汪期莲《瘟疫汇编》中记载:"忆昔年入夏,瘟疫大行,有红头青蝇千百为群,凡入人家,必有患瘟而死亡者。"这些都是我国历史上以昆虫和动物为传播媒介而引起温疫流行的记录。

二、预防温病的成就

由于历代医家对温病传染性及流行性的正确认识,以及对温病的传播途径和传播媒介有了一定了解,所以采取了一系列预防温病发生、流行的积极的有效的措施。

(一) 重视环境卫生

在环境卫生方面,古人积累了丰富的经验和有效的方法。早在商代的青铜器上已有洒扫人的象形铭文。周代《礼记·内则》要求人们"鸡初鸣……洒扫室堂及庭"。说明当时已有在清晨打扫室外环境卫生的习惯。在河北易县挖掘到的战国时代燕国下都的陶质阴沟管道,是我国早期的地下排水系统。从汉代文物"箕帚俑"断定,在这个时期,城市中已有了专门从事清洁卫生的职业人员。《后汉书·张让传》载,在当时有毕岚"作翻车渴乌施于桥西,用洒南北郊路",即用抽水洒水器具以减少路面尘土的飞扬,保持道路清洁。唐代《备急千金要方》中有"常习不唾地"之说,要求人们不随地吐痰。以上措施,对于保持环境卫生,减少传染病的发生,均有非常重要的作用。

(二) 注意个人卫生

中华民族自古以来就有良好的个人卫生习惯,如重视衣冠整洁,勤换衣服,经常沐浴,还很早使用了牙刷、口罩等个人卫生器具,并提倡饭前便后要洗手。战国时代的诗人屈原《楚辞·渔父》中有"新沐者必弹冠,新浴者必振衣"的记载。元代郭金玉《静思集》有"南州牙刷寄来日,去腻涤烦一金直"之句,说明当时已有使用植毛牙刷清洁牙齿的习惯。据《马可·波罗行记》载,元制规定,向大汗献食者,皆用绢巾蒙口鼻,以防唾沫污染食品,这是使用口罩的较早记录。良好的卫生习惯对于预防温病的发生具有非常重要的意义。

(三) 保持饮食卫生

古人亦采取了许多有效方法和措施保持饮食卫生、防止"病从口入"。在殷周之前就使用了水井,并且要定期"浚井改水"。在甲骨文中就有"井"字。王孟英在《霍乱论》中指出:"人烟稠密之区,疫疠时行……故为民上及有心有力之人,平日即宜留意,或疏浚河道,毋使积污;或广凿井泉,毋使饮浊。"说明了古人早已认识到保持水源洁净对于预防疫疠的重要性。《吕氏春秋·本味篇》指出:饮水必须"九沸九度"。宋代庄绰在《鸡肋篇》中说:"纵细民在道路上,亦必饮煎水。"不饮生水对于防止许多消化道传染病的发生有重要的意义。古人也强调饮食污染易导致疫病流行。汉代王充《论衡》说:"饮食不洁净,天之大恶也。"《金匮要略》中亦有"六畜自死皆疫死,则有毒不可食之"的记载,《论语·乡党》中说:"鱼馁而肉败不食,色恶不食,臭恶不食。"均指出不可食用腐败变质的食品。《诸病源候论》中提出:"勿食鼠残食。"《备急千金要方》中说:"勿食生肉。"

(四) 除害灭虫

敦煌石窟中存有一幅殷人洒扫火疗防疫图,描述殷商时代以火燎、烟熏的方法来杀虫、防疫的情景,说明我国很早就重视防避和杀灭昆虫和动物预防传染病。南宋陈元靓《岁时广记》引《岁时杂记》载:"都人端午作罩子,以木为骨,用色纱糊之以罩食"的防蝇食罩。赵学敏《本草纲目拾遗》中把"蝇、蚊、虱、蚤、臭虫"列为暑夏之五害。历代本草书中还记载了用百部、藜芦、苦楝子、矾水、藁本等药物灭蝇,用草乌、芥子、皂荚等药物灭蛆。我国至迟在后汉时期就较普遍地使用了蚊帐。而在周代以前,人们已知道采用药草熏蚊驱蚊。《月令辑要》中引《千金·月金》载:"浮萍阴干,和雄黄些少,烧烟去蚊。"据《夷坚志》所述,宋朝在南昌已有专门从事制造出售蚊药的职业者。《淮南子》云:"汤沐而虮虱相吊。"历代本草书中还记载了用雄黄、藜芦、百部、白矾、轻粉等药物杀虱子及虮子;采用菖蒲、芸草等药物驱杀跳蚤;采用楝花米、黄柏、木瓜、荞麦秸、百部、雄黄等药物驱杀臭虫则有的方法。除此之外,《诗经》中已有"穿室熏鼠"的记载,《山海经》中记录了白矾可以毒鼠,后世多以砒霜制成食饵来诱杀老鼠。

(五) 避邪隔患

古代医家已经注意到躲避外邪、隔离患者对温病预防的重要性。《素问·上古天真论》提出:"虚邪贼风,避之有时。"《晋书·王彪之传》记载:"朝臣家有时疾染易三人以上者,身虽无疾,百日不得入宫。"即不仅注意到对染病患者的隔离,而且还注意到对接触染病患者但尚未发病者的隔离。明代肖大享《夷俗记》载,在内蒙古一带的少数民族有"凡患痘疮,无论父母、兄弟、妻子,俱一切避匿不相见"的习惯。明代李时珍《本草纲目》提出:"天行瘟疫,取出病人衣服,于甑上蒸过,则一家不染。"提出了消毒病人衣物的方法。清初设有"查痘章京"一职,专司检查京城的天花患者,一旦发现,即令其迁出四五十里以外,并开始对外来海船实行海关检疫,以防瘟疫等病传入国内。这可视为我国早期的检疫制度。清代熊立品提出了隔离的具体要求:"当合境延门,时气大发,瘟疫盛行,递相传染之际……毋近病人床榻,染其秽污;毋凭死者尸棺,触其臭恶;毋食病家时菜,毋拾死人衣服。"

(六) 药物预防

药物预防温病的发生是主要预防手段之一。《诸病源候论》中明确地说温病可以"预服药及为法术以防之"。《备急千金要方》认为:"天地有斯瘴疠,还以天地所生之物防备之。"至于具体的方法,早在《素问·刺法论》中就用小金丹预防疫病。在晋代《肘后方》、唐代《备急千金要方》等古医籍中都列有辟温方,后者载有雄黄丸、太乙流金散、杀鬼烧药、虎头杀鬼丸、金牙散等,都是采用药物来预防温病的发生。元代滑寿主张在麻疹流行期间用消毒保婴丹、代天宣化丸来预防温病。历代常用预防温病的药物有雄黄、朱砂、菖蒲、白芷、芜荑、踯躅花等,用药的方法大致有制成丸剂、散剂、药酒等内服,或作为熏药,或随身佩戴等。

(七) 接种免疫

接种免疫是预防传染的最有效的措施,也是增强人体正气的方法。古代医家很早就发现某些传染病在发病之后,一般不会再患该病。明代万全《痘疹世医心得》中说:"至于疹子则与痘疹相似,彼此传染,但发过不再作耳。"亦即现在所说的"人工免疫"法。"免疫"之说在我国 18 世纪医学文献中即已出现,而《肘后备急方》中提出的:"疗犬咬人方,仍杀所咬犬,取脑敷之,后不复发。"以及《诸病源候论》中所说的"射工病"预防可"得其病毒,仍以为屑,渐服之"等,均是人工免疫法的尝试。而真正具有实用价值的,则是人痘接种术的发明。有文献记载,我国至少在明代以前就已经发明了种痘法以预防天花,这是医学科学的一项重大成就。《医宗金鉴》已载有痘衣法、痘浆法、旱苗法、水苗法等。种痘术的发明,不仅对当时保护人民健康起了很大作用,而且为 1796 年英国人琴纳发明牛痘疫苗预防天花,以至在全球消灭天花奠定了基础。

第二节　温病预防的方法

温病的传染和流行有传染源、传播途径和易感人群三个环节,其中任何一个环节得以控制,就不会发生疾病的传染和流行。因此,预防工作一方面要采取综合措施,如发动群众除"四害",妥善处理粪便、污水、垃圾、搞好饮食卫生、保护水源、防止空气污染、保护人们赖以生存的自然环境等,均是行之有效的。一旦发生疫情,应立即按规定上报,并采取各种防疫措施,以减少或杜绝其传染和形成流行。预防的具体方法很多,现代常用的特异性人工免疫法对预防相应的传染病具有肯定效果。运用中医理论指导预防温病的主要方法有以下几个方面:

一、培固正气,强壮体质

《素问·刺法论》:"不相染者,正气存内,邪不可干。"又《素问·评热病论》:"邪之所凑,其气必虚。"表明在人体正气充足,体质壮实的状态下,温邪不易侵犯人体,即使发病,其病情也较轻微,易于治愈康复。所以培固正气,强壮体质是预防中的关键,大致有以下几种:

(一) 锻炼身体,增强体质

我国医学家和广大劳动人民创造了许多强身健体的方法,如五禽戏、太极拳、八段锦、气功、保健按摩及武术运动等,都可以增强人的体质。可以根据个人的条件,如年龄、职业、居住环境、爱好等,选择锻炼项目,提高自身的防病抗病能力。

(二) 顺应四时,调适寒温

人类生存在大自然中,与自然界的四时气候变化息息相关。在日常生活中,应根据季节的变化和气温的升降,及时调整衣被和室内温度。《素问·移精变气论》云:"失四时之从,逆寒暑之宜,贼风数至,虚邪朝夕,内至五脏骨髓,外伤空窍肌肤,所以小病必甚,大病必死。"强调了不能顺应自然界气候的变化对人体正气的危害性。

(三) 保护阴精,固守正气

阴精是人体的正气之一,它对抵御外邪起着非常重要的作用。其方法除避免早婚、早育、房劳过度外,还要注意日常生活中必须劳逸结合,保持心情舒畅,情绪稳定等。《素问·金匮真言论》说:"夫精者,身之本也,故藏于精者,春不病温。"强调了保护体内阴精对预防温病的重要意义。《素问·阴阳应象大论》指出:"冬不藏精,春必病温。"需要注意的是,如吴鞠通在《温病条辨》中说:"不藏精三字须活看,不专主房劳说,一切人事之能摇动其精者皆是。"

(四) 注意环境,保持卫生

经常保持工作和生活环境的整洁卫生,居住地要空气新鲜、阳光充足、温度适宜、没有污染。要养成良好的个人卫生习惯和饮食习惯等。

现代开展的大规模的人工免疫接种,也可以视为增强人体正气的一项有效措施。

二、及时诊治,控制传播

对具有传染性的温病患者,必须早期诊治,及时隔离,控制传播,并迅速向有关防疫部门报告,使防疫部门能随时掌握疫情,采取相应措施。

(一) 早期发现、早期诊治

早期发现、确诊和治疗的及时,直接关系到病势的发展及预后。尽早诊治对提高治愈率、缩短病程、降低病死率和减少后遗症有重要意义。

(二) 及时隔离

对传染性温病,要及时采取隔离措施,对烈性传染性温病患者,则应立即严格隔离,尽量减少病人与健康人的接触,如需接触时,也要有一定的隔离措施,如戴口罩、穿隔离衣等。对患者的排泄物、衣物及生活用具集中消毒处理。

(三) 控制传播

可采用不同的措施来阻断传染性温病的传播途径。如是通过呼吸道传染者,可进行室内空气消毒,并保持公共场所的空气流通,尽量避免或减少去人群拥挤的地方,外出时可戴口罩。如果是通过消化道传染者,应特别注意饮食和环境卫生,不饮生水,保护水源,清理粪便,勤剪指甲,消毒饮食用具,谨防"病从口入"。对于通过蚊子、跳蚤、虱子、老鼠等动物传播者,则要采取各种措施予以杀灭媒介。

三、预施药物,防止染病

在温病流行或可能流行的季节,对可能感染温邪的易感人群预施药物,以防止温病的发生与传播。目前较多采用的预防方法和使用的药物主要有以下几种:

(一) 熏蒸预防法

即用药物燃烧烟熏,或将药物煮沸蒸熏。此法一般适用于呼吸道传染性温病的预防。如在风温病流行期间,可用食醋按每立方米 2~10ml 加等量清水,在居室内煮沸蒸熏 1 小时,可预防该病的发生。又如采用苍术、艾叶烟熏剂在室内燃烧烟熏,对预防腮腺炎、水痘、猩红热、流感等传染病有显著效果。

(二) 滴喷预防法

即用药物滴入鼻腔内,或用药粉吸入鼻腔内或喷入咽喉。此法亦多用于呼吸道传染性温病的预防。例如,在风温、春温、暑温流行期间,将食醋用冷开水稀释后滴鼻,有一定预防作用。或用白芷 3g,冰片 1.5g,防风 3g,共研细末,取少量吹入两侧鼻孔,或放在口罩内任其缓慢吸收,也有预防作用。又如在缠喉风(白喉)流行时,用锡类散喷入咽喉部,有一定预防效果。

(三) 中药预防法

一般通过中医辨证指导,针对个人体质情况施予方药预防;若条件不允许,针对大众的需求及当前流行的温病特点,也可煎服一味或多味中药以预防温病。如预防风温可用银花、连翘、野菊花、贯众等;预防春温可选用大蒜、银花、连翘、千里光、贯众、野菊花、蒲公英、鲜鬼针草等;预防暑温可选用大青叶、板蓝根、鱼腥草等;预防湿温可选用黄连、黄柏等;预防烂喉痧可选用黄芩、忍冬藤等;预防麻疹可选用紫草、丝瓜子、贯众、胎盘粉等;预防痢疾可选用马齿苋、大蒜、食醋等。在使用时,可选其中一味或数味煎汤内服,每日 1 剂,连服 2~4 天。应注意男女老幼之别,药量要灵活变通。除此,还可使用香囊形式以辟疫毒,又如一些中成药也有辟温作用,可辨证使用,如像避瘟丹、普济解疫丹、鬼箭羽方、藿香正气散、苏合香丸等,均是防治疫病的名方。

(四) 食物预防法

有意识地食用某种食物,有助于预防某些温病。此法简便易行,易被人们接受。如秋末冬初,气候干燥,多饮甘蔗汁、蜜枣汤、胡萝卜汤等,对缠喉风有一定的预防作用。大蒜适量,进餐时拌食用,或马齿苋加大蒜煎服,可预防痢疾。每日吃大蒜 5g 左右,可预防流行性脑脊髓膜炎。此外,尚有许多流传于民间的预防温病的方法,简便易行,效果良好,应注意挖掘整理。上述预施药物的方法,可单独使用,或数法同施,以达最佳预防效果。

笔记栏

学习小结

　　温病的预防是指在人体健康的状态下,预先采取一定的方法和措施以防止温病的发生。中医对疾病的预防,早在《黄帝内经》时代就形成了较完整的体系。后世医家在此基础上不断完善补充,在温病预防方面取得了重要成就,形成了一系列预防温病发生、流行的积极有效的措施,具体包括重视环境卫生、注意个人卫生、保持饮食卫生、除害灭虫、避邪隔患、药物预防、接种免疫七个方面。温病的传染和流行有传染源、传播途径和易感人群三个环节,控制其中任何一个环节,就不会发生疾病的传染和流行。运用中医理论指导预防温病的方法主要有三个方面:通过培固正气、强壮体质保护易感人群,通过及时诊治、控制传播控制传染源,通过预施药物、防止染病切断传播途径,可有效控制传染病的发生和流行。

(吴智兵)

复习思考题

1. 古代对温病的预防有哪些成就?
2. 试述具有中医特色的温病预防方法。

扫一扫
测一测

中篇

温病证治

◇◇◇ **第八章** ◇◇◇

温热类温病

> 📖 **学习目标**
>
> 1. 明确温热类温病是感受不夹湿的温邪所引起的一类急性外感热病；
> 2. 掌握风温、春温、暑温、秋燥的病因病理、辨析要点、治则治法、分型论治；
> 3. 熟悉风温、春温、暑温、秋燥的历史沿革及与相关病证的鉴别。

　　温热类温病包括风温、春温、暑温、秋燥等。这类温病虽发病季节和感受的时令温邪不同，但本质上都是温热性质病邪为患，大多起病较急，传变较快。临床症状热象显著，易出现津液损伤，病情严重可出现热邪内陷引起昏迷、抽搐等危重症候。温热类温病在病变过程中也可兼夹湿邪为患，如风温病中可见风热夹湿，暑温病亦有暑热夹湿。

第一节　风　温

【概念与沿革、临床特点】

　　风温是感受风热病邪所引起的急性外感热病。初起以发热，微恶风寒，咳嗽，口微渴等肺卫表证为主要表现，继则出现邪热壅肺等气分证候，后期多表现为肺胃阴伤。本病四季均可发生，但以冬春两季多见，发于冬季的又称为冬温。

　　风温一名，首见于汉代张仲景《伤寒论》："太阳病，发热而渴，不恶寒者，为温病；若发汗已，身灼热者，名风温。"但此处所指的风温是指温病误汗后的坏证，与本章讨论的风温有所不同。晋代王叔和在《伤寒例》中也提出了风温的病名，但其是指感受寒邪后，在发病过程中又感受风邪所形成的一种热病。唐代孙思邈《备急千金要方》引《小品方》之葳蕤汤作为治疗张仲景所述风温的主方。宋代庞安时在《伤寒总病论·卷五》中论述了风温病因及证治："病人素伤于风，因复伤于热，风热相搏，则发风温。四肢不收，头痛身热，常自汗出不解，治在少阴厥阴，不可发汗，汗出则谵语。"至清代，叶天士在《三时伏气外感篇》中明确对风温的病因、病机特点、传变趋势以及治疗原则进行了阐述："风温者，春月受风，其气已温。《经》谓：'春气病在头'，治在上焦。肺位最高，邪必先伤。此手太阴气分先病，失治则入手厥阴心包络，血分亦伤。"其后，陈平伯撰风温专著《外感温病篇》，系统阐发风温的病因、病机和证治，例如，所述发病季节和初起临床特点为："风温为病，春月与冬季居多，或恶风或不恶风，必身热，咳嗽，烦渴。"此外，清代的诸多著名医家如吴鞠通、吴坤安、王孟英等，都对风温病的因、证、脉、治做了发挥和补充，从而更完善了风温病辨证论治的内容。

　　西医学中以呼吸道感染为主要表现的急性感染性疾病如流行性感冒、流行性脑脊髓膜炎、急性支气管炎及各种病原体引起的肺炎等,其中符合风温特点者,可参考本病辨证论治。

【病因病理】

风温的病因为风热病邪。春季风木当令,阳气升发,气候温暖多风,风热相合,易形成风热病邪。正如吴鞠通所说:"风温者,初春阳气始开,厥阴行令,风夹温也。"冬季如气候反常,应寒反暖,也易形成风热病邪。亦如吴坤安说:"凡天时晴燥,温风过暖,感其气者即是风温之邪。"加之素禀不足,正气虚弱,特别是肺之气阴亏虚或卫表不固者,或因起居不慎,寒温失调,风热病邪即可乘虚而入,着而成病。

风热病邪属阳邪,既具有风邪的特点,又具有温热性质,其性升散、疏泄,多由口鼻而入人体。肺位居高,首当其冲,所以本病初起以邪犯手太阴肺系为主要病理特点。如叶天士在《温热论》中提出的"温邪上受,首先犯肺",正是针对风热病邪侵犯人体的这一病理特征的概括。由于肺主气属卫,外合皮毛,卫气敷布于皮毛,风热外袭,肺卫失宣,故病变初起即见发热、恶风、咳嗽、口微渴等肺卫证候。若肺卫之邪不解,病邪深入,则其发展趋向大致有两种情况:一是顺传于胃,凡邪热由卫入气,呈现气分阳明热炽的病机变化,表现为壮热、汗出、口渴、苔黄燥、脉洪大等。症见咳嗽,表明病变在肺,若见口渴,则病已及胃;二是逆传心包,心肺相近,经络相连,故肺经之邪,易逆传心包。感邪重者,或素体心气不足,或心阴素亏,或治疗失当,均是导致逆传的条件。症见机窍闭塞之状,如神昏谵语等,说明此时病邪已离肺卫而深入营血。风温病变后期,由于邪热留于肺胃,故多呈肺胃阴伤之象。另外,风温危重证可呈现喘急、大汗、面色青紫或苍白等症状,为肺之化源欲绝,但较为少见。

风温的病理变化以肺为病变重心。风热病邪由口鼻而入,初起多有肺卫见症;继则表证解而肺热渐炽,出现邪热壅肺,肺失宣降之证;热郁于肺,炼液为痰,可致痰热阻肺;或痰热互结于上焦,气机失于通降而成痰热结胸之证;肺与大肠相表里,肺热下移大肠,既可致肠腑气机不行,燥热内结而便秘,也可因肺热移肠,大肠传导失司而致泄泻;极期邪热可由肺卫直接内陷心营,即叶天士所谓"温邪上受,首先犯肺,逆传心包";邪热在肺,易于耗伤肺胃之阴液,故风温后期多有肺胃阴伤的病理改变。本病邪在气分不解,偶尔可深入营血,但风温的肺热波及血络而外发红疹者,其病变重心仍在气分,与营血分证中出现斑疹隐隐或斑疹透发者不尽相同。可见风温的病变始终以肺为中心(图8-1)。

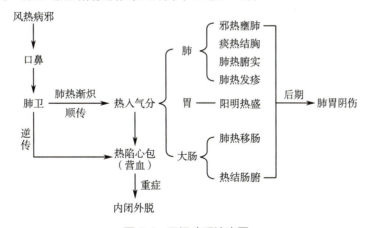

图 8-1 风温病理演变图

【诊断要点】

1. 本病一年四季均可发生,但以春、冬两季为多。

笔记栏

2. 发病急骤,初起即以发热、恶风寒、咳嗽、口微渴、舌苔薄白、舌边尖红、脉浮数等肺卫表热证为临床特征。

3. 病程中以肺系病变为主,亦有阳明胃肠病证;传变较速,易见逆传心包证候。

4. 后期多见肺胃阴伤证候。

【鉴别要点】

1. 春温　两病皆可发生于春季。但风温病因是风热病邪,发病之初邪犯肺卫,初起可见发热、微恶风寒、咳嗽、口微渴、舌苔薄白、舌边尖红、脉浮数等肺卫表热证;春温是由温热病邪自里而外发所致,其初起即可见身灼热、烦渴、苔黄,甚则神昏、痉厥、斑疹等里热证候。风温初起病变在肺卫,后期易出现肺胃阴伤之象;春温初起病变部位在气分或营分,病情重、变化快,后期常见肝肾阴伤证候。

2. 风热感冒　风热感冒与风温病因均属风热性质,初起病变部位均在肺卫,表现为表热证,鉴别较困难。但风热感冒病情多轻浅,初起以头痛、鼻塞、咳嗽、咽痛等肺卫失宣,清窍不利为主要表现,病程短,一般不发生传变而出现脏腑病变;风温初起热势较甚,且很快就可传入气分,出现肺热壅盛,甚至逆传心包等证候。

3. 麻疹　两病均可发生于冬春两季,初起皆有明显的肺卫表热症状,如发热、恶风、头痛、咳嗽等。但麻疹多伴有两眼发红、畏光、涕泪增多、鼻塞、打喷嚏等症状,发病后3~5天可出现皮疹,在皮疹出现前,两侧口腔颊黏膜近臼齿处就可出现灰白色小点,周有红晕,称为麻疹黏膜斑(Koplik 斑)。麻疹以儿童为多见,易发生流行。

【辨证论治】

一、辨析要点

(一) 辨肺经证候

风温以手太阴肺为病变中心,初起即见肺卫表证,症见发热微恶寒、咳嗽、头痛、咽痛等;继则邪热壅肺,症见身热、咳喘、汗出、口渴等,若伤及肺络,可见胸痛、咯痰带血,或吐铁锈色痰;后期多表现为肺胃阴伤,症见低热、咳嗽少痰、口干咽燥等。

(二) 辨肺与相关脏腑证候

如肺热传入阳明胃经,症见壮热、汗出、口渴、脉洪大等;肺热移肠,导致热结肠腑者,可见潮热、便秘、腹痛等;肺热下移而热迫大肠者,可见下利色黄热臭;肺热波及营分,扰及血络者,则见肌肤红疹;逆传心包者可见神昏谵语,舌色鲜绛。

(三) 辨重症先兆

发热持续时间较长,应防止阴液严重受损;若患者为老人、儿童,素体阴亏,而邪热较盛,烦躁伴舌尖见绛者,当防其出现逆传心包。

二、治则治法

(一) 治则

风温的病变重心在肺系,故以清泄肺热为治疗原则。

(二) 治法

初起邪在肺卫,治宜辛散凉泄,透邪外达,主以辛凉解表,并注意辨别证之偏于卫表或偏于肺经,予以相应施治;邪渐入里,如见肺经邪热壅盛者,治宜清热宣肺,酌情配合止咳平喘化痰;邪热灼津为痰,结于胸膈胃脘者,治宜辛开苦降,使痰热分解而易于清化。至于邪热传于胃肠,其在阳明之经者,犹可辛寒透泄,达邪出表;其下迫大肠,传导失司,下利热臭者,宜苦寒清热止利;其热结肠腑,腑气不通者,则宜苦寒攻下,导热下行。若邪热逆传心包或内陷心包,机窍内闭者以清心开窍为急;其阳气外脱者,以固敛阳气为要。病变后期肺胃阴伤者,宜甘寒滋养肺胃之阴。本病初起大忌辛温消散,因辛温发汗,一则劫夺心液,二则耗散心阳,易致昏谵;此外,风温初起也不可重用寒凉,以免凉遏卫气,阻碍气机,冰伏邪气,使邪热难于外达,反致传变内陷。

三、分型论治

(一)邪袭肺卫证治

【证候】 发热,微恶风寒,无汗或少汗,头痛,咳嗽,口微渴,舌边尖红,舌苔薄白欠润,脉浮数。

【病机】 本证为风温初起,邪袭肺卫之证。风热病邪犯于表,卫气被郁,开阖失司,故见发热,微恶寒,无汗或少汗;卫气郁阻,经脉不利故头痛;风热之邪侵犯肺经,肺气宣降则咳嗽。温热之邪,易伤津液,所以病初即感口微渴。舌边尖红,苔薄白,脉浮数为风热袭表之征。

【治法】 辛凉解表,宣肺泄热。

【代表方药】 银翘散,桑菊饮。

银翘散(《温病条辨》)

连翘一两　银花一两　苦桔梗六钱　薄荷六钱　竹叶四钱　生甘草五钱　荆芥穗四钱　淡豆豉五钱　牛蒡子六钱

上杵为散,每服六钱,鲜苇根汤煎,香气大出,即取服,勿过煎。肺药取轻清,过煎则味厚而入中焦矣。病重者,约二时一服,日三服,夜一服;轻者三时一服,日二服,夜一服;病不解者,作再服。

吴鞠通谓:“治上焦如羽,非轻不举。”本方即是取轻清宣透之品以清宣肺卫之邪,方中荆芥穗、豆豉、薄荷解表透邪;牛蒡子、桔梗、甘草轻宣肺气止咳;银花、连翘、竹叶轻清泄热;苇根生津止渴。吴鞠通谓本方为辛凉平剂,而稍佐荆芥、淡豆豉等辛温之品,以增强疏表散邪之力,用于风热客表,表气郁闭较甚,临床见到发热恶寒、无汗、咽痛者较为适宜。

桑菊饮(《温病条辨》)

杏仁二钱　连翘一钱五分　薄荷八分　桑叶二钱五分　菊花一钱　苦梗二钱　甘草八分　苇根二钱

水二杯,煮取一杯,日二服。

本方亦为辛凉解表之剂。方以桑叶、菊花、连翘、薄荷辛凉轻透以泄风热;桔梗、甘草、杏仁宣开肺气以止咳嗽;苇根以生津止渴。本方与银翘散俱为辛凉解表之剂,均可用于风热犯肺之证。但银翘散中有荆芥、豆豉辛散透表之品合于辛凉药物中,其解表力较胜,故称为“辛凉平剂”;而桑菊饮大多为辛凉之品,且药量较轻,其解表之力逊于银翘散,所以吴鞠通称之为“辛凉轻剂”。但桑菊饮中用杏仁以降肺气,止咳之功较银翘散为优。

【临床应用】 风热病邪侵袭肺卫,偏于表热较重,以发热,微恶寒,咽痛等为主要表现者,宜选用银翘散;偏于肺失宣降,表证较轻,以咳嗽为主症者,宜用桑菊饮。如兼入气分而气粗如喘者,加石膏、知母以清气分之热;如肺热较甚,可加黄芩以清肺热;如热盛津伤口渴,可加天花粉、石斛以生津清热;如咽红肿痛明显者,可加马勃、玄参以解毒消肿;如咳嗽较甚,加杏仁、枇杷叶以增强宣肺止咳的作用;如痰多者,加橘红、瓜蒌皮、贝母等化痰止咳。

【注意事项】 本证当与风寒袭表之证鉴别。两者均为病变初起,邪犯肌表之证,临床均可见发热恶寒,头痛等症;但伤寒初起,风寒袭表,卫气郁阻较重,腠理闭塞,故恶寒重发热轻,身无汗;寒性收引凝滞,故头痛,身痛较重且脉浮紧;寒邪在表,故舌淡红,舌苔薄白。风温初起,风热犯于肺卫,阳热较甚,故发热重恶寒轻,脉浮数;热邪易于伤阴,则见口渴;热邪在表,故舌边尖红。本病所选药物制剂宜轻,药物不可久煎。

(二) 热入气分证治

1. 邪热壅肺

【证候】发热,汗出,烦渴,咳喘,或胸闷胸痛,舌红苔黄,脉数。

【病机】本证是风温之邪化热入里,热壅肺经气分所致。因邪已化热入里,故身热而不恶寒。肺热郁蒸,迫津外泄,所以汗出而烦渴引饮。邪热壅肺,肺失宣降,故咳喘较剧,甚则气急鼻煽,或胸闷、胸痛。舌红苔黄,脉数为里热征象。

【治法】清热宣肺平喘。

【代表方药】麻黄杏仁甘草石膏汤。

麻黄杏仁甘草石膏汤(《伤寒论》)

麻黄四两(去节) 杏仁五十个(去皮尖) 甘草二两(炙) 石膏半斤(碎,绵裹)

上四味,以水七升,煮麻黄,减二升,去上沫,煮取二升,去滓。温服一升。

方以麻黄宣肺以平喘、辛温发散以助泄热,杏仁宣肺止咳,麻黄配杏仁重在止咳平喘;石膏辛寒清泄里热,麻黄配石膏,一方面石膏可制约麻黄的辛温之性,另一方面可加强清解透泄肺中郁热的作用,二药的用量,通常石膏多于麻黄5~10倍,并可根据肺气郁滞及邪热之轻重程度,调节石膏与麻黄的药量比例;甘草调和诸药;合之共奏清宣肺热之效。

【临床应用】若咳嗽痰黄稠,加瓜蒌、浙贝母、鱼腥草以清肺化痰;痰多咳甚气急者,加葶苈子、桑白皮以肃降肺气;胸痛加郁金、佛手、桃仁理气通络;痰中带血者,加白茅根、侧柏叶、仙鹤草以凉血止血。若痰热瘀血壅结于肺,蕴蓄成痈,见咳吐腥臭黄痰,甚则痰中带血,苔黄腻,脉滑数者,方以苇茎汤合桔梗汤(苇茎、薏苡仁、冬瓜仁、桃仁、桔梗、甘草)清肺化痰,逐瘀排脓。

【注意事项】麻杏石甘汤重在清泄肺热,若痰多者需配伍清热化痰之药。方中麻黄重在发表透邪、宣肺平喘,若汗多而喘促不明显者,麻黄当慎用,可代以银花、连翘、蒲公英、鱼腥草、黄芩等。

2. 痰热结胸

【证候】身热面赤,渴喜冷饮,饮不解渴,得水则呕,按之胸下痛,便秘,苔黄滑,脉洪滑。

【病机】本证为邪热内传与痰互结于上焦胸脘,气机失于通降所致。身热面赤,渴欲凉饮,为热盛于里。胸下按之疼痛,为痰热内结胸脘之征象。病邪内阻,腑失通降,则大便秘结。苔黄滑,脉洪滑,乃为痰热内阻之象。

【治法】清热化痰开结。

【代表方药】小陷胸加枳实汤。

小陷胸加枳实汤(《温病条辨》)

黄连二钱 栝蒌三钱 枳实二钱 半夏五钱

急流水五杯,煮取二杯,分二次服。

本方为《伤寒论》小陷胸汤加枳实而成。方中黄连苦寒清热燥湿,栝蒌化痰宽胸,半夏辛温除痰散结,枳实降气开结。四药配合,属辛开苦降之法,且润燥相得,寒温合宜,有清热化痰开结之功。

【临床应用】若呕恶较甚,可加竹茹、生姜汁以和胃降逆;胸脘胀痛而涉及两胁者,加柴胡、黄芩等;痰热偏甚见咳吐黄痰较多者,加贝母、知母;痰热扰心见心烦较甚者,可加竹叶、灯心草。

【注意事项】湿痰、寒痰以及中虚痞满者,本方不宜。本证出现大便秘结,为痰热结于胸脘,影响腑气下降而致,与阳明腑实证出现腹胀满疼痛、苔黄厚干燥之便秘不同。

3. 肺热腑实

【证候】潮热便秘,痰涎壅盛,喘促不宁,苔黄腻或黄滑,脉右寸实大。

【病机】本证为肺经痰热壅阻,兼有肠腑热结不通之肺肠同病证。阳明腑实热结,腑气不通则潮热、便秘。热郁于肺,灼津炼液为痰,痰热壅盛阻肺,肃降无权,以致痰壅喘促不宁,脉右寸实大。痰热内阻,则见舌苔黄腻或黄滑。由于肺与大肠相表里,肺气不降则腑气不易下行;肠腑中热结不通,腑气不得下降,则肺中之邪亦少外泄之机。所以本证实系肺与大肠之邪互相影响所致,即肺与大肠同病,脏腑同病,互为因果。

【治法】宣肺化痰,泄热攻下。

【代表方药】宣白承气汤。

宣白承气汤(《温病条辨》)

生石膏五钱　生大黄三钱　杏仁粉二钱　栝蒌皮一钱五分

水五杯,煮取二杯,先服一杯,不知再服。

方中以石膏两清肺胃之热;杏仁宣肺止咳喘;瓜蒌皮宽胸化痰清热;生大黄泄热攻下。总方既清肺热又通腑实。如吴鞠通所说:"以杏仁、石膏宣肺气之痹,以大黄逐肠胃之结,此脏腑合治法也。"本方实取麻杏石甘汤、承气汤二方之意变制而成,由于有宣肺通腑之功效,所以称为宣白承气汤。

【临床应用】若肺热明显,可加用黄芩、鱼腥草、桑白皮等;若痰涎壅盛者,可加用浙贝母、葶苈子等;胸闷者,可加用郁金、枳壳等;若燥热甚,肠燥失导,宜选用五仁橘皮汤(甜杏仁、松子仁、郁李仁、柏子仁、桃仁、橘皮)以润肠通便。

【注意事项】温热类温病之肺热证,多伴有便秘之象,此时可考虑辅以通腑泄热法,因肺与大肠的功能在生理上相辅相成,在病理上也是相互影响的,二者同治,往往疗效较明显。

4. 肺热发疹

【证候】发热,肌肤红疹,咳嗽,胸闷,舌红苔薄黄,脉数。

【病机】本证为肺经气分热邪外窜肌肤,波及营络所致。邪热内郁于肺,故身热而不恶寒。肺热波及营分,窜于血络,则外发红疹,疹点一般红润,多粒小而稀疏,常见于胸部,按之可暂退。该皮疹为肺热波及营分而致,其病机重点仍在气分,与营分证之见斑疹隐隐者不同,正如陆子贤在《六因条辨》中所说:"疹为太阴风热。"热郁肺气不宣,则见咳嗽、胸闷。苔薄白,舌质红,脉数为邪热入里之征。

【治法】宣肺泄热,凉营透疹。

【代表方药】银翘散去豆豉,加细生地、丹皮、大青叶,倍玄参方。

银翘散去豆豉,加细生地、丹皮、大青叶,倍玄参方(《温病条辨》)

连翘一两　银花一两　苦桔梗六钱　薄荷六钱　竹叶四钱　生甘草五钱　荆芥穗四钱　牛蒡子六钱　细生地四钱　大青叶三钱　丹皮三钱　元参一两

水煎服。

本证用银翘散为主方,意在取其轻清上行,宣泄肺热,体现了"治上焦如羽,非轻不举"的用药原则;邪不在表,去豆豉以防耗伤营阴;肺热及营而发红疹,故加生地、丹皮、大青叶、玄参等凉营泄热解毒。本方两解气营,宣透气机,使邪从外解,红疹自退,共奏宣肺泄热、凉营透疹之效。

【临床应用】若无卫表见证,荆芥亦可去之;若营热不盛,可不加细生地、丹皮、大青叶等凉营泄热解毒之品;皮疹较多者,则可加入蝉蜕、浮萍等透疹外出。

【注意事项】本证不可妄用辛温升提,诸如升麻、柴胡、当归、防风、羌活、白芷、葛根、三春柳等之品应忌用;红疹将出未出之际,不可用大寒之剂,以防冰遏肺气,邪无外达之机;也不可妄用滋补,以滋助邪气,壅遏气机,使邪无出路而内陷。

5. 肺热移肠

【证候】身热咳嗽,下利色黄热臭,肛门灼热,腹不硬痛,苔黄,脉数。

【病机】本证多由肺热下移大肠,蒸迫肠中糟粕,津液下泻所致。邪热在肺,肺失清肃,则见身热、咳嗽。肺与大肠相表里,胃与肠相连属,肺胃邪热不从外解,又不内结成实,内迫大肠,传导失司,故下利色黄热臭,肛门灼热;苔黄、脉数均为里热之征。

【治法】苦寒清热止利。

【代表方药】葛根芩连汤。

葛根芩连汤(《伤寒论》)

葛根半斤　甘草(炙)二两　黄芩三两　黄连三两

上四味,以水八升,先煮葛根,减二升,内诸药,煮取二升,去滓,分温再服。

方中葛根甘平升润,散郁热而生津液;黄芩、黄连清泄里热,并燥湿而坚阴止利;炙甘草甘缓和中,调和诸药。诸药配伍,则清热理肠,和中止利。本方并无收涩之品,而获止利之效,正如陈平伯《外感温病篇》所说:"温邪内逼,下注大肠则下利。治之者,宜清泄温邪,不必专于治利。"

【临床应用】如恶心呕吐,加半夏、姜竹茹以和胃降逆止呕;腹痛较重,加白芍、木香行气和营止痛;若下利赤白,加白头翁、败酱草以清热解毒,凉血止利;肺热较甚,加桑叶、银花以清宣肺热。

【注意事项】本证不可止利、收涩,以防敛邪;忌用分利,以免重伤津液。

6. 阳明热盛

【证候】壮热,恶热,汗大出,渴喜冷饮,苔黄而燥,脉浮洪或滑数。

【病机】此为阳明里热亢盛之候。正邪交争,里热蒸腾,故身热、恶热。里热蒸腾,迫津外泄,乃见汗液大出。邪热既盛,汗泄又多,津伤太盛,故口燥渴饮,且多喜凉饮。热盛津伤,故苔黄而燥。里热内盛,正气抗邪,所以脉形洪大有力或滑数。总之,壮热,汗出,渴饮,脉大,即为阳明经证的"四大主症",为本证的辨证关键。

【治法】清热保津。

【代表方药】白虎汤。

白虎汤(《伤寒论》)

知母六两　石膏一斤(碎)　甘草二两　粳米六合

上四味,以水一斗,煮米熟汤成,去滓,温服一升,日三服。

方中石膏性味辛寒,入肺胃二经,辛能宣透,寒能清泄,能清热解肌,达热出表,除气分高热;知母苦寒性润,入肺胃二经,清泄肺胃实热,滋阴生津;知母配石膏,可增强清热止渴除烦之力;生甘草泻火解毒,配粳米可顾护胃气,配石膏甘寒生津,祛邪而不伤正。

【临床应用】热毒盛者,可加金银花、连翘、板蓝根、大青叶等清热解毒之品;里热化火者,可佐黄连、黄芩等以清热泻火;如津伤显著者,可加石斛、天花粉、芦根等以生津;如热盛而津气耗损,兼有背微恶寒,脉洪大而芤者,可加人参以益气生津;如见肺热壅盛而咳喘者,可加杏仁、瓜蒌皮、黄芩、鱼腥草等以清肺化痰。

【注意事项】白虎汤虽为气分热炽良剂,但药专力猛,临证时应慎重使用。吴鞠通提出白虎汤的使用四禁:"白虎本为达热出表,若其人脉浮弦而细者,不可与也;脉沉者,不可与也;不渴者,不可与也;汗不出者,不可与也。常须识此,勿令误也。"是指邪热在表,阴津不足不可用;里实、里虚者不可用;湿、饮内阻或营阴受伤不可用;卫气郁闭或营阴不足无源作汗不可用。而里热盛兼有表证或里虚阴伤者,可依据病情加减使用,临床不必拘泥于此"四禁",以表证未解,里热未盛,病非肺胃热盛蒸腾于外或阳明里实或里虚证为慎用之例。至于里热蒸腾,热炽津伤,治疗当白虎汤因势利导,清泄宣透,而不宜投芩连苦寒之剂。

7. 热结肠腑

【证候】日晡潮热,时有谵语,大便秘结,或纯利恶臭稀水,肛门灼热,腹部胀满硬痛,苔老黄而燥,甚则灰黑而燥裂,脉沉实有力。

【病机】本证属肺经邪热不解,传入胃肠,与肠中糟粕相结而热结肠腑。邪热内结肠腑,里热熏蒸故日晡潮热。邪热与肠中糟粕相结,传导失职,故大便秘结不通。若是燥屎内阻,粪水从旁流下,则可表现为利下纯水,是谓"热结旁流"。其所下之水必恶臭异常,且肛门有灼热感。燥屎内结,腑气壅滞不通,所以腹部胀满硬痛,按之痛甚。热结于内,里热熏蒸,腑热上扰神明,则时有谵语;里热迫津外泄则汗出;腑热内结,津液受损则苔老黄而燥,甚则灰黑而燥裂。因有燥屎内结,邪热伏于里,故脉沉实有力。

【治法】攻下软坚泄热。

【代表方药】调胃承气汤。

调胃承气汤(《伤寒论》)

大黄四两(去皮,清酒浸)　甘草二两(炙)　芒硝半斤

上三味,以水三升,煮二物至一升,去滓,内芒硝,更上微火煮一二沸,温顿服之,以调胃气。

热结肠腑,有燥屎内结,必以攻下腑实为急务。方中以大黄苦寒攻下泄热;芒硝咸寒软坚泄热润燥,助大黄泻下腑实;甘草以缓硝、黄之峻,使其留中缓下。本方不仅能攻下大肠热结,还有泄胃中积热以调胃气之功,所以名为调胃承气汤。方中不用枳实、厚朴而加甘草,更适用于邪热较盛,热结于里,而腑气壅滞不甚之证。

【临床应用】如见腹胀满较严重,提示腑气壅滞较甚,可加枳实、厚朴以行气破坚,即取大承气汤之意,但所加这两味药性偏温燥,津伤甚者当慎用;如见苔灰黑而燥,伴口唇干燥者,则为津伤已甚,可加玄参、生地、麦冬等以攻下泄热,生津养液,即为增液承气汤;若热毒较甚,可加入黄连、黄芩、栀子、黄柏以苦寒攻下,清热解毒。

【注意事项】调胃承气汤方过用、误用会伤及阴液,或损伤胃肠道功能,如吴鞠通所说:"结不下而水独行,徒使药性伤人也。"临床可配伍生姜、大枣等以缓其峻烈之性。

8. 胃热阴伤

【证候】低热,口干舌燥而渴,气短神疲,虚烦不寐,泛恶欲呕,纳呆,舌红而干,脉细数无力。

【病机】本证多见风温后期。高热虽退,但余热未尽,故见低热,若邪热已退则不发热;余热内扰,故虚烦不眠;胃津伤,胃失和降,则口渴、纳差、时时泛恶;气短神疲,脉无力是气虚表现;口干舌干,脉细均为阴伤表现。

【治法】清热生津,益气和胃。

【代表方药】竹叶石膏汤。

竹叶石膏汤(《伤寒论》)

竹叶二把　石膏一斤　半夏半升(洗)　麦门冬一升(去心)　人参三两　甘草二两(炙)　粳米半升

上七味,以水一斗,煮取六升,去滓,内粳米,煮米熟,汤成去米,温服一升,日三服。

笔记栏

方中竹叶甘寒,石膏大寒,清心除烦,清余邪之热;人参、麦冬补病后之气阴虚,配甘草、粳米以和胃气;半夏燥湿降逆。

【临床应用】临证运用时,若胃阴不足,胃火上逆,口舌生疮糜烂,加天花粉、天冬清热养阴生津;胃火旺盛,舌红脉数者,可加知母、天花粉以助清热生津;阳明气分热充斥,加以知母、黄连增强清热之功。

【注意事项】本方在白虎加人参汤基础上加减而成。白虎汤加人参汤重在清热生津;竹叶石膏汤则重在益气生津,和胃降逆,兼清余热。阳明热盛,津气耗伤者,宜用白虎加人参汤;热病后期虚羸少气,气逆欲呕者,宜用竹叶石膏汤,临床宜鉴别使用。

(三) 热入心包证治

1. 热陷心包

【证候】身灼热,肢厥,神昏谵语,或昏愦不语,舌謇,舌色鲜绛,脉细数。

【病机】本证多因气分、营血分邪热传入心包所致,也可发生于病变初期,肺卫之邪不顺传气分,而直接传入心包,即"逆传心包"。本证来势凶险,病情较重,属危重之证。邪热内陷,阻闭包络,堵塞窍机,扰乱神明,则见神昏,或昏愦不语;心包热盛,营阴耗损,心之苗窍不利则舌謇而舌色鲜泽而绛;邪热内闭,阻滞气机,阳气不达于四肢,故见四肢厥冷。其热闭浅者,则肢厥较轻,热闭愈重则肢厥愈甚,即所谓"热深厥亦深"。舌色鲜绛,脉细数为心营热盛,营阴耗损之征。

【治法】清心开窍。

【代表方药】清宫汤送服安宫牛黄丸,或至宝丹、紫雪丹。

清宫汤(《温病条辨》)

元参心三钱　莲子心五分　竹叶卷心二钱　连翘心二钱　犀角尖(磨冲)二钱　连心麦冬三钱

"宫"乃心之宫城,即心包。本方用药特点除犀角取尖外,余药皆取心,同类相求,以清心包之热。原用犀角,能清心凉营,现犀角已禁用,临床上可用水牛角代之;玄参心、连心麦冬清心滋液;竹叶卷心、连翘心善轻泄热邪,透热转气;莲子心善清心火,交通心肾。

安宫牛黄丸(引《温病条辨》)

牛黄一两　郁金一两　犀角一两　黄连一两　朱砂一两　冰片二钱五分　麝香二钱五分　珍珠五钱　山栀一两　雄黄一两　黄芩一两

上为极细末,炼老蜜为丸,每丸一钱,金箔为衣,蜡护。脉虚者人参汤下,脉实者银花、薄荷汤下,每服一丸。大人病重体实者,日再服,甚至日三服;小儿服半丸,不知再服半丸。

局方至宝丹(引《温病条辨》)

犀角(镑)一两　朱砂(飞)一两　琥珀(研)一两　玳瑁(镑)一两　牛黄五钱　麝香五钱

以安息香重汤炖化,和诸药为丸一百丸,蜡护。

紫雪丹(引《温病条辨》)

滑石一斤　石膏一斤　寒水石一斤　磁石水煮二斤捣煎去渣入后药

羚羊角五两　木香五两　犀角五两　沉香五两　丁香一两　升麻一斤　元参一斤　炙甘草半斤

以上八味,共捣剉,入前药汁中煎,去渣入后药。

朴硝、硝石各二斤,提净,入前药汁中,微火煎,不住手将柳木搅,候汁欲凝,再加入后二味。

辰砂(研细)三两　麝香(研细)一两二钱入煎药拌匀。合成,退火气,冷水调服一二钱。

安宫牛黄丸、紫雪丹、至宝丹被称为温病的"凉开三宝"，皆有清热解毒，芳香开窍之效，主治热闭心包证。然而三方同中有异，其功效各有特点，安宫牛黄丸善清热解毒，醒脑开窍；紫雪丹则善息风止痉；而至宝丹则豁痰开窍之功最长，善治痰浊内闭心包之证。临床应仔细辨证，斟酌选用。

【临床应用】犀角已禁用，上列方中犀角均以水牛角5~10倍剂量代替，并可配合大青叶、生地等药，以发挥凉血解毒作用。若痰热盛，见高热者，可酌加竹沥、胆南星、天竺黄；若热邪亢盛，可酌加紫草、大青叶、青黛、生地黄等以增强清热凉营解毒之功。若伴便秘，腹部按之硬痛，舌绛，苔黄燥，脉数沉实，宜清心开窍，攻下腑实，用牛黄承气汤（《温病条辨》），安宫牛黄丸二丸，以水化开，调生大黄末三钱，先服一半，不知再服。本证病情严重，可采用中西医结合治疗。临床上常用清开灵注射液或醒脑静注射液，两者均是以安宫牛黄丸为基础的新剂型，使用较方便，奏效亦快。

【注意事项】病情进展到此阶段属凶险之兆，若兼见病人正气大亏，需与扶正固脱药同用，如汗多气短，脉细疾数，舌干无津为亡阴之兆，治当清心开窍，救阴固脱，需用安宫牛黄丸、紫雪丹或至宝丹合用生脉散治疗；若兼见冷汗淋漓，面色苍白，神倦乏力，呼吸微弱，脉微欲绝则为亡阳之证，治以清心开窍，回阳救逆，可用安宫牛黄丸、紫雪丹或至宝丹合用参附汤治疗。

2. 内闭外脱

【证候】身灼热，神志昏愦不语，蜷卧，或兼气短汗多，脉细数无力；或兼面色苍白，四肢厥冷，大汗淋漓，脉细微欲绝。

【病机】本证系因邪盛正虚，或汗下太过，阴液骤损，而导致亡阳气脱的危候。邪热闭遏于内，故身灼热；邪热内陷，炼液为痰，痰涎壅盛，内闭心包络，则神志昏愦不语；正气外脱，神失所养则蜷卧；气脱失于固摄，则汗多，气短，脉细微无力；正气大虚，阳气暴脱，则身热骤减，面色苍白，四肢厥冷；气失固摄，津不内守则汗出不止；阳气外脱故脉来细微欲绝。

【治法】清心开窍，固脱救逆。

【代表方药】生脉散或参附汤合安宫牛黄丸，或紫雪丹、至宝丹。

生脉散（引《温病条辨》）

人参三钱　麦冬二钱（不去心）　五味子一钱

水三杯，煮取八分二杯，分二次服，渣再煎服，脉不敛，再作服，以脉敛为度。

方中人参大补元气，麦冬、五味子酸甘化阴，守阴留阳，元气得固，则汗不外泄，阴液内守，则气不外脱。

参附汤（《校注妇人良方》）

人参一两　熟附子五钱

人参另炖，熟附子加姜、枣水煎，取汁合服。

方中人参大补元气，附子温壮真阳，二药合用，大补大温，具有回阳、益气、固脱救逆，适用于阳气暴脱之证。

安宫牛黄丸，或紫雪丹、至宝丹（方见本节热陷心包证）。

【临床应用】若汗出不止，可加用龙骨、牡蛎以止汗固脱；偏于气阴外脱者，以生脉散加减；偏于阳气暴脱者，以参附汤为主。上述药方与温病"三宝"同用，起到开闭固脱功效。

【注意事项】偏于气阴外脱者，以生脉散为主；偏于阳气暴脱者，以参附汤为主，临床上两者常同时使用。回阳固脱之法，用于急救，用药当适可而止，待阳回脱止，不可再用，恐助热恋邪。

（四）余热未净，肺胃阴伤证治

【证候】身热不甚或不发热，干咳不已或痰少而黏，口舌干燥而渴，舌红少苔，脉细。

【病机】本证多见于风温病恢复期。身热不甚为余热未净;干咳不已或痰少而黏为肺阴不足,气失宣降;口舌干燥而渴为胃津已伤;舌红少苔,脉细为肺胃之阴不足之征。

【治法】滋养肺胃津液。

【代表方药】沙参麦冬汤。

沙参麦冬汤(《温病条辨》)

沙参三钱　玉竹二钱　生甘草一钱　冬桑叶一钱五分　麦冬三钱　生扁豆一钱五分花粉一钱五分

水五杯,煮取二杯,日再服,久热久咳者,加地骨皮三钱。

方中以沙参、麦冬、玉竹、花粉甘寒生津,润养肺胃;生扁豆、甘草扶助胃气;桑叶轻清宣透以散余邪。诸药相配,共奏清养肺胃之功。

【临床应用】肺经邪热甚加知母、芦根、地骨皮以加强清热保津之力;胃阴受伤,食欲呆滞,甘寒之品中加砂仁、陈皮、白蔻仁等醒脾之品,以振奋气机。

【注意事项】温病后期,食疗很重要,可食用粥方,如小米粥、百合粥等。还可适量食用荸荠、梨水、银耳冰糖等以复肺胃阴津。同时注意避免过早进食油腻和辛辣食物。

【文献摘录】

1. 王孟英《温热经纬》引陈平伯语:"风温为病,春月与冬季居多,或恶风或不恶风,必身热咳嗽烦渴,此风温证之提纲也。"

"风邪属阳,阳邪从阳,必伤卫气。人身之中,肺主卫,又胃为卫之本,是以风温外薄,肺胃内应;风温内袭,肺胃受病其温邪之内外有异形,而肺胃之专司无二致,故恶风为或有之证,而热渴、咳嗽为必有之证也。"

2. 章虚谷《医门棒喝》:"风温者,冬至一阳未复,则阳进阴退,立春以后,阳气渐旺,由温而热……人感虚风而当温暖之候,即成温病,故方书称为风温。"

【医案举例】

1. 风温犯肺

某　风温从上而入,风属阳,温化热,上焦近肺,肺气不得舒转,周行气阻,致身痛,脘闷不饥。宜微苦以清降,微辛以宣通。医谓六经,辄投羌、防,泄阳气,劫胃汁。温邪忌汗。何遽忘之。

杏仁　香豉　郁金　山栀　瓜蒌皮　蜜炒橘红(叶天士.临证指南医案[M].北京:中国中医药出版社,2008.)

2. 风温痰热痉厥

徐孩　发热6天,汗泄不畅,咳嗽气急,喉中痰声漉漉,咬牙嚼齿,时时抽搐。舌苔薄腻而黄,脉滑数不扬,筋纹色紫,已达气关。前医迭进羚羊角、石斛、钩藤等,病情加剧。良由无形之风温与有形之痰热,互阻肺胃,肃降之令不行,阳明之热内炽,太阴之温不解,有似痉厥,实非痉厥,即马脾风之重证,徒治厥阴无益也。当此危急之秋,非大将不能去大敌,拟麻杏石甘汤加减,冀挽回于什一。

麻黄　杏仁　甘草　石膏　象贝　天竺黄

郁金　鲜竹叶　竹沥　活芦根

二诊　昨投麻杏石甘汤加减,发热较轻,咬牙嚼齿抽搐均定,佳兆也。唯咳嗽气逆,喉中尚有痰声,脉滑数,筋纹缩退,口干欲饮,小溲短赤,风温痰热交阻肺胃,一时未易清撤,仍击鼓再进。

麻黄　杏仁　甘草　石膏　象贝　广郁金

天竺黄　兜铃　冬瓜子　淡竹沥　活芦根

三诊　两进麻杏石甘汤以来，身热减，气急平，嚼齿抽搐亦平，唯咳嗽痰多，口干欲饮，小溲短赤，大便微溏色黄。风温已得外解，痰热亦有下行之势，脉仍滑数，余焰留恋，然质小体稚，毋使过之，今宜制小其剂。

净蝉衣　川象贝　金银花　冬桑叶　通草　杏仁　炙远志

连翘　花粉　兜铃　冬瓜子　活芦根　荸荠汁（丁甘仁.孟河丁甘仁医案[M].王致谱,点校.福州:福建科学技术出版社,2002.）

● （张红梅）

第二节　春　温

【概念与沿革、临床特点】

春温是由温热病邪引起的急性外感热病，其临床特点为起病即见明显里热证候，如发热，心烦，口渴，舌红，苔黄等，甚则神昏，痉厥，斑疹等，好发于春季，为伏邪温病的代表。

有关春温的论述肇端于《黄帝内经》，如《素问·阴阳应象大论》说："冬伤于寒，春必温病。"《素问·金匮真言论》又说："藏于精者，春不病温。"而晋代王叔和演绎为"冬时严寒……中而即病者，名曰伤寒，不即病者，寒毒藏于肌肤，至春变为温病"。说明古人认为春温的发生外因是冬伤于寒，内因身不藏精，且病邪在体内有相当一段时间的伏藏蕴化过程。其后有关春温的论述很多，其概念内涵也较繁杂，如首先提出"春温"病名的宋代医家郭雍在《伤寒补亡论》中说："冬伤于寒，至春发者，谓之温病；冬不伤寒，而春自感风寒温气而病者，亦谓之温；及春有非节之气中人为疫者，亦谓之温。"可见郭氏所谓春温是对春季所患温病的总称，其中实际上包括了感受春季时令之邪，而即刻发病的新感温病如风温、温疫等。直到明初，王安道明确提出本病为怫热自内而达于外，故起病即见里热之证，从而揭示了春温的证候机理，并强调治疗以"清里热"为主。其后叶天士在《三时伏气外感篇》中论述了春温的病机特点和证治要点："冬寒内伏，藏于少阴，入春发于少阳。"并提出："昔贤以黄芩汤为主方，苦寒直清里热，热伏于阴，苦味坚阴，乃正治也。知温邪忌散，不与暴感门同法。若因外邪先受，引动在里伏热，必先辛凉以解新邪，继进苦寒以清里热。"俞根初在《通俗伤寒论》中对春温的发病部位及证候类型有精辟的阐述："伏温内发，新寒外束，有实有虚，实邪多发于少阳、膜原，虚邪多发于少阴血分阴分。"陆子贤在《六因条辨》中列有"春温条辨"专篇，对本病证治条分缕析，较切合临证实用。

发生于春季的重症流行性感冒、流行性脑脊髓膜炎、其他化脓性脑膜炎、败血症等，符合春温特征者可参考本病辨证论治。

【病因病理】

关于春温的病因，自《黄帝内经》始，传统的观点认为是"伏寒化温"的温热病邪。即认为春温的发生是由于冬季外感寒邪，邪侵人体后未及时发病，伏藏于人体内部郁而化热，至春季阳气升发之时，向外透发，从而导致春温的发生。春温初起即表现出里热亢盛的证候特点。阴精先亏，正气不足是春温发病的内在基础。如《素问·金匮真言论》所言："夫精者，身之本也，故藏于精者，春不病温。"凡摄生不慎，过度操劳，思虑多欲，房事不节，汗泻过度，大病之后,禀赋不足等,均可导致阴精亏损失于封藏,形成阴精不足的体质。清代医家柳宝诒在《温热逢源》中指出:"经曰:冬伤于寒,春必温病。又曰:冬不藏精,春必病温。分而言之,则一言其邪之实,一言其正之虚。合而言之,则惟其冬不藏精而肾气先虚,寒邪乃得而伤之。"此处所言肾气先虚,就一般而论应以阴精亏损为主。

春温起病即见里热炽盛表现。但因人体感邪的轻重、体质的情况有所不同,春温初期,有病发于气分和病发于营分之别,其病势发展也不一样。初起发于气分者,多由少阳胆腑发出,即叶天士《三时伏气外感篇》中指出:"春温一证,由冬令收藏未固,昔人以冬寒内伏,藏于少阴,入春发于少阳,以春木内应肝胆也。"邪热内郁气分,多见热盛阴伤而肠腑热结,传导失司之证。邪在气分,邪热虽盛,但正气未衰,一般病情相对较轻,若治疗及时,邪气多可外透而解,如病情进一步发展,则可向营分或血分深入。初起发于营分者,病情较邪发气分者为重,病机以营热炽盛,营阴亏虚为主。若经治疗后,营分之热亦可向外透达,转出气分而解,属于佳象;若邪热炽盛,治不及时,正气耗损,则可内陷心包,引动肝风,或深入血分,迫血妄行,病情更为危重。

春温初起虽以里热炽盛为主,但亦有因"新感引动伏邪"而发病者,可有短暂的卫表见症,表现为表里同病,或卫气同病、或卫营同病。在病变过程中,每因阴液耗损严重而呈虚实错杂之候;病变初期,虽里热炽盛而兼有阴津不足,但邪实为病机关键;病至极期,邪热盛极,阴伤渐重,甚或出现气阴两伤,或动风、迫血、闭窍等病理变化,或出现邪陷正衰,正气极易外脱,病势甚为凶险;病至后期,总以虚多邪少为其病理特点,素体阴精亏损之体,加之邪热久稽不退,耗损阴精,故易致肝肾阴亏,甚或虚风内动之候,病情危重,预后亦差。本病后期在邪热衰退之后,每有余邪久留阴分不去,恢复较慢(图8-2)。

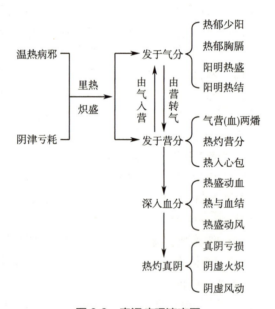

图 8-2 春温病理演变图

总之,本病邪热极易炽盛,致使起病急骤、病情较重、变化较多,具有郁热内伏,热势亢盛,易伤阴液和动风、迫血等病理特点。

【诊断要点】

1. 病多发于春季。
2. 本病具有发病急,热象较重的特点,初起即见或气分或营分等里热证候。
3. 病程中极易出现动风、迫血、痉厥等危重病变。

4. 后期易见真阴耗竭、虚风内动等证候。

【鉴别要点】

1. 风温　二者均发生于春季,同是温热性质的温病,皆具有发病急、变化多、传变快的特点。但风温是感受风热病邪而病,初起以邪在肺卫之表热证为主,病变以肺为中心,后期以肺胃阴伤为多见;春温是感受温热病邪而病,邪热由里外发,初起以里热证为主,或发于气分,或发于营分,后期以肝肾阴伤为多见。

2. 感冒　春温则特发于春季,发病急,病情重,初起以高热,烦渴、尿赤、或斑疹隐隐等里热炽盛证候为主,若属新感引发者,可伴见恶寒、无汗和少汗等表证,易与感冒相混淆。但感冒不特发于春季,四季皆可发生,初起以咳嗽、喷嚏、流涕、咽痛等肺卫证为主,无里热见证。

3. 暑温　两病初起均有里热亢盛的证候表现,但二者的发病季节有严格的区别,即发于夏至之前者为春温,发于夏至之后者为暑温。此外,暑温初起多见阳明里热炽盛证候,而春温初起多表现为热郁气分或热灼营分证候。

4. 时疫　发生于春季,以呼吸道传染病常见,临床以发热伴见咳嗽、咯痰、胸闷为主症,代表性时疫如新型冠状病毒肺炎、严重急性呼吸综合征等。

【辨证论治】

一、辨析要点

(一)辨初起证候

本病初起当辨其发于气分和发于营分的不同。发于气分者,邪盛而正虚不甚,病情尚轻,证见身热,口苦而渴,心烦,溲赤,舌红苔黄,脉数等;发于营分者,邪盛正虚,病情较重,证见身热夜甚,心烦躁扰,甚或时有谵语,咽燥口干,口反不甚渴饮,或有斑疹隐隐,舌红绛,脉细数等。同时,还应辨识表证之有无。春温初起虽以里热证为主,但也可兼见头痛、恶寒、无汗等卫表见症,即所谓的“新感引动伏邪”。其表证一般较轻,短暂即逝而纯见里热证候。

(二)辨邪实正虚

本病患者多为阴精先亏,复感温热病邪而发,病程中每呈邪热亢盛与阴液耗损并存的虚实错杂之候。病变初期,里热炽盛而兼有阴虚,以邪实为病机的重点;病至中期,热炽阴伤并重;病变后期,邪热渐退或余邪留伏,肝肾阴伤上升为主要矛盾,邪少虚多为此期的证候特点。

(三)辨动风虚实

春温每多有动风之变,可见于中期或末期,其辨析关键在于审虚实。实风多见于春温极期,系热盛动风之候,证属里热炽盛,引动肝风,其证属实;虚风每见于春温后期,乃阴虚动风之候,证属肝肾阴亏,筋脉失养,其证属虚。

二、治则治法

(一)治则

春温治疗应以清泄里热为主,并须注意透邪外出,顾护阴液。

(二)治法

本病若系新感引动,表里同病者,则应表里双解。对邪热盛于里者,主以清里热。在清热的同时,要注重透邪外达,或使卫气之邪热通过宣郁透达、辛寒宣泄而直接达邪于外,或使营分邪热轻清而透转气分。同时又要重视顾护阴液,养阴之法或甘寒凉润生津,或咸寒厚味滋补,或酸寒养阴敛津。

本病初起如热郁少阳气分,宜苦寒清透;热在营分以清营泄热为法。热在阳明则或用辛寒泄热,或用通腑泄热。热盛动风者治宜凉肝息风;热盛动血,迫血妄行而见斑疹或出血的,治宜清热凉血解毒。后期热伤肝肾之阴,治以滋养肝肾阴精为主,兼有虚风者,配合滋阴息风;壮火仍炽者,配合苦寒清热;邪留阴分者,当滋阴透邪。在整个治疗过程中,除注重使用清(热)、养(阴)、透(邪)三法外,尚需根据病情,及时运用咸寒攻下、清心开窍、息风止痉、回阳固脱等法。

三、分型论治

(一) 初发证治

1. 热郁少阳

【证候】发热,口苦咽干,心烦,恶心,干呕,胸胁满闷,小便短赤,舌红苔黄、脉弦数。

【病机】本证是春温初起温热病邪郁发于胆腑气分所致。胆腑郁热外泄则发热,上泛则口苦咽干、心烦,横犯胃则见恶心、干呕;少阳经不利则见胸胁满闷难舒;里热郁蒸,消耗津液,则见口渴,小便短赤。舌红苔黄、脉弦数均系热郁少阳之象。

【治法】苦寒清热,透邪养阴。

【代表方药】黄芩汤加豆豉玄参方。

黄芩汤加豆豉玄参方(《温热逢源》)

黄芩三钱　芍药三钱　甘草一钱　大枣三枚　淡豆豉四钱　玄参三钱

水五杯,煮取八分,三杯。温服一杯,日再服,夜一服。

方中黄芩为君药,苦寒泄热,清胆火;臣以芍药平肝折木,辅以清泄之功,又合甘草酸甘化阴,清热坚阴;豆豉宣发透热邪、玄参养阴又能利咽;佐以大枣护中。

【临床应用】如胆热炽盛,可适当加入栀子、桑叶、柴胡等;如往来寒热时可合用小柴胡汤;兼有表证时,加用薄荷、蝉蜕等解表透邪;呕甚时加用黄连、苏叶;热甚时合用升降散泄热;若见口渴唇焦,恶心呕吐,腹胀便结,烦躁不安,舌边尖红,苔微黄或黄燥,脉浮数或洪数,宜透表清里,用增损双解散(《伤寒瘟疫条辨》),白僵蚕三钱(酒炒),全蝉蜕十二枚,广姜黄七分,防风一钱,薄荷叶一钱,荆芥穗一钱,当归一钱,白芍一钱,黄连一钱,连翘一钱(去心),栀子一钱,黄芩二钱,桔梗二钱,石膏六钱,滑石三钱,甘草一钱,大黄二钱(酒浸),芒硝二钱。

【注意事项】本证可兼有表证,证见恶寒、头痛、身痛等情况,应合用解表透邪之品,如薄荷、蝉蜕、豆豉之类,须与风温肺卫见证而无胆腑气分郁热之象相鉴别。

2. 热郁胸膈

【证候】发热不甚,心烦懊憹,甚或发热不已,面红目赤,胸膈灼热如焚,烦躁不安,唇焦,咽燥,口渴,口舌生疮,齿龈肿痛,或大便秘结,舌红,苔黄,脉滑数。

【病机】本证因邪热在胸膈气分,郁而不宣所致。上焦无形热盛,郁扰胸膈,故心烦懊憹恼;邪热初发气分,里热不甚,故发热不甚,此时津液未伤,故无口渴咽燥;若胸膈郁热不解,燔灼充斥上下,则出现全身里热盛证候,邪热熏蒸胸膈,则发热不已,面红目赤,胸膈灼热如焚;胸膈邪热扰心,则烦躁不安;火热炎上,灼伤津液,故唇焦,咽燥,口渴;热郁肉腐,故口舌生疮,齿龈肿痛;邪热下移大肠,与燥粪搏结,腑失通降,故大便秘结。舌红,苔黄,脉滑数为里热燔灼之象。

【治法】清宣郁热,或清泄膈热。

【代表方药】栀子豉汤、凉膈散。

栀子豉汤(《伤寒论》)

栀子十四枚(擘)　香豉四合(绵裹)

上二味,以水四升,先煮栀子,得二升半,内豉,煮取一升半,去滓,分为二服,温进一服,得吐者,止后服。

本方豆豉辛而不烈,宣透胸膈郁热,兼以除烦;栀子味苦气轻,善流动,以清热除烦。二药配伍,一清一宣,清中寓宣,共奏清宣胸膈郁热之效。

凉膈散(《太平惠民和剂局方》)

川大黄　朴硝　甘草各二十两　山栀子仁　薄荷(去梗)　黄芩各十两　连翘二斤半

上药为粗末,每服二钱,水一盏,入竹叶七片,蜜少许,煎至七分,去滓,食后温服。小儿可服半钱,更随岁数加减服之。得利下,住服。

方中连翘轻清透散,长于清热解毒,清透上焦之热,为君药;黄芩清透上焦之热,清透胸膈之热;栀子清利三焦,通利小便,引火下行;薄荷清利头目、利咽;竹叶清上焦之热;上药清泄头面胸膈灼热以治上;大黄、芒硝通腑泄热,"以泻代清"而治中;甘草、白蜜缓急润燥。全方共奏凉膈泄热,泻下清上之功。

【临床应用】如兼津伤口渴,加天花粉、芦根生津止渴;兼呕逆,加生姜、竹茹和胃降逆;若兼咳嗽,加杏仁、枇杷叶宣肺止咳;如上中焦火毒炽盛,加生石膏、知母、黄连等泻火解毒。

【注意事项】栀子豉汤在《伤寒论》原方中,栀子为生用,若胃气弱者,服后易作吐,可改为炒用,以制其弊。个别病例于服药后发生呕吐而病解者,乃胸膈郁热随吐而出,故病解,并非本方专事涌吐。若用凉膈散治疗热甚、烦躁、胸膈灼热如焚的热灼胸膈时,因凉膈散为"煮散剂",故应注意煎服法。煮散是一种或数种药物经粉碎,混匀而制成的粗末状内服散剂。使用时加水煎煮,去渣取汁服用。

3. 热灼营分

【证候】身热夜甚,口干反不甚渴饮,心烦不寐,或时有谵语,斑疹隐隐,舌质红绛而干,无苔,脉细数。

【病机】本证多因素体营阴亏虚而感受邪气较重所致。邪热入营,灼伤阴分,夜间阳入于阴,助长邪热之势,则身热夜甚;气分热盛,耗伤津液,邪热传至营分,津液大伤,则口干渴;邪热深入营阴,热蒸营阴上承,则口渴不甚;营气通于心,心藏神,邪热入营扰心,则心烦不寐,或时有谵语;邪热郁阻血络,则斑疹隐隐。舌红绛而干,脉细数为热灼营分的征象。若邪热为气分热盛传至营分者多有薄黄苔的表现;若邪热已深入营分者,则舌绛无苔。

【治法】清营解毒,透热养阴。

【代表方药】清营汤。

清营汤(《温病条辨》)

犀角三钱　生地五钱　元参三钱　竹叶心一钱　麦冬三钱　丹参二钱　黄连一钱五分　银花三钱　连翘(连心用)二钱

水八杯,煮取三杯,日三服。

方中犀角(已禁用,以水牛角代)咸寒,善清解心营之热毒;黄连苦寒,配犀角以增强清热解毒之功,然黄连苦燥,量不宜多,以防苦燥伤阴;生地凉血养阴,麦冬清热养阴,玄参凉血解毒,三者配合可清营热,滋营阴;银花、连翘、竹叶性凉而质轻,轻清透邪,宣通气机,促使营分邪热向外透达气分而解,此即叶天士"入营犹可透热转气"之临床应用;丹参清热凉血,活血散瘀则热不与血结。

【临床应用】若热盛,可配合板蓝根、大青叶、石膏等清泄邪热;若寸脉大,舌干燥较甚者,去黄连,以防苦燥伤阴;若神志昏谵严重者,可与安宫牛黄丸、紫雪丹合用;若兼发热,微恶风寒,咽痛,咳嗽,宜泄卫透营,用银翘散去豆豉加细生地、丹皮、大青叶倍玄参方(《温病条辨》),银翘散内去豆豉,加细生地四钱、大青叶三钱、丹皮三钱、元参加至一两。

【注意事项】运用本方时应观察舌苔,原著说:"舌白滑者,不可与也。"苔白滑为湿邪郁滞,忌用此方,以免滋腻助湿而留邪。由于临床已禁用犀角,可用水牛角代替,水牛角用水煎服。

（二）气分证治

1. 阳明热盛

【证候】壮热,面赤,汗大出,渴喜冷饮,苔黄而燥,脉浮洪或滑数。

【病机】本证为热邪未从少阳外解,反传入阳明,形成里热亢盛之候。邪盛正旺,正邪抗争剧烈,外蒸肌肉,内迫胃津,乃见壮热、恶热、心烦、汗液大出等症;阳明之脉荣于面,阳明热盛则面赤,甚则目赤;邪热既盛,汗泄又多,津液大为损耗,故渴喜凉饮;热邪内盛,故脉形洪大有力。舌苔黄燥亦系热盛津伤之症。

【治法】清热保津。

【代表方药】白虎汤(方见风温节)。

【临床应用】临床应用时,若热盛津伤,烦渴甚的,可加山栀、竹叶、石斛、芦根以清热解毒、生津除烦;若热扰神明而谵语的,可加犀角(已禁用,以水牛角代)、连翘、竹叶卷心以泄热清心;若热盛波及肝经,引动肝风,出现手足搐搦者,可配合羚羊角、钩藤、菊花等以凉肝息风;若气阴两伤、微喘、脉芤,可加人参以清热益气生津。

【注意事项】注意不同温病中的相同证候治疗指导思路是不同的。如本证与风温病的阳明热盛,都可见壮热、汗多、面赤、渴喜冷饮,苔黄燥等临床表现,均以白虎汤为代表方剂。但风温病以肺经为病变中心,易见肺胃热盛之证,故临证时多加用清肺泄热、止咳化痰之品;而春温为热邪内郁,病发于里的温病,病初多有阴液耗损的情况。邪热外达,阳明气分热盛,自宜用白虎汤。但需注意顾护阴液和透邪外出,如果胃津肾液有所亏耗,当立即补养。另外,临证时应注意邪热易于深入,内陷手足厥阴经而出现神昏、痉厥时,加用清心开窍、凉肝息风之品;若热盛津伤,烦渴甚者,加山栀、竹叶、石斛、芦根等以清热解毒、生津除烦,并应及时补充水分,必要时给予补液。兼有气阴两伤而见微喘、脉芤者,可加人参或西洋参以清热生津益气。

2. 阳明热结

【证候】日晡潮热,大便闭结或纯利恶臭稀水,腹满硬痛拒按,或时有神昏谵语,舌苔焦燥或起芒刺,脉沉实有力。或伴见口干唇裂、舌苔焦燥、脉象沉细;或伴见口干咽燥,倦怠少气,撮空摸床,肢体震颤,目不了了,苔干黄或焦黑,脉沉弱或沉细;或伴见小便涓滴不畅,溺时疼痛,尿色红赤,时烦渴,舌红,脉数。

【病机】本证因春温病胃热不解,下犯大肠,与肠中积滞相结所致。热结于阳明,里热熏蒸,肠燥粪实,故见日晡潮热;腑气不通,里实壅盛,浊气上扰神明,则见谵语;热结肠腑,粪便燥结不通,则大便闭结;亦有燥粪内结,邪热下迫大肠,致热结旁流而解臭粪水;由于邪实结集肠腑,故腹满硬痛拒按;舌焦燥或起芒刺,脉沉实有力,均为里热成实之象。邪热内盛,热结津伤,甚则阴液亏损,故见口干唇燥,舌苔焦燥,脉细。如热结腑实,应下失下,而致气液两虚则见口干咽燥,唇裂舌焦,倦怠少气,撮空摸床,目不了了,脉沉弱或沉细。若腑实内结,兼见小肠热盛,下注膀胱,则小便短赤、涩痛。

【治法】攻下软坚泄热。如阳明腑实,热结液亏者,宜攻下腑实,增液滋阴;如阳明腑实,气液俱亏者,宜攻补兼施,正邪合治;如热结肠腑,小肠热盛者,宜通腑泻小肠火热。

【代表方药】调胃承气汤(方见风温节),增液承气汤,新加黄龙汤,导赤承气汤。

增液承气汤(《温病条辨》)

玄参一两 麦冬八钱(连心) 细生地八钱 大黄三钱 芒硝一钱五分

水五杯,煮取三杯,先服一杯,不知,再服。

本方即增液汤加硝、黄而成。吴鞠通在《温病条辨》中提出:"温病之不大便,不出热结液干二者之外……热结液干之大实证,则用大承气;偏于热结而液不干者,旁流是也,则用调胃承气;偏于液干多而热结少者,则用增液,所以迴护其虚,务存津液之法也。"本证为阳明腑实阴亏,故方取增液汤之玄参、麦冬、生地以养阴润肠,增水行舟,更加大黄、芒硝以泄热软坚,攻下腑实。

新加黄龙汤(《温病条辨》)

细生地五钱 麦冬五钱(连心) 玄参五钱 生大黄三钱 芒硝一钱 生甘草二钱 人参一钱半(另煎) 当归一钱半 海参二条(洗) 姜汁六匙

水八杯,煮取三杯,先服一杯,冲参汁五分,姜汁两匙,顿服之。腹中有响声或转矢气为欲便也,候一、二时不便,再如前法服一杯……如服一杯,即得便,止后服。

本方由陶节庵(《伤寒六书》)黄龙汤加减变化而成,原方是针对伤寒热结且气血两虚之证而设,吴鞠通则于该方去枳、朴,加麦冬、生地、海参、玄参制成新加黄龙汤。全方以大黄、芒硝泄热软坚,攻下燥屎,为阳明腑实结热寻一出路;以人参、甘草大补元气;生地、麦冬、当归、玄参滋阴润燥,海参滋补阴液,咸寒软坚;并加姜汁宣通胃气,以代枳、朴之用,既除阳明气机之结滞,又无耗气伤阴之弊,诸药合用共成扶正攻下,邪正合治之剂。

导赤承气汤(《温病条辨》)

赤芍三钱 细生地五钱 生大黄三钱 黄连二钱 黄柏二钱 芒硝一钱

水五杯煮取二杯,先服一杯,不下再服。

本方由导赤散、调胃承气汤加减组合而成,故名导赤承气汤。方中以赤芍、生地凉血养阴,大黄、芒硝攻下大肠热结,黄连、黄柏清泄小肠火热。此为二肠同治之法,大小肠之热去,则膀胱之热亦解,二便自然通利。

【临床应用】若热炽阴伤,烦渴,舌红而干者,加知母、竹叶、花粉等;口渴较甚,热邪伤阴较重,可加玄参、芦根等;若见小便赤色有血,可加白茅根、小蓟等。

【注意事项】阳明腑实证是温病中的常见证型,其相兼证型复杂多样,临床需注意辨兼证,与腑实证同时治疗,应防"下之不通";因温病多是热邪伤津液,故不用枳实、厚朴等温燥之品,并以炙甘草缓其下。

(三) 营血分证治

1. 气营(血)两燔

【证候】壮热,目赤,头痛,口渴饮冷,心烦躁扰,甚或谵语,斑疹隐隐;甚或壮热,头痛如劈,骨节烦痛,烦躁不安,甚则昏狂谵妄,或发斑吐衄,舌绛,苔黄燥,脉滑数或弦数或洪大有力。

【病机】本证因气分热邪未解,营血分热毒又盛所致。邪热燔灼气分,则壮热,口渴引饮;火热炎上则目赤,头痛;热扰心神,故心烦躁扰,甚则昏谵;热伤血络,溢于肌肤,则斑疹隐隐。热入血分,迫血妄行,则吐、衄血;热毒充斥,故头痛如劈,骨节烦痛。苔黄燥提示气分邪热未解,舌绛为热在营血之征,脉数或洪为热盛之象。

【治法】清热解毒,清营凉血救阴。

【代表方药】玉女煎去牛膝、熟地加细生地、玄参方,化斑汤,清瘟败毒饮。

玉女煎去牛膝、熟地加细生地、玄参方(《温病条辨》)

生石膏一两 知母四钱 元参四钱 细生地六钱 麦冬六钱

水八杯,煮取三杯,分二次服,渣再煮一盅服。

本方为吴鞠通化裁《景岳全书》玉女煎而成。方中石膏、知母清气分邪热,玄参、生地、

笔记栏

麦冬清营滋阴,共奏清气凉营之效,实寓白虎汤合清营汤之意。

化斑汤(《温病条辨》)

石膏一两　知母四钱　生甘草三钱　元参三钱　犀角二钱　白粳米一合

水八杯,煮取三杯,日三服,渣再煮一盅,夜一服。

本方为白虎汤加犀角(已禁用,以水牛角代)、玄参而成。斑属胃,胃主肌肉,阳明热毒内郁营血,外充肌表,故用白虎汤清气解肌,泄热救阴;热毒较重,迫血伤络而致斑疹隐隐,故用犀角、玄参清营血以解毒化斑。

清瘟败毒饮(《疫疹一得》)

生石膏大剂六两至八两,中剂二两至四两,小剂八钱至一两二钱

小生地大剂六钱至一两,中剂三钱至五钱,小剂二钱至四钱

乌犀角大剂六钱至八钱,中剂三钱至五钱,小剂二钱至四钱

真川连大剂六钱至四钱,中剂二钱至四钱,小剂一钱至一钱半

生栀子　桔梗　黄芩　知母　赤芍　玄参　连翘　竹叶　甘草　丹皮(各取一般常用量)

本方为白虎汤、黄连解毒汤、凉膈散及犀角地黄汤四方组合而成。方内石膏、知母大清阳明气热、清热保阴;水牛角、生地、玄参、赤芍、丹皮清营凉血解毒;黄连、黄芩、栀子、连翘泻火解毒;竹叶清心除烦;桔梗载药上行,开宣肺气,宣通气机以助药力;甘草解毒利咽。

【临床应用】气营两燔者,方选玉女煎去牛膝、熟地加细生地、元参方;气血两燔轻证者用化斑汤;气血两燔,热毒亢盛之重证用清瘟败毒饮。吐衄重者,去桔梗加白茅根;斑疹紫黑者,可加重生地、赤芍用量,加紫草、丹参、红花、归尾;腑实较重而见大便秘结者,加大黄、芒硝。若见神昏谵语,舌蹇肢厥,可加用温病"三宝"。

【注意事项】此证所涉及的病机层面较多,临床需辨别热毒的轻重;在气、在营、在血邪热的多少;及营阴耗伤的程度,权衡用药。

2. 热盛动血

【证候】身体灼热,躁扰不安,甚则昏狂谵妄,斑疹隐隐或满布,色深红或紫黑,或吐衄便血,舌质深绛,脉细数或数。

【病机】本证因血分热毒炽盛,迫血妄行所致。热灼营血故身体灼热;热扰心神则躁扰不安,甚则昏狂谵妄;热入血分,损伤血络,迫血妄行,上溢则吐血、衄血,下溢则便血、溺血;迫血外溢肌肤则为斑疹,密集成片;热毒灼血成瘀,瘀热互结,则斑色紫黑。舌质深绛,脉数或细数为热灼血分之象。

【治法】清热解毒,凉血散血。

【代表方药】犀角地黄汤。

犀角地黄汤(《温病条辨》)

地黄一两　生白芍三钱　丹皮三钱　犀角三钱

水五杯,煮取二杯,分二次服,渣再煮一杯服。

叶天士曰:"入血就恐耗血动血,直须凉血散血。"方中用水牛角代犀角以清心凉血,解血分热毒;生地黄凉血养阴,两药相伍凉血止血,滋阴养血;芍药配丹皮清热凉血,活血散瘀。四药配合,共达清热解毒,凉血散血之功。

【临床应用】如吐血加侧柏叶、白茅根、三七;如衄血加黄芩、焦栀子、白茅根;便血加槐花、地榆;如尿血加小蓟、琥珀、白茅根以凉血止血;如热毒较甚,昏狂,紫斑,加水蛭、大黄,配以神犀丹以活血祛瘀解毒;如热盛伤阴,出血不止,舌紫绛而干者,加紫草、玄参、三七、西洋参以清热凉血、益阴止血。

【注意事项】此证病情凶险,需以清热为重,辅以凉血止血,不能单纯止血,更不能补血,与内伤杂病出血不同。

3. 热与血结

【证候】少腹坚满疼痛,大便色黑而易下,小便自利,神志如狂,口干,漱水不欲咽,舌绛或有瘀斑,脉细涩。

【病机】本证因热邪深入下焦,耗血动血,或血热妄行,离经之血蓄于胃肠、膀胱,热邪与瘀血互结积于少腹所致。热与血结,瘀蓄于内,故见少腹坚满,按之疼痛,大便色黑易下;热邪扰神,神明不用,则神志如狂;热毒在里,津液耗伤,故口干,但热在血分,邪已入阴,且血溢内蓄,故漱水不欲咽。舌绛或有瘀斑,脉细涩均为热与血结之征象。

【治法】凉血逐瘀。

【代表方药】桃仁承气汤。

桃仁承气汤(《温病条辨》)

大黄五钱　芒硝二钱　桃仁三钱　当归三钱　芍药三钱　丹皮三钱

水八杯,煮取三杯,先服一杯,得下止后服,不知再服。

方以大黄泄热逐瘀通经;芒硝助大黄攻下泄热,软坚散结;桃仁、芍药、丹皮活血化瘀;当归养血活血。

【临床应用】如瘀血较重,可加水蛭、地龙之类以加强破血之力;如津伤较重,可加天花粉、麦冬、石斛等滋补阴液。

【注意事项】本证热瘀互结,以清解通络为主,温经通络药一般慎用。本方当与《伤寒论》中桃核承气汤区分,两者均治疗下焦蓄血证,均有桃仁、大黄,都具有泄热逐瘀之功。桃核承气汤偏重膀胱蓄血,其感寒而后化热,其瘀重而热轻,故以桂枝等加强通阳散瘀之力;而桃仁承气汤从桃核承气汤加减而来,但其偏重肠腑蓄血,热重而瘀轻或瘀重而热亦重,故方中用生地、丹皮加强清热之力。

(四) 热入心包证治

【证候】身灼热,神昏谵语,或昏愦不语,或痰壅气粗,舌謇肢厥。

【病机】本证因营分失治,热毒深陷,内闭心包所致。热毒内陷,耗血伤津,灼津成痰,痰热阻络,神志被蒙,则神昏谵语,或昏愦不语而痰壅气粗。舌为心之苗,痰热阻于心窍,故舌短缩而转动不灵。热毒闭遏于内,则身灼热如焚而手足厥冷,其厥冷的程度与热闭的浅深相关,因此有"热深厥亦深,热微厥亦微"之说。

【治法】清心开窍。

【代表方药】清宫汤送服安宫牛黄丸,或至宝丹、紫雪丹(方见风温节)。

【临床应用】若兼见肌肤发斑、舌色深绛者,可加水牛角、大青叶、玄参、紫草等凉血解毒化斑;若兼大便闭结者,可加生大黄、芒硝攻下邪热。

【注意事项】治疗中若出现四肢厥冷,脉微欲绝,即亡阳之征,当立即改用四逆汤、参附汤等回阳救逆,益气固脱。本方孕妇忌用。

(五) 热盛动风证治

【证候】高热不退,头痛头胀,烦渴,烦闷躁扰,甚则神昏,手足抽搐,或颈项强直,甚则角弓反张,舌红苔黄,或舌红绛无苔,脉弦数或弦细数。

【病机】本证因邪热内陷,深入厥阴,热盛动风所致。热毒内盛,燔灼肌体,则高热不退,头胀头痛;津液损伤,则烦渴甚;邪热扰乱心神,故烦闷躁扰,甚则神昏;肝经热盛,引动肝风,筋脉挛急,可见手足抽搐,颈项强直,甚则角弓反张。舌红苔黄,脉弦数,为气分热甚;邪热伤及营血分可见舌红绛,脉弦细数。

【治法】清热凉肝,息风止痉。

【代表方药】羚角钩藤汤。

羚角钩藤汤(《通俗伤寒论》)

羚角片(先煎)钱半　霜桑叶二钱　京贝母(去心)四钱　鲜生地五钱　双钩藤(后入)三钱　滁菊花三钱　茯神木三钱　生白芍三钱　生甘草八分　淡竹茹(鲜制,与羚羊角先煎代水)五钱

方以羚羊角、钩藤清热息风,凉肝止痉;桑叶、菊花轻清宣透,助羚羊角、钩藤透热息风,同时清利头目;生地黄养阴,白芍柔肝,合甘草酸甘化阴,舒缓筋脉之挛急;茯神宁心安神定志;竹茹、贝母清热化痰通络。

【临床应用】若气分热盛而见壮热大汗,渴欲冷饮,加石膏、知母等以大清气热;营血分热盛见肌肤发斑者,加水牛角、板蓝根、丹皮、紫草等凉血解毒;发痉较重,甚则角弓反张者,加全蝎、地龙、蜈蚣等息风止痉;腑实便秘者,加大黄、芒硝等攻下泄热;如痰涎壅盛者,可加用竹沥、姜汁等加强清热化痰之力;若阴液亏损严重,可加用玄参、麦冬等加强滋阴补液之力。

【注意事项】本方重在凉肝息风,临床若伴随神昏谵语,加用紫雪丹、至宝丹、安宫牛黄丸,或清开灵、醒脑静注射液清心开窍,镇痉息风。

(六) 热灼真阴证治

1. 真阴亏损

【证候】持续低热,手足心较手足背热甚,精神疲倦,消瘦无力,或心中悸动不安,耳聋,口干咽燥而饮水不解,牙齿干燥无光泽,舌干绛或枯萎甚或紫晦而干,无苔,脉虚细数或结代。

【病机】本证为春温重证后期表现。因热毒余邪久羁,损伤肝肾真阴所致。肾阴亏则水不制火,虚热内生,故持续低热,尤以手足心热较甚;肾阴大亏,精不养神,故神疲;脏腑形质失于濡养,则消瘦无力,肾水不能上济,心神失养则心悸;肾精亏损,不能充养耳齿,故耳聋、齿燥;阴液耗损则口干咽燥,欲饮水自救而不解;阴血亏虚则舌干绛或枯萎甚或紫晦而干;邪少虚多则脉虚细无力;阴亏液涸则脉行艰难,搏动时止而结代。

【治法】滋养肾阴。

【代表方药】加减复脉汤。

加减复脉汤(《温病条辨》)

炙甘草六钱　干地黄六钱　生白芍六钱　麦冬(不去心)五钱　阿胶三钱　麻仁三钱

水八杯,煮取八分三杯,分三次服。剧者加甘草至一两,地黄、白芍八钱,麦冬七钱,日三,夜一服。

本方由炙甘草汤(亦名复脉汤)去参、桂、姜、枣、清酒等温热之品,加白芍而成。方中炙甘草补益中气,以使津充阴复;生地、阿胶、白芍滋养肝肾之阴;炙甘草配白芍,酸甘化阴;麦冬、麻仁养阴润燥。诸药配伍,长于救阴,兼退虚热。

【临床应用】心火炽盛,身热心烦不得卧,加黄连、栀子以清泄心火;如汗出心悸,去麻仁,加生龙骨、生牡蛎、人参以镇摄潜阳,益气固脱;若阴液下泄,大便微溏,加牡蛎以滋阴固摄。

【注意事项】本证为热病后期,真阴耗竭所致,治疗上亟须滋补真阴。热邪由虚而生者方可使用,若热邪尚盛则不可使用。本证多伴有脾胃之气亏虚,滋养真阴的药物多碍脾胃运化之气,因此应注意兼顾脾胃运化之性。

2. 阴虚风动

【证候】低热,形消神倦,咽干齿黑,手足蠕动,甚或瘛疭,心悸或心中憺憺大动,甚则心中痛、时时欲脱,舌干绛,脉虚细无力。

【病机】本证因水不涵木,虚风内动所致。肝肾阴虚,虚热内生,则低热;肾阴亏竭,无

以充养,则形消神倦,咽干齿黑;肾精肝血耗损,筋脉失养,故手足蠕动,甚或瘛疭:真阴欲竭,心失所养,故心悸或心中憺憺大动,甚则心中痛;阴亏至极,阴不维阳,阳气欲越,则时时欲脱。舌干绛,脉虚细无力为肝肾阴亏之征。

【治法】滋阴养血,柔肝息风。

【代表方药】三甲复脉汤、大定风珠。

三甲复脉汤(《温病条辨》)

炙甘草六钱　干地黄六钱　生白芍六钱　麦冬(不去心)五钱　阿胶三钱　麻仁三钱　生牡蛎五钱　生鳖甲八钱　生龟板一两

方中以加减复脉汤滋养肝肾阴血,加三甲以潜阳息风。适用于手足蠕动,心中憺憺大动,脉细促为主症的虚多邪少之虚风内动证。本方系加减复脉汤加牡蛎、鳖甲、龟板而成。

大定风珠(《温病条辨》)

生白芍六钱　阿胶三钱　生龟板四钱　干地黄六钱　麻仁二钱　五味子二钱　生牡蛎四钱　麦冬(连心)六钱　炙甘草四钱　鸡子黄(生)二枚　鳖甲(生)四钱

水八杯,煮取三杯,去滓,再入鸡子黄,搅令相得,分三次服。

本方系加减复脉汤加牡蛎、鳖甲、龟板、鸡子黄、五味子而成。取"三甲"以潜阳息风;鸡子黄增强滋阴息风之效;五味子补阴留阳以防厥脱之变。

【临床应用】若心悸,加茯神、人参、小麦;若喘者,加人参;自汗加龙骨、人参、浮小麦;若壮火尚盛者,不可与之。

【注意事项】大定风珠和三甲复脉汤均为真阴耗损严重,虚风内动而设,若患者邪热仍盛,不可使用。此外,须注意病势的"虚多邪少"或"纯虚无邪",区别使用两方。

3. 阴虚火炽

【证候】身热,心烦不寐,咽干口燥,舌红苔黄或薄黑而干,脉细数。

【病机】本证因热伤肾阴,心火亢盛所致。温热之邪助心火,灼肾水,心火炽热故见心烦不寐,身热;肾水不能上济,则咽干口燥。舌红苔黄或薄黑而干,脉细数为阴虚火盛之象。

【治法】泻火育阴。

【代表方药】黄连阿胶汤。

黄连阿胶汤(引《温病条辨》)

黄连四钱　黄芩一钱　阿胶三钱　白芍一钱　鸡子黄二枚

水八杯,先煮三物,取三杯,去滓,纳胶烊尽,再纳鸡子黄,搅令相得,日三服。

方中黄连、黄芩苦寒直折,清泻心火;阿胶、白芍滋补肝血肾精,养育真阴;鸡子黄滋补心肾。诸药配伍,上泻心火,下滋肾水,为攻补兼施之方。正如吴鞠通所说:"以黄芩从黄连,外泻壮火而内坚真阴;以芍药从阿胶,内护真阴而外捍亢阳。名黄连阿胶汤者,取一刚以御外侮,一柔以护内主之义也。"

【临床应用】若心火亢盛者,加莲子心、栀子、淡竹叶;若阴津耗伤甚者,可加生地、麦冬、百合等;兼心虚胆怯,筋惕肉瞤,舌淡胖等,加黄芪、党参、茯神;兼胸闷、纳差、痰多、舌苔白腻,加茯苓、炙远志等。

【注意事项】本证以心烦不得卧为主症,与连梅汤证相似,但连梅汤证以心烦躁扰、消渴引饮、筋失濡养为特点,故方药上易阿胶,加生地、麦冬、乌梅加强养阴润肺、滋养肾阴之功,乌梅与黄连相配,起酸苦泄热之功效,与生地、麦冬二药合用起酸甘化阴之效。故临证上有所区别。

(七) 邪留阴分证治

【证候】夜热早凉,热退无汗,能食形瘦,舌质红,无苔或少苔,脉沉细、略数。

【病机】本证为春温后期,因余邪留伏阴分所致。阴虚余热留伏,卫气日行于阳,夜行于阴,卫气夜入阴分与邪抗争,故入夜身热;日间卫气出阴分行于表,故热退身凉,但余热未随卫气外出,则热虽退而身无汗;邪留阴分,病不在肠胃,故能饮食,营阴耗损而不能充养肌肤,故形体消瘦。舌质红,无苔或少苔,脉沉细、略数均为余热耗损阴液之象。

【治法】滋养阴精,透热外达。

【代表方药】青蒿鳖甲汤。

青蒿鳖甲汤(《温病条辨》)

青蒿二钱　鳖甲五钱　细生地四钱　知母二钱　丹皮三钱

水五杯,煮取二杯,日再服。

方中以青蒿配合鳖甲,先以鳖甲入络搜邪,再以青蒿芳香外达,引领阴分邪热外达;生地养阴清热;丹皮、知母透解阴分伏火。

【临床应用】若虚热明显,症见潮热、五心烦热者,可加地骨皮、白薇、胡黄连等;若兼有肺阴虚,症见干咳或咳嗽痰少而黏者,可加沙参、百合、川贝等;若兼有胃阴虚,症见口干舌燥,知饥不食者,可加石斛、玉竹、麦冬等,还可以配合雪梨浆、五汁饮等甘濡滋润,补养胃阴。

【注意事项】本证为热病后期,正虚邪恋,机体阴精不足,邪热内伏,治疗上在滋养阴精,透热外达的同时,应注意顾护人体的胃气,但药物选择应以平补为主,切忌过于滋腻碍脾,或补益过多导致余热复燃。另外,《温病条辨》中焦篇亦有一条青蒿鳖甲汤,是用来治疗少阳温疟的,两方同名不同药,不可不知。

【文献摘录】

吴又可《温疫论》引汪石山语:"又有不因冬伤于寒,至春而病温者,此特感春温之气,可名春温。且言寒毒藏于肌肤之间。肌为肌表,肤为皮之浅者,其间一毫一窍,无非营卫经行所摄之地,即感冒些小风寒,尚不能稽留,当即为病,何况受严寒杀厉之气,且感于皮肤最浅之处,反能容隐者耶!以此推之,必无是事矣。"

【医案举例】

1. 春温过汗变症

城东章某,得春温时病。前医不识,遂谓伤寒,辄用荆、防、羌、独等药。一剂得汗,身热退清,次剂罔灵,复热如火,大渴饮冷,其势如狂。更医治之,谓为火证,竟以三黄解毒为君,不但热势不平,更变神昏瘛疭,急来商治于丰。诊其脉,弦滑有力,视其舌,黄燥无津。丰曰:"此春温病也,初起本宜发汗,解其在表之寒,所以热从汗解。惜乎继服原方,过汗遂化为燥,又加苦寒遏其邪热;以致诸变丛生。当从邪入心包,肝风内动治之。"急以祛热宣窍法[连翘、犀角(现已禁用,以水牛角代)、川贝母、鲜菖蒲、至宝丹],加羚角、钩藤。服一剂,瘛疭稍定,神识亦清,惟津液未回,唇舌尚燥,守旧法,除去至宝、菖蒲,加入沙参、鲜地,连尝三剂,诸恙咸安。(雷丰.时病论[M].北京:人民卫生出版社,2012.)

2. 春温热结阳明

王皱石广文令弟患春温,始则谵语发狂,连服清解大剂,遂昏沉不语,肢冷如冰,目闭不开,遗溺不饮,医者束手。孟英诊其脉弦大而缓滑,黄腻之苔满布,秽气直喷,投承气汤加银花、石斛、黄芩、竹茹、元参、石菖蒲,下胶黑矢甚多,而神稍清,略进汤饮。次日去硝黄,加海蜇、芦菔、黄连、石膏,服二剂,而战解肢和,苔退进粥,不劳余力而愈。(王士雄.王孟英医案[M].上海:上海科学技术出版社,1989.)

(吕文亮)

第三节　暑　温

【概念与沿革、临床特点】

暑温是感受暑邪引起的急性外感热病。暑热邪气为患，初起即可见壮热，烦渴，汗多，脉洪大等阳明气分热盛证候，暑湿邪气为患，初起可见短暂卫分证。此病发病急骤，传变迅速，易伤津耗气，多有化火、生痰、闭窍、动风之变，发生于夏暑当令之时。

早在《黄帝内经》中就有暑病的记载。如《素问·热论》说："凡病伤寒而成温者，先夏至日者为病温，后夏至日者为病暑。"《素问·生气通天论》所说："因于暑，汗，烦则喘喝，静则多言，体若燔炭，汗出而散。"指出了暑病的临床特点。汉代张仲景将感受暑邪所致的疾病称为"中暍"，如《金匮要略·痉湿暍病脉证并治》说："太阳中热者，暍是也。汗出恶寒，身热而渴，白虎加人参汤主之。"是暑病证治的最早记载。在宋元时期，对暑病的证治认识有了发展，宋代陈无择提出，冬伤寒至夏而发者为热病，夏间即发者即伤暑，二者不同。他在《三因极一病证方论》中提出："伤暑者……此是夏间即病，非冬伤寒至夏发为热病也。"元代戴思恭在《丹溪心法》中把暑病分为冒暑、中暑、伤暑三类，指出三者有轻重之分，虚实之别。明代王纶在《明医杂著》中提出暑邪可自口齿侵犯人体，伤于心包络之经。张元素以动、静分阴暑和阳暑，他说："静而得之为中暑，动而得之为中热，中暑者为阴证，中热者为阳证。"明代张景岳则以受寒受热分阴暑、阳暑，他指出"阴暑者，因暑而受寒也""阳暑者，乃因暑而受热也"，从而使暑病的认识更趋全面。到清代，人们对暑病的认识更加深入。叶天士在《三时伏气外感篇》中更明确提出"夏暑发自阳明"的病理特点及"暑必兼湿"的观点。吴鞠通则在《温病条辨》中首次提出了暑温的病名："暑温者，正夏之时，暑病之偏于热者也。"并提出"暑兼湿热，偏于暑之热者为暑温"，也强调了暑病具有夹湿的特点。其后，关于暑温的证治内容不断丰富，暑温亦成为四时温病中的重要病种之一。

西医学发于夏季的流行性乙型脑炎、登革热和登革出血热、钩端螺旋体病、流行性感冒以及热射病等与本病颇为相似，可参考本病辨证论治。

【病因病理】

暑温的病因是暑热病邪。暑热病邪是在夏季炎热酷烈的气候条件下形成的，正如朱丹溪所说："暑乃夏月炎暑也，盛热之气者火也。"雷少逸也指出："其时天暑地热，人在其中，感之皆称暑病。"暑热病邪虽为阳邪，但易夹湿。这是因为在夏季炎热的气候条件下，地湿蒸腾，加之雨水较多，以致暑热既盛且湿气亦重。但因暑邪夹湿有多少之异，所以暑热病邪与暑湿病邪二者并无绝对界限，都可称为暑邪。同时，由于气候炎热，易贪凉饮冷，故而暑热病邪又易兼夹寒邪。此外，暑温的发生与人体正气不足，不能抵御病邪的侵袭亦有直接关系。夏月暑气当令，气候炎热，此时人们多睡眠不足，易于劳累，加上汗出较多，脾胃运化功能亦弱，所以正气较虚，或素禀不足，或饮食失节伤及正气，暑热病邪可乘虚而入发为暑温。正如王安道《医经溯洄集》中所说："暑热者，夏之令也，大行于天地之间，人或劳动，或饥饿，元气亏乏，不足以御天令亢极，于是受伤而为病。"

暑为火热之气，其性酷烈，暑热病邪侵入人体，起病急骤，传变迅速，可直接侵入气分而多无明显的卫分证表现，初起即见壮热，汗多，口渴，脉洪大等阳明气分热盛的证候。叶天士"夏暑发自阳明"的观点即概括了本病发病的病机特点。暑热盛于气分,内蒸外迫,最易耗气伤津,甚或出现精气欲脱的危候。暑气通于心,病变过程中暑热病邪不仅极易深入心营,内闭清窍,出现神昏谵语,也可直接侵犯心营而发病。如邪热入营而气分邪热仍盛,则形成气营两燔之证。此外,暑热炽盛,易引动肝风,出现痉厥之变。如邪热亢盛,内迫血分,损伤血络,又可致咯血、吐血、衄血或发斑疹等变化。其中暑伤肺络可致咯血,迫血外溢肌肤则可外发斑疹等。但暑热伤人,每变幻无常,张凤逵《伤暑全书》中提出其致病有"不拘表里,不以渐次"的特点。暑热炽盛时,适逢人体正气虚弱,尤其在小儿稚阴稚阳之体,暑热可直中心包而猝然神昏肢厥,名曰"暑厥";暑热直入肝经而突发痉厥,名曰"暑风",亦称"暑痫";暑热炽盛亦可犯肺,甚至损伤肺络,见骤然咯血、衄血、咳嗽气促,名曰"暑瘵"。本病后期,暑热渐退而津气未复,多表现为正虚邪恋之候。暑伤心肾则可见心热烦躁、消渴、麻痹,甚或因水不涵木,虚风内动而致手足蠕动。如在病程中曾因闭窍、动风而发生神昏、痉厥,且持续时间较长者,其瘥后每因痰瘀留伏包络,机窍不灵而见痴呆、失语、耳聋等症;若痰瘀阻滞经络,筋脉失利,则可见手足拘挛、肢体强直或瘫痪等症。

若暑热夹湿之邪入侵人体,初起以暑湿困阻中焦,热重湿轻为主要病机,病程中暑湿交蒸、弥漫三焦,病势缠绵难解,病机特点为既有暑伤津气又兼湿热困阻气机,若湿邪化热、化燥,其病机演变与暑温无异。若在夏暑之季,贪凉饮冷太过而夹湿兼寒者,初起则有暑湿内阻而寒邪外遏的病机变化(图8-3)。

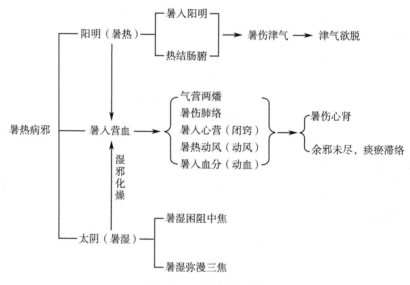

图8-3 暑温病理演变图

【诊断要点】

1. 发病有明显的季节性,发生于夏暑当令之时,多在夏至到处暑期间。

2. 起病急,初起时一般较少卫分证表现,而以高热、汗多、烦渴、脉洪大滑数等阳明气分热盛证多见。

3. 病程中暑热伤津耗气,传变迅速,变证较多,易见津气欲脱、神昏、痉厥、出血等危重证候。

4. 后期多见气阴亏虚、正虚邪恋之候。

【鉴别要点】

1. 湿温 两病均是夏季常见温病,但湿温系感受湿热病邪所致,起病较缓,初起以湿重而热象不显为特点,邪多留恋气分,病变以脾胃为中心,病势缠绵,病程较长。暑温兼湿则起病急骤,初起即以暑热炽盛证候为主,虽兼夹湿邪,但暑热偏盛的表现较为突出,病程中变化较多,易入营血,并多昏、痉、厥、脱等危重病证发生。

2. 疫毒痢 疫毒痢多发生于夏季或夏秋之交,临床也具有起病急骤、动风、闭窍,甚至内闭外脱等特点,与暑温不易鉴别。疫毒痢的闭脱证出现更具有暴发性,二者主要靠实验室检查,方能做出鉴别。

【辨证论治】

一、辨析要点

(一)辨病邪兼夹

暑温所感病邪为暑热病邪,如兼夹湿邪,即为暑湿病邪,如夹湿又兼寒,则属暑、湿、寒三气兼感,在辨析时需审证求因。凡初起即见阳明气分里热证候的为单纯感受暑热病邪;若兼见脘闷、身重、苔腻等症状的为兼夹湿邪之象;如起病之初证见发热恶寒,头痛无汗,心烦口渴,脘闷苔腻,则系暑湿兼寒。

(二)辨热势轻重

暑温病火势亢盛程度每与病情轻重密切相关,一般来说,邪热越盛则越易导致津气外脱、闭窍动风、伤络迫血等严重病变。因而掌握热势之轻重可以推断本病的病情轻重。

(三)辨正伤程度

本病最易耗伤气阴,若见口渴引饮,舌干少津即提示津伤;若见神疲脉虚,则属气耗;若两者并见,即为气阴两伤。如进而出现消渴不已,舌光绛而干,脉细数,则为真阴耗伤;兼见咯血,则为肺阴灼伤,络脉受损;若汗出淋漓,喘喝脉散,则为津气欲脱之征。

(四)辨昏痉先兆

本病的神昏、痉厥往往突然发生,凡见嗜睡或烦躁不寐,静而多言者,多为神昏之先兆;若见手足或面部肌肉不时微微抽动,筋惕肉瞤,项强者,则应防其动风痉厥。

二、治则治法

(一)治则

暑为火热之邪,故基本治则是清暑泄热。

(二)治法

根据病程中的病机变化及其证候表现,其相应的治法是初起暑伤气分,阳明热盛者,治以辛寒清气、涤暑泄热;如进而暑伤津气,则宜甘寒之剂以清热生津;病之后期邪热虽衰但余热未尽或津气大伤,又当以甘酸之品益气敛津,酸苦之品泄热生津。叶天士在《三时伏气外感篇》中引用张凤逵的话说:"暑病首用辛凉,继用甘寒,再用酸泄酸敛。"概括了暑温,暑热病邪在气分各阶段的治疗大法。

若暑热内传,深入营血,或内陷厥阴而引起闭窍、动风时,则须根据具体病情采用清营凉血、清心开窍、凉肝息风等法。后期多为余邪未清,气阴未复,故常用益气养阴、清泄余热等法以善其后。余邪夹痰、夹瘀留滞络脉者,当在清除余邪同时,化痰散瘀通络。

对暑热兼湿邪之证,则应在清暑之中兼以祛湿,施以芳香化湿、苦温燥湿、淡渗利湿。王

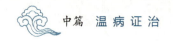

纶在《明医杂著》中说:"治暑之法,清心利小便最好。"乃是针对暑邪的性质及病理特点而确立的治则。

三、分型论治

(一) 气分证治

1. 暑入阳明

【证候】壮热,恶热,汗大出,渴喜冷饮,苔黄而燥,脉浮洪或滑数。

【病机】此为阳明里热亢盛之候。邪正交争,里热蒸腾,故身热、恶热。里热蒸腾,迫津外泄,乃见汗液大出;邪热既盛,汗泄又多,津伤太盛,故口燥渴饮,且多喜凉饮;热盛津伤,故苔黄而燥;里热内盛,正气抗邪,所以脉形洪大有力或滑数。

【治法】清热保津。

【代表方药】白虎汤(方见风温节)、白虎加人参汤。

白虎加人参汤(引《温病条辨》)

生石膏一两(研)　知母五钱　甘草三钱　白粳米一合　人参三钱

水八杯,煮取三杯,分温三服。病退,减后服,不知再作服。

【临床应用】暑入阳明,热蒸于内而亢盛于外,内外俱热,故以白虎汤清暑泄热,透邪外达。吴鞠通说的"白虎本为达热出表",即是此意。若阳明经热过盛而津气耗伤者,则须于清热中佐以益气生津之品,可用白虎加人参汤。若兼暑湿郁遏肌表,症见身热,微恶风寒,头痛胀重,身重肢节酸楚,无汗或微汗,脘痞,口不渴,舌光红苔白腻或微黄腻,脉浮滑数或濡数者,宜透表祛邪,涤暑化湿,可加减使用卫分宣湿饮(《暑病证治要略》),组成为西香薷,全青蒿,滑石,浙茯苓,通草,苦杏仁,鲜荷叶,鲜冬瓜皮,淡竹叶,或新加香薷饮(《温病条辨》),组成为香薷,金银花,鲜扁豆花,厚朴,连翘。

【注意事项】暑为火热之气,传变迅速,清暑泄热药当及时足量使用,防止其伤阴入营血;另要适当使用时令药物以清暑祛湿,如西瓜翠衣、荷叶等;对素体脾胃不足之人,要适当使用消导护胃之品,除粳米外还可加入山药、神曲等,防止寒凉药复伤脾胃。

2. 暑伤津气

【证候】身热心烦,小溲色黄,口渴自汗,气短而促,肢倦神疲,苔黄干燥,脉虚无力。

【病机】本证为暑热亢盛,津气两伤之候。暑热郁蒸,故身热、心烦、小溲色黄;暑为阳邪,主升主散,迫津外泄,故腠理开而汗多;汗泄太过,伤津耗气,故口渴、苔燥、气短而促、肢倦神疲、脉虚无力。与前证比较,其邪热较轻,而津伤较重。

【治法】清热涤暑,益气生津。

【代表方药】王氏清暑益气汤。

王氏清暑益气汤(《温热经纬》)

西洋参三钱　石斛三钱　麦冬二钱　黄连八分　竹叶三钱　荷梗三钱　知母三钱　甘草一钱　粳米三钱　西瓜翠衣四钱

水煎服。

本证为暑热盛而津气两伤,治疗时清热涤暑与益气生津并施。方以西瓜翠衣、黄连、知母、竹叶、荷梗清热涤暑;以西洋参、石斛、麦冬、粳米益气生津。

【临床应用】若暑热较重者,当加重益气生津药的用量,并酌减黄连或不用,防其化燥伤阴;如久热不退,可去黄连、知母,加白薇、地骨皮、青蒿以退虚热;若见胸闷气短,四肢困倦,神疲乏力,小便短赤,大便溏薄,舌苔腻,宜清暑化湿,益气和中,选用东垣清暑益气汤(《脾胃论》),组成为黄芪,苍术,人参,升麻,橘皮,炒白术,泽泻,黄柏,麦门冬,青皮,葛根,当归身,大曲,五味子,炙甘草。

【注意事项】本方与白虎加人参汤均为清热解暑、益气生津之剂,临床运用时应注意区别其适应证候:白虎加人参汤清暑泄热之力较强,适用于暑入阳明,暑热较盛而津气耗伤较轻之证;本方清泄暑热之力不及前方,但养阴生津益气之力较强,则适用于暑热稍轻,津气耗伤较甚之证。本方在临床使用时当权衡暑热与津气耗伤两个方面的轻重而予以灵活加减。

3. 津气欲脱

【证候】身热已退,汗出不止,喘喝欲脱,脉散大。

【病机】本证为津气耗伤过甚所致的津气欲脱之候。暑热渐去故身热已退;正气耗散过甚,固摄无权,津不内守,故汗出不止;津气耗伤太过,肺之化源欲绝,则见喘喝欲脱;津气势欲外脱,则脉散大而无力。本证汗出愈多则津气愈耗,正气愈伤则汗泄愈甚。此与阳气外亡而汗出肢冷、面色苍白、脉微细欲绝者有所不同,但病势亦属重险。若病情进步发展,亦可出现阳气外亡之危候。

【治法】益气敛津,扶正固脱。

【代表方药】生脉散(方见风温节)。

【临床应用】对本证的治疗,亦可用生脉注射液静脉给药。如邪热未尽,可加入金银花、连翘、石膏、知母等清暑泄热;如兼见阳气外脱之四肢厥冷、面色苍白、脉微细欲绝等症,则应加入附子、干姜等以回阳固脱,或选用参附龙牡汤,也可用参附注射液静脉注射。

【注意事项】本方功在补气敛阴,并非治暑之剂。只适用于津气欲脱而邪热已去的病证。若暑热仍盛者,则不宜单投本方。正如《温热经纬》中引用徐灵胎所说:"此伤暑之后,存其津液之方也……用此方者,须详审其邪之有无,不可徇俗而视为治暑之剂也。"

4. 热结肠腑

【证候】身灼热,日晡为甚,腹胀满硬痛,谵语狂乱,大便秘结或热结旁流,循衣摸床,舌卷囊缩,舌红,苔黄燥,脉沉数。

【病机】此为暑热伤津,热结阳明腑实之证。暑热与糟粕郁蒸肠腑,不能透达于外,故身热日晡为甚;肠中热结,传导失司,腑气不通,故大便秘结而腹满硬痛;若大便虽结,热迫于中,津液下夺,从旁而出,则见大便稀水、色黄臭秽等"热结旁流"之症;邪热循经上扰心神,神不守舍则谵语狂乱、循衣摸床;热邪炽盛,淫于厥阴,则舌卷囊缩;舌红苔黄燥、脉沉数,为暑热灼伤津液,热结肠腑之象。本证除具有痞、满、燥、实、坚外,尚有火毒炽盛之象,病情较为深重。

【治法】通腑泄热,清热解毒。

【代表方药】调胃承气汤(方见风温节)、解毒承气汤。

解毒承气汤(《伤寒瘟疫条辨》)

白僵蚕(酒炒)三钱　蝉蜕(全)十个　黄连一钱　黄芩一钱　黄柏一钱　栀子一钱　枳实(麸炒)二钱五分　厚朴(姜汁炒)五钱　大黄(酒洗)五钱　芒硝(另入)三钱

本方为黄连解毒汤、升降散合大承气汤加味而成,适用于腑实而热毒盛者。方中以大承气汤通腑泄热,荡涤肠腑热结,使邪热随攻下而外泄;用黄连解毒汤清暑解毒;升降散中的白僵蚕、蝉蜕入厥阴肝经,有息风镇痉之力,可防热盛动风之患,配合黄连解毒汤能透解暑邪外达,配大黄又有升清降浊之功。诸药合用,使暑热火毒得去,肠腑热结可除,津液可保而诸症得愈。

【临床应用】暑热炽盛,内结肠腑,偏于肠腑热结较甚,以腹满、腹痛、大便秘结为主要表现者,宜选用调胃承气汤;热毒较盛,兼有腹满、腹痛及大便秘结者,宜用解毒承气汤。如热毒炽盛者,可加大青叶、石膏清泄热毒;如神昏不语,人如尸厥,可加紫雪丹,泻火解毒,开窍醒神;动风抽搐者,可加羚羊角、钩藤等凉肝息风;兼气虚者,可加入人参以益气。

【注意事项】本证乃暑热充斥表里三焦,痞满燥实之实证,临证用药时要根据人体体质之强弱,揣度邪热之轻重,诊察疾病之缓急,然后用药,方能无投药太过和不及的弊端。

5. 暑湿困阻中焦

【证候】壮热烦渴,汗多溺短,脘痞身重,脉洪大。

【病机】本证属暑湿困阻中焦,以暑热盛于阳明为主,兼有湿困太阴之候。因阳明胃热亢盛,故见壮热烦渴、汗多溺短、脉洪大;因太阴脾土蕴湿,故见脘痞身重。

【治法】清热祛湿。

【代表方药】白虎加苍术汤。

白虎加苍术汤(《类证活人书》)

石膏一斤　知母六两　甘草(炙)二两　粳米三两　苍术三两

水煎服。

本方由白虎汤加苍术而成,以白虎汤清阳明胃热,苍术燥太阴脾湿。暑热夹湿为患,徒清热则湿不退,而湿祛则热易清,故应清暑祛湿同施。

【临床应用】如中焦湿邪较盛,可加藿香、佩兰、滑石、茯苓、大豆卷、通草等芳化渗利之品;若阳明热盛较者,可酌加竹叶、金银花等以清透暑邪;若热盛化火,可酌加黄芩、黄连、栀子以清热解毒;如属中焦暑湿俱盛而呈现湿热并重者,可取辛开苦降之法,药用厚朴、黄连、半夏、黄芩等;若肢体酸楚较甚者,可加桑枝、汉防己、丝瓜络等以化湿通络。

【注意事项】辨证时应着眼于暑热盛于阳明和湿邪困阻太阴两方面的临床表现,且侧重于暑热盛于阳明。此外,亦须注意是否兼有外寒束表之象。

6. 暑湿弥漫三焦

【证候】身热面赤,耳聋眩晕,咳痰带血,不甚渴饮,胸闷脘痞,恶心呕吐,大便溏臭或下利稀水,小便短赤,舌红赤,苔黄滑。

【病机】本证为暑湿均盛,弥漫三焦之候。暑湿内蕴则身热,上蒸则面赤,蒙蔽清窍,则耳聋眩晕。暑湿犯肺,肺气不利,肺络受损,则胸闷咳痰带血。暑湿郁阻,中焦气机升降失调,则脘腹痞满、不甚渴饮、恶心呕吐。暑湿蕴结下焦,小肠泌别失职,大肠传导失司,则小便短赤、大便溏臭或下利稀水。舌红赤,苔黄滑为暑湿内盛之象。

【治法】清热利湿,宣通三焦。

【代表方药】三石汤。

三石汤(《温病条辨》)

飞滑石三钱　生石膏(先下)五钱　寒水石三钱　杏仁三钱　竹茹(炒)二钱　金银花(花露更妙)三钱　金汁(冲)一酒杯　白通草二钱

水煎服。

本证邪在气分而病位涉及上、中、下焦。方中杏仁宣开上焦肺气,气化则暑湿易化;石膏、竹茹清泄中焦邪热;滑石、寒水石、通草清利下焦湿热;金银花、金汁涤暑解毒。

【临床应用】应根据暑湿弥漫三焦部位的侧重之别而选择用药:如暑湿偏于上焦者,主用杏仁、荷叶、大豆卷、淡豆豉等;偏重于中焦者,主用石膏、竹叶、竹茹、苍术、半夏、厚朴等;偏重于下焦者,主用滑石、寒水石、猪茯苓、泽泻、通草等。此外,若见心胸烦闷较甚者,可加栀子皮、竹叶心;痰多带血者,可加川贝、竹沥、白茅根;小便赤痛明显者,可加车前草、薏苡仁等以加强清利暑湿之功。

【注意事项】本证为暑湿为患,三焦俱病,治疗当着眼于清除病因,而非治疗某一脏腑部位的病变。

(二) 营血分证治

1. 暑入心营

【证候】灼热烦躁,夜寐不安,时有谵语,舌謇肢厥,舌红绛,脉细数;或猝然昏倒,不知人事,身热肢厥,气粗如喘,牙关微紧,舌绛脉数。

【病机】暑属火热之邪,"暑气通于心",中人最速,极易内陷心营。暑入心营证候,除可从气分证发展而来外,还可因暑热之邪猝中心营,内闭心包而致,以一病即发昏厥为特征,临床称之为"暑厥"。暑热内盛则身灼热;暑入心营,心神被扰,则烦躁不宁,夜寐不安,时有谵语;热陷心包,清窍堵闭,则神昏谵语或昏愦不语;舌红绛,脉细数为暑入心营,营阴被灼之征。若暑邪猝中心营而内闭心包,则表现为猝然昏倒,不省人事;暑热内迫,热深厥深则伴见身热肢厥,气粗如喘;牙关微紧为热盛而有动风之象。

【治法】清营泄热,清心开窍。

【代表方药】清营汤(方见春温节)送服安宫牛黄丸、紫雪丹(方见风温节)等。

本证为暑热犯于心营而致,故用清营汤清营分之热,并配合安宫牛黄丸、紫雪丹等清心开窍。

【临床应用】如因猝中暑邪而骤然闭窍昏厥,除服上述清心开窍剂外,还可服用行军散,同时配合针刺人中、十宣、曲池、合谷等穴位以加强清泄邪热、苏醒神志的效果。同时还应注意环境的通风降温。若依法施治后神清厥回而暑热仍未尽除者,应辨邪热在气在营,选择不同的治法。

【注意事项】本证须与中风病鉴别:本证发病急骤,猝然昏倒,与中风相似,但中风多有口眼歪斜、半身不遂,且一年四季均可发生,本证则无此表现,且发于夏暑之令。故两者一般不难鉴别。本证起病急,病情重,若猝然发生,需配合针刺等急救治法。此外,应据神志异常的轻重予以正确辨治,若仅见烦躁、时有神昏,可使用清营汤;若神昏谵语,可配合安宫牛黄丸、紫雪丹等;若暑厥及时应用急救针刺。

2. 气营两燔

【证候】壮热,头痛如劈,口渴饮冷,心烦躁扰,甚或谵语、神昏,或有斑点隐隐,舌绛,苔黄燥,脉弦数或洪大有力。

【病机】本证为气分暑热未解,继而营热又盛,热邪炽于气营,气营同病,故名"两燔"。邪热炽盛,燔灼气分,则壮热,口渴饮冷或大渴引饮;火热炎上则头痛剧烈;热灼营阴,热扰心神,故心烦躁扰,甚或谵语神昏;如热伤血络,溢于肌肤,则可见斑点隐隐。舌绛是热在营分之征,苔黄燥、脉数为气分邪热亢盛之象。

【治法】清气凉营,解毒救阴。

【代表方药】玉女煎去牛膝、熟地黄加生地黄、玄参方(方见春温节)。

【临床应用】如热毒较甚,可加入水牛角、大青叶、板蓝根等以清热解毒;如见便秘、腹胀满者,可加入大黄以攻下泄热;如兼有神昏痉厥者,可配合安宫牛黄丸等清心息风之品,方中可加僵蚕、全蝎、地龙、蝉衣、郁金、菖蒲等,并可静脉滴注醒脑静注射液。也可参照"暑入心营""暑热动风"等证施治。

【注意事项】本证为气营同病,治疗时需根据邪热在气在营的偏重程度施治。

3. 暑伤肺络

【证候】灼热烦渴,咳嗽气粗或喘促,咯血或痰中带血丝、衄血,舌质红,苔黄而干,脉象细数或浮取则洪,中取则空,沉取复有。

【病机】本证为暑热犯肺,损伤阳络所致。临床上常见骤然咯血、咳嗽等症,其表现颇似痨瘵,故有"暑瘵"之称。由于暑热损伤肺络,血从上溢故见咯血或痰中带血丝,甚则可出现口鼻鲜血外涌;暑热内盛,消灼津液,则灼热烦渴;暑热迫肺,肺气失于宣降,则咳嗽气粗或喘促;舌质红,苔黄而干为暑热内盛而气阴受伤之象;热蒸于里,故脉形浮取则洪,而又因吐衄失血,故中取则空,虽吐衄而正气未太虚,故沉取复有。

【治法】凉血解毒,清暑安络。

【代表方药】犀角地黄汤(方见春温节)合黄连解毒汤。

黄连解毒汤(《外台秘要》)

黄连三钱　黄柏二钱　黄芩二钱　栀子二钱

本证由暑热化火生毒、灼伤肺络所致,治疗当清暑凉血解毒以安肺络而止血。故选犀角地黄汤以凉血止血,黄连解毒汤以苦寒直折暑热火毒。

【临床应用】若肺热尚轻,亦可用银翘散去豆豉、芥穗、薄荷,合犀角地黄汤清肺宁络止血;若兼气分热盛而烦渴甚者,属气血两燔之证,加石膏、知母等清气泄热,热毒甚者可投清瘟败毒饮大清气血热毒;若出血较多者,加参三七、茅根、侧柏叶炭等清热泻火,凉血止血;若出现气随血脱之证,须急投独参汤、参附汤等益气固脱之剂,或急予生脉注射液或参附注射液益气敛阴、固脱救逆。

【注意事项】暑热与暑湿邪气均可损伤肺络,前者咯血势急量多,且伴见身灼热、烦渴、舌质红赤等气血热邪俱盛之症,其病情较重,后者痰中带血,病势较缓,故用药不同,临床注意甄别。

4. 暑热动风

【证候】身灼热,四肢抽搐,甚则角弓反张,神志不清,或喉中痰壅,脉弦数或弦滑。

【病机】本证为暑热亢盛,引动肝风之证,以痉厥为特征,亦称之为"暑风"。暑为阳邪,火热鸱张,最易内陷厥阴,引动肝风而致痉厥。暑热亢盛,引动肝风,则身灼热,四肢抽搐,角弓反张,牙关紧闭,脉弦数或弦滑;风火相煽,扰乱神明,则见神迷不清;风动生痰,随火上壅则见喉间痰壅。本证病机关键在于风、火、痰交炽为患。热盛化火则动风,风动则痰生,痰随火升则上壅。本证既可见于暑温的病变过程中,亦可因猝中暑热之邪而突然发生,尤多见于小儿患者。吴鞠通说:"小儿暑温,身热,卒然痉厥,名曰暑痫。"其所说暑痫即是暑风。

【治法】清泄暑热,息风定痉。

【代表方药】羚角钩藤汤(方见春温节)。

【临床应用】若心营热盛者,可加水牛角、玄参、丹皮等清营泄热;阳明邪热亢盛者,加石膏、知母等辛寒之品以清泄气分邪热;若兼有腑实燥结者,可加大黄、芒硝、全瓜蒌以通腑泄热;若热毒炽盛者,加板蓝根、大青叶等以清热解毒;如抽搐频繁,难以控制者,加全蝎、蜈蚣、地龙、僵蚕等以加强息风定痉之功,或加用羚羊角粉口服;若兼邪陷心包者,称为邪陷手足厥阴,可加紫雪丹、至宝丹等以清心化痰,息风开窍;痰涎壅盛者,可加胆星、天竺黄、竹沥等清化痰热。

【注意事项】本证多发生于邪热不能及时清解的情况下,发作时常伴有神志异常。若发热持续不解且烦躁异常者,临床须谨防动风发生。

5. 暑入血分

【证候】灼热躁扰,神昏谵妄,斑疹密布,色呈紫黑,吐血、衄血、便血,或兼见四肢抽搐,角弓反张,舌绛苔焦。

【病机】本证为暑热火毒燔灼血分,内陷心包,生痰动风之重险证候。热盛动血,迫血妄行,则见身体灼热,斑色紫黑,吐、衄、便血;血分热毒炽盛,内陷心包,扰乱心神,则见躁扰不宁,神昏谵妄;热盛引动肝风,则可见四肢抽搐,角弓反张;舌绛苔焦为血分热毒极盛的表现。

【治法】凉血解毒,清心开窍。

【代表方药】神犀丹合安宫牛黄丸(方见风温节)。

神犀丹(《温热经纬》)

犀角尖(磨汁,以水牛角代)　石菖蒲　黄芩各六两　粪清　连翘各十两　真怀生地(冷水洗净绞汁)　银花各一斤(如有鲜者捣汁用尤良)　板蓝根(无则以飞净青黛代之)九两　香豉八两　玄参七两　花粉　紫草各四两

各药生晒研细(忌用火炒),以犀角、地黄汁、粪清和捣为丸(切勿加蜜,如难丸,可将香豉煮烂),每丸重三钱,凉开水化服,日二次,小儿减半。

本证属血分热毒炽盛,故方用神犀丹凉血解毒。方中犀角(已禁用,以水牛角代)、粪清、银花、连翘、玄参、黄芩、板蓝根、生地黄、紫草凉血解毒;佐天花粉与生地黄、玄参共奏生津养阴之功,又加豆豉,配合生地黄、紫草凉血透斑;石菖蒲芳香开窍醒神。王孟英在《温热经纬》中论及该方功效时说:"温热暑疫诸病,邪不即解,耗液伤营,逆传内陷,痉厥昏狂,谵语发斑等证,但看病人舌色,干光,或紫绛,或圆硬,或黑苔,皆以此丹救之。"但如窍闭较甚,该方清心开窍力较弱,故又配合安宫牛黄丸,既可加强开窍醒神之力,又可加强清热凉血解毒之效。

【临床应用】若见动风抽搐,则加羚羊角、钩藤以凉肝息风,或加服止痉散(全蝎、蜈蚣、地龙、僵蚕)以增强止痉之效;痰涎壅盛者,加天竺黄、胆星、竹沥或送服猴枣散以清化痰热;血热炽盛又伴气分热盛者,加生石膏、知母等清气药,或用清瘟败毒饮加减;若发斑兼吐血者,加茅根、知母、茜草;斑色紫黑加生地黄、紫草、大青叶。

【注意事项】本证病情较重,如见发斑兼吐血者,可用丹参静脉滴注,如血热亢盛而神昏严重者,可用清开灵注射液或醒脑静注射液。

(三) 后期证治

1. 暑伤心肾

【证候】心热烦躁,消渴不已,麻痹,舌红绛,苔薄黄或薄黑而干,脉细数。

【病机】本证为暑热久羁,耗伤肾阴,致水火不济之候,多见于暑温的后期。余热扰心,心火亢炽,心神不安,则心热烦躁;上有暑热灼耗肾水,下有肾水不能上济,则中见消渴不已;肾阴耗伤,肝阴失养,不能濡养筋脉,则肢体麻痹。舌红绛,苔薄干为阴虚里热之征。

【治法】清心泻火,滋肾养液。

【代表方药】连梅汤。

连梅汤(《温病条辨》)

黄连二钱　乌梅三钱(去核)　麦冬三钱(连心)　生地黄三钱　阿胶二钱

水五杯,煮取二杯,分二次服。脉虚大而芤者,加人参。

本证以肾水亏、心火旺为主要病机。两者可互为影响:肾水不足,不能上济于心,则心火愈亢;心火亢炽,则下劫肾水,致肾水愈虚,故投以连梅汤清心火,滋肾水。本方由《伤寒论》黄连阿胶汤去黄芩、芍药、鸡子黄加乌梅、生地黄、麦冬而成。方中以黄连苦寒清心火;阿胶、生地黄滋肾液;麦冬甘寒滋阴。方中乌梅与黄连相合,有酸苦泄热之效;乌梅与生地黄、麦冬相合,有酸甘化阴之功,充分体现了暑温后期"再用酸泄"的治疗原则。诸药合用,可使心火清而肾水复,即所谓"泻南补北"之法。

【临床应用】若因气阴不足脉象虚大而芤者,可加人参以益气养阴;若口干渴饮者,加石斛、花粉、玉竹以生津养液;心烦不寐,可加远志;心火旺,可加莲子心;头晕目眩则加天麻、白芍、何首乌;大便干结者,重用生地黄、麦冬,并加入玄参以"增水行舟";低热者,脉可加白薇、地骨皮等。

【注意事项】本证应注意与暑入阳明证进行鉴别。两者均可见发热,心烦,消渴,舌红,苔黄等症。但暑入阳明证见于暑温初期,暑热炽盛,故热势高,脉洪大,舌红,苔黄而燥;本证见于暑温后期,暑热久羁,肾阴耗伤,故热势不高,脉细数,舌红绛,苔薄黄或薄黑而干。

2. 余邪未尽,痰瘀滞络

【证候】低热不退,心悸烦躁,手足颤动,神情呆钝,默默不语,甚则痴呆、失语、失用、耳聋,或见手足拘挛、肢体强直、瘫痪等。

【病机】暑温病程中有动风、闭窍等危候持续时间较久者,后期可出现本证,由余热夹痰、夹瘀留滞络脉,导致气钝血滞,机窍阻闭所致。余热未净,阴虚内热,故低热不退;肾阴亏损,心肾不交,虚风内动,则心悸、烦躁、手足颤动;痰热阻滞包络,清窍失灵,则见神情呆钝,甚或痴呆、默默不语;痰瘀留滞经络,筋脉失利,则见手足拘挛,肢体强直、瘫痪;如痰瘀留滞日久不去,气血日耗,以上诸症可能难以恢复,从而留下后遗症。

【治法】清透余热,化痰祛瘀搜络。

【代表方药】三甲散。

三甲散(《湿热病篇》)

醉地鳖虫　醋炒鳖甲　土炒穿山甲　生僵蚕　柴胡　桃仁泥

本证为热、痰、瘀阻滞经络,灵机失运而致,故治用薛生白仿吴又可三甲散而制订的加减方,涤除余热、破滞通瘀、化痰通络以灵动心机。方中柴胡配鳖甲以透散阴分邪热,桃仁配地鳖虫破瘀活血,僵蚕配山甲片入络而搜邪。全方共奏络通脉和、清热化瘀之效。

【临床应用】如余热未清而低热难退者,可酌加青蒿、地骨皮、白薇等以清透余邪;如痰浊蒙闭清窍而致意识不清、神呆、失语、失聪、舌苔腻油而无热者,叫酌用苏合香丸以豁痰开窍;如见痰瘀阻络而肢体拘急,强直或手足震颤,不时抽动者,可加止痉散,还可配合白附子、陈胆星、乌梢蛇、桃仁、红花、白芥子等化痰祛瘀通络,或用华佗再造丸等以加强活血通络之效,同时还应注意选用生地黄、当归、赤白芍等养血活血之品,既有行血息风之效,又有养血护正之功;如肝肾阴亏而致虚风内动者,可用大定风珠滋补肝肾,潜镇虚风。

【注意事项】本证属后遗症中的较重证型,虚中夹实,虚实混杂,即"主客浑受",病位深伏而广泛,药力难及且难以短时起效,治疗当以峻药缓图为原则,小剂量长时间用药。

【附】冒暑、暑秽

一、冒暑

冒暑即暑月感受暑热或暑湿病邪,或外兼寒邪束表,病情较轻,邪势轻浅,病程较短,极少发生传变,预后良好。按其初起的临床表现,可分为以下两种证候类型:

(一) 暑湿内蕴,寒邪束表

【证候】发热恶寒,头痛无汗,身形拘急,心烦,胸闷脘痞,苔薄腻。

【病机】本证为暑湿内蕴而又兼寒邪外束。多因夏月暑气当令,先受暑湿之邪蕴阻于内,复因起居不慎,贪凉过度,导致寒邪外侵,以致暑湿为寒邪所遏。寒邪束表,卫气郁闭,表气不通,则发热恶寒,头痛无汗,身形拘急;暑热内郁,则心烦不安;暑湿内阻,气机不畅,故胸闷脘痞,苔腻。

笔记栏

【治法】疏表散寒，涤暑化湿。

【代表方药】新加香薷饮。

新加香薷饮（《温病条辨》）

香薷二钱　金银花三钱　鲜扁豆花三钱　厚朴二钱　连翘二钱

本方为香薷饮加银花、连翘而成。方中香薷芳香可透在表之暑湿，辛温以解在表之寒，故李时珍称之为："夏月之用香薷，犹冬月之用麻黄。"湿阻中焦而难散，故用厚朴燥湿和中，扁豆花清解中焦暑湿，银花、连翘清热涤暑。吴鞠通称此法为辛温复辛凉法，药仅五味，却合散寒、化湿、清暑于一方。

【临床应用】若外寒甚而见恶寒较重，脉象浮紧者，可加荆芥、蔓荆子以温散表寒；若湿邪较重，卫阳郁遏较甚，可酌加藿香、佩兰、豆卷、滑石、通草等芳香化湿或淡渗利湿之品；若暑热较盛而心烦、口渴较显著者，可酌加淡竹叶、西瓜翠衣、荷叶、生石膏等清热解暑之品。此外，因香薷性温发散，用之不当有助热耗气之弊，故使用本方后，一旦汗出热退，香薷即应停用。

【注意事项】本证与暑温兼湿均可见发热、头痛、脘痞等症状，且暑温兼湿者亦可兼感外寒而见无汗、恶寒。其鉴别之处在于本证以邪在肌表为主，其热势较低，头痛较轻，经治后迅速好转，病情轻而病程短。暑温兼湿或又兼表寒者，其热势高，头痛较重，呕恶较甚，病情重，变化快，易出现多种传变，病程较长。

（二）暑热夹湿，郁阻肺卫

【证候】头晕，寒热汗出，咳嗽，苔薄微腻。

【病机】本证为暑湿之邪袭于上焦肺卫所致，其症较轻。初起邪阻卫分，开合失司，故见寒热汗出；暑湿上蒙清阳，清气不升，故头晕；暑湿在肺，肺气失宣，则咳嗽。苔薄白微腻为暑湿之邪犯于肺卫，邪势较浅之征。

【治法】涤暑清热，化湿宣肺。

【代表方药】雷氏清凉涤暑法。

雷氏清凉涤暑法（《时病论》）

滑石（水飞）三钱　生甘草八分　通草一线　青蒿一钱五分　白扁豆一钱　连翘（去心）三钱　白茯苓三钱　加西瓜翠衣一片

水煎服。

本证为暑热夹湿侵袭肺卫而致，病在上焦，邪势轻浅，所以治疗直须轻清宣肺，消透邪热。雷氏清凉涤暑法中以青蒿、扁豆、连翘、西瓜翠衣清涤暑热，透邪外达；滑石、甘草、茯苓、通草利湿泄热。

【临床应用】若咳嗽较甚，可加杏仁、瓜蒌皮、枇杷叶等宣肺化痰止咳之品；如暑热较盛，可酌加银花、丝瓜皮、荷叶等，以加强清热涤暑之力；若湿邪较重，可酌加车前子、泽泻等以分利湿热。

【注意事项】本证与暑湿内蕴，寒邪束起之证均属冒暑。后者以寒邪束表为主要特征，恶寒发热较明显；本证以肺气失宣而咳嗽为主要特点，卫表的恶寒发热见症较轻，其病变一般只限于上焦肺卫。

二、暑秽

夏季因感受暑湿秽浊病邪而致猝然闷乱、烦躁的病候，称为暑秽。俗称"发痧""醒醒"，雷少逸称之为"秽浊"，实质上也是猝中暑邪的一类病证。

【证候】头痛而胀，胸脘痞闷，烦躁呕恶，肤热有汗，甚则神昏耳聋。

【病机】暑秽是感受暑湿秽浊病邪所致。夏秋之间,天暑下迫,地湿升腾,暑湿交蒸,更兼秽浊之气交混于内,若素体脾虚湿盛,或起居不慎,暑湿秽浊之邪易侵犯人体,困遏气机而发为本病。秽浊之气阻遏清阳,则头痛且胀;暑湿秽浊交阻于中焦,阻滞气机,则胸脘痞闷,烦躁呕恶;暑湿郁蒸,则肤热有汗,但一般热势不甚,汗亦不多;秽浊蒙蔽清窍,则可见神昏,耳聋,此与热陷心包之神昏而见舌謇肢厥、灼热舌绛者明显不同。偏于暑热重者,苔多黄腻,且有心烦口渴;偏于湿浊重者,则舌苔白腻,口多不渴。

【治法】芳香辟秽,化湿涤浊。

【代表方药】藿香正气散、通关散、玉枢丹。

藿香正气散(《太平惠民和剂局方》)

藿香三两　苏叶　白芷　大腹皮　茯苓(去皮)各一两　白术(土炒)　半夏曲　陈皮(去白)　厚朴(去粗皮,姜制)　桔梗各二两　炙甘草二两半

上为细末,每服二钱,姜三片,枣一枚,水煎服。如欲汗出,衣被盖取汗。

方中以藿香辛散风寒,芳化湿浊;半夏曲燥湿降气,和胃止呕;厚朴行气化湿,宽胸除满;苏叶、白芷疏散表邪,芳化湿邪;茯苓、白术健脾运湿;并用大腹皮、陈皮理气化湿宽中;桔梗宣肺利膈;以生姜、大枣、甘草调和脾胃。全方有发散表邪、芳化辟秽、理气和中之效。

通关散(《丹溪心法附余》)

猪牙皂　细辛等分

为细末取少许吹鼻取嚏。

玉枢丹(又名神仙解毒万病丸、太乙紫金锭)(《百一选方》)

山慈菇(洗)二两　文蛤(淡红黄色者,槌破,洗净)三两　红芽大戟(净洗)一两半　续随子(去壳秤,研细,纸裹压出油,再研如白霜)一两　麝香(研)三分

上将前三味焙干,为细末,入麝香、续随子研令匀,以糯米粥为丸,每料分作40丸。

若所感秽浊太盛而蒙蔽清窍见神昏者,可先用通关散吹鼻取嚏以苏醒神志,并服玉枢丹以芳香涤浊,辟秽开窍。

【临床应用】藿香正气散性偏温燥,用于暑兼寒湿者更妥。若湿中蕴热,可加六一散清热利湿。除以上治法外,还可用救急十滴水(《北京市中药成方选集》),每服一瓶,温开水送下。或用刮痧疗法,在患者背部自上而下,由内向外刮拭,以皮肤呈紫红色为度。由于本证不属热闭心包,故其治疗不可滥用清心开窍之法,"三宝"对于本证并不适宜。

【注意事项】本证以突然出现的闷乱、烦躁、呕恶为主要特点,这与其他感受暑热而引起的病证有所不同。本证虽可见发热,但热势不甚,或者不发热。另外尚需注意区别暑热偏盛与秽浊偏盛之不同。

【文献摘录】

叶天士《三时伏气外感篇》:"夏为热病,然夏至已前,时令未为大热,《经》以先夏至病温,后夏至病暑。温邪前已申明,暑热一证,幼医易眩。夏暑发自阳明,古人以白虎汤为主方。后贤刘河间,创议迥出诸家,谓温热时邪,当分三焦投药,以苦辛寒为主。若拘六经分症,仍是伤寒治法,致误多矣。盖伤寒外受之寒,必先从汗解,辛温散邪是矣。口鼻吸入之寒,即为中寒阴病,治当温里,分三阴见证施治。若夫暑病,专方甚少,皆因前人略于暑,详于寒耳。考古如《金匮》暑、暍、痉之因,而洁古以动静分中暑、中热,各具至理,兹不概述。论幼科病暑热,夹杂别病有诸,而时下不外发散消导,加入香薷一味,或六一散一服。考本草,香薷辛温发汗,能泄宿水。夏热气闭无汗,渴饮停水,香薷必佐杏仁,以杏仁苦降泄气,大顺散取义若此。长夏湿令,暑必兼湿,暑伤气分,湿亦伤气,汗则耗气伤阳,胃汁大受劫烁,变病

由此甚多,发泄司令,里真自虚。张凤逵云:'暑病首用辛凉,继用甘寒,再用酸泄酸敛,不必用下。'可称要言不烦矣。然幼科因暑热蔓延,变生他病,兹摘其概。"

【医案举例】

1. 暑入阳明耗伤津气

吴孚先治一人,奔驰烈日下,忽患头疼发热,或时烦躁,汗大出,大渴引饮,喘急乏气,服香薷饮尤甚,此暑症也。然受暑有阳有阴,道途劳役之人,所受者炎热,名曰伤暑。亭馆安逸得之,为中暑也。香薷饮只宜于阴暑,若阳暑服之,反为害矣。与人参白虎汤而愈。(魏之琇.续名医类案[M].北京:人民卫生出版社,1997.)

2. 暑邪侵犯上焦肺胃

龚六十 暑必夹湿,二者皆伤气分。从鼻吸而受,必先犯肺,乃上焦病。治法以辛凉微苦,气分上焦廓清则愈。惜乎专以陶书六经看病,仍是与风寒先表后里之药,致邪之在上,蔓延结锢,四十余日不解。非初受六经不须再辨其谬。经云:病自上受者治其上。援引经义以论治病,非邪僻也。宗河间法。

杏仁 瓜蒌皮 半夏 姜汁 白蔻仁 石膏 知母 竹沥 秋露水煎。(叶天士.临证指南医案[M].北京:中国中医药出版社,2008.)

3. 暑热动风

城西陈某,年近五旬,倏然昏倒,人事无知,手足抽掣。一医作中暑论治,虽不中亦不远矣。一医辄称中风,反驳前医有误,敢以小续命汤试之,更加搐搦,身热大汗,迓丰商治。诊其脉,洪大而数,牙关紧闭,舌不能出,但见唇焦齿燥。丰曰:此暑风证也。称中风之医,亦在座中,遂曰:子不观《指南医案》,常有暑风,何得有搐搦之证?曰:香岩之案,谓暑风系暑月所感之风,非热极生风之内风也。丰今所谓乃暑热内燃,金被火烁,木无所制,致发内风之证也。理当清其暑热,兼平风木。遂用清离定巽法加石膏、甘草、橘络、扁豆花治之。彼医似为不然,病家咸信于丰,即使人拣来煎服,幸喜法中病机,抽搐稍定,神识亦省,继服二帖,得全愈矣。

江诚曰:今之医者,每见夏月有头痛发热,而无昏倒肢抽,皆批为暑风之证,大概亦得香岩之皮毛,而未得其骨髓,此耳听之学,非神听之学可知。(雷丰.时病论[M].北京:人民卫生出版社,2012.)

(张晓艳)

第四节 秋 燥

【概念与沿革、临床特点】

秋燥是秋季感受燥热病邪所引起的急性外感热病,初起以咽干、鼻燥、咳嗽少痰、皮肤干燥等津液干燥见症,一般传变较少,病情较轻,病程较短,极少数病例可传下焦肝肾。本病发生在秋季,尤以初秋多见。

关于燥邪致病的记载最早见于《黄帝内经》,其中"清气大来,燥之胜也""岁金太过,燥气流行""木不及,燥乃大行"等记载都指出了燥气的形成与岁运及时令有关。同时还提出了"燥胜则干""燥者濡之"等燥邪致病的基本特点和治疗原则,而"燥化于天,治以辛寒,佐以苦甘"等,则为燥病确立了治疗大法。金元时期,刘河间在《素问玄机原病式》中指出"诸涩枯涸,干劲皴揭,皆属于燥",对燥邪的致病特点做了进一步的发挥,补充了《黄帝内经》病机十九条的缺如。同时代的医家朱丹溪以四物汤加减,李东垣从养荣血、补肝肾、润肠液等方面立法制方论治燥病,但他们所论的多属津血干枯的内燥证,属内伤杂病范畴。自明代李梴指出燥有内、外之分后,才引起了医家对外感燥邪致病的重视。清代喻嘉言在《医门法律》中设专篇《秋燥论》论述燥邪为病,认为《黄帝内经》所述"秋伤于湿"当为"秋伤于燥",并对内伤之燥、外感之燥做了比较系统的论述,首创秋燥病名,还制清燥救肺汤用于秋燥病的治疗。关于秋燥的寒热属性,明清医家各抒己见。如喻嘉言认为燥属火热,而沈目南则认为燥属次寒,吴鞠通以胜复气化理论来区分燥邪的寒热属性,认为燥之胜气属凉,复气属热。俞根初、王孟英、费晋卿等医家都认为秋季气候有温、凉之别,秋燥亦有温、凉两类。因为凉燥不属于温病范围,故本章所论述的秋燥主要是指温燥。

西医学发于秋季的上呼吸道感染、急性支气管炎以及某些肺部感染等疾病,如符合秋燥的特点,均可参考本病进行辨证施治。

【病因病理】

秋燥的致病原因是感受秋令燥热病邪。秋季气候有偏热、偏凉的不同。俞根初说:"秋深初凉,西风肃杀,感之者多病风燥,此属凉燥……若久晴无雨,秋阳以曝,感之者多病温燥,此属燥热。"可见燥热病邪是在初秋天热干燥无雨的气候条件下形成的。秋季燥气当令,且初秋承夏之后,大多夏火余气未尽,常见久晴无雨、秋阳以曝,故易于形成燥热病邪。若机体正气不足,摄护失慎,身体防御能力减弱,则每易感受燥热病邪而发病。

秋日燥金主令,而肺亦属燥金,故燥热病邪由口鼻而入,必先犯于肺。正如喻嘉言所说:"燥气先伤于上焦华盖。"叶天士亦谓:"温自上受,燥自上伤,理亦相等,均是肺气受病。"肺外合皮毛,所以本病初起多出现肺卫证候,与风温初起临床表现相似。唯因燥邪有伤津的特性,故同时伴有津液干燥征象。肺卫燥热之邪不解,势必内传于里,且易化火,在这一过程中伤津耗液之象则更为明显。此时其病变重心在肺,并可涉及胃肠等。如燥热在肺,可形成肺燥阴伤,除可导致肺之宣肃功能失常外,还可见络伤咳血。如传入胃肠,则可形成肺燥肠热、肺燥肠闭或腑实阴伤等证候。在气分证后期,燥热渐退,则多见肺胃阴伤之象。少数患者,感邪较重,正气较虚,亦可出现内陷营血或传入下焦等病理变化。如传入营血者,可损伤血络,迫血妄行;如深入下焦者,则可伤及肝肾之阴,甚至导致水不涵木、虚风内动等证。但本病一般证情较轻,病大多在卫、气分阶段即可告愈,危重病例较为少见(图8-4)。

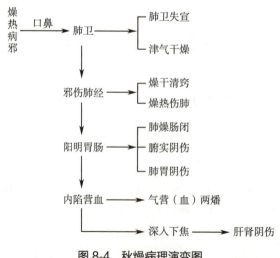

图 8-4　秋燥病理演变图

【诊断要点】

1. 本病具有一定的季节性,四季均可发生,多发生于燥热偏盛的初秋时节。

2. 发病初起有发热恶寒、咳嗽等肺卫见症,同时伴有口、鼻、咽、唇、皮肤等处津液干燥的征象。

3. 本病的病变中心在肺,容易累及胃肠,病情较轻,传变较少,后期以肺胃阴伤者为多,少有传入营血或下焦者。

【鉴别要点】

1. 风温　两病四季均可发生,初起皆有发热,恶寒,咳嗽,口渴等肺卫见症,且病变中心多为肺,易涉及胃肠,后期都常见肺胃阴伤。但风温多发于冬春两季,初起以表热证为主,津液干燥见症不如本病显著,且病情发展快,易发生逆传心包之变,故与秋燥不同。

2. 伏暑　两病皆可发于秋季,伏暑初起也可有表证,但其所感为暑湿之邪,起病较急,临床以暑湿在里见症为主,其发于气分者,病变重心在少阳、脾胃,发于营分者,病变重心在营血,所以病情较重,变化较多。故与以肺为病变重心的秋燥在临床上较易区别。

【辨证论治】

一、辨析要点

(一)辨燥邪的寒热属性

本病所论虽为秋燥,但燥邪的性质有寒热之分。一凉一温,所引起病亦有温燥、凉燥之分。临床辨证时,可从发病时气候的温热寒凉、发热恶寒的孰重孰轻、口渴与否、痰质的稀稠、舌质的变化等方面加以分析辨别。一般来说,温燥发于初秋气候较热之时,邪在表时恶寒较轻,并在短时间内随汗出而消失,同时鼻中燥热,痰稠而黏或少痰,口渴,舌边尖红赤,其津液的损伤程度较凉燥为甚,治疗以辛凉宣透燥热为主,辅以甘润;凉燥多发于深秋气候转冷之时,邪在表时恶寒较重,持续时间亦较长,每伴鼻鸣而塞,或流清涕,口不渴,舌淡苔薄白,治以微辛微温,兼以润燥。

(二)审燥热的所在部位

秋燥的病机变化以肺系为病变中心,燥热传入气分之后,病变中心仍在肺,但病位可涉及胃、肠等脏腑,因而出现不同的证候类型,当加以区别。病变以肺为主者,以燥热炽盛、肺津受损为主要表现,或可因燥热损伤血络而咳血。若肺中燥热下移大肠,则见大便泄泻,即为肺燥肠热;如肺不布津于肠而见大便秘结,即为肺燥肠闭。若燥热聚于上焦,上干头目清窍,则可致清窍干燥之证。

(三)察燥热与阴伤的轻重主次

燥热病邪易于损伤津液,故秋燥以津液干燥征象为特征。但在秋燥病的不同阶段,燥热和阴伤在程度上有主次之分:一般病程的初、中期以燥热偏盛为主,津伤为次,或燥热阴伤并重;后期则主要表现为阴津的耗伤。燥热在肺者,津伤程度相对较轻;燥邪入胃,可致肺胃之阴两伤,津伤程度较重;若燥邪久羁而传入下焦,则可耗伤肝肾之阴,治疗时初、中期多以祛邪为主,辅以润燥,后期根据阴伤的层次及程度,主以养阴,或佐以祛邪。

二、治则治法

(一)治则

本病的治疗原则以润燥祛邪为主。

(二)治法

秋燥的治疗,要掌握秋燥初、中、末三期的治法。俞根初《通俗伤寒论》说,"秋燥一证,先伤肺津,次伤胃液,终伤肝血肾阴",而"上燥治气,中燥增液,下燥治血"就是针对秋燥初、中、末不同阶段确立的治疗大法。初起阶段邪在肺卫,肺气宣肃失司,治宜辛以宣肺透邪,润以治燥保肺,"治气"即为"治肺"。病至中期,病邪已进入气分,燥热已炽,津伤尤甚,宜清养并施,即在清肺、清胃、通腑之时,注重养阴增液。而少数病例因燥热化火,内陷营血,治宜清营凉血,与其他温邪深入营血病证的治疗基本相同。如深入下焦,耗伤肝肾之阴,病属后期,则须填精,故"治血"之意实指补肾阴。

此外,秋燥的治疗注意"宜柔润,忌苦燥"。苦味药性燥易伤阴,在病程中应慎用苦寒性燥之品。正如汪瑟庵在《温病条辨》按语中所说:"燥证路径无多,故方法甚简。始用辛凉,继用甘凉,与温热相似。但温热传至中焦,间有当用寒苦者,燥证则惟喜柔润,最忌苦燥,断无用之之理矣。"

三、分型论治

(一)邪在肺卫证治

【证候】发热,微恶风寒,无汗或少汗,咳嗽无痰或痰少而黏,口鼻干燥,咽干痒痛,头痛,舌边尖红,舌苔薄白而干,脉浮数。

【病机】本证为温燥初起邪袭肺卫之候。燥热之邪犯肺卫,卫阳被遏,邪正相争,故见发热,微恶风寒;卫气郁闭,腠理开合失司,故见无汗或少汗;燥伤肺津,肺气失宣,故见干咳无痰或少而黏;燥热上扰,经气不利,可见头痛;燥伤肺胃津液,口渴鼻燥,咽干痒痛等。舌边尖红,舌苔薄白而干,脉浮数为燥热邪犯肺卫之征。

【治法】辛凉甘润,清透肺卫。

【代表方药】桑杏汤。

桑杏汤(《温病条辨》)

桑叶一钱　杏仁一钱五分　沙参二钱　象贝一钱　香豉一钱　栀皮一钱　梨皮一钱

水二杯,煮取一杯,顿服之,重者再作服。

方以桑叶、豆豉辛凉透解表邪;杏仁、贝母宣肺止咳;栀皮轻清上焦邪热;沙参、梨皮生津润燥。全方共奏疏表润燥之效。

【临床应用】咽喉红肿干痛甚者,加牛蒡子、桔梗、玄参、生甘草清利咽喉;咳甚者,加桔梗、海蛤壳、瓜蒌皮、枇杷叶宣肺止咳;发热较重,加银花、连翘清透邪热;若鼻燥而衄或肺燥痰中带血,可配合茜草、侧柏叶等凉血润燥。

【注意事项】此证与风热犯肺卫表证非常相似,主要鉴别点在于本证燥象明显,好发于秋季。因为温病尤其是温热类温病普遍存在津伤干燥的特点,且风温也可发于秋季,故临床鉴别有一定难度。但由于两证的病位相同,病性也相似,所以治疗也有相通之处,如吴鞠通对于两证的治疗都提到用桑菊饮。

(二)邪在气分证治

1. 燥干清窍

【证候】发热,耳鸣,目赤,龈肿,咽痛,苔薄黄而干,脉数。

【病机】本证为上焦燥热化火干扰清窍的证候。耳鸣、目赤,是燥火所致的清窍不利的表现;咽喉肿痛为火热之邪上扰肺胃之门户;牙龈红肿是燥热上干胃络。苔薄黄而干,脉数是燥热之象。

【治法】轻清上焦,宣透燥热。

【代表方药】翘荷汤。

翘荷汤(《温病条辨》)

薄荷一钱五分　　连翘一钱五分　　生甘草一钱　　黑栀皮一钱五分　　桔梗三钱　　绿豆皮二钱

水二杯,煮取一杯,顿服之。日服二剂,甚者日三服。

薄荷辛凉散邪;连翘、栀子、绿豆衣宣郁泻火;桔梗、甘草利咽喉、消龈肿。可知本方的重点在于祛除上焦燥热邪气,但燥热化火上扰,又应避免使用苦重之品。以上药物共同组成一张辛凉泻火轻剂的方药,充分地体现了"治上焦如羽,非轻不举"的治疗原则。

【临床应用】原方可加桑叶、蝉衣以增强宣泄透热的功效;目赤、耳鸣重者可加菊花、夏枯草以解毒消肿明目;咽痛重者加牛蒡子、白僵蚕、山豆根、马勃、元参等利咽解毒。《温病条辨》原方所附加减法谓:"耳鸣者加羚羊角、苦丁茶,目赤者加鲜菊叶、苦丁茶、夏枯草,咽痛者加牛蒡子、黄芩。"可供临床参考。但必须注意,本证用药慎用苦寒之品,以免化燥伤阴和药过病所。

【注意事项】本证病情轻浅,病位在上焦,表现虽似火邪为患,但实为燥邪所致,故不可过于苦寒降泻,加之本病病位在上,《黄帝内经》云"火郁发之""其高者因而越之",故治疗主以泻火,同时注重宣透。

2. 燥热伤肺

【证候】身热,干咳气逆而喘,少痰或无痰,或痰黏难咯,甚则痰中带血,咽鼻口干,齿燥,胸满胁痛,心烦口渴,舌边尖红赤,苔薄白燥或薄黄燥,脉数。

【病机】本证为肺经燥热化火,耗伤津液所致。燥热结聚于肺,肺气郁闭,肺气上逆,故见身热,干咳气逆而喘,胸满胁痛;燥热亢盛,损耗津液,故见口渴,咽鼻口干,齿燥,少痰无痰或痰黏难咯;肺为娇脏,肺络受燥邪所伤,则见痰中带血。心烦、舌边尖红赤,脉数皆为气分肺热之征;苔薄白燥或薄黄燥为津气干燥见征。

【治法】辛凉甘润,清肺润燥。

【代表方药】清燥救肺汤。

清燥救肺汤(《医门法律》)

煅石膏二钱五分　　冬桑叶三钱　　甘草一钱　　人参七分　　胡麻仁一钱(炒研)　　真阿胶八分　　麦冬一钱二分(去心)　　杏仁七分(去皮,麸炒)　　枇杷叶一片(去毛,蜜炙)

水一碗,煮六分,频频二三次温服。

本方取石膏辛寒清泄肺热;桑叶辛凉轻清,宣透燥热;杏仁、枇杷叶宣肃肺气而止咳平喘;阿胶、胡麻仁养阴润燥;人参、麦冬、甘草合而甘寒益气生津。全方共奏清泄肺热,滋阴润燥之功。

【临床应用】痰多加贝母、瓜蒌、竹沥水以清化痰热;气伤不重可去人参,改沙参以增强养肺阴之力;胸痛加郁金、地龙、丝瓜络以理气通络;食欲欠佳,去阿胶以防碍胃。

【注意事项】若肺气郁闭之势较显而肺阴受损不重者,酌加透邪之品,去阿胶以防敛邪。临床应根据邪盛及津伤的程度,调整方中清透燥热及滋养肺津的药物和剂量比例。

3. 肺燥肠热,络伤咳血

【证候】身热,初病喉痒干咳,继则因咳甚而痰黏带血,胸胁疼痛,腹部灼热,大便泄泻,

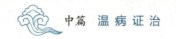笔记栏

舌红,苔薄黄干燥,脉数。

【病机】此为肺中燥热下迫大肠,又有燥热伤肺,肺络受伤而咳血,肺与大肠同病之候。燥热耗伤肺津,肺失宣降,则喉痒干咳,痰黏;燥热灼伤肺络,则痰中带血,胸胁疼痛;肺热下移大肠,则腹部灼热;热迫津液下泄,则大便泄泻。舌红,苔薄黄而干,脉数,均为里有燥热之象。

【治法】润肺清肠,清热止血。

【代表方药】阿胶黄芩汤。

阿胶黄芩汤(《重订通俗伤寒论》)

陈阿胶　青子芩各三钱　甜杏仁　生桑皮各二钱　生白芍一钱　生甘草八分　鲜车前草　甘蔗梢各五钱

先用生糯米一两,开水泡取汁出,代水煎药。

方中阿胶、甜杏仁、生桑皮、甘蔗梢养血生津,肃肺止咳,其上可宁肺络而下濡大肠;且阿胶尚能止血,对络伤出血者尤为适合;再以黄芩、生白芍、生甘草酸苦泄热坚阴,以治其利;且芍药与甘草相配,又能酸甘化阴,缓急止痛;鲜车前草既可润肺止咳,又能引导肺与大肠之热从小肠而去。诸药合用有润肺清肠,泄热止血之效,是俞根初专为肺燥肠热所设。

【临床应用】若肺之燥热太甚而咳血较多者,加白茅根、侧柏叶、栀子皮等凉血止血之品;如属肠热较盛而泻利较剧者,可加葛根、黄连等以清泄肠热而止腹泻。

【注意事项】本证虽见咳血,但无其他热入血分的表现,故属气热伤络而致,不可与血分证混淆。又本证所见泄泻,其典型症候是腹部灼热,大便水泻,肛门热痛,甚或腹痛而泻,泻必艰涩难行,似痢非痢,此属热利,与虚寒泄泻之下利清谷、水粪夹杂或五更泻明显不同,也与痢疾泄泻之里急后重、利下赤白脓血者有别。

4. 肺胃阴伤

【证候】低热,或不发热,神疲气短,干咳不已或痰少而黏,口舌干燥而渴,舌红而干,脉细数。

【病机】此为燥热渐退而肺胃津伤未复之候。低热为余热未净;燥热伤肺,肺阴不足,肺失肃降,肺气上逆,则口舌干燥、干咳不已或痰少而黏;肺气亦为之损伤,则见神疲气短。舌红而干,脉细数为肺胃之阴不足,虚热内生之象。

【治法】清热生津,益气和胃。

【代表方药】沙参麦冬汤(方见风温节)、五汁饮。

五汁饮(《温病条辨》)

梨汁　荸荠汁　鲜苇根汁　麦冬汁　藕汁(或用蔗浆)

临时斟酌多少,和匀凉服,不甚喜凉者,重汤炖温服。

本方中的五物皆选用鲜汁,取其甘寒退热,生津润燥之力。方中梨汁甘凉滋润,清肺润燥,益胃生津;鲜苇根汁甘寒清热,清而不遏,滋而不腻,益胃生津;麦门冬汁滋阴清热生津,入肺、胃经,亦能救肺胃津伤;荸荠汁清热生津,化痰消积;藕汁甘寒清热,凉血散瘀;蔗汁亦属甘润生津之品,故可用之代藕汁。五汁相须为用,共奏甘寒生津,清热润燥之功。

【临床应用】若兼肠燥便秘者,可加鲜生地黄、鲜何首乌、鲜石斛、火麻仁以润肠通便;如身热较甚,干咳甚,可加用银花、连翘、杏仁、枇杷叶、川贝母清解余邪,润肺止咳。

【注意事项】两方相较,沙参麦冬汤滋养肺阴力量更强,且有桑叶清透余邪,五汁饮相对平和润泽。本证邪少虚多,肺胃津伤,故只宜甘寒生津,忌用苦寒,如吴鞠通所说:"温病燥热,欲解燥者,先滋其干,不可纯用苦寒也,复之反燥生。"

5. 肺燥肠闭

【证候】身热不甚,咳嗽不爽而多痰,胸满、腹胀、便秘,舌红而干。

【病机】此证为肺有燥热,液亏肠闭,肺与大肠同病之候。燥热伤肺,肺失宣降,可出现胸满咳嗽;燥邪伤津液则咳痰不爽;肺气输布失职,则津液停聚为多痰;燥伤津液,大肠失于濡润,传导失常,燥粪内停而为腹胀便秘。舌红而干为燥热津亏之征。

【治法】肃肺化痰,润肠通便。

【代表方药】五仁橘皮汤。

五仁橘皮汤(《通俗伤寒论》)

桃仁 杏仁(炒,去皮尖)各一两 柏子仁 松子仁各半两 炒郁李仁一钱 陈皮(另为末)四两

方中五仁均有油脂而行润肠之功,加之甜杏仁既能润肺化痰,又能宣肺润肠通便;橘皮在方中起到画龙点睛之功,以化痰行气消胀,且助运行肠腑,又有反佐润药,防其滋腻碍脾滞气之弊,因取其润而不燥,故用蜜制橘皮。又因肺与大肠相表里,故润肠通便以助肺肃降之机,肺气得降则大便易通。

【临床应用】如肺燥明显,可加用沙参、麦冬、桑叶、梨皮、芦根等;如咯痰不爽,加用天花粉、桔梗等;痰多者,加用川贝母、淡竹沥、瓜蒌仁等;胸闷者加用梨汁、郁金汁等;燥热明显,加用知母、玄参;如肠燥大便不通,可加用增液汤(玄参、麦冬、生地)。腹胀甚者,加用厚朴、大腹皮等。

【注意事项】本证之便秘,是由肠燥气滞所致,与阳明腑实邪热伤阴不同,故治疗不可用承气汤类苦寒攻下之法,以防苦寒之品燥伤阴液,凝滞胃肠气机。

6. 腑实阴伤

【证候】潮热,腹部胀满,大便秘结,口干唇燥,或有神昏谵语,苔灰黑干燥,脉沉细。

【病机】本证为燥热内结于阳明,津伤肠燥之候。身热以午后为甚,腹部胀满甚至拒按,大便秘结,苔灰黑干燥系燥热结于肠腑之象。腑热上扰神明,则可见神昏谵语。口干唇燥,脉沉而细,为阴津亏损之象。

【治法】滋阴润燥,通腑泄热。

【代表方药】调胃承气汤(方见风温节)加鲜首乌、生地黄、鲜石斛。

本证燥热内结,当攻下泄热以泻其实;津液耗伤,又需滋养阴液以复其阴。用调胃承气攻下腑实,以去燥结;加入首乌、生地黄、石斛滋阴润燥以养阴液。选用鲜药,取其汁多,滋养作用较干者更胜。全方通和滋阴同用,通腑本身即可存阴,滋阴润燥亦有助于通腑,滋阴与通下并用,相得益彰。

【临床应用】本证与一般温病腑实阴伤证相似,治疗以养阴与攻下并举,临床如无鲜药,也可用增液承气汤加减治疗。

【注意事项】温病中出现阳明腑实证,每伴有阴液耗伤,而秋燥之阳明腑实更易出现腑实阴伤,故忌单纯使用苦寒攻下药物,防止加重津液损伤。

(三) 气血两燔证治

【证候】身热,口渴,烦躁不安,甚或吐血,咯血、衄血,斑点隐隐或紫赤显露,舌绛,苔黄燥,脉数。

【病机】此为气分燥热未解,深入营血,而成气营(血)两燔之证。身热,口渴,苔黄为气分热盛津伤之象;舌绛,烦躁不安及吐血、衄血,斑疹,均为热炽营血,热扰心神,血络受损之征。本证热邪不单纯在气,又不单纯在血,其病机为气分、营(血)分热势均盛。

【治法】气营(血)两清。

【代表方药】玉女煎去牛膝、熟地黄,加生地黄、玄参方(方见春温节)。

【临床应用】若吐血、咯血、衄血,斑疹显露者为热毒,血脉逆乱,加丹皮、赤芍、紫草等凉血化瘀,或以化斑汤为主方治疗。如气血热毒炽盛,神昏、谵语、吐血、衄血严重,应以清瘟败毒饮加减治疗。

【注意事项】本证应慎用发汗药物,正如吴鞠通所说:"发汗而汗不出者,必发斑疹,汗出过多者,必神昏。"

(四) 燥伤真阴

【证候】昼凉夜热,口干,或干,或干咳,甚则痉厥,舌干绛,脉虚。

【病机】此为病在下焦,燥热耗伤真阴,邪少虚多之证。燥热未净,真阴已伤,故见昼凉夜热;肾阴耗伤,液不能上承,故口干;肾水不能上沃肺金,故干咳;水不涵木,虚风内动,故见痉厥;舌干绛,脉虚为真阴耗伤之象。

【治法】滋养肝肾,潜镇虚风。

【代表方药】三甲复脉汤(方见春温节)或小复脉汤。

小复脉汤(《温热经纬》)

麦冬一两 炙甘草二两 鲜竹叶十五瓣 北枣肉两枚 枸杞两许

为细末,每服五钱,粳米汤盏半,煎至一盏温服,不能服者,帛系渍点口中,如加人参更妙。

方中麦冬、炙甘草、枸杞滋补心肾;枣肉、粳米润养心肺而下滋肾水,以使心肾相交。鲜竹叶凉心益气,且能轻泄余热。故本方用于身热不甚,日久不退,心悸,舌干绛,脉虚软或结代等燥热劫伤心肾真阴,邪少虚多之证较为适宜。临床之际,若加人参,则其复之功更著。

【临床应用】秋燥病邪内传营血或深陷下焦者,一般较为少见。但若病情已至于此,则当随证转手以治之。正如叶天士所说:"秋燥一证,气分先受,治肺为急。若绵延数十日之久,病必入血分,又非轻浮肺药可医。须审体质症端,古谓治病当活泼泼地,如盘走珠耳。"若余热未清,夜热较甚,可加青蒿、地骨皮、白薇以清透余热;干咳日久,可加杏仁、枇杷叶、川贝母等润肺止咳;兼见乏力气短者,加用太子参、沙参等益气养阴;如虚风内动之证明显者,可用大定风珠息风止痉。

【注意事项】本证为秋燥后期,真阴亏损,治疗上应亟须滋补真阴。若邪热仍盛者,不可使用,谨防闭门留寇。

【文献摘录】

1. 吴鞠通《温病条辨》:"秋燥之气,轻则为燥,重则为寒,化气为湿,复气为火。"

2. 喻嘉言《医门法律》:"治燥病者,补肾水阴寒之虚,而泻心火阳热之实,除肠中燥热之甚,济胃中津液之衰。使道路散而不结,津液生而不枯,气血利而不涩,则病日已矣。"

3. 俞根初《通俗伤寒论》:"《内经》云:'燥热在上。'故秋燥一证,先伤肺津,次伤胃液,终伤肝血肾阴。故《内经》云:'燥者润之。'首必辨其凉燥、温燥……总之,上燥则咳,嘉言清燥救肺汤为主药;中燥则渴,仲景人参白虎汤为主药;下燥则结,景岳济川煎为主药;肠燥则隔食,五仁橘皮汤为主药;筋燥则痉挛,阿胶鸡子黄汤为主药。"

【医案举例】

1. 燥火郁上焦

某,燥火上郁,龈胀咽痛。当辛凉清上。

薄荷梗 连翘壳 生甘草 黑栀皮 桔梗 绿豆皮(叶天士.临证指南医案[M].北京:中

国中医药出版社,2008.)

2.秋燥误治

翁姓子,方数月,秋燥潮热,咳嗽如疟。幼科用发散药二日不效,忙令禁乳。更医用泻白散,再加芩,连二日,昼夜烦热,喘而不咳,下痢黏腻,药后竟痢药水。延余诊之,余曰:稚年以乳食为命,饿则胃虚气馁,肺气更不爽矣。与玉竹、甘草、炒广皮、竹叶心,一剂热缓。继与香粳米、南枣、广皮、甘草、沙参二剂,与乳少进,令夜抱勿倒,三日全愈。(叶天士.临证指南医案[M].北京:中国中医药出版社,2008.)

● (刘臻华)

学习小结

　　风温是感受风热病邪引起的急性外感热病,多发于春冬两季,以肺经为病变中心,初起以肺卫证候为主要表现,中期多表现为肺热壅盛,后期常见肺胃阴伤。本病初起邪袭肺卫时,治以辛凉透表。其中表热较著者,宜用银翘散;偏于肺气失宣而以咳嗽为主要表现者,宜用桑菊饮。风温病传变迅速,其中顺传气分者,多见邪热壅肺、肺热腑实、肺热移肠、肺热发疹、痰热结胸、热炽阳明、热结肠腑、胃热阴伤等证候类型。其中属邪热壅肺,肺气郁闭甚者,可用麻杏石甘汤清热宣肺平喘;痰热结胸者,可用小陷胸加枳实汤清热化痰开结;痰热阻肺而腑有热结者,可用宣白承气汤清肺化痰、泄热攻下;肺热移肠者,可用葛根黄芩黄连汤清热止利;肺热发疹者,宜用银翘散去豆豉加细生地、丹皮、大青叶,倍玄参方,以宣肺泄热、凉营透疹;肺热传入阳明,邪热炽盛者,可用白虎汤清热保津;阳明热结而成腑实者,当用调胃承气汤以软坚攻下泄热;出现胃热阴伤者,用竹叶石膏汤。本病邪热传入心包,则有热陷心包、热陷心包兼阳明腑实等证候类型。其中热陷心包者,治以清心开窍,用清宫汤送服"三宝";热闭心包而兼有腑实者,可用清心开窍、攻下泄热之牛黄承气汤。本病还可出现正气外脱之候,发生于热闭心包之后,称为内闭外脱。对正气外脱者,应区别气阴外脱和阳气外脱而分别用生脉散或参附汤,以固脱为急务,伴热闭心包者,配合安宫牛黄丸等以开窍。风温病后期多见余热未净而肺胃阴津已伤,可用滋养肺胃津液之沙参麦冬汤。

　　春温是由温热病邪引起的急性热病,临床上以发病急、病情重及初起里热较盛为其特点,发生在春季。春温的病变特点为在里郁热外发,发病之初即见气分或营分里热之证,病变过程中热势亢盛,故其伤阴明显。因而对本病的治疗,应以清里热为原则,同时要处处顾护阴液,并注意透邪外达。春温的发病有初发气分和初发营分之异,并有兼夹表邪与不兼表邪的不同。发于气分者多为里热内郁少阳胆腑,治宜苦寒清热、宣郁透邪,予黄芩汤加豆豉玄参方;若卫气同病者,治宜疏表清里,方用增损双解散。发于营分者,多为热灼营阴,治以清营泄热,主用清营汤;若卫营同病的,治宜泄卫透营,予银翘散去豆豉,加细生地、丹皮、大青叶,倍元参方。春温的气分病变除上所述外,有热灼胸膈者,治宜清宣郁热,或清泄膈热,方用栀子豉汤、凉膈散;病邪传入阳明,阳明热邪炽盛,治宜清热生津,予白虎汤加味。若热结肠腑,属热结液亏者,治宜攻下腑实,增液滋阴,予增液承气汤;属热结气液俱亏的,治宜攻补兼施,予新加黄龙汤;属热结肠腑、小肠热盛者,治宜通腑泄热,予导赤承气汤。春温邪热从气分而传入营分者,治宜清营泄热,方用清营汤。若气(营)血两燔,治宜辛寒清气合凉营(血)解毒,用玉女煎去牛膝、熟地加细生地、元参方,或化斑汤,或清瘟败毒饮;若热盛动血,治宜凉血散血、清热解毒,予犀角地黄汤;若热与血结,治宜泄热通结、活血逐瘀,予桃仁承气

笔记栏

汤。春温过程中热入心包者,治宜清心开窍,以清宫汤送服安宫牛黄丸或紫雪丹、至宝丹;若内闭外脱者,治宜开闭固脱,以生脉散或参附汤送服安宫牛黄丸或至宝丹、紫雪丹。热盛动风治宜清热凉肝息风,以羚角钩藤汤加味。邪陷正衰,阳气暴脱者,急宜回阳固脱,予回阳救急汤。春温后期,热灼真阴者,治宜滋补肝肾、润养阴液,用加减复脉汤;若阴虚风动的,治宜滋阴养血、潜阴息风,予三甲复脉汤或大定风珠;若阴虚火炽的,治宜清热降火、育阴安神,予黄连阿胶汤;若邪留阴分,治宜滋阴清热、搜邪透络,方用青蒿鳖甲汤。

暑温是感受夏令暑热病邪而发生的一种急性外感热病。发病有明显的季节性,以发病急骤,初起径见阳明气分里热证候,病程中易伤津耗气,并可有动风、闭窍、化火、生痰之变为其临床特点。清暑泄热,顾护津气为本病的基本治法。具体辨治应把握其主要证候类型,分别选用白虎汤、清暑益气汤、生脉散、羚角钩藤汤、神犀丹、温病"凉开三宝"、连梅汤、三甲散等。本病与春温中的热灼营阴、热盛动风、阴虚火炽等证,其证治大体相同,但选方用药有差异,应注意鉴别。暑热病邪易兼夹湿邪,暑湿初起邪气在卫表逗留时间较长,邪入气分,大多留连或困阻脾胃,或塞滞肺络,或弥漫三焦,均有不同程度的湿邪郁阻证候。暑湿郁阻气分,亦可耗伤元气;暑温余邪留滞气分日久,还可蒙扰清阳。暑热夹湿者,治当清暑化湿并施。

秋燥是秋季感受燥热病邪而致的一种外感热病,初起邪在肺卫时即有口、鼻、咽喉、皮肤的津液干燥见症,以肺经为病变中心,一般病情较轻,传变较少,病程较短,易于痊愈,极少数病例病邪传入下焦,耗伤肝肾真阴。燥邪最易损伤津液,故治疗以滋润祛邪为原则。初起邪在肺卫时,宜用桑杏汤辛凉甘润,轻者可用桑菊饮。若燥干清窍,可用翘荷汤清散上焦气分燥热。若燥热化火伤及肺阴,可用清燥救肺汤以清肺润燥养阴。如肺燥肠热,络伤咯血者,可用阿胶黄芩汤清热止血、清肠止泻。若燥伤肺胃津液,宜用沙参麦冬汤合五汁饮滋燥养阴。若有肺燥肠闭,可用五仁橘皮汤润肠通便。若腑实阴伤者,则宜调胃承气汤加鲜首乌、鲜生地、鲜石斛,攻下腑实,滋阴养液。若见气营(血)两燔,可用玉女煎去牛膝、熟地黄,加生地黄、玄参方两清气血。若燥热入血动血,或久病深入下焦,伤及肝肾之阴,可用三甲复脉汤或小复脉汤滋养肝肾。

复习思考题

1. 何谓风温?其初起的临床表现是什么?
2. 简述风温的病机演变特点。
3. 试述风温邪热在肺的辨证施治。
4. 试述风温逆传心包的病机和证治。
5. 风温后期为什么易伤肺胃之阴?
6. 春温与风温的病因病机有何不同?早期的临床表现有何区别?
7. 请分述春温阳明热结三个证型的病机、证候、治法。
8. 请分述吴鞠通五个加减承气汤的病机、证候和治法。
9. 在温病临床中,如何区别运用黄连阿胶汤、大定风珠、青蒿鳖甲汤?
10. 何为暑温病?其病因为何?
11. 如何理解"暑病首用辛凉,继用甘寒,再用酸泄酸敛"?
12. 简述暑湿弥漫三焦证的病机、临床表现及治疗方药。

笔记栏

13. 暑风与暑厥的病机是什么？如何辨治？
14. 暑温后期可见哪些证候类型？其临床表现、病机、治法、代表方分别为何？
15. 如何理解秋燥的病因病机？
16. 试述秋燥与风温的证候特点与治疗要点有何不同。
17. 如何理解"上燥治气，中燥增液，下燥治血"？
18. 桑杏汤与清燥救肺汤在临床上如何区别使用？
19. 试述肺燥肠闭证与肺燥肠热，络伤咯血证在病机及证治方面的异同。

扫一扫
测一测

PPT 课件

◇◇◇ **第九章** ◇◇◇

湿热类温病

> ### 学习目标
>
> 1. 明确湿热类温病是感受湿热(或暑湿)邪气所引起的一类急性外感热病;
> 2. 掌握湿温、伏暑的病因病理、辨析要点、治则治法、分型论治;
> 3. 熟悉湿温、伏暑的历史沿革及与相关病证的鉴别。

湿热类温病主要包括湿温、伏暑、暑温夹湿等。此类温病多发于气候炎热、雨湿较盛的夏秋季节。因为湿性氤氲黏滞,所以此类温病较之温热类温病传变缓慢,病程较长,缠绵难愈,病情复杂多变,易于反复。其发病多受患者体质及治疗过程用药影响,后期邪气可从阳化燥呈现温热类证候,也可从阴化寒呈现寒盛阳损表现。

第一节 湿 温

【 概念与沿革、临床特点 】

湿温是由湿热病邪引起的急性外感热病。初起以身热不扬,身重肢倦,胸闷脘痞,苔腻脉缓为主要特征。病变主要稽留于气分,以脾胃为病变中心。本病四时均可发生,但以夏秋季节雨湿较盛,气候炎热之时为多。

湿温病名首见于《难经·五十八难》,该书将其归于广义伤寒范畴,其云:"伤寒有五,有中风,有伤寒,有湿温,有热病,有温病。"并载其脉象特点为"阳濡而弱,阴小而急。"此后,晋代王叔和在《脉经》中记载了湿温的病因、证候和治疗,认为:"伤寒湿温,其人尝伤于湿,因而中暍,湿热相搏,则为湿温。病苦两胫逆冷,腹满叉胸,头目痛苦,妄言,治在足太阴,不可发汗。"宋代朱肱《伤寒类证活人书》指出湿温当用"白虎加苍术汤主之"。金元时期,刘河间在《素问病机气宜保命集》中提出"治湿之法,不利小便,非其治也",在《伤寒标本心法类萃》中创制的"天水散"(即六一散)等方,开湿温病清热利湿法之先河,为湿温的治疗提供了基本的方法。至清代对湿温的理论渐臻完善。叶天士《温热论》精辟地论述了湿热为患的病理机制,提出"在阳旺之躯,胃湿恒多;在阴盛之体,脾湿亦不少,然其化热则一",并主张对湿热之治应"渗湿于热下,不与热相搏",认为湿温病"通阳不在温,而在利小便"等。薛生白撰《湿热病篇》,对湿温因证脉治做了详细讨论,认为"湿热病属阳明太阴经者居多,中气实则病在阳明,中气虚则病在太阴",为湿温的辨治奠定了较完整的理论基础,也使湿温病的辨治自成体系。吴鞠通《温病条辨》立湿温专病,详细阐述湿温三焦分证论治的规律,制定众多治疗湿温的名方,后经章虚谷、王孟英、雷少逸等医家的不断发展,使其内容更加丰富充实。

西医学的伤寒、副伤寒、沙门菌属感染、钩端螺旋体病、某些肠道病毒感染等,与湿温的临床特征相似者,可参考本病进行辨治。

【病因病理】

湿温的病因是湿热病邪,其形成与季节气候及患者的脾胃功能密切相关。湿热病邪侵犯人体多由口鼻而入,正如薛生白所说:"湿热之邪,从表伤者,十之一二,由口鼻入者,十之八九。"夏秋季节湿热偏重,脾胃功能本多虚弱呆滞,若因饮食不当、劳倦过度等因素更伤脾胃,则脾胃运化失司,导致内湿停聚。此时,若感受外界湿热病邪,则外来之湿与脾胃之湿相合而引发湿温。正如薛生白《湿热病篇》所说"太阴内伤,湿饮停聚,客邪再至,内外相引,故病湿热。此皆先有内伤,再感客邪……或有先因于湿,再因饥劳而病者,亦属内伤夹湿,标本同病。"因此,湿温的发病是内因和外因两方面相互作用的结果,亦即叶天士所谓"外邪入里,里湿为合",吴鞠通所说:"内不能运水谷之湿,外复感时令之湿。"总之,只有内外合邪,才能引起本病的发生。

本病初起,随感邪的轻重而出现不同的病理变化,感邪轻者,邪遏卫气;感邪重者,邪阻膜原。本病是湿热合邪为患,因湿为阴邪,化热较慢,故本病起病较缓,不论感邪轻重,初起皆热势不盛,湿象偏重。随着卫分之邪内传或膜原之邪渐趋脾胃,出现湿热留恋气分,病位重心以中焦脾胃为主。湿热蕴阻脾胃,其病有偏于脾和偏于胃之分。病偏于脾者,证候表现为湿重于热;偏于胃者,证候表现为热重于湿。一般而言,病程的前期多以湿重热轻为主,随着病程发展,湿邪逐渐化热,则逐渐转化为热重湿轻。同时,脾胃阳气的盛衰也直接影响着湿热的转化。薛生白云:"中气实则病在阳明,中气虚则病在太阴。"即指素体中阳偏旺者,邪从热化表现为热重湿轻,病变偏于阳明胃;素体中阳偏虚者,邪从湿化表现为湿重热轻,病变偏于太阴脾。若中阳之盛衰无明显偏颇,则大多发为湿热并重之证。因湿性弥漫,故病程中也可因湿邪蒙上流下之特性而弥漫三焦,涉及其他脏腑。如湿热郁蒸,蒙蔽于上,清窍壅塞,引起耳聋、目瞑、神志昏蒙;如湿热下注小肠,蕴结膀胱,则致小便不利;湿热内蕴肝胆,迫其胆汁不循常道,溢于肌肤,则身目发黄;湿热外蒸肌腠,则发白㾦。

本病的发展过程,有湿困日久伤阳及湿热化燥伤阴两种转归。其从热化者,可进一步化燥化火,深入营血,迫血动血,甚者可因下血过多,气随血脱而危及生命;其从湿化者,可进一步湿从寒化,甚则耗伤肾阳,水湿内停,则出现"湿胜阳微"之变证。

本病若经过顺利,病变从气分直接进入恢复阶段,湿热渐退,可见胃气未醒、脾虚不运等证候表现,适当调治,正气渐复则逐步痊愈。由于湿性黏腻难化,故恢复期应警惕余邪复燃而致复发(图9-1)。

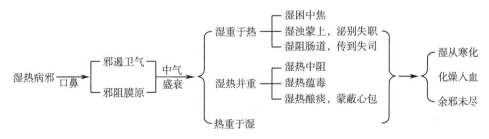

图 9-1　湿温病理演变图

笔记栏

【诊断要点】

1. 多发于夏秋气候炎热雨湿较多之季。

2. 初起以湿热郁遏卫气分见证为特征。

3. 病变以脾胃为中心,湿热留恋气分阶段较长。病程中可发生白㾦,后期易出现大便下血等严重变化,病程中可出现蒙上流下,弥漫三焦的变化。

4. 起病较缓,传变较慢,病势缠绵,病程较长,愈后易复发。

【鉴别要点】

1. **暑温兼湿** 暑温兼湿又称暑湿,与湿温均属于湿与热兼夹为患,均多发生于夏季。但暑湿起病急骤,病初以高热、口渴、大汗、心烦、脉洪数等暑热炽盛证候为主,虽可兼夹湿邪,但暑热证候为突出;湿温初起,一般表现为湿邪偏盛,热象不明显,迨至湿渐化热,才演变为湿热俱盛或热偏盛证。

2. **杂病湿热证** 各种内伤杂病,亦可出现湿热证型,有苔腻、脘痞、肢倦、便溏等症,但多由内伤而致,病程较长,临床表现一般少见发热,或仅有低热,无卫气营血的传变过程,并伴有内伤基础疾病。

【辨证论治】

一、辨析要点

(一)辨湿热偏重程度

辨别湿热轻重是治疗的着眼点之一。本病在卫、气分阶段有湿重于热、湿热并重、热重于湿三种证候类型,临床表现均有胸痞、身重、苔腻等湿性黏腻重浊特征,但湿重于热者,多见身热不扬,朝轻暮重,汗少而黏,头身困重,面色淡黄,口淡无味,口不渴或口渴不欲饮,胸脘痞满,大便稀溏,小便浑浊,苔白腻或白滑,脉濡缓;热重于湿者,则多见热势壮盛,汗出不解,面垢微红,心烦,大便不畅或下利黏垢,臭秽难近,小便短赤,渴不多饮,口苦黏腻,苔黄腻或黄浊,舌质红,脉濡数或滑数;湿热并重者,则多见发热汗出不解,口渴不欲多饮,脘痞呕恶,便溏色黄,小便短赤,苔黄腻,脉濡数。临证还应结合患者体质及病程阶段来分析:素体脾虚者多表现为湿重,素体胃热者多表现为热重;初起多表现为湿重于热,随着病情进展,湿渐化热,转化为湿热并重或热重于湿。

(二)辨湿热所在部位

湿温病要辨别邪在三焦的不同部位。湿温虽然以脾胃为病变中心,但湿有蒙上流下的特点,因此分辨湿热偏于上、中、下三焦,对于治疗也至关重要。其偏于上焦者,多见恶寒发热,头胀痛,胸痞闷,或因湿热酿痰而蒙蔽心包,轻则神情淡漠,甚则时有昏蒙谵语等;若偏于中焦,多见脘腹胀闷,恶心呕吐,知饥不食,四肢倦怠,大便溏薄,苔厚腻等;若偏于下焦者,多见小便不利,或小便不通而兼神迷头胀,或大便不通、腹满,或下利黏垢等。

(三)辨证候的虚实转化

湿热病以邪实为主,初期的卫气同病,中期的湿热并重,化燥入营,动血均为实证;但湿邪如留恋日久,又常损伤阳气,出现湿胜阳微的虚实夹杂之证;湿热化燥动血,引起肠道出血,如出血过多,又可见气随血脱的虚脱之证。

二、治则治法

(一) 治则

祛湿清热为本病治疗原则。吴鞠通在《温病条辨》中说:"徒清热则湿不退,徒祛湿则热愈炽。"即强调了既去其湿,又清其热,使湿热分离,湿去热孤。

(二) 治法

在具体治法上需根据湿热之孰轻孰重、湿热所在部位以及证候的虚实而灵活运用。

一般来说,初起湿邪偏盛,宜芳化之品宣透表里之湿。中期湿热蕴蒸,湿邪偏重者,治以化湿为主,稍佐泄热,使湿去而热孤;热邪偏重者,则以清热为主,兼以化湿;湿热俱甚者,则应清热化湿并重。一旦湿热完全化燥化火,治疗则与一般温病相同。湿邪在上焦者宜芳化,在中焦者宜苦燥,在下焦者宜淡渗。湿温病初期多邪遏卫表,以上焦气机被湿热之邪所困,肺气不能宣化湿邪为主,治疗上宜用芳香化湿为主,特别注意宣展肺气,以肺主一身之气,气化则湿亦得化。病在中焦,湿渐化热,多表现为湿热并重,此时当治以苦辛开降,即以苦寒清热燥湿,苦辛行气化湿。如湿邪进一步化热,出现热重于湿之证,则以清热为主,祛湿为次。病在中焦,不论湿热并重或热重于湿,苦寒清热燥湿是主要治法。如湿热下流下焦膀胱者,以淡渗清热利湿为主。湿温病后期可出现邪退正虚之象,既有湿热化燥化火,损伤阴液之证,又有湿邪损伤阳气之证。湿邪燥化,津液受损,适当配伍生津而不碍湿之品以滋补阴液。湿郁过久而阳气受损,或素体阳气不足,导致"湿胜阳微"的病机变化,使用温阳利湿法。

另外,湿温的治疗全程应重视行气化湿,祛湿与宣畅气机并举,治疗湿温病湿未完全化燥前,不论邪在上、中、下焦,或在表、在里,均可配合利小便之法,使湿热之邪有外出之路,即如刘河间所说:"治湿之法,不利小便,非其治也。"

三、分型论治

(一) 湿重于热证治

1. 邪遏卫气

【证候】恶寒少汗,身热不扬,午后热甚,头重如裹,身重肢倦,胸闷脘痞,面色淡黄,口不渴,苔白腻,脉濡缓。

【病机】本证病机为卫气同病,内外合邪,湿重热轻。本证见于湿温之初起,既有湿郁卫表的表证,又有湿郁气分,脾湿不运的里证。湿遏卫阳,腠理开合失常,故恶寒少汗;湿邪在表,卫气不得宣泄而发热,但热处湿中,热为湿遏,故身热不扬,午后热甚;湿性重着,蒙蔽清阳,故头重如裹;湿邪客于肌腠,故身重肢倦;湿阻中焦,气机升降不畅,故胸闷脘痞。面色淡黄,口不渴,苔白腻,脉濡缓等,均为湿邪偏盛的征象。

【治法】芳香辛散,宣气化湿。

【代表方药】藿朴夏苓汤或三仁汤。

藿朴夏苓汤(《医原》)

藿香二钱　姜半夏钱半　赤苓三钱　杏仁三钱　生苡仁四钱　蔻仁六分　猪苓钱半　泽泻钱半　淡豆豉三钱　厚朴一钱

方中淡豆豉、杏仁宣肺解表,肺气宣化,则湿随气化;藿香、厚朴、半夏、蔻仁芳香化浊,燥湿理气,使里湿除而气机得畅;生苡仁、猪苓、赤苓、泽泻淡渗利湿,引湿邪从小便而去。石芾南说:"湿去气通,布津于外,自然汗解。"本方集芳香化湿、苦温燥湿、淡渗利湿于一方,以使表里之湿内外分解。

笔记栏

三仁汤(《温病条辨》)

杏仁五钱　飞滑石六钱　白通草二钱　白蔻仁二钱　竹叶二钱　厚朴二钱　生苡仁六钱　半夏五钱

甘澜水八碗,煮取三碗,每服一碗,日三服。

本方用杏仁宣开上焦肺气;白蔻仁、厚朴、半夏芳香化浊,燥湿理气;生苡仁、滑石、通草淡渗利湿;合用竹叶以轻清宣透郁热。吴鞠通说:"惟以三仁汤轻开上焦肺气,盖肺主一身之气,气化则湿亦化也。"石芾南《医原》也指出:"治法总以轻开肺气为主,肺主一身之气,气化则湿自化,即有兼邪,亦与之俱化。"

藿朴夏苓汤和三仁汤两方组成相似,均有开上、运中、渗下的作用,能够宣化表里之湿,所以都适用于湿温初起湿遏卫气、表里合邪之证。但藿朴夏苓汤用豆豉配藿香疏表透邪,用生苡仁、猪苓、泽泻淡渗利湿,故芳化及渗湿作用较强,适用于湿邪较重,热象不显,表证较显著者;三仁汤用竹叶、滑石、通草泄热利湿,故更适用于湿中蕴热者。

【临床应用】对湿温初起邪遏卫气证的治疗虽用开上、运中、渗下之法,但因病邪偏于上中焦,所以用药主以芳香化湿之品以宣化湿邪,常用藿香、佩兰、大豆黄卷、白豆蔻、荷叶等。同时配伍宣展肺气之品,如杏仁、淡豆豉等,以取流气化湿之效。如湿中蕴热者,则伍以竹叶、连翘、黄芩等轻清之品。至于茯苓、滑石、通草、苡仁等淡渗之品,也每配伍使用,既可通过利小便导湿外出,又有助于使邪热从小便外泄。

【注意事项】本证发热恶寒,无汗或少汗,有似风寒束表,但脉不浮紧而见濡缓,且有胸闷脘痞,苔白腻等湿阻气分见症,则非伤寒表证,辛温发汗不宜;胸闷脘痞,有似食滞里证,但苔不垢腻而见白腻,脉不滑实而见濡缓,且无嗳腐食臭等症,则非食滞伤中,苦寒泄下不宜;午后热甚,状似阴虚,但两颧不红而见舌色淡黄,且无细数之脉及五心烦热、舌红少苔等阴虚内热见症,养阴清热不宜。诚如吴鞠通谓:"头痛恶寒,身重疼痛,舌白不渴,脉弦细而濡,面色淡黄,胸闷不饥,午后身热,状若阴虚,病难速已,名曰湿温,汗之则神昏耳聋,甚则目瞑不欲言,下之则洞泄,润之则病深不解,长夏深秋冬日同法,三仁汤主之。"

2. 邪阻膜原

【证候】寒热往来如疟状,寒甚热微,身痛有汗,手足沉重,呕逆胀满,舌苔白厚腻浊,或如积粉,脉缓。

【病机】本证为湿热秽浊郁伏膜原,阻遏阳气所致,可见于湿温初起。膜原,外通肌肉,内近胃腑,为一身之半表半里。湿热秽浊之邪从口鼻而入,直趋中道,可归于膜原。湿热秽浊郁伏膜原,阻滞表里之气机,阳气被湿浊阻遏,不能布达于肌表故恶寒,至阳气渐积,郁极而通,则恶寒消失而发热汗出;邪正反复交争,故寒热往来,起伏如疟;因湿浊偏盛,阳气受郁,故寒甚而热微;膜原湿浊外渍肌肉,经络之气不通,则身体疼痛,手足沉重;湿浊内阻脾胃,中焦气机失调,胃气上逆,则呕逆胀满。舌苔白厚腻浊,或如积粉,脉缓,皆为湿浊内盛的征象。

【治法】疏利透达膜原湿浊。

【代表方药】达原饮或雷氏宣透膜原法。

达原饮(《温疫论》)

槟榔二钱　厚朴一钱　草果仁五分　知母一钱　芍药一钱　黄芩一钱　甘草五分

上用水二盅,煎八分,午后温服。

方中槟榔、厚朴、草果苦温燥湿,辛开气机,直达膜原,透达湿热秽浊;配知母滋阴清热;白芍敛阴和血;黄芩清湿中之蕴热;甘草和中。全方共奏疏利透达膜原湿浊之功。

雷氏宣透膜原法(《时病论》)

厚朴一钱(姜制)　槟榔一钱五分　草果仁八分(煨)　黄芩一钱(酒炒)　粉甘草五分

笔记栏

霍香叶一钱　半夏一钱五分(姜制)　加生姜三片为引

本方即达原饮去酸敛滋润之白芍、知母,加化湿泄浊之半夏、霍香。方中厚朴、槟榔、草果辛温燥烈,直达膜原,开泄透达膜原湿浊;辅以霍香、半夏芳香理气,化湿除秽;佐黄芩清湿中蕴热;甘草和中。另以生姜为引,目的在于和胃降逆,宣通气机,以利湿浊透化。

两方均为邪阻膜原的代表方,但达原饮方中有知母、黄芩,清热之力稍盛,适用于湿热邪阻膜原,湿遏热伏,苔如积粉而舌质绛者。雷氏宣透膜原法方中用霍香叶、半夏,燥湿化浊之力更盛,适用于湿浊阻滞膜原,苔厚腻如积粉,舌红者。

【临床应用】临床若秽浊内盛,选加霍香、苍术、菖蒲、六一散等辟秽化浊渗泄之品;疫毒游溢诸经,当随经引用,以助升泄:溢于少阳,胁痛、呕而口苦加柴胡;溢于太阳,腰背项痛加羌活;溢于阳明,目痛鼻干加葛根。

【注意事项】本证湿浊郁结较甚,一般化湿之剂难以取效,须投以疏利透达之剂,以开达膜原湿浊之邪。达原饮和雷氏宣透膜原法药力均较峻猛,且药性偏于温燥,临床运用时必须辨证准确,并应注意中病即止。一旦湿开热透,热势转盛,即应转手清化,慎勿过剂使用,以免助热劫津而酿生他变。

3. 湿困中焦

【证候】身热不扬,脘痞腹胀,恶心呕吐,口不渴,或渴而不欲饮,或渴喜热饮,大便溏泄,小便浑浊,苔白腻,脉濡缓。

【病机】本证病机为湿浊偏盛,困阻中焦,脾胃升降失司。湿热病邪可直犯中焦,膜原湿浊亦可传归脾胃,章虚谷说:"始受于膜原,终归于脾胃。"身热不扬,为湿中蕴热,热为湿遏所引起;脾胃受湿所困,脾升胃降功能失常,则见脘痞腹胀,大便溏泄;湿阻于内,故口不渴;若湿阻清阳,津液失于上布,则口渴,但渴不欲饮,或喜热饮;因脾气升运受阻,胃气失于和降,故浊气上逆而见恶心呕吐;湿邪下趋,泌别失职,则见小便浑浊。苔白腻,脉濡缓,为湿邪偏重的征象。

【治法】芳香化浊,燥湿运脾。

【代表方药】雷氏芳香化浊法。

雷氏芳香化浊法(《时病论》)

霍香叶一钱　佩兰叶一钱　陈广皮一钱五分　制半夏一钱五分　大腹皮一钱(酒洗)厚朴八分(姜汁炒)　加鲜荷叶三钱为引

方中霍香、佩兰芳化湿浊;陈皮、半夏、厚朴、大腹皮燥湿理气和中;佐以鲜荷叶透热升清化浊。全方具有芳香化浊,燥湿理气的功效。

【临床应用】本证因湿浊偏盛,湿中蕴热,治疗当先开其湿,而后清热。不可早投寒凉而致闭郁湿浊、气机阻滞。亦不可过早投以健脾益气之品,恐其恋邪不解。如湿邪已有化热之象,见口微渴,小便黄赤,苔微黄腻者,可加入竹叶、栀子、黄芩、滑石、生甘草以增泄热之力;如胸闷脘痞较甚,可加枳壳、郁金、苏梗等理气之品;如湿浊蒙上,见神识如蒙,头胀,呕恶,渴不多饮,治宜芳香化浊,辟秽开窍,方用苏合香丸。

【注意事项】此证型在湿温病中较多见,且病变稽留时间长。病机关键是湿浊困脾,脾不运则湿不化,反复迁延。阳气不虚者,可从阳化热,渐向湿热并重转化;若素体阳虚或过用寒凉,可渐向寒湿转化,如叶天士言"在阳旺之躯,胃湿恒多;在阴盛之体,脾湿亦不少,然其化热则一"。此外也可出现湿流下焦,导致下焦湿重于热。故在治疗中宜谨守病机,重在祛湿,湿去则热难独存。

4. 湿浊蒙上,泌别失职

【证候】热蒸头胀,呕逆神迷,小便不通,渴不多饮,舌苔白腻。

笔记栏

【病机】本证为湿浊久困而致蒙上流下之候。湿热郁蒸于上,则热蒸头胀,甚则蒙蔽心包而神迷;湿困中焦,胃气不能下降则见呕逆;湿浊注于下,泌别失职故小便不通。渴不多饮,苔白腻,属湿遏气机、湿重于热之象。

【治法】先予芳香开窍,继进淡渗利湿。

【代表方药】芳香开窍用苏合香丸,淡渗利湿用茯苓皮汤。

苏合香丸(《太平惠民和剂局方》)

白术　青木香　乌犀屑　香附子(炒去毛)　朱砂　诃黎勒　白檀香　安息香(别为末,用无灰酒一升熬膏)　沉香　麝香(研)　丁香　荜茇　龙脑(研)　苏合香油(入安息香膏内)　薰陆香(即乳香)　别研各一两

上药除苏合香油外,均研成极细粉末和匀,然后将苏合香油用白蜜适量(微温)调匀拌入药粉内,加炼蜜制成药丸。

茯苓皮汤(《温病条辨》)

茯苓皮五钱　生苡仁五钱　猪苓三钱　大腹皮三钱　白通草三钱　淡竹叶二钱

水八杯,煮取三杯,分三次服。

苏合香丸有芳香开闭、通窍醒神之功。茯苓皮汤中有茯苓皮、猪苓、薏苡仁、通草等淡渗利湿之品,佐以淡竹叶利湿泄热、大腹皮理气化湿。

【临床应用】由于神迷、小便不通均属危急之症,所以如见本证,以两方同时使用为妥,必要时还可采用中西医结合进行治疗。

【注意事项】此证无尿与温热类温病的无尿病机不同,需注意鉴别。温热类温病中小便不利往往是热盛伤津而致无尿;本证为湿阻膀胱,气化异常所致,而阴液未损伤。

5. 湿阻肠道,传导失司

【证候】少腹硬满,大便不通,神识如蒙,苔垢腻。

【病机】本证是湿热浊邪郁结肠道,气机闭阻,传导失司所致。肠道湿阻气滞,故见少腹硬满、大便不通、舌苔垢腻;若浊气上逆,则可见神识昏蒙。本证多见于湿温病邪在气分日久不解,肠道湿热垢浊蕴而成结,虽属湿重热轻之证,但一般不见于病之早期。

【治法】宣通气机,清化湿浊。

【代表方药】宣清导浊汤《温病条辨》。

宣清导浊汤(《温病条辨》)

猪苓五钱　茯苓五钱　寒水石六钱　晚蚕沙四钱　皂荚子(去皮)三钱

水五杯,煮取二杯,先服一杯,不知再服。

本方用晚蚕沙清化湿浊;皂荚子化湿除秽,宣通气机;猪苓、茯苓、寒水石利湿泄热。浊化热清,气机宣通,则大便自可通畅,诸症皆可缓解。

【临床应用】湿邪在下焦,无论是在大肠或者膀胱,都应用淡渗利湿药,湿由小便而出,气机通畅,则大肠内的湿邪即可解除,利小便、畅大便,一举两得。若肠腑湿浊较甚,少腹胀满拘急者,可加杏仁、瓜蒌实、槟榔等肃肺气以畅腑气;若神志昏蒙较甚,可加服苏合香丸开窍醒神。本证大便不通非热结肠道所致,故不可用苦寒攻下。

【注意事项】注意与阳明腑实证加以鉴别:本证为湿浊郁闭肠道,腹满多无按痛,且舌苔垢腻;而阳明腑实证多大腹部硬满而有按痛,苔多黄厚而焦燥,以此为辨。本证禁用苦寒攻下法。

(二) 湿热并重证治

1. 湿热中阻

【证候】发热汗出不解,口渴不欲多饮,脘痞呕恶,心中烦闷,便溏色黄,小便短赤,苔黄

腻,脉濡数。

【病机】本证病机为湿郁化热,湿热并重,互结中焦,脾胃升降失常,是湿温病湿热并重,湿热交蒸,郁阻中焦脾胃的代表证型。里热渐盛,热蒸湿动,则发热汗出,但湿性黏滞,不易速祛,故发热不为汗解;热盛伤津,而口渴,湿邪内留,则所饮不多;湿热中阻,气机不畅,浊气不得下降,故脘痞呕恶;湿热熏扰上焦则心烦而闷;脾不升运,湿浊下迫,小肠泌别失司,故便溏色黄,小便短赤。苔黄腻,脉濡数,皆为湿热俱盛之征象。

【治法】辛开苦降,清热燥湿。

【代表方药】王氏连朴饮。

王氏连朴饮(《霍乱论》)

制厚朴二钱　川连(姜汁炒)　石菖蒲　制半夏各一钱　香豉(炒)　焦栀各三钱　芦根二两

本证病机重点是湿热交蒸于中焦脾胃,徒清热则易碍湿,徒化湿则易助热,故治疗必须两相兼顾。方中以黄连、山栀清泄里热,厚朴、半夏燥湿化浊,淡豆豉配合山栀清宣郁热,菖蒲芳香化浊,芦根清利湿热,生津止渴。

【临床应用】本证是从湿困中焦证进一步发展而来,与湿困中焦的区别在于,本证具有发热、口渴、小便短赤、苔黄等明显化热之象。临床治疗时,若湿热较重,可酌加黄芩、滑石、通草、猪苓等以增强清热利湿之功;若呕吐较甚者,可加姜汁、竹茹降逆止呕;如湿热互结,中焦痞塞不通者,可用吴鞠通《温病条辨》半夏泻心汤去人参、干姜、甘草、大枣加枳实、生姜方(半夏、生姜、黄连、黄芩、枳实);若伴发白痦,加入生薏仁、竹叶;如舌苔厚腻可合蔻仁、陈皮、茯苓、薏苡仁以加强化湿之力;若兼有食滞者,加入茵陈、麦芽等;若津伤较甚而口渴,小便短赤显著者,可加芦根、白茅根等生津之品。

【注意事项】注意苦寒清热药与温燥化湿药的使用比例,防止过用温燥药伤阴,或过用苦寒碍湿或损及脾胃阳气。

2. 湿热蕴毒

【证候】发热口渴,胸闷腹胀,肢酸倦怠,咽喉肿痛,小便黄赤,或身目发黄,苔黄而腻,脉滑数。

【病机】本证病机为湿热交蒸,蕴酿成毒,充斥气分。湿热俱盛蒸腾于内,损耗津液,则发热口渴;热毒上壅则咽喉肿痛;湿热蕴结下焦,则小便黄赤;湿热蕴阻,气机不展则胸闷腹胀,肢酸体倦;如湿热交蒸,内蕴肝胆,胆汁溢于肌肤则见身目发黄。苔黄腻,脉滑数,均为湿热并重,湿热蕴阻的征象。

【治法】清热化湿,解毒利咽。

【代表方药】甘露消毒丹。

甘露消毒丹(引《温热经纬》)

飞滑石十五两　绵茵陈十一两　淡黄芩十两　石菖蒲六两　川贝母　木通各五两　藿香　射干　连翘　薄荷　白豆蔻各四两

各药晒燥,生研极细(见火则药性变热),每服三钱,开水调服,日二次。或以神曲糊丸,如弹子大,开水化服亦可。

方中用黄芩、连翘、薄荷清热透邪;射干、贝母解毒散结,利咽消肿;藿香、蔻仁、石菖蒲芳香化浊,宣上畅中;茵陈、滑石、木通渗利湿热以导邪下行。王孟英称其为"治湿温时疫之主方"。

【临床应用】口渴明显者可酌加芦根、花粉生津止渴;大便不通者,酌加生大黄、槟榔通便泄热;咽喉肿痛明显者,酌加玄参、桔梗、生甘草、僵蚕等解毒利咽;如在颜面部成毒合普济消毒饮加减;流注下肢成毒者可合四妙散或四妙勇安汤加减。

【注意事项】本方为夏令暑湿病证常用方,兼有化湿清利功效,火热邪气导致的红肿热痛等化毒表现不宜使用本方,以免伤阴助火。

3. 湿热酿痰,蒙蔽心包

【证候】身热不退,朝轻暮重,耳聋目暝,渐致神识昏蒙,清醒之时,表情淡漠,反应迟钝,问答间有清楚之词,昏则谵语乱言,舌红苔浊腻,脉濡滑数。

【病机】湿热蒸腾,清窍失灵,则耳聋目暝;心包被痰浊所蒙,心神受痰浊蔽扰,则神识昏蒙,其特征为神志似清似昧,或时清时昧,清醒之时表情淡漠,反应迟钝,问答间有清楚之词,昏则谵语乱言;热不退,朝轻暮重,舌红苔浊腻,脉濡滑数,皆湿热交蒸,羁留不解征象。

【治法】清化湿热,豁痰开窍。

【代表方药】菖蒲郁金汤送服苏合香丸或至宝丹。

菖蒲郁金汤(《温病全书》)

鲜石菖蒲三钱　广郁金二钱　炒山栀三钱　青连翘二钱　灯心二钱　鲜竹叶三钱　丹皮二钱　淡竹沥五钱(冲)　细木通钱半　玉枢丹五分(冲服)

水煎服。

苏合香丸(方见本节湿浊蒙上流下证)

至宝丹(方见风温节)

菖蒲郁金汤药用菖蒲、郁金、竹沥、玉枢丹(山慈菇、五倍子、千金子霜、红芽大戟、朱砂、雄黄、麝香)芳香辟秽,豁痰化浊;辅以连翘、鲜竹叶、山栀、丹皮轻清宣透湿中之热;木通、灯心导湿热下行。方中药物多用鲜、青者,乃取其鲜活灵动之性,以利湿热痰浊之化解。湿偏盛者,送服苏合香丸;热已盛者,送服至宝丹,增强化浊开窍之力。

【临床应用】临床运用时,若神昏程度加重,由神识昏蒙转为神昏谵语或昏愦不语,腻苔渐化,舌转红绛,乃湿热化燥,热陷心包,病变由气入营,当予清心开窍,可用清宫汤合"三宝"施治。并见痉厥者,兼以息风止痉,可加用全蝎、蜈蚣、地龙、僵蚕等。

【注意事项】本证痰湿邪气较重,以温燥化痰,行气开窍为主,慎用凉开剂。

(三) 热重于湿证治

【证候】高热汗出,面赤气粗,口渴欲饮,脘痞身重,苔黄微腻,脉滑数。

【病机】本证病机为湿邪化燥,阳明热炽,兼太阴脾湿,是湿温病热重于湿的代表证型。高热汗出,口渴欲饮,面赤气粗,皆为阳明气分热盛,里热蒸迫之象;身重脘痞,为兼太阴脾湿内阻之征。苔黄微腻,脉滑数,为热重于湿的征象。

【治法】清泄阳明胃热,兼化太阴脾湿。

【代表方药】白虎加苍术汤(方见暑温节)。

本方以白虎汤清泄阳明之热,苍术燥太阴脾湿。

【临床应用】若腹满加厚朴;呕逆加竹茹、半夏;溲短赤加鲜芦根;中焦湿邪较甚,可酌加藿香、佩兰、大豆黄卷、滑石、通草等芳化渗利之品。若病情重,热象明显,可在方中加清热燥湿药,如黄连、黄芩。

【注意事项】本证与湿热中阻证注意区别,后者为湿热并重,治疗当辛开苦降,化湿与清热并举;而本证为热重于湿,治当清热为主,化湿为辅,故以白虎汤清泄阳明邪热,辅以苍术化湿。

(四) 化燥入血证治

1. 伤络便血

【证候】身灼热,心烦躁扰,发斑,或上窍出血,或便下鲜血,舌绛而干。

【病机】本证病机为湿热化燥,深入营血,动血伤阴。湿热化燥已入营血分,热盛阴伤,故身灼热,舌干绛;血热扰心闭窍,则心烦躁扰;血热妄行则上下腔道出血或发斑,其中尤以便下鲜血多见。

【治法】凉血止血。

【代表方药】犀角地黄汤(方见春温节)。

湿温血分证以便血为主,若血热亢盛,迫血妄行,也可引起其他部位的出血。其证病势危急,应及时投以凉血解毒之剂以救治。正如薛生白所说:"大进凉血解毒之剂,以救阴而泄邪,邪解而血自止矣。"应用犀角地黄汤进行治疗,正是取其凉血清热解毒之功,以达止血目的。

【临床应用】如有明显出血,可适当加入紫珠草、地榆炭、侧柏炭、茜草根、参三七等以助止血之效;若兼身灼热不已,烦躁不安,小便短赤,可加山栀仁、醋炒大黄、黄连等清泄热毒;若兼腹痛,可重用白芍缓急止痛;若兼神昏狂躁,舌黑短缩,皮肤斑点紫黑,可加入人中黄、桃仁、丹参、紫珠草,并送服安宫牛黄丸,以清热化瘀、开窍醒神。

【注意事项】湿温病以脾胃为病变中心,故当邪热化火、化燥入血后,最易损伤肠络而致便下鲜血。临床上应与内伤杂病中脾不统血之便血鉴别。此证便血以鲜血为主,脾不统血之出血以黑便为主。在临床上对此类患者应注意进行大便隐血检查,以及时发现肠道出血,及早采取相应治疗措施。如血热亢盛,迫血妄行,也可引起其他部位的出血。如出血过多,可引起气随血脱之危象。对出血较多的患者则应密切观察血压的变化,以及时发现正气外脱之变。

2. 气随血脱

【证候】便血不止,骤然热退身凉,伴面色苍白、汗出肢冷、舌淡无华、脉象微细欲绝。

【病机】气随血脱。

【治法】益气固脱。

【代表方药】独参汤、黄土汤。

独参汤(引《十药神书》)

人参二两去芦

每服水二盏,枣五枚煎一盏,细呷之。

本证为气随血脱之危象,应急予独参汤频频送服,以益气固脱。待元气回复,虚脱危象解除之后,再予温阳健脾,养血止血之法治之,可选用黄土汤加减。

黄土汤(《金匮要略》)

甘草 干地黄 白术 附子(炮) 阿胶 黄芩各三两 灶中黄土半斤

水煎服。

脾统血,脾健则能统血而血得止。故上方以白术、黄土、附子温阳健脾;阿胶、地黄滋阴养血;黄芩苦寒坚阴,清肠道余热,且防术、附之过于燥热;甘草调和诸药,兼以益气。本方寒热并用,润燥共济,阴阳两调,扶阳而不伤阴,益阴而不损阳,故能收到气复血止,阴生阳长之效。

【临床应用】阳气衰微甚者,可加入附子、干姜等以回阳固脱,或选用参附龙牡汤,也可用参附注射液静脉注射。

【注意事项】对于重症患者应采取中西医结合的应急措施,及时救治。

(五) 湿从寒化

【证候】脘腹胀满,大便不爽,或溏泄,食少无味,苔白腻或白腻而滑,脉缓。

【病机】本证多由脾阳素虚或病中过用寒凉等损伤中气药物,导致湿邪久羁从寒而化所致,其病机为湿重热微,湿郁伤阳,从寒而化,困阻中焦。病位仍以中焦脾胃为主,湿困中焦,导致脾胃升降失司,气机不畅,故脘腹胀满;脾阳不升,湿浊下流则大便不爽或溏泄;脾失健运,胃气不降则少食无味。苔白腻或白腻而滑,脉缓均为寒湿困脾的征象。

【治法】温运脾阳,燥湿理气。

【代表方药】四加减正气散或五加减正气散。

四加减正气散(《温病条辨》)

藿香梗三钱　厚朴二钱　茯苓三钱　广皮一钱五分　草果一钱　楂肉(炒)五钱　神曲二钱

水五杯,煮二杯,渣再煮一杯,三次服。

五加减正气散(《温病条辨》)

藿香梗二钱　广皮一钱五分　茯苓块三钱　厚朴二钱　大腹皮一钱五分　谷芽一钱

苍术二钱

水五杯,煮二杯,日再服。

上两方均系吴鞠通《温病条辨》所创之方,是五首加减正气散中的两首,均以藿香梗、厚朴、陈皮、茯苓为主药,理气燥湿,温运脾阳。四加减正气散加草果苦温燥湿化浊;加楂肉、神曲健脾开胃。五加减正气散则以苍术、大腹皮温运燥湿,理气畅中;谷芽升脾和胃。

【临床应用】两方虽功效相近,但四加减正气散长于温运脾阳、燥湿化浊,适用于寒湿蕴中而苔白腻或白滑,脉缓较明显者;五加减正气散则长于健脾化湿,理气畅中,适用于脘闷、便溏、腹胀较明显者。

【注意事项】本证为脾阳不运所致,故多用芳香温燥理气药,若湿中蕴热者,当谨慎辨识,需适当配伍清热药。

(六)余邪未净证治

1. 余邪未净

【证候】身热已退,脘中微闷,知饥不食,苔薄腻。

【病机】本证病机为湿温后期,余邪未净,胃气未舒,脾气未醒。湿热已退,故不发热。余湿未净,胃气未舒,故脘中微闷;脾气未醒,则知饥不食。苔薄腻是余邪未净的征象。

【治法】轻清芳化,涤除余邪。

【代表方药】薛氏五叶芦根汤。

薛氏五叶芦根汤(《湿热病篇》)

藿香叶　薄荷叶　鲜荷叶　枇杷叶　佩兰叶　芦尖　冬瓜仁

方中藿香叶、佩兰叶、鲜荷叶芳香化湿,醒脾舒胃;薄荷叶、枇杷叶轻清透泄余热,芦根、冬瓜仁清化未尽余湿。全方轻清灵动,芳化余湿,鼓舞中气。

【临床应用】本证邪热已衰,但正气尚未恢复,故治疗只宜轻清宣化,不可再滥施重剂剋伐。正如薛生白所说:"此湿热已解,余邪蒙蔽清阳,胃气不舒,宜用极轻清之品,以宣上焦阳气。若投味重之剂,是与病情不相涉矣。"

【注意事项】用药宜芳香灵动,切忌味厚重剂戕伐脾胃运化收纳之功。

2. 湿胜阳微

【证候】身冷,汗泄,胸痞,口渴,苔白腻,舌淡,脉细缓。

【病机】本证为湿温病后期,湿从寒化,寒湿损伤脾肾阳气,即所谓湿胜阳微之候。此属湿温之变证,多因素体中阳不足,湿从寒化更伤其阳,日久脾虚及肾所致,亦可因清热化湿不得法,伤及阳气而引起。阳气虚衰,寒从中生,故身冷,舌淡,脉细而缓;阳虚卫外不固,故汗泄;阳虚蒸化无力,津不上承故口渴,但不欲饮,或喜热饮。寒湿内阻则见舌苔白腻、胸痞等症。

【治法】补气扶阳,运脾逐湿。

【代表方药】扶阳逐湿汤或真武汤。

扶阳逐湿汤(《湿热病篇》)

人参 白术 附子 茯苓 益智仁

本方出自薛生白《湿热病篇》,但原无方名及剂量。方中以人参、附子、益智仁补气温阳,以扶脾肾阳气之虚衰;白术、茯苓健脾助运,以化内阻之湿。

真武汤(《伤寒论》)

茯苓三两 芍药三两 生姜三两(切) 白术二两 附子一枚(炮,去皮,破八片)

本方属温肾利水之剂。方中附子温补肾阳,化气利水;茯苓、白术健脾渗湿利水;生姜则可温散水气;白芍和里益阴。全方既能温阳又能利水。

【临床应用】扶阳逐湿汤与真武汤,两方作用和组成大致相同,前者亦是从后者化裁而来。相比而言,真武汤的温阳利水作用较强,临床运用时,剂量较大,功用较专,故肾阳衰微,水湿内盛较甚者,宜选用真武汤。

【注意事项】因此证见于温病后期,非伤寒或内伤杂病发展而来,故需谨慎辨识内蕴邪热的有无,以防邪热复燃。

【文献摘录】

1. 吴坤安《伤寒指掌》:"按湿温症,因长夏每多阴雨,得日气煦照。则潮湿上蒸,袭人肌表,着于经络,则发热头胀,身痛,足胫痛,舌苔腻白等症。重者兼感时邪不正之气,即为湿温疫症。

邪入气分:暑湿之邪阻于肺,必咽痛,发热,身痛,舌苔黄厚粘腻,烦渴不解。当清上焦,如连翘、桔梗、滑石、射干、米仁、马勃、通草、淡竹叶、银花、芦根之类。如见身发斑疹,舌黄燥厚,当凉膈疏斑,如连翘、薄荷、生栀、石膏、牛蒡、杏仁、枳实、黄芩之类。

邪乘包络:湿温之邪,乘于心包络则神识昏呆,发热身痛,四肢不暖,舌苔鲜红燥刺者,宜解手厥阴之邪,如犀角尖、连翘、石菖蒲、川郁金、元参、赤小豆、西黄之属主之。

邪入营分:如湿温之邪入于血络,舌苔中黄边赤,发为赤斑丹疹,神昏谵语,宜清疏血分以透斑,佐芳香逐秽以开闭,犀角、连翘、赤芍、银花、牛蒡、菖蒲、郁金、元参、薄荷、人中黄之类。

邪阻上焦:病起发热头胀,渐至耳聋,喉痛欲闭,鼻中衄血,此邪混气之象。邪在上焦空虚之所,非苦寒直达胃中之药可以治,病不能即解,即有昏痉之变,宜轻清理上为治,如连翘、马勃、牛蒡、银花、射干、白金汁。如见呃忒,加枇杷叶、竹茹。"

2. 何廉臣《重订广温热论》:"湿多者,湿重于热也。其病多发于太阴肺脾,其舌苔必白腻,或白滑而厚,或白苔带灰,兼黏腻浮滑,或白带黑点而黏腻,或兼黑纹而粘腻,甚或舌苔满布,厚如积粉,板贴不松。脉息模糊不清,或沉细似伏、断续不匀。神多沉困嗜睡,症必凛凛恶寒,甚至足冷。头目胀痛,昏重,如裹如蒙,身痛不能屈伸,身重不能转侧,肢节肌肉疼而且烦,腿足痛而且酸,胸膈痞满,渴不引饮,或竟不渴,午后寒热,壮若阴虚,小便短涩黄热,大便溏而不爽,甚或水泻。治法以轻开肺气为主。肺主一身之气,肺气化则脾湿自化,即有兼邪,亦与之俱化,宜用藿朴夏苓汤,体轻而味辛淡者治之,启上闸,开支河,导湿下行,以为出路,湿去气通,布津于外,自然汗解。

又云:热多者,热重于湿也,其病多发于阳明胃肠。热结在里,由中蒸上,此时气分邪热郁遏灼津,尚未郁结血分,其舌苔必黄腻,舌之边尖红紫欠津,或底白罩黄,混浊不清,或纯黄少白,或黄色燥刺,或苔白底绛,或黄中带黑、浮滑黏腻,或白苔渐黄而灰黑。伏邪重者,苔亦厚且满,板贴不松,脉息数滞不调。症必神烦口渴,渴不引饮,甚则耳聋干呕,面色红黄黑混,口气秽浊。余则前论诸症或现或不现,但必胸腹热满,按之灼手,甚或按之作痛。宜用枳实栀豉合小陷胸汤加连翘、茵陈之清芬,青子芩(姜水炒)、木通之苦辛,内通外达,表里两澈,使伏邪从汗利而双解。渐欲化燥,渴甚脉大,气粗而逆者,重加石膏、知母,清肺气而滋化源,惟芦根、灯心尤宜多用(先煎代水),轻清甘淡,泄热化湿,下行从膀胱而解,外达从白㾦而解,或斑疹齐发而解。至于传变,凡胃家湿热,郁蒸肺气,致肺气不能敷布水精,外达下行,必见烦渴、多汗、斑疹、停饮、发黄等证。"

【医案举例】

1. 湿温,湿重于热

张左,湿温旬日,烦热无汗,赤疹隐约不透,胸次窒闷异常,咳不扬爽,时带谵语,频渴不欲饮,饮喜极沸之汤,脉数糊滑,苔白心黄,近根厚措。此由无形之邪,有形之湿,相持不化,邪虽欲泄,而里湿郁结,则表气不能外通,所以疏之汗之,而疹汗仍不能畅。热与湿交蒸,胸中清旷之地,遂如云雾之乡,神机转至弥漫,深恐湿蒸为痰,内蒙昏痉。

三仁汤去滑石　川朴　竹叶　加豆豉　橘红　郁金　枳壳　菖蒲　佛手

二诊:昨进辛宣淡化,上焦之气分稍开,熏蒸之热势稍缓,神识沉迷转清,谵语抽搐已定,烦闷亦得略松,舌苔较退,但气时上冲,冲则咳逆,脉数糊滑。良以郁蒸稍解,而邪湿之势,尚在极甚之时,虽有退机,犹不足济。肺胃被蒸,气难下降,所以气冲欲咳,仍未俱减也。前法之中,再参疏肺下气。

甜葶苈　通草　光杏仁　制半夏　冬瓜子　广郁金　薄橘红　滑石块　炒枳壳　枇杷叶　桔梗　竹茹

三诊:胸闷懊烦,气冲咳逆,次第减轻,咯吐之痰,亦觉爽利。舌苔亦得大化,但脉仍不扬。其肺胃之间,尚是熏蒸之地,表不得越,邪无出路,还难恃为稳当也。

光杏仁　广郁金　淡黄芩　桑叶　甜葶苈　桔梗　白蔻仁　生苡仁　制半夏　炒香豆豉　橘红　枇杷叶

四诊:咳嗽气逆大退,痰亦爽利,谵语热烦亦得渐减,特小溲清而不爽,大便不行。频转矢气,脉数糊滑,苔化而中独厚,犹是湿痰内阻,邪难泄越,再导其滞。

郁金　橘红　桔梗　制半夏　赤茯苓　生苡仁　滑石　通草　草薢　竹沥达痰丸三钱　佛手　通草汤先送下。

五诊:大便畅行,懊烦大定,热亦较轻,口渴亦减,但赤疹虽布,甚属寥寥,汗不外达。脉象较爽,舌根苔白尚措。邪湿之熏蒸,虽得渐松,而未能透泄,须望其外越,方为稳妥也。

光杏仁　郁金　橘红　生苡仁　枳壳　滑石块　炒蒌皮　葶苈子　桔梗　通草　木通　制半夏　赤白茯苓

六诊:熏蒸弥漫之势虽松,而湿性粘腻,不克遽行泄化,里气不宣,表气难达,汗㾦均不得发越,咳嗽气逆,小溲不爽。脉数滑,苔白。邪湿互相犄角,尚难稳当。

郁金　光杏仁　橘红　冬瓜子　桔梗　鲜佛手　制半夏　生薏仁　蔻仁　赤猪苓　通草　苇茎

七诊:热势递减,咳亦渐松。然湿从内搏,邪从外越,是以热势恋恋不退,不能外达,而欲从内化,非欲速可以从事也。

豆卷　滑石　光杏仁　郁金　制半夏　通草　新会红　猪苓　桔梗　枳壳　生苡仁　鲜佛手

八诊:清理余蕴方

豆卷　生苡仁　制半夏　通草　广皮　福泽泻　光杏仁　鲜佛手　白蔻仁　真佩兰

如胸闷加桔梗、郁金,甚者川朴、枳壳、藿香,头胀加蒺藜、天麻、僵蚕,理胃加生熟谷芽、沉香曲、玫瑰花。(张聿青.张聿青医案[M].上海:上海科学技术出版社,1963.)

2. 湿温

陈左　湿温热势起伏,湿包热外,热处湿中,热胜于湿,挟滞蒸腾,太阴之邪,还并于阳明之分。舌红苔黄,中心微燥。便阻频转矢气,阳明之湿热,渐化燥热矣。

淡黄芩　川连　光杏仁　通草郁金　生苡仁　滑石　竹叶心(十二片)枳实导滞丸(通草佛手汤下)

二诊:两投苦泄,热势仍然起伏,起则烦渴欲饮。湿热蒸腾,津不上布,盖热如釜中之沸,邪之与湿,犹釜底之薪。仍以泄化主之。

香豉　广郁金　光杏仁　桔梗通草　制半夏　淡黄芩　连翘　泽泻　滑石　生苡仁　赤猪苓竹叶心(张聿青.张聿青医案[M].上海:上海科学技术出版社,1963.)

3. 湿温,化燥入营

郑左,湿温十六天,身灼热,有汗不退,口渴欲饮,烦躁少寐,梦语如谵,目红溲赤,舌红糙无津,脉象弦数。红疹布于胸膺之间。此温已化热,湿已化燥,燥火入营,伤阴劫津,有吸尽西江之势,化源告竭、风动痉厥之变,恐在目前。亟拟大剂生津凉营,以清炎炎之威,冀其津生邪却,出险入夷为幸。

鲜生地六钱　天花粉三钱　川贝母二钱　生甘草八分　粉丹皮二钱　冬桑叶三钱　银花八钱　白薇钱半　羚羊片八分　朱茯神三钱　带心连翘三钱　茅芦根各一两　鲜石斛四钱鲜竹叶三十片

二诊:湿温十八天,甘寒清解,已服两剂。舌红糙略润,津液有来复之渐。身灼热、口渴引饮均减,夜寐略安,佳境也。红瘖布而渐多,目白红丝,小溲短赤,脉数不静。少阴之阴已伤,水不济火,营分之热尚炽,木火升腾。前方既见效机,毋庸改弦易辙也。

原方加:西洋参钱半,鲜藕四两,切片入煎。

三诊:湿温三候,温化热,湿化燥。叠进生津凉解,身灼热大减,寐安,梦语亦止,红瘖满布,营分之热,已得外达,脉数不静,舌转光红,小便黄。七八日未更衣,阴液难以骤复,木火尚炽,余焰未熄。仍拟生津泄热,佐通腑气,虽缓下,亦寓存阴之意。

西洋参钱半　冬桑叶二钱　天花粉三钱　白薇钱半　鲜生地四钱　粉丹皮二钱　川贝母三钱　生甘草六分　鲜石斛四钱　朱茯神三钱　郁李仁三钱(研)　麻仁四钱(研)　活芦根一尺(去节)

四诊:湿温二十二天,身灼热已退,寐安神清,红瘖布而渐化,腑气亦通。舌质红,苔微白,脉象濡软而数。精神疲倦,小溲淡黄,谷食无味。邪退正虚,脾胃鼓舞无权,今拟养正和胃,寒凉慎用,虑过犹不及也。

西洋参五钱(米炒)　朱茯神三钱　川石斛三钱　生甘草五分　通草八分　瓜蒌皮二钱广橘白一钱　川贝母二钱　北秫米三钱(包)(丁甘仁.孟河丁甘仁医案[M].王致谱,点校.福州:福建科学技术出版社,2002.)

（郑旭锐）

第二节　伏　　暑

【概念与沿革、临床特点】

伏暑是夏季感受暑湿病邪或暑热病邪,伏于体内,发于秋冬季节,起病即见暑湿或暑热里证为主的表里同病为特征的一种急性热病。伏暑发病急骤,病势重且缠绵,初起即有高热,心烦,口渴,脘痞,苔腻等暑湿郁蒸气分见症;或高热,烦躁,口干不甚渴饮,斑疹隐隐,舌绛苔少等暑热内炽营分见症;严重者,可迅速出现尿闭,出血发斑,神昏,抽搐,厥脱等危重症候。鉴于其在发病季节上有秋冬迟早的不同,且引发本病的外邪性质亦有所差异,故本病又有"晚发""伏暑晚发""伏暑秋发""冬月伏暑""伏暑伤寒"等名称。

《黄帝内经》中虽未明确提出伏暑的名称,但已有暑邪伏而为病的记载。《素问·生气通天论》说:"夏伤于暑,秋必痎疟。"这与本病的病因、症状、发病季节等十分相似。至宋代《太平惠民和剂局方》有"丈夫妇人伏暑发热作渴,呕吐恶心,黄连一味为丸"的记载,首次提出了"伏暑"之名,但其所指为病因而非病名。正式以"伏暑"为病名的,当推明代方广的《丹溪心法附余》,其载有桂苓甘露饮治疗"伏暑引饮过度,肚腹膨胀,霍乱泻痢"。继则李梴《医学入门》对伏暑邪伏部位、病机和临床表现进行了论述,提出"伏暑,即冒暑久而藏伏三焦肠胃之间,热伤气而不伤形,旬月莫觉,变出寒热不定,霍乱吐泻,膨胀中满,疟痢烦渴,腹痛下血等症"。其后王肯堂《证治准绳》中进一步明确指出:"暑邪久而发者,名曰伏暑。"至此,伏暑病名正式确立。到了清代,许多温病学家对伏暑的因、证、脉、治有了更加深入的研究,如周扬俊的《温热暑疫全书》、俞根初的《通俗伤寒论》、吴鞠通的《温病条辨》、吴坤安的《伤寒指掌》、陆子贤的《六因条辨》等书,都设专章讨论伏暑的发生发展及诊治规律,从而使伏暑在理论和治疗上渐臻完善。

西医学中的流行性出血热、病毒性脑炎、伤寒、登革热和登革出血热、钩端螺旋体病、败血症等病,如发病季节、临床特征与伏暑相似,即可归属伏暑范围,可参考本病进行辨证论治。

【病因病理】

本病的发生,历代医家认为是夏月摄生不慎,感受暑湿或暑热病邪,未即时发病,至深秋或冬月,复感当令时邪而诱发。正如俞根初说:"夏伤于暑,被湿所遏而蕴伏,至深秋霜降,及立冬前后,为外寒搏动而触发。"吴鞠通在《温病条辨》中指出:"长夏盛暑,气壮者不受也……其不即病而内舍于骨髓,外舍于分肉之间者,气虚者也。"可见,古人认为湿邪遏阻使暑邪不得外达,或气虚使邪气深藏是暑邪得以伏藏的原因。根据邪正强弱不同,有不病、即病、邪气隐伏过时而发三种可能:如人体正气盛,而邪气致病力不强,可不为外邪所干,则不发病;如正盛邪实均可感邪而即发病;如邪气较弱,而正气亦虚,邪微不足以致病,正虚不足以抗邪外出,邪气即伏藏于内,不出现症状,多不被察觉,但随着时日的迁延,病邪不断耗伤正气,正邪双方逐渐发生变化,甚至失去平衡,至秋冬复感时令之邪触动而发病。

本病以暑湿病邪伏藏发于气分者为多,病势较轻;但如患者阴虚阳盛,病邪则容易化燥伤阴而内舍于营分,或暑热邪气内伏营分而初病即为营分热盛,病势较重。正如俞根初《通俗伤寒论》所说:"邪伏膜原而在气分者,病轻而浅;邪舍于营而在血分者,病深而重。"前人还认为,暑邪伏而后发的病情轻重与发病季节有关,如吴鞠通《温病条辨》载:"长夏受暑,过夏而发者,名曰伏暑。霜未降而发者少轻,霜既降而发者则重,冬日发者尤重"。本病不论发于气分还是营分,均有时令之邪引动而发,故两种类型初起均兼有卫表见症。感受暑湿之邪伏而内发者,初起多见卫气同病。当表证解除后,气分暑湿之邪多郁蒸少阳,出现形似疟疾的见症。如其邪转入中焦脾胃而湿邪未尽的,多表现为湿热交蒸或热重于湿之证,其临床症状、病机与暑温兼湿及湿温大体相同。故吴鞠通《温病条辨》说:"伏暑、暑温、湿温,证本一源,前后互参,不可偏执。"即指三者在病机、证治方面有类似之处。如患者内有积滞,每每致湿热与积滞胶结胃肠,出现便溏不爽,胸腹灼热不除等症状。亦可因暑湿化燥化火而入营入血,出现营血证。感受暑热病邪伏而内发者,初起多见卫营同病。当表证解除后,热郁营分,可见心营热盛下移小肠证;营热进而深入血分,出现痰热瘀闭心包、热盛动风、斑疹透发等见症。不论是暑湿内郁气分,还是暑热内舍营分,均可在病程中伴随正气耗伤,甚至导致气阴两脱,或阳气外脱。后期可见肾气大伤,下元亏虚,固摄失司的病机变化。也有少数病例因痰瘀阻络,或肾气难以恢复而留下后遗症(图 9-2)。

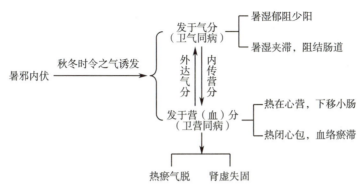

图 9-2　伏暑病理演变图

【诊断要点】

1. 发病季节在深秋或冬季。

2. 起病急骤,病势深重,初起即见有暑湿或暑热内蕴的里热证候。若为暑湿发于气分者,可见发热,心烦,口渴,脘痞苔腻等症;暑热发于营分者,起病即见高热,心烦,口干,舌绛,甚至皮肤、黏膜出血而发斑等症。两种类型均兼有恶寒等卫表证,但卫分见症较短暂,随即呈现一派里热证候。

3. 病程中可见湿热夹滞郁于胃肠之候,症见但热不寒,入夜尤甚,天明得汗稍减而胸腹灼热不除,兼大便不爽,色黄赤如酱,肛门灼热者等湿热夹滞郁于胃肠证;或寒热似疟,口渴,心烦,脘痞,胸腹灼热,苔黄白而腻等暑湿郁阻少阳证,均为本病的特征表现。

4. 部分患者可迅速出现尿少尿闭,出血,发斑,神昏,抽搐,厥脱等危重证候。待邪退后,可见多尿、遗尿等肾虚之象。本病的病程一般较长,多缠绵难愈。

【鉴别要点】

1. 秋燥、风温　秋燥、风温与伏暑都可发生于秋冬季,初起均可有卫表见症。但秋燥和风温的早期有明显的肺卫表证,病变重心在肺卫,而无里热证候;伏暑发病即见明显的里热证,表现为卫气同病或卫营同病。

2. 暑温　暑温与伏暑在发病季节上有所区别,伏暑发于秋冬季节,而暑温发于夏暑当令之时。暑温初起以阳明气分热盛为特征,易耗气伤津、窍闭动风,初起亦可夹湿,出现暑湿遏于卫气之证。伏暑发病之初以暑湿伏于气分或暑热郁于营分为特点,气分暑湿初发暑热夹湿明显。

3. 湿温　湿温多发生于夏末秋初,与伏暑的发病季节有相似之处,但湿温初起以湿遏卫气分为特征,无显著的里热见症,病变过程以脾胃为中心。伏暑初起虽有表证,但有明显的暑湿内郁气分,或暑热内舍营分的里热证。病程中病变演变较快,变证较多,病情较重,易深入营血,内陷厥阴,或猝然出现正气外脱证。

笔记栏

【辨证论治】

一、辨析要点

(一) 辨伏邪性质

伏暑为伏气温病,发病之初即有伏邪外发之证。若见高热,心烦,口渴,脘痞,舌红苔腻者,为暑湿伏邪发于气分;若见高热,烦躁,口干不甚渴饮,舌绛苔少者,则为暑热伏邪发于营分。伏邪外发皆外邪引动,深秋冬日,虽以风寒多见,但若气候反常,应寒反温,亦可形成风热病邪,故对外邪性质,亦须详加分辨。

(二) 辨发病部位

暑湿发于气分,其病位多在少阳、脾胃、肠腑等;暑热发于营分,其病位多涉及心包、小肠、肝肾和全身脉络。

(三) 辨病机传变

暑湿邪气多郁于气分,继则进一步入里,暑热内郁则多出现营热阴伤之证。营热未除,内迫血分,每致发斑,并形成痰热郁闭心包之变,病情尤重。在本病发生发展过程中由于热瘀搏结,血络瘀滞,气血津液流行不畅,再加之邪热迫血妄行、溢出脉外,致使脏腑失其濡养,甚至衰竭而出现肾气大伤或正气外脱之候。

二、治则治法

(一) 治则

以清透伏邪为原则,清热与宣表、化湿、导滞、养阴、化瘀、开窍、固脱等法配合使用。

(二) 治法

对本病初起的治疗,要针对暑邪郁发的部位和病邪性质而治,如发于气分兼表者,宜解表清暑化湿;发于营分兼表,当解表清营。表证解除后,邪在气分,暑湿郁于少阳,宜清泄少阳,分消湿热。暑湿在气分诸证,其治疗大法与暑温夹湿、湿温之气分证治基本相同,可互相参照。而邪在营血者,其治疗又大体与暑温邪入营血的证治相同。

本病多有小便异常及出血、斑疹的发生。小便短少不利者,可见于气、营、血各阶段,若为气分热结阴伤,治当滋阴生津,泻火解毒;若为心营下移小肠同病,治当清心凉营,导热通腑;若因热瘀内阻肾络而见尿闭者,急予凉血化瘀,泄浊解毒。小便频数量多者,可见于本病后期,乃病变过程中肾气受损所致,治当益肾缩尿。其斑疹乃血分热瘀交结,脉络损伤,迫血妄行所致,治当凉血化瘀。如邪热瘀滞较甚,或大量出血,可导致脏腑衰竭,出现气阴两脱或阳气外脱,则应益气养阴或回阳固脱。必要时,中西医结合,积极予以救治。

本病部分患者于大病瘥后,可能留有震颤、瘫痪等后遗症,可参考暑温后遗症及春温"虚风内动"等证的治疗予以调治。

三、分型论治

(一) 初发证治

1. 卫气同病

【证候】头痛,周身酸痛,恶寒发热,无汗或有汗,心烦口渴,小便短赤,脘痞,苔腻,脉濡数。

【病机】此为暑湿内郁气分,时邪外束肌表的卫气同病之证。时邪袭表,卫气郁闭,故见头痛,周身酸痛,恶寒发热,无汗或有汗;暑热内郁,故见心烦口渴,小便短赤,脉数;湿邪郁阻气机,故见脘痞,苔腻,脉濡。

【治法】解表透邪,清暑化湿。

【代表方药】银翘散去牛蒡子、玄参加杏仁、滑石方或黄连香薷饮。

银翘散去牛蒡子、玄参加杏仁、滑石方(《温病条辨》)

即于银翘散(方见风温节)内去牛蒡子、玄参加杏仁六钱　滑石一两

银翘散辛凉疏解在表之邪。因湿邪内阻,故去牛蒡子、玄参之润;加杏仁开宣肺气,以肺主一身之气,气化则湿亦化;滑石清利暑湿,合用之可使表里之邪各得分解。

黄连香薷饮(《类证活人书》)

香薷一两半　扁豆　厚朴各二两　黄连二两

本方由香薷饮加黄连而成,又称四物香薷饮。方中用香薷、厚朴、扁豆解表散寒,涤暑化湿;黄连清热除烦。适用于表寒外束,暑湿内蕴,而暑热较甚者。

【临床应用】临床治疗时,如胸闷,加郁金、豆豉宣畅气机;湿阻气滞而脘痞泛恶者,可酌加半夏、陈皮等理气开痞化湿;如湿邪在表,虽有汗而热不解者,可加藿香、佩兰化湿解表;如暑热较甚还可加生石膏、寒水石、竹叶心等以清在里之郁热。

【注意事项】本证与秋冬季节外感伤寒、感冒初起均有卫表见症,有相似之处,但风寒在表者,以恶寒发热,头痛无汗等单纯表证为特点,并无心烦口渴,脘痞苔腻等暑湿内郁之里证;本证既有表证,又有里证,此为两者不同之处。本证与春温初起发于气分而兼有表证者,均为表里同病。但其表证虽同而里证不同,春温为内有郁热,伏暑为内有暑湿。且两者发病季节不同,前者发于春节,本证发于秋冬,故二者不难辨别。以上二方所治的病证有所不同:银翘散去牛蒡子、玄参加杏仁、滑石方适用于在表之邪偏热者,而黄连香薷饮适用于在表之邪属寒者。

2. 卫营同病

【证候】发热微恶风寒,头痛少汗,口干不渴,心烦,舌赤少苔,脉浮细而数。

【病机】本证为暑热之邪,内舍营分,外夹风热,卫营同病之证。风热袭表,故见发热微恶风寒,头痛,少汗;暑热燔灼营分,故见口干不渴,心烦,舌赤少苔;脉浮细而数,是营阴不足又兼表证之征。

【治法】辛凉解表,清营泄热。

【代表方药】银翘散加生地、丹皮、赤芍、麦冬方。

银翘散加生地、丹皮、赤芍、麦冬方(《温病条辨》)

即于银翘散内,加生地六钱,丹皮四钱,赤芍四钱,麦冬六钱。

本证因有外邪在表,故用银翘散辛凉解表,以疏解卫分之邪;因里热在营分,故加丹皮、赤芍凉营泄热,生地、麦冬清营养阴。诸药合用共奏表里同治,解表凉营之效。

【临床应用】如阴液不足,汗源匮乏而致汗不出者,可加玉竹、玄参生津增液以助汗源;暑热燔灼营分,营阴受损重者,可配合清营汤,或用清开灵注射液加入静脉补液中滴注,以加强清热凉营之功。阴液耗伤严重者,要注意补养阴液,可配合生地、麦冬、石斛等甘寒养阴之品,重者可用生脉注射液静脉滴注。

【注意事项】本证与前证相比较,表证虽同而里证不同。前证为暑湿郁蒸,热在气分,故有口渴苔腻;本证为暑湿化燥,热在营分,故见口干无苔。一为气分兼表,一为营分兼表。注意营分证舌象与脉象,舌赤少苔,脉浮细而数。

(二) 邪在气分证治

1. 暑湿郁阻少阳

【证候】寒热似疟,口渴心烦,脘痞,身热午后较重,入暮尤剧,天明得汗诸症稍减,但胸

腹灼热不除,苔黄白而腻,脉弦数。

【病机】本证为暑湿之邪郁阻少阳气分之证。邪阻少阳,枢机不利,故寒热往来如疟状,脉弦数;暑热内郁则口渴心烦;湿邪内阻则脘痞苔腻;湿为阴邪,旺于阴分,午后及暮夜属阴,邪正相争较剧,所以身热午后较重,入暮尤剧;天明阳气渐旺,机体气机一时伸展,腠理开泄而得以汗出,故身热下降,诸症减轻;但因湿邪郁遏,邪未能尽解,故胸腹灼热不除。苔黄白而腻,脉弦数为湿热郁遏少阳之征。

【治法】清泄少阳,分消湿热。

【代表方药】蒿芩清胆汤。

蒿芩清胆汤(《重订通俗伤寒论》)

青蒿钱半至二钱　青子芩钱半至三钱　淡竹茹三钱　仙半夏钱半　枳壳钱半　陈皮钱半　赤苓三钱　碧玉散三钱(包)

本证邪留少阳,枢机不利,既见胆热炽盛,又有暑湿内郁,故用蒿芩清胆汤清泄少阳胆热,疏利枢机,分消湿热。方中青蒿、黄芩清泄少阳胆热而疏利枢机;半夏、陈皮、枳壳、竹茹理气化湿,和胃降逆;赤苓、碧玉散既清利湿热又导胆热下行。诸药合用,胆热清,痰湿化,三焦气机通利,则湿热得以分消。

【临床应用】如心烦较甚,可加栀子、淡豆豉等清热除烦;如恶心呕吐明显,可加黄连、苏叶、生姜和胃止呕;有黄疸者可加茵陈、苦参、栀子、金钱草等;胁痛者可加柴胡、郁金、橘络、枳壳等;若暑热较重者可加栀子、荷叶等加强清暑热之功效;若湿邪较重,加大豆卷、白豆蔻、薏苡仁、通草等以加强化湿的作用。

【注意事项】本证乃中焦湿热不解,郁阻足少阳胆,热重于湿之候。需注意与伤寒少阳证鉴别,两者均见寒热往来,胁胀满,呕恶口苦。伤寒少阳证为外受寒邪,阻滞少阳;本证为感受湿热邪气,故症状兼胸脘痞闷,小便不利,舌苔黄腻,脉滑数等湿热之象。本证寒热往来类似疟疾,但疟疾得汗出之后则热退,且呈周期性发作,而本证则是暑热蒸迫外泄,而又被湿邪所阻,所以天明得汗,诸症虽可稍减而胸腹灼热却不能尽除。

2. 暑湿夹滞,阻结肠道

【证候】身热,胸腹灼热,呕恶,便溏不爽,色黄如酱,苔黄垢腻,脉濡数。

【病机】本证为暑湿病邪郁蒸气分,并与积滞互结阻于肠道所致。暑湿郁蒸于内,则胸腹灼热;湿热阻遏气机,胃气失降而上逆故见恶心呕吐;湿热与积滞胶结于胃肠,故大便溏而不爽,色黄如酱,且其气臭秽,肛门有灼热感。苔黄垢腻,脉濡数,均为里有湿热之征。

【治法】导滞通下,清热化湿。

【代表方药】枳实导滞汤。

枳实导滞汤(《重订通俗伤寒论》)

小枳实二钱　生大黄钱半(酒洗)　山楂三钱　槟榔钱半　川朴钱半　川连六分　六曲三钱　连翘钱半　紫草三钱　木通八分　甘草五分

本证为暑湿夹滞阻于肠道,暑湿宜清化,积滞须通导,故用枳实导滞汤苦辛通降,清热化湿,消积化滞。方中大黄、厚朴、枳实、槟榔推荡积滞,理气化湿;山楂、六曲消导化滞和中;黄连、连翘、紫草清热解毒;木通利湿清热;甘草则调和诸药。

【临床应用】若腹胀显著可加木香等以理气散满;呕逆较重可加半夏以降逆和胃;腹痛明显者,可加入芍药缓急;热毒较重者,可加白头翁、败酱草、虎杖等;舌苔浊腻者,可加石菖蒲、荷叶等。

【注意事项】本证为暑湿夹滞郁结肠道,非阳明腑实燥结,故不得用三承气汤苦寒下夺。若误投承气大剂峻攻行速,徒伤正气而暑湿仍然胶结不去。又因本证为暑湿夹滞胶着肠腑,故需再三缓下清化,暑湿积滞方尽。正如俞根初所云:"每有迟一二日,热复作,苔复黄腻,伏邪层出不穷。往往经屡次缓下,再次清利,伏邪始尽。"说明此证往往要连续攻下,但制剂宜轻,因势利导,即所谓"轻法频下",不宜峻剂猛攻。本方停用指征,以胃肠邪尽,湿热夹滞之证消失,大便转硬为度,如叶天士在《温热论》所说:"伤寒邪热在里,劫烁津液,下之宜猛;此多湿热内搏,下之宜轻。伤寒大便溏为邪已尽,不可再下;湿温病大便溏为邪未尽,必大便硬,慎不可再攻也,以粪燥为无湿矣。"本证与湿阻肠道,传导失司证均有大便不畅,后者为湿邪阻滞肠道气机,本证尚兼积滞,且热象较重,故大便黏滞臭秽且量较多,身热较甚,舌苔黄腻。治疗方面后者以化湿调畅气机为主,下之很轻,本证则相对偏重清下。

3. 热结阴伤

【证候】小便短少不利,身热,口渴,无汗,舌干红,苔黄燥,脉细数。

【病机】本证为暑湿化燥,热郁气分,热炽阴伤之候。内热炽盛,则身热;热灼伤阴,津液干涸,故口渴、无汗、小便短少不利;舌干红、苔黄燥,脉细数是热结阴伤之象。本证小便短少不利,非膀胱气化失司,乃阴伤液涸,泉源枯竭所致;无汗亦非外邪束表,腠理闭塞,而是津液枯竭,无作汗之源。宜详辨之。

【治法】清热泻火,滋阴生津。

【代表方药】冬地三黄汤。

冬地三黄汤(《温病条辨》)

麦冬八钱　黄连一钱　苇根汁半酒杯(冲)　元参四钱　黄柏一钱　银花露半酒杯(冲)细生地四钱　黄芩一钱　生甘草三钱

水八杯,煮取三杯,分三次服,以小便得利为度。

本方用三黄苦寒以清泄郁热;生地、麦冬、元参甘寒养阴,滋阴生津;花露、苇汁甘凉滋润,清泄肺热;甘草配生地等以化阴生津,共成甘苦合化阴气法,以治疗热结阴伤之小便不利。吴鞠通认为:"大凡小便不通,有责之膀胱不开者,有责之上游结热者,有责之肺气不化者。温热之小便不通,无膀胱不开证,皆上游(指小肠)结热与肺气不化然。小肠为火腑,故以三黄苦药通之;热结则液干,故以甘寒润之;金受火刑,化气维艰,故倍用麦冬以化之。"冬地三黄汤用甘寒十之八九,用苦寒十之一二,体现了甘苦合化之意,临床上注意其用药比例。

【临床应用】如伴见神昏谵语者,加水牛角、连翘、竹叶卷心以清心泄热,或加用醒脑静注射液、清开灵注射液静脉滴注;如阴液亏耗严重,可用生脉注射液静脉滴注;如小便短少而兼有瘀热结于下焦,可加大黄、芒硝、桃仁以通腑化瘀,亦有助于增加小便;如热甚引动肝风而痉厥者,加羚羊角、钩藤、菊花以凉肝息风。

【注意事项】本证小便短赤为热盛津伤所致,注意不可误用淡渗通利之品。如吴鞠通认为,温病热结阴伤之小便不利者,禁用淡渗法,忌五苓、八正散之类,也不可纯用苦寒,避免化燥伤阴;阳明热炽之白虎汤证,也可症见大热、烦渴,与本证相似。但白虎汤证乃热壅阳明气分,正邪剧争,热势浮盛于内外,迫津外泄,所以高热不退,汗出不止,脉洪大有力,一派实热征象,尚无明显的阴津亏虚诸症。而本证热势内郁,阴津已明显亏虚,故二者不同。

(三) 邪在营血证治

1. 热入心营,下移小肠

【证候】发热日轻夜重,心烦不寐,口干,渴不欲饮,小便短赤热痛,舌绛,脉细数。

【病机】本证为心营邪热,下移小肠所致,既有热在心营的见症,又有小肠热结的表现。热在心营,营阴受损,故见发热日轻夜重,口干,渴不欲饮,舌绛,脉细数;热扰心神则心烦不寐;心与小肠相表里,心营热邪下移小肠则小便短赤热痛。

【治法】清心凉营,清泻火腑。

笔记栏

【代表方药】导赤清心汤。

导赤清心汤(《重订通俗伤寒论》)

鲜生地六钱　辰茯神二钱　细木通五分　原麦冬一钱(辰砂染)　粉丹皮二钱　益元散三钱(包煎)　淡竹叶钱半　莲子心三十支　辰砂染灯心二十支　莹白童便,一杯(冲)。

本证热在心营,治当清心凉营,又兼小肠热盛,则须清泻火腑,方用导赤清心汤。方中生地、丹皮、麦门冬清热凉营养阴;朱茯神、莲子心、朱砂染灯心清心热、宁心神;木通、淡竹叶、益元散、童便清导小肠之热。诸药配合,使心营之热得清,小肠之热得解,符合王纶所提出的"治暑之法,清心利小便最好"的治疗大旨。何秀山所说:"是以小便清通者,包络心经之热,悉从下降,神气亦清矣。"也反映了这一治疗思想。

【临床应用】如心营邪热较甚,可酌加水牛角、玄参、赤芍、黄连等,以增强清营凉血、滋阴泻火之作用;若本证又伴有热闭心包而见神昏谵语、舌謇肢厥,可加用安宫牛黄丸或紫雪丹,也可用清开灵注射液或醒脑静注射液静滴;如阴液亏损严重,应加强滋阴治疗,并及时补充水分,必要时给予静脉补液;如见斑疹隐隐,多为营热扰及血络,可及早注意凉营散血,酌用丹参注射液加入静脉补液中点滴。

【注意事项】本证为心营小肠同病,与单纯的热灼营阴证有所不同,其主要区别在于有无小肠热结的小便短赤热痛见证。亦应注意本证的小便短赤热痛与邪在气分热结阴伤的小便短少不利发生的病机不同,伴见症状也有所区别。本证属心营有热,但与营分证兼有热闭心包之热入心营证有所不同,不可混为一谈。

2. 热闭心包,血络瘀滞

【证候】身热夜甚,神昏谵语,口干而漱水不欲咽,皮肤、黏膜出血斑进行性扩大,斑色青紫,舌绛无苔,望之若干,扪之尚润,或紫晦而润。

【病机】此为血分热瘀闭塞心包,阻滞脉络之证。邪热深入血分则身热夜甚,邪热炼血为瘀,热瘀交结,损伤脉络,迫血妄行,则见皮肤黏膜出血而斑点扩大;瘀热阻闭心包,故神昏谵语;漱水不欲咽,舌绛无苔,望之若干,扪之尚润,或紫晦而润为瘀血阻络之象。

【治法】凉血化瘀,开窍通络。

【代表方药】犀地清络饮。

犀地清络饮(《重订通俗伤寒论》)

犀角汁四匙(冲)　粉丹皮二钱　青连翘二钱半(带心)　淡竹沥二瓢(和匀)　鲜生地八钱　生赤芍钱半　原桃仁九粒(去皮)　生姜汁二滴(同冲)

先用鲜茅根一两,灯心五分,煎汤代水,鲜石菖蒲汁两匙冲。

本证为热瘀交结,阻闭心包。故治疗当以凉血通瘀,清心开窍之法。故用犀地清络饮轻清透络,通瘀泄热。方用犀角地黄汤清热凉血散血,加桃仁、茅根活血凉营化瘀,滋阴通络;连翘、灯心清心泄热;菖蒲汁、姜汁、竹沥涤痰开窍,从而达到清泄包络瘀热的目的。如何秀山所说"热陷包络神昏,非痰迷心窍,即瘀塞心孔,必用轻清灵通之品,始能开窍而透络"。

【临床应用】心包热盛,神昏谵语较重,可加用安宫牛黄丸,或紫雪丹,或用清开灵注射液或醒脑净注射液静滴;若瘀热阻于心包络,神昏谵语严重者,可配合犀珀至宝丹(《重订广温热论》)以增强清心化痰开窍之力;瘀热甚者可用丹参注射液静滴;阴液亏损严重者,应加强滋阴治疗。

【注意事项】本证与一般的热闭心包证临床表现相似,但本证由于有瘀血与邪热互结而闭塞于心包,所以还有斑疹及口干而漱水不欲咽、舌深绛或紫黯等瘀血见症。本证还要与瘀热蓄于下焦而出现的神志异常相鉴别:下焦瘀热蓄结,症见神志狂乱,少腹坚满,大便色黑;本证则有昏谵、斑疹透发等血分热盛、热闭心包的见症。

(四) 热瘀气脱

【证候】身热面赤,皮肤、黏膜瘀斑,心烦躁扰,四肢厥冷,汗出不止,舌色黯绛,脉虚数。

【病机】此为暑邪内郁血分,热瘀互结,气阴两脱之证。暑邪深入血分,煎熬血液而成瘀,热瘀搏结,损伤血络,迫血妄行,则身热面赤,皮肤及黏膜瘀斑,舌色黯绛;瘀热上扰心神,故心烦躁扰;瘀热内阻,气血津液循行不畅,脏腑失养而致气阴两脱,故四肢厥冷,汗出不止;脉虚乃脏腑虚衰,脉数为血分暑热尚盛。如进一步发展,可出现身热骤降,冷汗淋漓,舌色转淡,脉微欲绝等阳气外脱之危象。

【治法】凉血化瘀,益气养阴固脱。

【代表方药】犀角地黄汤(方见春温节)合生脉散(方见风温节)。

【临床应用】若心肾阳气大衰,瘀血内阻,阳气外脱,症见四肢厥冷,冷汗不止,气息微弱,神疲蜷卧,面色青灰,唇青,舌淡黯,脉微者,治宜回阳固脱,兼以化瘀通络,方选四逆加人参汤(炙甘草、干姜、制附片、红参),另加丹参、桃仁、赤芍以活血通络,或以参附注射液静脉注射,待阳气恢复后,再随证施治。

【注意事项】本证病情极为严重,必要时可采取中西医结合方法进行抢救。对热瘀互结、气阴两脱者,可考虑用生脉注射液静脉滴注,阳气外脱可以参附注射液静脉注射,阳气外脱待阳气恢复后,再随证施治。

(五) 肾虚失固

【证候】小便频数量多,甚至遗尿,口渴引饮,腰酸肢软,头晕耳鸣,舌淡,脉沉弱。

【病机】此为病变后期,邪气已退,肾虚不固之证。肾不固摄,膀胱失约,故小便频数量多,甚至遗尿;肾阳虚弱,气化失司,津液不能上承,故口渴引饮;腰为肾之府,肾又主骨,肾气亏虚,故腰酸肢软;肾气不足,不能上奉脑髓及清窍,故头晕,耳鸣;舌淡,脉沉弱为肾虚之象。

【治法】温阳化气,益肾缩尿。

【代表方药】右归丸合缩泉丸。

右归丸(《景岳全书》)

熟地八两　山药　枸杞子(微炒)　鹿角胶　菟丝子(制)　杜仲(姜汁炒)各四两　山萸肉(微炒)　当归(便溏勿用)各三两　肉桂二至四两　制附子二至六两

为细末,先将熟地蒸烂杵膏,加炼蜜为丸,丸如弹子大,每嚼服二三丸,以滚白汤送下。

方中熟地、山药、萸肉、枸杞滋补肾阴;肉桂、附子温养肾阳;鹿角胶、菟丝子、杜仲、当归强肾益精。诸药合用,共奏补肾气,滋肾阴,温肾阳之效。

缩泉丸(《校注妇人良方》)

乌药　益智仁各等分

为末,酒煎山药粉糊为丸,梧桐子大,每服七十丸,盐、酒或米饮下。

方中益智仁温补脾肾,固精气,涩小便;乌药助膀胱气化而止小便频数;山药健脾补肾。共起固肾缩尿之效。

两方合用,以治伏暑伤肾,肾气不固,肾阳虚而不能气化之尿频、尿量过多之证。

【临床应用】临床运用时,可视具体情况逐渐适当重用附子、肉桂用量;若肾气亏虚而湿邪尚在,可以五苓散加减。临床上两方皆可变丸为汤,待病情稳定之后,再改为丸剂服用,以巩固疗效。

【注意事项】本证为湿热类温病后期伤阳之证,临床上既已伤及肾阳,脾阳亦难以避免,阳虚不固既可导致尿多,也可能导致泻利无度,可辨证配合四神丸、真人养脏汤等加减。

笔记栏

【文献摘录】

1. 李梴《医学入门》:"伏暑,即冒暑久而藏伏三焦肠胃之间。热伤气而不伤形,旬日莫觉,变出寒热不定,霍乱吐泻,膨胀中满,疟痢烦渴,腹痛下血等症。"

2. 叶天士《临证指南医案》邵新甫按:"认明暑湿二气,何者为重。再究其病实在营气何分。大凡六气伤人,因人而化,阴虚者火旺,邪归营分为多;阳虚者湿盛,邪伤气分为多。"

3. 吴鞠通《温病条辨》:"长夏受暑,过夏而发者,名曰伏暑。霜未降而发者少轻,霜既降而发者则重,冬日发者尤重,子、午、丑、未之年为多也。

长夏盛暑,气壮者不受也;稍弱者但头晕片刻,或半日而已,次则即病;其不即病而内舍于骨髓,外舍于分肉之间者,气虚者也。盖气虚不能传送暑邪外出,必待秋凉金气相搏而后出也。金气本所以退烦暑,金欲退之,而暑无所藏,故伏暑病发也。其有气虚甚者,虽金风亦不能击之使出,必待深秋大凉,初冬微寒,相逼而出,故尤为重也。

叶霖按:四时皆有伏气,非冬寒夏暑为然。伏暑多挟湿,脉色必滞,口舌必腻,或有微寒,或单发热,热时脘痞气窒,渴闷烦冤,每午后则甚,入暮更剧,天明得汗稍缓,至午后又甚,似疟无定时。"

【医案举例】

1. 伏暑化热入阴,痰浊堵闭

张,病几一月,犹然耳聋,神识不慧,嗽甚痰粘,呼吸喉间有音。此非伤寒暴感,皆夏秋间暑湿热气内郁,新凉引动内伏之邪,当以轻剂清解三焦。奈何医者不晓伏气为病,但以发散消食、寒凉清火为事,致胃汁消亡,真阴尽烁。舌边赤,齿板燥裂血,邪留营中,有内闭瘛疭厥逆之变。况右脉小数,左脉涩弱,热固在里。当此阴伤,日久下之,再犯亡阴之戒。从来头面都是清窍,既为邪蒙,精华气血不肯流行,诸窍失司聪明矣。此轻清清解,断断然也。议清上焦气血之壅为先,不投重剂苦寒,正仿古人肥人之病,虑虚其阳耳。

连翘心 玄参 犀角(已禁用,以水牛角代) 郁金 橘红(蜜水炒) 黑栀皮 川贝 鲜菖蒲根 竹沥(叶天士.临证指南医案[M].北京:中国中医药出版社,2008.)

2. 伏暑夹湿

罗某,男,62岁,干部,1960年9月1日初诊。本体中虚脾弱,长夏宿营于海滨,至秋后白露前数日,稍感精神不佳,体重减轻,脉搏稍快,微有低热,服用抗生素数日,高热转增达40℃以上,随出现呕吐,胸腹胀满,大便溏泄,每日六七次,手足凉,额腹热,微汗出,小便频数,便时茎痛,四肢关节酸痛。脉两寸微浮数,右关沉数,左关弦数,两尺沉濡,舌质红,苔白腻。综合病因脉证,中医辨证为伏暑夹湿,热郁三焦。治以清暑利湿,苦辛淡渗法。处方:

藿香二钱 杏仁一钱五分 香薷一钱 连皮茯苓三钱 黄芩一钱五分 滑石三钱 薏苡仁五钱 防己一钱五分 猪苓一钱五分 竹叶一钱五分 通草一钱五分 荷叶二钱 服二剂。

复诊:热减吐止,溲小便时茎痛消失,关节酸痛见轻,大便每日减至四五次。身倦乏力,食纳尚差,脉寸沉细,关沉滑,尺沉迟。病势虽减,但湿热未尽,胃气未复,宜和胃气并清湿热。处方:

山茵陈二钱 藿香梗二钱 新会皮一钱五分 连皮茯苓三钱 川厚朴一钱 豆卷三钱 白蔻仁八分 滑石块三钱 扁豆皮三钱 猪苓一钱五分 薏苡仁四钱 炒稻芽二钱 通草一钱 荷叶三钱 服二剂。

再诊:热再退,周身絷絷汗出,小便正常,大便一日二次,食纳仍差,食后腹微胀,昨日一度出冷汗,六脉沉细微数,舌转正红苔退。湿热已尽,胃气尚差,宜益胃养阴为治。处方:

玉竹二钱　沙参二钱　茯神三钱　石斛四钱　桑寄生三钱　炒稻芽二钱　新会皮二钱　莲子肉四钱　扁豆皮三钱　荷叶三钱

连服 3 剂,诸症悉平,饮食、二便俱正常,停药以饮食调养月余而康复。(中国中医研究院.蒲辅周医案[M].高辉远等,整理.北京:人民卫生出版社,2005.)

3. 伏暑邪郁少阳

曾某,男,40 岁。

起病恶寒发热,头痛身疼,前医屡用羌、独、柴、防,汗出而热不解。病变手足瘛疭,呕恶昏瞀,四肢逆冷,吃语喃喃。

诊视脉弦而数,舌苔黄燥。证因暑伏于内,消灼胃津;又因辛温发汗,重夺津液。经脉失营,故显瘛疭厥冷,热淫于内,故呈吃语昏瞀。湿热交炽,脘膈不舒,脉弦苔黄,当从枢解,治以转枢泄热。

香青蒿 10g　淡黄芩 7g　瓜蒌仁(捣)10g　鲜竹茹 10g　鲜枇杷叶(刷净)10g　炒山栀 7g　川郁金 5g　润玄参 7g　连翘心 10g　鲜芦根 13g　益元散 10g　左金丸(分吞)3g

复诊:诸症俱解,如释重负。知饥不食,热伤胃阴。法当甘寒以滋养胃阴,少佐苦寒以清化余热。

鲜石斛 10g　麦门冬 10g　鲜竹茹 10g　枇杷叶 10g　杭白芍 7g　瓜蒌仁(捣)7g　润玄参 6g　鲜芦根 10g　淡黄芩 5g　炒山栀 5g　川郁金 5g　炒枳实 3g　生甘草 3g

连服数剂,余热尽退,食纳增进而痊。(李聪甫.李聪甫医案[M].湖南中医药研究所,整理.长沙:湖南科学技术出版社,1979.)

(李鑫辉)

学习小结

湿温是感受湿热病邪引起的一种急性外感热病。湿温以脾胃为病变中心,可表现为湿重热轻、热重湿轻和湿热并重三种。湿温的治疗以清热祛湿为原则,湿重者,重在化湿,热重者,重在清热。湿温的治疗要点在于,初起湿热郁遏卫气者,治疗宜用芳香宣气化湿为主,兼以清热,用藿朴夏苓汤或三仁汤;若湿浊郁伏膜原者,宜疏利透达膜原湿浊,用达原饮或雷氏宣透膜原法;湿热困阻中焦,脾胃升降失司者,宜清化湿热,用雷氏芳香化浊法;湿热蕴毒,弥漫三焦,充斥气分者,宜清热化湿解毒,用甘露消毒丹;湿热酿痰,蒙蔽心包,神识昏蒙者,宜芳香开闭,用菖蒲郁金汤;如热盛阳明,湿困太阴者,宜辛寒清泄阳明,兼化太阴之湿,用白虎加苍术汤;湿从寒化,转为寒湿者,宜温运脾阳,燥湿理气,用四加减正气散或五加减正气散;出现湿胜阳微者,宜温阳化湿利水,用扶阳逐湿汤或真武汤;湿热化燥入营血者,宜凉血解毒,用犀角地黄汤。本病恢复期,邪热渐退而余湿未净者,宜轻清芳化,涤除余邪,用薛氏五叶芦根汤。

伏暑是暑湿病邪或暑热病邪郁伏,由时令之邪引动,在秋冬而发的一种急性外感热病。其起病即见里热证候,多表现为表里同病,且每多兼夹湿邪为患,故病情缠绵而多反复,病程迁延而较难痊愈。伏暑的治疗以清泄里热为主,初起当疏表清里,其兼有湿邪者,又当兼以化湿。本病发病多由时令之邪触激而发,或发于气分,或发于营分,均有表证,故在清化气分暑湿或凉营养阴时,不能忽视解表透邪。暑湿郁于气分而兼表者,用银翘散去牛蒡子、玄参加杏仁、滑石方;若暑热郁伏较盛而兼风寒束表者,用黄连香薷饮;暑热发于营分而兼表者,用银翘散加生地、丹皮、赤芍、麦冬方清营泄热、辛凉透表;暑热夹湿郁阻少阳气分者,寒热似疟者,当和解少阳,既导暑热外达,又分消在里

139

笔记栏

湿浊,用蒿芩清胆汤;暑湿夹滞郁阻肠道,便溏不爽,身热不除者,唯借通导方能逐邪外出,应清暑化湿与导滞通腑并举,轻法频下,务使邪尽为度,可选用枳实导滞汤。本病不论病在气分,或在营血分,甚至在恢复期,均可出现小便短少不利,应注意辨治。若气分热结阴伤,小便短少者,用冬地三黄汤滋阴生津、泻火解毒,甘苦合化阴气,不可纯用淡渗或苦寒清里,以免耗伤阴津;若热在心营,下移小肠者,用导赤清心汤清心凉营、清泄小肠;若热瘀肾络,小便不通者,多为溺毒入血,病情危重,应化瘀通络、通腑泄浊,其方药也可制成灌肠剂进行保留灌肠,取效尤捷;若热瘀互结、内闭包络而神昏者,用犀地清络饮、犀珀至宝丹等凉血化瘀、开窍苏神;若瘀热耗伤津气,出现脏气衰竭,元气外脱者,用犀角地黄汤合生脉散凉血散血、益气养阴固脱。本病后期见肾气已伤,固摄无权,小便量多者,用右归丸合缩泉丸温阳化气、益肾缩尿。

复习思考题

1. 湿温病是怎样形成的？其发病有何特点？
2. 试述湿温初起的证候特点及治疗宜忌。
3. 如何辨别湿温病的湿重于热和热重于湿？治疗有何不同？
4. 湿温病湿困中焦湿重于热时如何辨治？
5. 湿温后期湿盛阳微和余湿未净的主要病机是什么？如何区别治疗？
6. 试述伏暑的病因病机。
7. 伏暑病情的轻重与哪些因素有关？
8. 简述伏暑的病机演变。
9. 简述暑湿郁阻少阳证的病机、临床表现、治法方药。
10. 伏暑邪结肠腑治疗为何要以轻法频下？

扫一扫
测一测

第十章

温毒类温病

学习目标

1. 明确温毒类温病是感受温毒病邪所引起的一类急性外感热病;
2. 熟悉大头瘟、烂喉痧的病因病理、辨析要点、治则治法、分型论治。

温毒类温病是由温毒病邪所引起的一类急性外感热病,主要包括大头瘟、烂喉痧及喉科和儿科所述的缠喉风、痄腮等疾病。因其致病因素既有六淫温邪的性质,又有攻冲走窜和蕴结壅滞的特点,故这类温病除了具有一般急性外感热病的临床表现外,还具有局部红肿热痛,甚至糜烂,或发斑疹等特点。

第一节　大　头　瘟

【概念与沿革、临床特点】

大头瘟是感受风热时毒引起的,以头面焮赤肿痛为特征的一种急性外感热病,多发生于冬春季节。本病除全身症状外,有明显的局部肿毒特征,故属于温毒范畴。

关于本病的记载,隋代巢元方《诸病源候论》"丹毒病诸候""肿病诸候"中有类似本病的记载。金元时期,刘河间《素问病机气宜保命集·大头论》称本病为"大头病"。俞震《古今医案按》载有泰和二年"大头伤寒"流行,李东垣制普济消毒饮,广施其方而全活甚众的史实。明代陶华《伤寒全生集》认为本病的病因是"一曰时毒,一曰疫毒,盖天行疫毒之气,人感之而为大头伤风也",治宜"退热消毒"。张景岳《景岳全书·杂证谟·瘟疫》始称本病为"大头瘟",认为系"天行邪毒客于三阳之经"所致,病证性质上有"表里虚实之辨",主张"内火未盛者,先当解散""时气盛行宜清火解毒""若时毒内外俱实,当双解"。清代俞根初《重订通俗伤寒论》指出本病乃感受"天行疠气"所致。吴鞠通《温病条辨》则认为大头瘟是"温毒"之俗称,"治法总不能出李东垣普济消毒饮之外",主张"温毒外肿",可用水仙膏外敷。至此,中医学对大头瘟的病因病机、证治的认识逐渐完善。

西医学的流行性腮腺炎、颜面丹毒、急性淋巴结炎等病相类似者,可参考本病辨证论治。

【病因病理】

风热时毒是本病的致病因素,其既有风热病邪致病特性,又有温毒病邪的致病特征。其致病时既发展迅速,又易致局部肿毒的表现。每当冬春之季,适逢人体正气不足,即易感邪而发病。

风热时毒自口鼻而入,初起邪犯卫气,热毒充斥,因卫受邪郁,故先有短暂的憎寒发热;继而气分热毒蒸迫肺胃,出现壮热烦躁,口渴引饮,咽喉肿痛等里热炽盛的表现。邪毒攻窜头面,搏结脉络,导致头面红肿疼痛,甚则溃烂。如《诸病源候论·诸肿候》云:"肿之生也,皆由风邪、寒热、毒气客于经络,使血涩不通,壅结皆成肿也。"若肺胃热毒已解,恢复期则呈胃阴耗伤之候。本病以邪在肺胃气分为主,若邪毒内陷亦可深入营血,出现动血耗血等病理变化,但临床少见,故预后较好(图 10-1)。

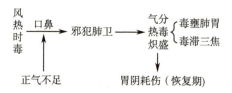

图 10-1 大头瘟病理演变图

【诊断要点】

1. 多发于冬春两季。

2. 起病急骤,初起憎寒发热,病程中局部肿毒特征突出,头面焮赤肿胀,呈斑块状鲜红突起,灼热疼痛,并伴有咽喉肿痛。

3. 病变以气分肺胃热毒蒸迫为主,少有深入营血。

【鉴别要点】

1. 痄腮 二者均发生于冬春季节,均见寒热等全身症状及头面部腮颈肿胀的表现。但痄腮多见于儿童,以一侧或双侧腮肿为特征,表面红不明显,与正常皮肤间无明显界限,后期若热毒从少阳内窜厥阴经脉可继发睾丸肿痛。而大头瘟则多见于成人,以眼睑以下两颊部红肿明显为特征,与正常皮肤界限明显,不继发睾丸肿痛。

2. 发颐 二者均有憎寒壮热,面颊红肿疼痛的表现。但发颐属伤寒或温病余邪聚于少阳、阳明经,且以少阳为重点,多继发于其他病之后;常为单侧发病;初起颐颌处下颌角疼痛,肿如核桃,开口困难,成脓时疼痛加剧,红赤肿胀,可波及同侧耳前耳后及颊部,破溃后可从口内颊部流出脓液。而大头瘟发病以面颊、阳明经循行部位为重点,头面焮赤肿大,一般不破溃糜烂。

【辨证论治】

一、辨析要点

(一)辨肿痛部位

《伤寒全生集·辨大头伤风》指出:"盖此毒先肿鼻,次肿于耳,从耳至头上络脑后结块。"本病若鼻额先肿,继而面目肿甚者,则属阳明;若发于耳之上下前后并头目者,则属少阳;若发于前额、头顶及脑后项下者,则属太阳;若发于头、耳、目、鼻者,则属三阳俱病。

(二)辨肿痛特征

若肿胀处发硬,肌肤焮红灼热者,为热毒较甚;若肿胀伴疱疹糜烂者,为热邪夹湿毒秽浊。

（三）辨伴发症状

伴恶寒发热者,病在卫分;伴高热烦渴者,病在气分;伴神昏谵语、肌肤发斑者,为热入营血。

二、治则治法

（一）治则

疏风清热,解毒消肿,内外合治为其基本治疗原则。

（二）治法

初起邪犯肺卫,主以疏风透表,兼以解毒利咽;邪传气分而毒壅肺胃,主以清热解毒,兼疏风消肿;若局部红肿明显,宜清瘟解毒,散结消肿。正如《景岳全书·瘟疫》云:"内火未盛者,先当解散……若时气盛行,宜清火解毒……时毒内外俱实,当双解表里。"此外根据病情还可配合通腑、凉膈、清心、凉血、养阴等治法。同时要配合清热解毒、化瘀消肿止痛之方药外敷,以内外合治。

三、分型论治

（一）邪犯肺卫

【证候】恶寒发热,热势不甚,无汗或少汗,头痛,头面轻度红肿,全身酸楚,目赤,咽痛,口渴,苔薄黄,脉浮数。

【病机】本证为大头瘟初起,风热时毒侵犯肺卫。邪犯肺卫,卫气郁阻,故恶寒发热,全身酸楚,无汗或少汗;风热上扰则头痛,目赤,咽痛;热毒伤津则口渴;热毒上攻则头面红肿;脉浮数,苔薄黄为毒侵肺卫、邪毒化热欲入里之象。

【治法】疏风清热,宣肺利咽。

【代表方药】葱豉桔梗汤。

葱豉桔梗汤（《通俗伤寒论》）

鲜葱白三枚至五枚　淡豆豉三至五钱　苦桔梗一钱半　薄荷一钱至一钱半　焦山栀二钱至三钱　连翘一钱半至二钱　甘草六分至八分　淡竹叶少许

方中葱白通阳散表;豆豉、薄荷疏风透邪;山栀、连翘清热解毒;桔梗、甘草宣肺利咽。诸药合用,共奏疏风清热,宣肺利咽之效。

【临床应用】毒侵肺卫,热较重者,加蝉蜕、牛蒡子、银花、大青叶,以增疏风清热解毒之力;如口热甚伤津口渴,加生地、玄参以清热生津利咽;若无汗者,加荆芥以增疏风透邪之效。

【注意事项】风热时毒侵犯肺卫,治以疏风透表、宣肺利咽为要,但注意不可用辛温发汗,恐辛散发汗太过,耗伤正气,并助热邪为患;清热亦不可过于寒凉,以免损伤正气,应清凉中疏邪透解,使邪气不致壅结不解。

（二）毒壅肺胃

【证候】壮热口渴,烦躁不安,头面焮肿疼痛,咽喉疼痛加剧,舌红苔黄,脉数实。

【病机】本证为肺胃热毒炽盛,上攻头面所致。热毒炽盛,充斥肺胃则壮热口渴,烦躁不安,咽喉疼痛加剧;头为诸阳之会,风热时毒上窜,壅结头面脉络,则头面焮赤肿痛;舌红苔黄,脉数实为热毒炽盛征象。

【治法】清热解毒,疏风消肿

【代表方药】普济消毒饮,外敷三黄二香散。

普济消毒饮（《东垣试效方》）

黄芩　黄连各半两　橘红　玄参　生甘草各二钱　连翘　牛蒡子　板蓝根　马勃各一钱　白僵蚕(炒)　升麻各七分　柴胡　桔梗各二钱

普济消毒饮是治疗大头瘟的著名方剂。方中黄芩、黄连苦寒直折气分火热,并有清热解毒之效;薄荷、牛蒡子、僵蚕透泄肺胃热毒;连翘、板蓝根、马勃解毒消肿止痛;玄参咸寒滋阴降火,又能制约诸药之燥;升麻、柴胡、桔梗载诸药上行,直达病所;橘红疏利中焦;甘草和中,并配桔梗清热利咽。

三黄二香散(《温病条辨》)

黄连一两　黄柏一两　生大黄一两　乳香五钱　没药五钱

研极细末,初用细茶汁调敷,继用香油调敷。

本方用黄连、黄柏、生大黄泻火解毒,用乳香、没药活血散瘀、消肿止痛。共奏清火解毒、消肿止痛之效。

【临床应用】头面红肿热痛,热毒极重者,去升、柴为宜,防其升散之弊;初起里热不盛者,可去芩、连,防其凉遏冰伏;头面红肿明显者,加夏枯草、菊花等以清上犯之热毒;局部肿胀紫赤者,加丹皮、桃仁、红花以凉血活血消肿。

【注意事项】热毒炽盛,充斥肺胃,主用寒凉清解之法,但注意不可过于寒凉而致邪气壅结不解,应寒凉中寓疏解透邪之品。

(三)毒滞三焦

【证候】身热如焚,气粗而促,烦躁口渴,咽痛,目赤,头面及两耳上下前后焮赤肿痛,大便秘结,小便热赤短少,舌赤苔黄,脉数。

【病机】本证为风热时毒内壅肺胃,结于肠腑,毒滞三焦之候。肺热壅盛则身热气粗而促;胃热津伤则烦热口渴,小便热赤短少;毒壅肠腑则大便秘结;热毒上攻头面则头面焮赤肿痛,咽痛,目赤;身热气促、便秘溺赤、舌赤苔黄、脉数为毒滞三焦之象。

【治法】清透热毒,通腑泄热。

【代表方药】通圣消毒散,外敷三黄二香散。

通圣消毒散(引《通俗伤寒论》)

荆芥　防风　川芎　白芷各一钱　银花　连翘　牛蒡　薄荷　焦栀　滑石各二钱风化硝　酒炒生锦纹　苦桔梗　生甘草各五分　犀角一钱(水牛角代)　大青叶五钱　鲜葱白三枚　淡香豉四钱　活水芦笋二两　鲜紫背浮萍三钱

用腊雪水煎汤代水,重则日服二剂,夜服一剂。

方中薄荷、荆芥、防风、葱白、豆豉、白芷、浮萍、桔梗透泄肺胃蕴热外达;栀子、大青叶、银花、连翘、牛蒡子清解肺胃热毒;大黄、风化硝通腑泄热;滑石、芦笋导热毒随小便而出;犀角(已禁用,水牛角代)清营凉血解毒。诸药共奏分消表里上下热毒的作用。

三黄二香散(方见本节毒壅肺胃证)

【临床应用】若热盛津伤口渴甚者,加花粉、麦冬生津止渴;咽喉疼痛较重者,加玄参、马勃、僵蚕、射干清热利咽;头面肿胀紫赤者,加丹皮、紫草、桃仁等凉血通络;面上燎疱宛如火烫,痛不可忍,或破溃流水者,选加黄连、石膏、紫草、紫花地丁、土茯苓、薏仁清热除湿解毒。

【注意事项】大头瘟以头面部症状为主,本证邪壅肠腑见大便秘结之症时,用通下之品应注意不可误用降药,防止引邪深入,反增治疗难度。

(四)胃阴耗伤

【证候】身热已退,头面焮肿消失,口渴欲饮,不欲食,咽干,目干涩,唇干红,舌红少津,无苔或少苔,脉细数。

【病机】本证为肺胃热毒已解,胃阴耗伤之候。肺胃热毒已解,则热退,面赤红肿消失。但胃津已伤,故口渴欲饮;胃阴不足,则不欲饮食;胃阴耗伤,阴津不能上荣,则咽干,目涩,唇干红等,舌干少津、无苔或少苔、脉细数为胃阴耗损之征。

【治法】滋养胃阴。

【代表方药】七鲜育阴汤。

七鲜育阴汤（《重订通俗伤寒论》）

鲜生地五钱　鲜石斛四钱　鲜茅根五钱　鲜稻穗二支　鲜雅梨汁　鲜蔗汁各两瓢（冲）鲜枇杷叶（去毛,炒香）三钱

方中生地、石斛、茅根、梨汁、蔗汁甘寒生津,滋养胃液;鲜稻穗养胃气;枇杷叶和降胃气。诸药合用,使胃阴得复,胃气和降,自能进食。方中鲜稻穗可用谷芽代替。

【临床应用】余热未净者,加玉竹、桑叶以清透余邪;胃阴耗伤较甚者,加北沙参、麦冬以滋养胃阴,并可加少量砂仁振奋胃气,取阳生阴长之意。

【注意事项】风热时毒引起的大头瘟恢复期可见本证,治疗的重点在于甘寒滋养胃阴,用药主以清润,避免滋腻,有碍胃气。

【文献摘录】

俞震《古今医案按》:"泰和二年四月,民多疫病,初觉憎寒壮热体重,次传头面肿甚,目不能开,上喘,咽喉不利,舌干口燥,俗云大头伤寒,染之多不救。张县丞患此,医以承气汤加蓝根下之,稍缓,翌日其病如故,下之又缓,终莫能愈,渐至危笃,请东垣视之。乃曰:身半以上,天之气也,邪热客于心肺之间,上攻头面而为肿,以承气泻胃,是诛伐无过,殊不知适其病所为故。遂用芩、连各五钱,苦寒泻心肺之火,元参二钱,连翘、板蓝根、马勃、鼠粘子各一钱,苦辛平清火散肿消毒;僵蚕七分,清痰利膈;甘草二钱以缓之,桔梗三分以载之,则诸药浮而不沉;升麻七分,升气于右,柴胡五分,升气于左。清阳升于高巅,则浊邪不能复居其位。经曰:'邪之所凑,其气必虚。'用人参二钱以补虚,再佐陈皮二钱以利其壅滞之气,名普济消毒饮子。若大便秘者,加大黄。共为细末,半用汤调,时时服之;半用蜜丸嚼化。且施其方,全活甚众。"

【医案举例】

肺胃火炽,热毒上攻

朱左,头面肿大如斗,寒热口干,咽痛腑结,大头瘟之重症也。头为诸阳之首,唯风可到,风为天之阳气,首犯上焦,肺胃之火,乘势升腾,三阳俱病,拟普济消毒饮加减。

荆芥穗钱半　青防风一钱　软柴胡八分　酒炒黄芩钱半

酒炒川连八分　苦桔梗一钱　连翘壳三钱　炒牛蒡二钱

轻马勃八分　生甘草八分　炙僵蚕三钱　酒制川军三钱

板蓝根三钱

二诊:肿势较昨大松,寒热咽痛亦减,既见效机,未便更张。

荆芥穗钱半　青防风一钱　薄荷叶八分　炒牛蒡二钱

酒炒黄芩一钱半　酒炒川连八分　生甘草六分　苦桔梗一钱

轻马勃八分　大贝母三钱　炙僵蚕三钱　连翘壳三钱

板蓝根三钱

三诊:肿消热退,咽痛未愈,外感之风邪已解,炎炎之肝火未靖也,再与清解。

冬桑叶三钱　生甘草六分　金银花三钱　甘菊花二钱

苦桔梗一钱　连翘壳三钱　粉丹皮钱半　轻马勃八分

黛蛤散五钱（包）　鲜竹叶三十张（丁甘仁.孟河丁甘仁医案[M].王致谱,点校.福州:福建科学技术出版社,2002.）

（刘光华）

第二节 烂 喉 痧

【概念与沿革、临床特点】

烂喉痧是指多发于冬春两季,由温热时毒引起的,临床以发病急、传变快、病情重,初起即见咽喉红肿疼痛甚或糜烂,肌肤发出丹痧为特征,具有较强传染性的急性外感热病。因其有咽喉溃烂、肌肤丹痧等表现,故称为"烂喉痧",又称"烂喉丹痧"。

东汉张仲景《金匮要略》中所述"阳毒",症见"面赤斑斑如锦纹,咽喉痛,唾脓血",与本病相似。隋代巢元方《诸病源候论》记载的"阳毒"亦与本病相似,且将其归属于"时气候",以示其有传染性,甚至能酿成流行的特点。唐代孙思邈《千金翼方》列有"丹疹"的证治,亦与本病有关。而对烂喉痧的系统论述,则主要见于叶天士《临证指南医案·卷五·疫门》中,记有数案"喉痛、丹痧、舌如朱,神躁暮昏"的病例,与本病酷似。清代关于本病的专著较多,如金保三的《烂喉丹痧辑要》、陈耕道的《疫痧草》、夏春农的《疫喉浅论》等,对烂喉痧的发生、病机、辨证、防治等做了较为系统的论述。

西医的猩红热等可参考本病辨证论治。

【病因病理】

本病病因为温热时毒,其多形成于冬春季节气候偏暖反常之时,致病后易发生皮肤丹痧和咽部的红肿糜烂,故温热时毒又称为痧毒。若人体正气亏虚,卫外不固,易感受温热时毒,发而为病。如陈耕道《疫痧草·辨论疫毒感染》云:"其人正气适亏,口鼻吸受其毒而发者为感发;家有疫痧人,吸受病人之毒而发者为传染。所自虽殊,其毒则一也。"

温热时毒由口鼻而入,直犯肺胃,热毒之邪蕴伏于肺胃,内外充斥,是烂喉痧病机的关键所在。咽喉为肺胃之门户,皮毛和肌肉又为肺胃所主,故本病初起有发热恶寒,头身痛楚等肺卫表证。邪毒迅速传里,热毒充斥肺胃,上攻咽喉,可见咽喉肿痛,甚则糜烂。肺胃热毒窜扰血络,则肌肤丹痧密布。正如何廉臣所说:"疫痧时气,吸从口鼻,并入肺经气分则烂喉,并入胃经血分者则发痧……喉痧气血同病,内外异形,其病根不外热毒,热盛则肿,毒盛则烂。"

若感邪较轻,人体正气较强,通过积极治疗,则肺胃之邪热可迅速外解而得愈;若感邪较甚,正气较弱,热毒可深入营血或迅速内陷心包,或热毒内闭而正气外脱,均属危候。本病后期,多表现为余毒未尽而阴液耗伤(图10-2)。

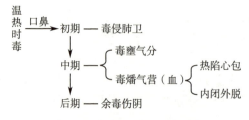

图 10-2 烂喉痧病理演变图

【诊断要点】

1. 多发生于冬春两季。
2. 多有与烂喉痧患者接触的病史。
3. 起病急,具有急性发热、咽喉肿痛糜烂,肌肤布满丹疹,舌红绛起刺状如杨梅等典型的临床表现。
4. 病变过程以毒壅气分、气营(血)两燔证型为多见,病重者可出现内闭心包或内闭外脱等危重证候。

【鉴别要点】

1. 白喉　烂喉痧与白喉二者均可见发热,咽喉疼痛。但白喉有不易剥落的灰白色假膜,剥时易出血,且肌肤无丹疹出现,面颊不显红晕而呈苍白色,可与本病相鉴别。
2. 麻疹　烂喉痧与麻疹二者均可见发热、斑疹。麻疹出疹之前口腔两侧颊黏膜靠臼齿处出现麻疹黏膜斑,皮疹一般于起病后 3 日出现,先从发际、头面开始,继之遍布全身,最后手足心均现疹点,皮疹之间皮肤正常。疹点逐渐出现,先疏后密,按序消退。疹退后皮肤有糠秕样脱屑及色素沉着,但无大片脱屑。一般无咽喉糜烂。
3. 风疹　烂喉痧出疹早期与风疹相近,但风疹全身症状较轻,疹色淡红,皮肤有瘙痒,疹子收没较快,一般 2~3 日即隐退,无脱屑,无咽喉红肿糜烂等症。

【辨证论治】

一、辨析要点

(一) 辨病程阶段

本病病程可分初、中、末三期。初期以肺卫证候或卫气同病为特征;中期以气分证候或气营(血)两燔为特征;末期以余毒未净,阴津大亏为特征。其中期为热毒极盛时期,病情最为严重,可出现热毒内陷心包甚至内闭外脱等险恶证候。

(二) 辨病证顺逆

由于本病起病急,传变快,病情重,若时毒甚剧,常可危及生命。因此必须把握病情之顺逆,以掌握治疗的主动权。临床当从察痧、视喉、观神、切脉、察呼吸、观热势六个方面予以辨识:凡痧疹颗粒分明,颜色红活,咽喉浅表糜烂,神情清爽,随着疹子的出齐而身热渐趋正常,呼吸亦归平稳,脉浮数有力者,系正气较盛,能使热毒透达,属于顺证。大凡痧疹稠密重叠,颜色紫赤,或急现急隐,咽喉糜烂较甚,或大片糜烂,呼吸不利,神昏谵语,体温骤降,脉细数无力者,则为正不胜邪,邪毒内陷,属于逆证。

二、治则治法

(一) 治则

以清泄热毒为基本治则。正如夏春农《疫喉浅论》所云:"疫喉痧治法全重乎清也,而始终法程不离乎清透、清化、清凉攻下、清热育阴之旨也。"

(二) 治法

夏春农提出:"首当辛凉透表,继用苦寒泄热,终宜甘寒救液。"提出了烂喉痧的初、中、末的不同治法。即初期邪偏卫表,治以辛凉透邪,兼清气营;中期注重泻火解毒,气营(血)两清,若见毒陷心包或内闭外脱者,当急予清心开窍或开闭固脱之法;末期治宜清泄余毒,滋阴生津。针对咽喉红肿糜烂,还要配合清热消肿或祛腐生新之方药外用吹喉,以增强内服药之功效。

三、分型论治

(一) 毒侵肺卫

【证候】初起憎寒发热,继则壮热烦渴,咽喉红肿疼痛,甚或溃烂,肌肤丹痧隐约可见,舌红或有珠状突起,苔白,脉浮数。

【病机】本证为温热时毒外袭肌表,内侵肺胃所致。卫受邪郁,邪正相争则见憎寒发热。苔白为邪在卫表之征。毒侵肺胃,上攻咽喉,则咽喉红肿疼痛,甚则糜烂。热毒偏盛,迫及营分,走窜血络,外发肌肤,则丹痧隐约。壮热烦渴,舌红,脉数,均为气分热毒偏盛的征象。

【治法】透表泄热,清咽解毒。

【代表方药】清咽栀豉汤,外用玉钥匙吹喉。

清咽栀豉汤(《疫喉浅论》)

生山栀三钱　香豆豉三钱　金银花三钱　苏薄荷一钱　牛蒡子三钱　粉甘草一钱蝉衣八分　白僵蚕二钱　乌犀角八分(磨汁)(水牛角代)　连翘壳三钱　苦桔梗一钱五分马勃一钱五分　芦根一两　灯心二十支　竹叶一钱

水二盅,煎八分服。

烂喉痧初起,首重清透,使邪从汗解,热随汗泄。故方中以豆豉、薄荷、牛蒡、蝉衣、桔梗等宣肺透表;银花、连翘、山栀等泄热解毒;马勃、僵蚕、甘草解毒利咽;犀角(已禁用,水牛角代)以凉营解毒。

玉钥匙(《三因极一病证方论》)

焰硝一两半　硼砂半两　脑子(冰片)一字　白僵蚕一分

上为末,研匀,以竹管吹半钱许入喉中。

方中焰硝软坚散结解毒,硼砂清热化痰,冰片开结散郁,清热止痛防腐,白僵蚕祛风散结。共奏清热退肿之功,适于喉痧初起,咽喉红肿尚未糜烂者。

【临床应用】本证虽属卫气同病,但以卫分为主,故治疗当以辛凉清透为要,使表气通畅,热达腠开,邪随汗泄。若表郁较重者,可酌加荆芥、防风等以辛散表邪;若咽喉肿痛明显者,可加入挂金灯、青果、土牛膝根等清热利咽。

【注意事项】不可妄用辛温升托之品强取其汗,以免助热伤阴,加重病情;不可滥用寒凉或清营凉血之品,否则易致凉遏冰伏,引邪深入。

(二) 毒壅气分

【证候】壮热,口渴,烦躁,咽喉红肿糜烂,肌肤丹痧显露,舌红赤有珠,苔黄燥,脉洪数。

【病机】本证系表邪已解,热毒壅结气分所致。气分热盛,故见壮热烦渴;热毒壅结,膜败肉腐,则见咽喉红肿糜烂;热毒内窜血络,则肌肤丹痧显露;壮热,口渴,舌红赤有珠、苔黄燥,脉洪数为气分热毒炽盛的征象。

【治法】清气解毒,利咽退疹。

【代表方药】余氏清心凉膈散,外用锡类散吹喉。

余氏清心凉膈散(《温热经纬》)

连翘三钱　黄芩(酒炒)三钱　山栀三钱　薄荷一钱　石膏六钱　桔梗一钱　甘草一钱竹叶七片

本方即凉膈散去硝、黄加石膏、桔梗而成,具有清气泄热,解毒利咽之效。方中连翘、黄芩、山栀、竹叶清泄气分邪热；薄荷、桔梗轻宣上焦气机；生石膏大清气分之炽热。总之,病以气分为主,病位偏上,故以轻清为宜,透泄郁热为要。

锡类散(引《金匮翼》,又名烂喉痧方)

象牙屑三分(焙) 珍珠三分(制) 青黛六分(飞) 冰片三厘 壁钱二十枚(用泥壁上者) 西牛黄五厘 焙指甲五厘

为细末,密装瓷瓶内,勿使泄气,每用少许吹于患处。

本方具有清热解毒,祛腐生肌作用,适于咽喉肿痛、溃破糜烂者。

【临床应用】若热结腑实,大便秘结者,酌加大黄、芒硝泻火解毒,釜底抽薪;若邪热结于颈项,肿痛坚硬者,加川贝、蒲公英、赤芍以活血化瘀,清热解毒;丹痧较重者,加生地、丹皮、赤芍、紫草等凉营解毒;气分热毒炽盛者,加银花、连翘、大青叶等以增清泄热毒之功。

【注意事项】因病已离表,辛透之品不宜再用。若仍执辛散开透之方,则火愈炽,肿势方增,腐亦滋蔓,以致滴水下咽,痛如刀割,炎势燎原,杀人最暴。

(三) 毒燔气营(血)

【证候】咽喉红肿糜烂,甚则气道阻塞,声哑气急,丹痧密布,红晕如斑,赤紫成片,壮热,汗多,口渴,烦躁,舌绛干燥,遍起芒刺,状如杨梅,脉细数。

【病机】本证系邪毒进一步化火,燔灼气营(血)之重证。气分热盛,则见壮热,汗多,口渴,烦躁等;血热炽盛,则见丹痧密布,红晕如斑;热灼营阴,则舌绛干燥,遍起芒刺,状如杨梅,脉细数;热毒化火,上攻咽喉,则咽喉红肿糜烂白膜,甚至阻塞气道。丹痧密布、壮热口渴、烦躁、杨梅舌、脉细数为毒燔气营之象。

【治法】气营(血)两清,解毒救阴。

【代表方药】凉营清气汤,外用珠黄散吹喉。

凉营清气汤(《丁甘仁医案·喉痧证治概要》)

犀角尖五分(水牛角代)(磨冲) 鲜石斛八钱 黑山栀二钱 牡丹皮二钱 鲜生地八钱 薄荷叶八分 川雅连五分 京赤芍二钱 京玄参三钱 生石膏八钱 生甘草八分 连翘壳三钱 鲜竹叶三十张 茅芦根各一两(去节心) 金汁一两(冲)

方中栀子、薄荷、连翘壳、川连、生石膏清透气分邪热;玄参、石斛、竹叶、芦根、茅根甘寒生津;犀角(已禁用,以水牛角代)、丹皮、生地、赤芍、金汁凉血解毒。本方有玉女煎、凉膈散、犀角地黄汤诸方合用之意,共奏两清气营(血),解毒生津之效。

珠黄散(《全国中成药处方集》天津方)

珍珠 牛黄各一两

共研极细粉,每用少许,吹于咽喉患处。功能清热解毒止痛。治咽喉红肿,单双乳蛾,溃烂疼痛。

【临床应用】若痰多加竹沥冲服,或用珠黄散每日服二分以清热化痰;若兼热毒内陷心包,症见灼热昏谵,遍身紫赤,肢凉脉沉等,加服安宫牛黄丸、紫雪丹以清心开窍;若见丹痧突然隐没,神志昏愦,肢体厥冷,汗出,气息微弱,脉沉伏等内闭外脱之证,宜先用参附龙牡汤救逆固脱,安宫牛黄丸清心开窍,若闭脱之证得以缓解而热毒复盛,再用上方治疗。

【注意事项】本证较重,易发展为内陷心包,甚至内闭外脱之证,注意察痧、视喉、观神、切脉判断病势的发展,防止逆证出现。

(四) 余毒伤阴

【证候】咽喉腐烂渐减,但仍疼痛,壮热已除,唯午后仍低热,口干唇燥,皮肤干燥脱屑,舌红而干,脉象细数。

【病机】本证见于烂喉痧之恢复期。邪毒已减,故壮热消退;余毒未净,肺胃阴液未复,故见午后低热持续及咽喉轻度糜烂等；口干唇燥，皮肤干燥、脱屑系肺胃阴伤所致；脉细数，舌红而干等，均属阴津耗损征象。本证病机侧重于阴津亏损，阴液不复则余热不易消退，诸症亦难消除。午后低热、口唇干、皮肤干燥脱屑、舌红而干、脉细数均为余毒伤阴之象。

【治法】滋阴生津，兼清余热。

【代表方药】清咽养营汤。

清咽养营汤（《疫喉浅论》）

西洋参三钱　大生地三钱　抱木茯神三钱　大麦冬三钱　大白芍二钱　嘉定花粉四钱　天门冬二钱　拣玄参四钱　肥知母三钱　炙甘草一钱

水四盅，煎六分，兑蔗浆一盅温服。

本方重在滋阴生津，故以西洋参、天冬、麦冬、生地、玄参甘寒养阴，复以白芍、甘草酸甘化阴；知母、花粉清泄余热并兼滋养阴液；茯神宁心安神。使阴津复，余毒除，则病趋痊愈。

【临床应用】余毒致低热、咽痛明显者，可加青蒿、银花等清热解毒、透泄邪热；若兼腰痛、尿血，为阴伤动血，可加女贞子、旱莲草、白茅根、小蓟等以凉血止血；若四肢酸痛，甚至关节难于屈伸者，可加丝瓜络、川牛膝、赤芍、桃仁等以化瘀通络。咽喉肿痛糜烂未愈者，仍可用锡类散、珠黄散等外吹患处。

【注意事项】时毒邪气虽已大减，但尚有余邪，且阴液大耗，故其治疗，应当邪正两顾，尤须注意除邪务尽，以免死灰复燃，或遗毒另滋他患。

【文献摘录】

丁甘仁《喉痧证治概要》："时疫喉痧，由来久矣，壬寅春起，寒暖无常，天时不正，屡见盛行……独称时疫烂喉丹痧者何也，因此症发于夏秋者少，冬春者多。乃冬不藏阳，冬应寒而反温，春犹寒禁，春应温而反冷，经所谓非其时而有其气，酿成疫疠之邪也。邪从口鼻入于肺胃，咽喉为肺胃之门户，暴寒束于外，疫毒郁于内，蒸腾肺胃两经，厥少之火，乘势上亢，于是发为烂喉丹痧。丹与痧略有分别，丹则成片，痧则成颗。其治法与白喉迥然不同。白喉忌表，一书主滋阴清肺汤……而时疫丹痧，初起则不可不速表，故先用汗法，次用清法，或用下法，须分初、中、末三层，在气在营，或气分多，或营分多，脉象无定，辨之宜确。一有不慎，毫厘千里……先哲云：痧有汗则生，无汗则死。金针度人，二语尽之矣。故此症当表则表之，当清则清之，或用釜底抽薪法，亦急下存阴之意。谚云，救病如救火，走马看咽喉，用药贵乎迅速，万不可误时失机。"

【医案举例】

烂喉痧气血两燔

风温疫疠之邪，引动肝胆之火，蕴袭肺胃两经，发为喉痧。痧布隐隐，身热，咽喉肿红焮痛，内关白腐，舌苔薄黄，脉象郁滑而数。天气通于鼻，地气通于口，口鼻吸受天地不正之气，与肺胃蕴伏之热，熏蒸上中二焦。咽喉为肺胃之门户，肺胃有热，所以咽喉肿痛，而内关白腐也。邪势正在鸱张之际，虑其增剧。《经》云：风淫于内，治以辛凉。此其候也。

净蝉衣八分　苦桔梗一钱　金银花三钱　京赤芍二钱

荆芥穗八分　甜苦甘草(各)六分　连翘壳三钱　鲜竹叶三十张

淡豆豉三钱　轻马勃一钱　象贝母三钱　白茅根(去心)二扎

薄荷叶八分　黑山栀钱半　炙僵蚕三钱

二诊：丹痧虽布，身灼热不退，咽喉肿痛白腐。脉洪数，舌绛。伏温化热，蕴蒸阳明，由气入荣，销铄阴液，厥少之火，乘势上亢。症势沉重，急拟气血双清，而解疫毒。

犀角尖五分(犀角现已禁用,以水牛角代) 甘中黄八分 象贝母三钱 鲜竹叶三十张 鲜生地四钱 苦桔梗一钱 连翘壳三钱 茅芦根(去心节)(各)一两 生石膏(打)四钱 轻马勃一钱 黑山栀钱半 鲜石斛三钱 粉丹皮钱半 陈金汁(冲)一两 枇杷叶露(冲)四两

三诊:丹痧已回,身热已退,项颈漫肿疼痛,咽喉焮肿,内关白腐,舌薄黄,脉沉数。温邪伏热,稽留肺胃两经,血凝毒滞,肝胆火炽,一波未平,一波又起,殊属棘手。拟清肺胃之伏热,解疫疠之蕴毒。

薄荷叶八分 甘中黄八分 京赤芍二钱 鲜竹叶茹(各)钱半 京玄参二钱 苦桔梗一钱 生蒲黄(包)三钱 黑山栀钱半 连翘壳三钱 炙僵蚕三钱 淡豆豉三钱 象贝母三钱 益母草三钱 活芦根(去节)一尺(丁甘仁.孟河丁甘仁医案[M].王致谱,点校.福州:福建科学技术出版社,2002.)

(刘光华)

学习小结

大头瘟是感受风热时毒引起的、多发生于冬春两季的外感热病,以头面焮赤肿痛为突出表现。初起邪犯肺卫,用葱豉桔梗汤以疏风清热、解毒利咽;若邪传气分而毒壅肺胃,头面焮赤肿痛明显,可内服普济消毒饮清热解毒、疏风散邪,外敷三黄二香散解毒消肿止痛;若热毒壅滞三焦,以通圣消毒散清透热毒、通腑泄热,兼以三黄二香散外敷。恢复期见胃阴耗伤,可用七鲜育阴汤滋养胃阴。

烂喉痧是感受温热时毒引起的、多发生于冬春两季的外感热病,以咽喉红肿疼痛甚或糜烂,肌肤发出丹痧为特征。初起毒侵肺卫,用清咽栀豉汤透表泄热、清咽解毒,兼外用玉钥匙吹喉以退炎消肿;若热毒壅结气分,可内服余氏清心凉膈散清气解毒、利咽退疹,外用锡类散清热解毒、祛腐生肌;若邪毒化火,燔灼气营(血),内服凉营清气汤两清气营(血)、解毒救阴,外用珠黄散吹喉以清热解毒止痛;后期余毒未尽,肺胃阴伤,可用清咽养营汤滋阴生津,兼清余热。

复习思考题

1. 试述大头瘟的基本临床表现及其病理变化。
2. 大头瘟应如何辨证治疗?
3. 烂喉痧的临床特征是什么? 如何进行诊断?
4. 如何判断烂喉痧的顺逆?
5. 试述烂喉痧初起的治法与方药。"以畅汗为第一要义"应如何理解?
6. 烂喉痧毒壅气分与毒燔气营(血)证治有何区别?

扫一扫
测一测

PPT 课件

❖❖❖ **第十一章** ❖❖❖

温疫类温病

1. 明确温疫类温病是感受疫疠病邪所引起的一类急性外感热病;
2. 掌握湿热疫、暑热疫、温热疫的病因病理、辨析要点、治则治法、分型论治;
3. 熟悉湿热疫、暑热疫、温热疫的历史沿革及与相关病证的鉴别。

温疫类温病是指由疫疠病邪引起的一类具有强烈传染性的温病,主要包括温热疫、暑热疫和湿热疫。这类温病虽然与四时温病在临床表现和证治等方面有部分相通之处,但其致病因素疠气,致病暴戾,病情险恶,复杂多变,病发沿门阖户,具有强烈的传染性,故这类疾病属于疫病范畴。古代医家早有相关专著专论,通常认为,杨栗山《伤寒瘟疫条辨》、刘松峰《松峰说疫》所论为温热疫,疠气怫郁于里,里热外发,充斥表里;余师愚《疫疹一得》所论为暑热疫,初起即见热邪燔炽阳明,火热性质显著,易闭窍动血;吴又可《温疫论》所论为湿热疫,湿热疠气始遏膜原,以流连气分为多。

第一节 湿 热 疫

【概念与沿革、临床特点】

湿热疫是由湿热疠气所引起的急性外感热病。其特点为初起以疠气遏伏膜原的表现为主要证候,临床可见寒热交作,苔白厚腻如积粉,脉数等表现。以夏季和热带多雨季节多见。

明末医家吴又可《温疫论》是第一部论述温疫的专著,主要阐述了湿热疠气所引起的疫病在病因、病机、传变上的特点。如吴又可言其"静心穷理,格其所感之气,所入之门,所受之处,及其传变之体,平日所用历验方法"而写就《温疫论》一书,创立疏利透达法祛除疫邪,提出达原饮等方,为温疫学说的建立做出了巨大的贡献。在吴又可《温疫论》影响下,继之而起研究温疫者层出不穷。如戴天章的《广温疫论》,即是在《温疫论》的基础上,对温疫的辨证施治广为发挥,特别是在辨气、辨色、辨舌、辨脉、辨神和辨温病兼夹证等方面尤有心得,并立汗、下、清、和、补五法施治。此外,陆九芝、何廉臣等亦有所发挥,进一步丰富了本病辨证论治的内容。

西医学中的手足口病、霍乱、急性无黄疸型肝炎、重型肝炎等具有湿热疫特征者,可参考本病辨证论治。

【病因病理】

湿热疫的病因是湿热疠气,其发生与气候条件、地理环境、卫生条件、生态环境等因素相关。

湿热疠气多从口鼻而入,侵入人体之初,病邪既非在表,亦非在里,而是遏伏表里分界之膜原。疠气溃离膜原,必行传变。吴又可提出九传之说,概而言之,不外出表、入里两端。所谓出表,指邪热浮于太阳经、阳明经、少阳经,病情轻浅,稍加治疗病邪即可外出,疾病向愈。所谓入里,指邪热势必由膜原内传入里,而犯及脾胃、大小肠、三焦等脏腑,病情深重,变化多端。邪热与积滞夹杂郁蒸肠腑,则大肠胶闭;损伤脾胃,波及大肠、小肠,致清浊相干,升降失常而吐泻交作;疫毒夹秽浊或夹冷气过重,郁闭中焦,气机窒塞而上下不通,病势深重;若疫毒遏伏而无出路,夹秽浊蒸郁波及营血,则病三焦俱急,甚则邪入心脑。病久深入厥阴,主客浑受,络脉凝滞,正衰邪恋而为痼疾。诊治恰当,客邪早逐,未行化燥而转入恢复期,则与一般湿热类温病转归相近。如果化燥深入营血,却与暑热疫营血证病机相似(图11-1)。

总之,本病起病急,病情大多凶险,具有强烈的传染性。疠气始伤,遏伏膜原,虽然传变无常,总以流连气分为多。

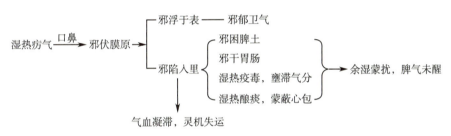

图 11-1 湿热疫病理演变图

【诊断要点】

1. 具有强烈的传染性和流行性,应根据流行特点作为重要诊断依据。
2. 起病急,病情重,病初多见邪伏膜原证候。
3. 病程中易见脾胃、大小肠,或流连三焦气分证候。
4. 有本病接触史。

【鉴别要点】

湿温 湿温与湿热疫均由感受湿热邪气引起,病多发于暑夏季节。但湿温多由外感湿邪和内生湿邪同类相召而生,病变以脾胃为中心,无传染性。湿热疫邪从口鼻入,伏于膜原,伏邪外传内陷,故有邪传于表、邪陷于里之不同,具有强烈的传染性和流行性。

【辨证论治】

一、辨析要点

(一)辨感邪之轻重

湿热疫初始所以先憎寒而后发热,头身疼痛,乏力,苔白腻为特点。因感邪轻重而膜原之证不尽相同,苔薄白而腻,发热不甚,脉不数者,为病较轻;身热持续,苔白腻厚如积粉,脉不浮不沉而数,则为病重。白苔薄与厚是辨别病邪轻重的关键。

(二) 辨脏腑之病位

本病病程中易见邪入脾胃、大小肠、三焦等病位之症。如胶闭大肠,则腹痛痞满,泻下极臭之物,状如胶黏;清浊相干,随之剧烈吐泻,伤津耗液严重则显转筋;疫秽郁闭中焦,致腹中绞痛,欲吐不得吐,欲泻不得泻;疫漫三焦,波及营血,以身大热,烦躁,发黄,尿黄赤,苔黄腻,舌质红绛为特征;邪入心脑,可见烦躁谵妄,或嗜睡,或昏迷;化热内传阳明者,可见壮热,口渴,脉洪大;或身热不退,腹满痛,舌黑起刺。

二、治则治法

(一) 治则

本病的治疗原则是视其前后可解之处,逐邪为主。

(二) 治法

本病初起疠气遏伏膜原,治宜疏利透达;感之轻者,服达原饮一二剂,其病自解;稍重者,亦以本方促其战汗而解;"凡疫邪游溢诸经,当随经引用,以助升泄"。溃离膜原,传变入里,依其病候,随证变法。如胶闭大肠者,直行导滞通腑逐邪之法。清浊相干,治宜芳香化浊,分利逐邪;疫秽郁闭中焦,急以辟秽解毒,利气宣中;疫困脾土,当渗利逐邪;疫漫三焦,波及营血,直须芳化解毒,渗利逐邪,清凉并施;邪入心脑,开窍为先,以复苏心神为急务;阳明热盛,则清热生津;邪结肠腑,宜攻下逐邪;化燥深入营血者,视其在气在血之不同,气分为主兼入营血者,治气分湿热为主,兼治营血;营血证为主,参照暑热疫证治。转入恢复期可参照湿热类温病调治。

三、分型论治

(一) 邪郁卫气

【证候】头痛恶寒,身重头痛,不渴,面色淡黄,胸闷不饥,午后身热,舌苔白,脉弦细而濡。

【病机】本证为湿热疫初起,湿重热轻,卫气同病之候。肺主气属卫,卫阳为湿热疫气所遏,故多恶寒,湿热疫气郁遏卫表,清阳被郁,故头痛;湿性重着,困阻肌腠,则身重疼痛;脾主湿,脾阳为湿所困,故胸闷不饥。湿为阴邪,自旺于阴分,故午后身热。湿遏气机,中焦失运,气血不能上荣,故面色淡黄。午后身热,舌苔白脉弦细而濡,均为湿热之象。

【治法】宣畅气机,祛湿清热。

【代表方药】三仁汤(方见湿温节)。

【临床应用】若恶寒重者,加藿香、香薷、佩兰以解表化湿;若呕恶脘痞较重,舌苔垢腻者,加苍术、石菖蒲、草果以芳香化湿,淡豆豉以助杏仁宣上之功。若湿中蕴热者,加连翘、黄芩。

【注意事项】三仁汤宣上、畅中、渗下并用,是湿热疫初起的常用方,凡属湿热性质的疫病,临床辨证准确均可加减使用,但该方常有邪尽遂伤气阴之虞,故中病即止,不宜久服,若湿已化燥,则不宜使用。

(二) 邪遏膜原

【证候】初起憎寒壮热,继之但热不寒,昼夜发热,日晡益甚,头痛烦躁,胸闷呕恶,苔白厚浊腻或垢腻如积粉,舌质紫绛,脉濡数。

【病机】本证为湿热邪气伏于膜原之证,多见于湿热疫初起,亦可由卫气同病证发展而来。湿热疫邪浮越于太阳经,则初起憎寒壮热,头痛;疫邪亢盛,则昼夜发热。湿热郁蒸午后为甚,故日晡发热益甚。湿热蒸腾,上攻头面,则头痛烦躁;湿热阻滞,气机不畅,则胸闷呕恶。苔白厚浊腻或垢腻如积粉,脉濡数,皆湿热疫毒郁遏膜原之征。

【治法】疏利透达,辟秽化浊。

【代表方药】达原饮(方见湿温节)。

【临床应用】邪离膜原的快慢与邪气盛衰和正气强弱有关。感邪轻者,服达原饮一二剂,疫邪可随汗而解;正气强者,服达原饮二三日邪即被逐出。正气不足,半月或十数日疫邪仍在膜原。膜原之邪可波及诸经而出现不同的兼证,达原饮亦须随证化裁:如见胁痛、耳聋、寒热、口苦者,加柴胡解少阳经之邪;目痛、鼻干、少眠,加葛根解阳明经之热;腰背项痛,加羌活解太阳经之热。若感邪重,舌苔如积粉而满布,服达原饮后邪不外解,而从内陷,既有以上三阳形证,又见舌根先黄,渐至中央亦黄者,这是表、里和半表半里均有邪气侵袭,本方加大黄、葛根、羌活、柴胡及姜、枣共煎服,方名三消饮。如服达原饮后,舌变黄色,随现胸膈满痛,大渴烦躁,此为湿热之邪内传阳明,逐渐化燥阻塞胃腑,而膜原之邪仍然锢结未解,可用达原饮加大黄下之。若热甚者,可加青蒿、柴胡、金银花;若呕恶甚者,可加制半夏或竹茹;若大便秘结,可加大黄(后下)、芒硝。

【注意事项】此证须注意与湿热阻滞中焦相区别,疫邪阻遏膜原,表现为寒热、头身疼痛、脉不浮不沉、胸膈紧闷、苔白厚腻如积粉半表半里的症状,而湿热阻滞中焦则以影响脾胃气机升降为主,多见纳呆、呕恶、腹胀等;湿热疫气阻遏膜原,达原饮为直捣疫毒盘踞之品,并非逐邪之药,"治法全在后段功夫",后续攻里透表的治疗亦很重要,不可忽视。

(三) 邪困脾土

【证候】多起病缓慢,胁肋胀痛,脘痞腹胀,纳谷不馨,口不渴,身重乏力,便溏,或有发热,头痛,恶心呕吐,苔白腻。

【病机】本证为湿热秽毒困脾,运化失司,气机阻滞之证。湿热秽浊从口鼻入,与素蕴脾湿相结,内外相引,困遏脾土,脾病及胃,水谷运化失司,气机升降失常,故脘痞腹胀,纳谷不馨,口不渴,身重乏力,便溏,或恶心呕吐;脾湿过盛,木不疏土,经气遏抑不利故胁肋胀痛;发热乃疫毒所致,头痛系浊邪上扰清窍;苔白腻乃尚未化热之象。

【治法】解毒辟秽,运脾渗利。

【代表方药】胃苓汤。

胃苓汤(《世医得效方》)

五苓散、平胃散

上二药合和,苏子、乌梅煎汤送下,未效,加木香、缩砂、白术、丁香煎服。

方中苍术与厚朴相须为用,具有较强的化浊解毒作用;五苓散渗湿于下;陈皮、生姜、大枣、甘草理气和中。

【临床应用】兼热象者,去桂枝加黄柏、茵陈、赤芍等;腻苔滑润,脉沉弱,为中阳素亏,可加干姜、制附子等。

【注意事项】此证须注意辨别湿邪与热邪之轻重,湿重着多脘痞腹胀、身重等太阴脾之症状,热重者多发热、头痛、小溲黄等阳明胃之症状。

(四) 邪干胃肠

【证候】发热较重,即见暴吐暴泻,甚则呕吐如喷,吐出酸腐物,夹有食物残渣,泻下物热臭,呈黄水样,甚如米泔水,头身疼痛,烦渴,脘痞,腹中绞痛阵作,小便黄赤灼热,舌苔黄腻,脉濡数;甚或转筋,肢冷腹痛,目陷,脉伏。

【病机】本证为秽浊疫毒蕴于中焦,气机升降失常,清浊相干,乱于肠胃而成。邪阻中焦,脾胃受伤,升降失常、即作暴吐暴泻;腐熟运化失司,则吐出有食物残渣;下迫大肠,则泻下物呈黄水样并带有黏液和泡沫;发热乃疫毒所为,头身疼痛系湿热秽浊郁滞;疫壅滞胃肠,气机郁阻而脘痞,腹中绞痛时作;心烦口渴、小便黄赤灼热、舌苔黄腻、脉濡数,为疫病已趋化热伤津之势。若津伤严重则会出现转筋,阴损及阳则肢冷腹痛、目陷脉伏等,均为正气严重耗伤之象。

【治法】芳香化浊,分利逐邪。

【代表方药】燃照汤。

燃照汤(《随息居重订霍乱论》)

飞滑石四钱　香豉炒三钱　焦栀二钱　黄芩酒炒　省头草各一钱五分　制厚朴　制半夏各一钱

入水去滓,研入白蔻仁八分,温服。苔腻而厚浊者,去白蔻加草果仁一钱,煎服。

方以黄芩、山栀、滑石清热解毒利湿;佩兰、半夏、厚朴、白蔻仁、豆豉芳香辟秽化浊,本方对吐利较甚者用之颇佳。

【临床应用】如脘闷较甚,汤药难进,可先服玉枢丹。苔腻而厚浊者,去白蔻,加草果仁少许;脘痞,干呕较甚,重用厚朴、白豆蔻,酌加竹茹;热甚者,可用甘露消毒丹或白虎汤、竹叶石膏汤加减;兼夹食滞者,可选神曲、山楂;小便短少,加通草、车前草;手足厥冷,腹痛自汗,口渴,口唇指甲青紫,小便黄赤,六脉俱伏,为热深厥深之真热假寒,应加用生石膏、竹叶、天花粉清热生津,补益气阴。若发热,腹中绞痛,欲吐不得吐,欲泻不得泻,乃湿热秽浊疫毒闭阻中焦,俗称"干霍乱",宜解毒辟秽,芳香开闭,可予玉枢丹、行军散之类。`

【注意事项】此证须与中焦湿热出现吐泻相区别,其急暴程度,吐泻物之臭秽等症状均非中焦湿热者所可比,且此证除吐泻之外,腹部绞痛为其特有症状。

(五) 湿热疫毒交蒸,壅滞气分

【证候】发热倦怠,胸闷腹胀,肢酸咽肿,斑疹身黄,颐肿口渴,尿赤便闭,吐泻疟痢,淋浊疮疡,舌红苔黄,脉滑数等。

【病机】本证为湿热疫毒交蒸,充斥气分之候。湿热疫毒蕴蒸,则发热;湿热疫毒阻滞气机,则胸闷腹胀,肢酸倦怠;湿热疫毒上壅,则咽喉肿痛或颐肿;湿热疫毒下蕴,则尿赤便闭或淋浊疮疡;湿热疫毒交蒸,肝胆疏泄失常,胆汁外溢,则身目发黄;湿热疫毒壅滞肠胃,则吐泻疟痢;疫毒伤津,则口渴;疫毒深入营血,则斑疹。舌苔黄腻、脉滑数,均为湿热蕴阻的征象。本证以发热倦怠、胸闷腹胀、舌红苔黄、脉滑数为辨证要点。

【治法】清热解毒,化湿透邪。

【代表方药】甘露消毒丹(方见湿温节)。

【临床应用】若头身重痛,加薏苡仁、秦艽急走经络之湿,以止疼痛;若腹泻较甚,加黄连、枳实清化肠道湿热;脘痞呕恶较甚者,加郁金、旋覆花化湿降逆止呕;咳嗽胸闷,加瓜蒌皮、枳壳、桔梗宣肺止咳;黄疸明显者,可减去贝母、薄荷,加大黄,以加强清热排毒退黄的作用;咽喉肿痛者,可加玄参、板蓝根等。

【注意事项】此证湿热俱盛,肿痛溃疡等热毒见症为其特征性表现,该证型虽涉及上中下三焦,病变部位仍偏重在中上焦。治疗时注意把握清热解毒与化湿药物的比例,防止病情向营血分发展。

(六) 湿热酿痰,蒙蔽心包

【证候】身热不退,朝轻暮重,神识昏蒙,时清时昧,或似清似昧,时或谵语,舌苔黄腻,脉濡滑而数。

【病机】本证为气分湿热酿蒸痰浊,蒙蔽心包之候。气分湿热郁而不解,心包为湿热痰浊所蒙,心神受其干扰,故见神识昏蒙,似清似昧或时清时昧等症状。气分湿热蕴蒸,故身热不退,朝轻暮重。舌苔黄腻,脉象濡滑而数,均为湿热蕴蒸的征象。本证以神识昏蒙、似清似昧或时清时昧、苔黄腻、脉濡数为辨证要点。

【治法】清热化湿,豁痰开窍。

【代表方药】菖蒲郁金汤合苏合香丸或至宝丹(方见湿温节)。

【临床应用】治疗本证时,可根据痰湿、痰热的偏重,配合使用其他芳香开窍成药。若痰较重,邪热炽盛者,可加服至宝丹,以清心化痰、辟秽开窍;若湿浊偏盛而热势不著者,可送服苏合香丸化湿辟秽、芳香开窍。现代临床上对神志昏蒙较甚者可酌用菖蒲注射液、醒脑静注射液等。

【注意事项】本证应注意与热闭心包、阳明腑实谵语相鉴别,本证为湿热酿生痰浊,包络受其蒙蔽,病在气分,热闭心包证,为热邪内陷,邪入营血,逼扰心神所致,而阳明腑实谵语则伴见腹痛、便秘、苔黄厚燥裂。

(七) 气血凝滞,灵机失运

【证候】神情呆钝,默默不语,或神识不清而昏迷默默,甚则痴呆、失语、失明、耳聋。口不渴,声不出,与饮食亦不却。

【病机】本证为湿热疫后期络脉凝瘀,气血呆滞,灵机不运之候。湿热先伤阳分,日久及阴分,即由气分入于营血,而致阴阳两困,气血凝滞,病邪无外泄之机,继而深入厥阴,致血络凝瘀。由于络脉凝瘀,使一阳不能萌动,生气有降无升,心主被阻遏,灵气不通,所以神不清而昏迷默默。口不渴,声不出,与饮食亦不却,默默不语,神识昏迷,且予辛开凉泄、芳香逐秽俱不效,说明本证的神识不清既不是热闭心包,也不是痰蒙心包,而是邪入厥阴,主客浑受引起的。

【治法】破滞通瘀。

【代表方药】薛氏仿三甲散。

薛氏仿三甲散(《湿热病篇》)

醉地鳖虫　醋炒鳖甲　土炒穿山甲　生僵蚕　柴胡　桃仁泥

此方为薛生白在《温疫论》三甲散的基础上化裁而来。方中用鳖甲入阴分逐邪退热,穿山甲、土鳖虫、桃仁泥活血通络,僵蚕通络散结,柴胡宣畅血气,和解表里。

【临床应用】如痰浊蒙闭清窍而致意识不清、神呆、失语、失聪、舌苔腻浊而无热者,可酌用苏合香丸以豁痰开窍;如见痰瘀阻络而肢体拘急,强直或手足震颤,不时抽动者,除可加止痉散(全蝎、蜈蚣、地龙、僵蚕)外,还可配合白附子、陈胆星、乌梢蛇、桃仁、红花、白芥子等化痰祛瘀通络,同时还可选用生地黄、当归、赤芍、白芍等养血活血之品,既有行血息风之效,又有养血护正之功。

【注意事项】薛氏仿三甲散重在通络化瘀,临床注意患者是否兼夹痰浊或气阴亏虚,随证加减。

(八) 余湿蒙扰,脾气未醒

【证候】身热已退,或有低热,脘中微闷,知饥不食,苔薄腻,脉象濡弱或缓。

【病机】本证见于湿热疫的恢复期,因湿热已退,故一般不发热。唯余湿未净,胃气不舒,脾气未醒,故觉脘中微闷,知饥不食;或有低热,苔薄腻,脉象濡弱或缓为余邪未净的征象。

【治法】轻宣芳化,淡渗余湿。

【代表方药】薛氏五叶芦根汤(方见湿温节)。

【临床应用】若伴低热不退,微烦,加竹叶、滑石泄热利湿。若周身酸楚,头昏而黄,胸闷不饥,小便黄,大便干,舌苔白而微腻,脉濡,可在本方基础上加杏仁、苡仁、川朴、通草、蔻仁、半夏等药;若寒湿较盛,困倦乏力,加苍术、茯苓;呕恶可加豆蔻壳、苏梗;便溏,食欲不振可加白扁豆、薏苡仁、大豆黄卷、炒麦芽。临床可选用本方的根、叶之品煎汤或冲泡代茶饮，预防湿热秽浊之邪。

【注意事项】此证为恢复期，虽有脾胃呆顿，但为余湿困阻所致，不能蛮补。同时，还须注意饮食清淡，以免病情反复。

【文献摘录】

1. 王学权《重庆堂随笔》："吴又可治疫主大黄，盖所论湿温为病。湿为地气，即仲圣所云浊邪中下之疫，浊邪乃有形之湿秽，故宜下而不宜清；余师愚治疫主石膏，盖所论者暑热为病，暑为天气，即仲圣所云清邪中上之疫，清邪乃无形之燥火，故宜清而不宜下。二公皆卓识，可为治疫两大法门。"

2. 张凤逵《增订叶评伤暑全书》叶霖按："疫者，犹徭役之谓也，大则一郡一城，小则一村一镇，比户传染，多见于大凶之后。盖旱潦兵火之余，烈日郁蒸，尸骸之气，与亢胜之气混合，化为沴厉之毒，散漫于天地之间，沿门阖境，最易沾染，若不传染，便非温疫，乃四时常气之温热证耳。越人所谓异乎寒热之温病，其脉行在诸经，不知何经之动也，各随其经之所在而取之。缘古无瘟字，温即瘟疫之谓也。夫温疫为天地沴厉之气，不可以常理测，即不可以常法治。方书温瘟不分，治法多误，良可慨矣。先哲治疫，有上焦如雾，升逐解毒，中焦如沤，疏逐解毒，下焦如渎，决逐解毒之论，深得治疫要领。故吴又可《温疫论》治热湿相搏之疫，首用达原饮，继则三消承气以决逐之……杨栗山《寒温条辨》中，亦以升降散升决并用为首方。若余师愚《疫疹一得》之清瘟败毒饮，乃专治热淫所胜之温疫，故一意清热，而不兼驱湿也。"

【医案举例】

患者某，男，30 岁，因"发热咳嗽咳痰伴气促 5 余天"于 2020 年 2 月 17 日入院。5 天前无明显诱因出现发热，体温最高 38.7℃，同时伴有咳嗽咳痰，痰量少不易咳出，呈白色，伴有轻微胸闷不适，气促，胸部 CT 提示双肺多发斑片灶，磨玻璃影。经咽拭子核酸检测阳性。入院检查：白细胞 13.18×10^9/L，中性粒细胞百分比 87.9%，淋巴细胞 0.92×10^9/L，淋巴细胞百分比 7%；C 反应蛋白 35.18mg/L，降钙素原 0.115ng/ml；血气分析：pH 7.42，PO_2 67mmHg，PCO_2 32.8mmHg；氧合指数 109.8；肝功能：谷丙转氨酶 273U/L，谷草转氨酶 149U/L，乳酸脱氢酶 488U/L。给予无创呼吸机维持通气，甲强龙抗炎、血必净化瘀解毒，异甘草酸镁改善肝功能，阿比多尔、克力芝抗病毒、注射用头孢他啶抗感染等治疗。西医诊断：危重型 COVID-19，中医诊断：湿热疫。

一诊（2020 年 2 月 17 日）：体温 37.5℃，咳嗽，咯黄痰，口渴喜饮，大便稀溏，舌淡红苔白腻，脉滑数。辨证：湿热蕴肺，湿重于热。治法：疏利透达，祛湿化浊。处方：雷氏宣透膜原法合藿朴夏苓汤加减。方药：草果 15g，槟榔 15g，厚朴 15g，黄芩 20g，法半夏 15g，生甘草 5g，藿香 20g，茯苓 15g，苦杏仁 15g，白豆蔻（后下）15g，薏苡仁 30g，猪苓 15g，泽泻 15g，淡豆豉 10g，知母 20g，炙麻黄 10g。水煎服，5 剂，日 1 剂，分 3 次服。

二诊（2020 年 2 月 22 日）：咳嗽气促，咯吐黄黏痰，大便溏腻，舌淡红苔黄厚腻，脉弦滑数。辨证：湿热并重，胶结肠腑。治疗：清热泻肺，导滞通便。处方：麻杏石甘汤合枳实导滞汤加减。方药：炙麻黄 10g，苦杏仁 15g，石膏 30g，甘草 5g，生白术 15g，茯苓 15g，紫菀 15g，款冬花 15g，枳实 15g，焦山楂 20g，神曲 20g，厚朴 15g，黄连 12g，连翘 20g，紫草 15g，甘草 5g，陈皮 15g，槟榔 15g，薏苡仁 25g。水煎服，7 剂，日 1 剂，分 3 次服。

三诊（2020 年 2 月 29 日）：偶咳嗽，咳吐少量白痰，活动后心累气促，盗汗，舌淡苔薄白，根厚腻，脉细数。辨证：气阴两伤，余湿不化。治疗：补肺健脾，祛湿化痰。处方：补肺汤合二陈平胃散加减。方药：枇杷叶 20g，瓜蒌皮 25g，川贝母 20g，枳实 15g，生黄芪 30g，红景天 12g，炙麻黄 9g，苦杏仁 15g，法半夏 15g，化橘红 15g，石膏 20g，黄芩 15g，茯苓 15g，炒白术 15g，竹茹 25g，补骨脂 30g，甘草 5g，葶苈子 20g，细辛 6g，蛤蚧粉(冲服)3g。水煎服，4 剂，日 1 剂，分 3 次服。

患者三诊后检验结果：白细胞 9.89×10^9/L，中性粒细胞百分比 73.5%，淋巴细胞 1.76×10^9/L，淋巴细胞百分比 17.8%；C 反应蛋白 2.16mg/L，降钙素原 0.062ng/ml；血气分析：pH 7.449，PO_2 170mmHg，PCO_2 33mmHg；肝功能：谷丙转氨酶 177U/L，谷草转氨酶 54U/L。经治疗，患者各项指标均明显改善，于 3 月 1 日和 3 月 3 日咽拭子核酸检测均为阴性，3 月 4 日康复出院。后期随访皆正常。(彭庆娟，余阳，文曦娜，等 . 中医药辨治 2019 冠状病毒病重症患者典型案例 3 则［J］. 中华中医药杂志，2020，35(7)：3455-3459.)

●（郭尹玲）

第二节　暑　热　疫

【概念与沿革、临床特点】

暑热疫是由感受暑热疠气所引起的急性外感热病。初起即可见热毒燔炽阳明，充斥表里、上下、内外，甚至卫气营血阶段证候同时出现，临床常可见高热，头痛，身痛，斑疹，出血，甚至神昏、痉厥等表现。本病具有强烈的传染性和流行性，病情凶险，夏暑季节多见。

疫病多发于战乱饥馑之年，若逢暑气亢盛，久旱无雨，则易出现暑热疫病。清乾隆甲子(1744)五六月间，京都大暑，暴发疫情。《疫疹一得》中记载最早发生暑热疫的是乾隆二十九年(1764)安徽桐城，"桐邑中人，大率病疫"。余师愚根据当时疫情症候特点采取以大剂石膏治疗的方法，取得成功，遂在前人治疫理论基础上，结合自己的实践经验，著成《疫疹一得》。其中所指疫疹之病，即指感受暑热特点的疠气所引起的以肌表发斑疹为特点的暑热疫病。余霖称其为"热疫"："予每论热疫不是伤寒，伤寒不发斑疹。"与余霖基本同时代的医家王国祥也是如此："乾隆甲子，都中暑疫，热死者无算……嗣有余师愚专论热疫。"清后期，叶霖将其命名为"暑燥疫"，现用名暑热疫。

余氏认为温疫乃感四时不正之疠气为病，力主火毒致病说，故在治疗上，余氏强调清热解毒、凉血滋阴为主，拟清瘟败毒饮为主方，融清热、解毒、护阴为一法，为暑热疫的治疗开拓了新的思路，对此，王孟英誉之："独识淫热之疫，别开生面，泂补昔贤之未逮，堪为仲景之功臣。"

西医学中的流行性出血热、登革热与登革出血热、流行性乙型脑炎、人感染猪链球菌病等一些发生于夏季，具有暑热疫特点的急性传染病，可参考本病辨证论治。

【病因病理】

暑热疫的病因是暑热疠气。暑热疫初起多为卫气同病，出现寒热，少汗，头项强痛，肢体酸痛等。邪毒入里，可熏蒸阳明、闭结肠腑，甚则可见热毒充斥表里上下，而见壮热头痛，两目昏瞀，狂躁谵语，骨节烦疼，甚则痉厥、吐衄发斑，舌绛唇焦，昏愦不语等。若邪来凶猛，病变迅速，则无明显阶段过程，而诸证暴现，病甚危笃。病变后期，可因余邪未净，痰瘀滞络而留下低热、痴呆、瘫痪等后遗症(图 11-2)。

总之，本病发病急骤，传变迅速，虽有卫气营血阶段可分，但往往热毒邪疫迅速充斥上下内外,气血热毒炽盛明显。

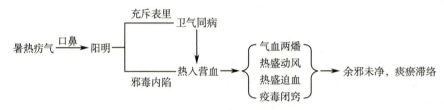

图 11-2 暑热疫病理演变图

【诊断要点】

1. 有强烈的传染性和流行性,根据流行特点作为重要的诊断依据。
2. 起病急,病变发展迅速,病情重。
3. 初起无论是否兼表,皆里热炽盛,邪毒进而充斥表里上下。常常同时出现卫气营血数个阶段。
4. 有本病的接触史。
5. 以暑夏季节多见。

【鉴别要点】

1. 暑温 暑温由感受暑热病邪引起,初起以邪炽阳明为主证,病发于夏暑季节。而暑热疫邪火毒之性更强,因此有强烈的致病力,引发的暑热疫病来势凶猛,传变迅速,病情险恶,具有强烈的传染性和流行性。

2. 湿热疫 湿热疫为湿热疫邪引起,初起以邪伏膜原证为主,初起舌苔见明显腻象,而热毒伤阴之象不明显;暑热疫为热毒为患,初起邪在阳明,热毒炽盛伤,易伤阴动血,舌苔多呈燥象。二者不难鉴别。

【辨证论治】

一、辨析要点

(一)辨初起特征

暑热疫起病急骤,初起即见热毒充斥表里的证候,如壮热、恶寒、头痛如劈、肌肉骨节烦疼。

(二)辨病情传变

本病传变迅速,甚则发展为昏谵、吐衄、项强、抽搐等热入营血、闭窍动风之象。热毒亦可蔓延脏腑,耗损津气,甚至正气溃败,不治而亡。如经抢救,可好转而愈,或者津气亏损,邪毒留恋而成低热、痴呆、瘫痪等后遗症。

二、治则治法

(一)治则

本病的治疗原则是清泄阳明,逐邪解毒。

(二)治法

初起暑热疫邪燔灼阳明,以清解阳明胃热、解除疫毒为主;病情发展,邪毒充斥表里内外,以大剂清热解毒以救阴,热毒亢盛而阴津将绝,当大剂苦寒解毒清热护阴。邪热壅滞肠腑,则以咸苦攻逐,清热解毒,邪入营血,闭窍动风,则凉营开窍,息风止痉。暑热疫后期,邪去正伤,以临床所见为据,以清除余邪,恢复阴液为治。

三、分型论治

(一) 卫气同病证治

【证候】发热恶寒,无汗或有汗,头痛项强,肢体酸痛,口渴唇焦,恶心呕吐,腹胀便结,或见精神不振、嗜睡,或烦躁不安,舌边尖红,苔微黄或黄燥,脉浮数或洪数。

【病机】本证为疫病初起,卫气同病证。疫邪由里达表,或由表入里,在表与卫气相争,卫遏营郁,则发热恶寒;卫气受抑,腠理开闭失常,则有汗或无汗;疫邪攻窜头身,气机郁阻,可见头痛项强,肢体酸痛;疫热伤津,可见口渴、唇焦;扰及心神,可见烦躁。部分患者可见邪气内扰胃肠,升降失常,则恶心呕吐;内结胃肠,则腹胀便结。舌边尖红,苔微黄或黄燥,脉浮数或洪数为卫气同病之征。

【治法】透表清里。

【代表方药】增损双解散。

增损双解散(《伤寒瘟疫条辨》)

僵蚕(酒炒) 滑石各三钱 蝉蜕十二个 姜黄七分 防风 薄荷叶 荆芥穗 当归 白芍药 黄连 连翘(去心) 山栀 甘草各一钱 黄芩 桔梗 大黄(酒浸) 芒硝(冲服)各二钱 石膏六钱

水煎去滓,冲芒硝,入蜜三匙,黄酒半酒杯,和匀冷服。

本方以荆芥穗、防风、薄荷叶、蝉蜕等透邪外出,黄连、黄芩、连翘、栀子、姜黄、桔梗等清热解毒,僵蚕、白芍、当归养血舒筋,预防痉厥之变,石膏清胃热;滑石清下焦热;调胃承气汤以攻下泄热,使疫毒内外分解,前后分消。

【临床应用】疫邪内炽,头痛较甚可加菊花、钩藤、葛根平肝潜阳;呕吐甚者加竹茹、苏梗降逆和胃;阴伤明显者,加沙参、麦冬以滋养阴液;热毒较甚或发疮疡者,可加银花、大青叶、野菊花、紫花地丁等以清热解毒;斑疹较多者,可加板蓝根、大青叶、丹皮凉血解毒;若便溏可去芒硝。

【注意事项】此证因于疫邪扰乱在表之气机,出现恶寒发热、头项强痛、肢体酸痛等症状,须注意与温邪上受的卫表证相区别。疫邪致病除上述卫表症状外,常伴有口渴唇焦、腹胀便结等气分症状。在治疗上,如杨栗山所说:"温病乃杂气中之一也,断无正发汗之理,于法为大忌。"故易僵蚕、蝉蜕"得天地清化之气,以涤疫气,散结行经,升阳解毒",另如川芎香窜,白术壅滞皆不宜。

(二) 邪炽阳明证治

【证候】壮热,汗出,口大渴,舌苔黄燥,脉洪数;或身热烦渴,午后热甚,鼻如烟煤,腹满硬痛,通舌变黑起刺。

【病机】此证为疫毒燔炽阳明气分之证。阳明热毒炽盛,故见发热口渴,苔黄诸症。疫毒瘀结成实,腑气不通,致腹满硬痛。鼻如烟煤,通舌变黑,提示病情严重,有消亡阴液之势。壮热、汗出、口大渴、腹满硬痛、舌苔黄燥或苔黑生刺为本证的辨证要点。

【治法】清热生津或急下存阴。

【代表方药】白虎汤(方见风温节)、大承气汤。

大承气汤(《伤寒论》)

大黄四两 厚朴半斤 枳实五枚 芒硝三合

方中大黄味苦性寒,泄热通便,荡涤肠胃;芒硝助大黄泄热通便,并能软坚润燥;积滞内阻,则腑气不通,用枳实、厚朴行气散结,消痞除满,并助硝、黄荡涤积滞之力。

【临床应用】阳明气分热邪散漫而未成里结者,可选用白虎汤加减;热炽成毒者,可配合清热解毒药,如虎杖、马鞭草、野菊花、白花蛇舌草等;兼见口渴唇焦等阴伤者,可合生地、麦冬、玄参等甘寒生津之品;热扰心神而谵语者,可加水牛角、连翘、竹叶心、黄连等清心宁神;阳明热盛引动肝风出现手足抽搐者,可加水牛角、羚羊角、钩藤、菊花等以凉肝息风,此即犀羚白虎汤(《感证辑要·卷四》)。阳明热结于里,发热腹满便秘,口干唇燥,舌苔薄黄而干,脉细数,乃阳明热结阴亏,大承气汤可加玄参、麦冬、生地,去厚朴、枳实滋阴攻下;若头面肿大,此为毒火上攻,宜加金银花、马勃、僵蚕、紫花地丁等。

【注意事项】暑热疫此证须注意与一般温热相区别,此起病急,病情较一般温热为重。且疫邪常以阳明为缠绵之所,余邪未尽者,或邪气复聚,可反复用此清泻法。如吴又可所说:"温疫下后二三日,或一二日,舌上复生苔刺,邪未尽也。再下之,苔刺虽未去,已无锋芒而软,然热渴未除,更下之,热渴减,苔刺脱,日后更复热,又生苔刺,更宜下之。"此证易出现气血两燔,可改用清瘟败毒饮治疗。

(三) 邪入营血证治

1. 热入营分

【证候】身热烦躁,夜寐不安,时有谵语,舌謇肢厥,舌红绛,脉细数;或猝然昏倒,不知人事,身热肢厥,气粗如喘,牙关微紧,舌绛脉数。

【病机】本证谓暑热疫毒内陷心营之候。暑热内盛则身灼热;暑入心营,心神被扰,则烦躁不宁,夜寐不安,时有谵语;热陷心包,清窍堵闭,则神昏谵语或昏愦不语;舌红绛,脉细数为暑入心营,营阴被灼之征。若暑邪猝中心营而内闭心包,则表现为猝然昏倒,不省人事;暑热内迫,热深厥深则伴见身热肢厥,气粗如喘;牙关微紧为热盛而有动风之象。

【治法】清营泄热,清心开窍。

【代表方药】清营汤(方见春温节)送服安宫牛黄丸、紫雪丹(方见风温节)。

本证为暑热犯于心营而致,故用清营汤清营分之热,并配合安宫牛黄丸、紫雪丹等清心开窍。

【临床应用】如因暑热疫毒闭窍昏厥,除服上述清心开窍剂外,可速服用行军散,同时配合针刺人中、十宣、曲池、合谷等穴位以加强清泄邪热、苏醒神志的效果。

【注意事项】本证起病急,病情重,若猝然发生,需配合针刺等急救治法。此外,应据神志异常的轻重予以正确辨治,若仅见烦躁、时有神昏,宜用清营汤;若神昏谵语,可配合安宫牛黄丸、紫雪丹等;若暑厥及时应用针刺急救。

2. 热盛迫血

【证候】身热躁扰,神昏谵妄,斑疹密布,色呈紫黑,吐血、衄血、便血,或兼见四肢抽搐,角弓反张,舌绛苔焦。

【病机】本证为暑热疫毒燔灼血分,内陷心包,生痰动风之重险证候。热盛动血,迫血妄行,则见身体灼热,斑色紫黑,吐、衄、便血;血分热毒炽盛,内陷心包,扰乱心神,则见躁扰不宁,神昏谵妄;热盛引动肝风,则可见四肢抽搐,角弓反张;舌绛苔焦为血分热毒极盛的表现。

【治法】凉血解毒,清心开窍。

【代表方药】神犀丹(方见暑温节)合安宫牛黄丸(方见风温节)。

【临床应用】若见动风抽搐,则加羚羊角、钩藤以凉肝息风,或加服止痉散(全蝎、蜈蚣、地龙、僵蚕)以增强止痉之效;痰涎壅盛者,加天竺黄、胆星、竹沥或送服猴枣散以清化痰热;

162

血热炽盛又伴气分热盛者,加生石膏、知母等清气药,或用清瘟败毒饮加减;若发斑兼吐血者,加茅根、知母、茜草;斑色紫黑加生地黄、紫草、大青叶。

【注意事项】本证病情较重,如见发斑兼吐血者,可用丹参类静脉滴注,如血热亢盛而神昏严重者,可用清开灵注射液或醒脑静注射液。

3. 热盛动风

【证候】身灼热,四肢抽搐,甚则角弓反张,神志不清,或喉中痰壅,脉弦数或弦滑。

【病机】本证为暑热疫毒亢盛,引动肝风之候。暑为阳邪,火热鸱张,最易内陷厥阴,引动肝风而致痉厥。暑热亢盛,引动肝风,则身灼热,四肢抽搐,角弓反张,牙关紧闭,脉弦数或弦滑;风火相煽,扰乱神明,则见神迷不清;风动生痰,随火上壅则见喉间痰壅。本证病机关键在于风、火、痰交炽为患。热盛化火则动风,风动则痰生,痰随火升则上壅。本证既可见于暑温的病变过程中,亦可因猝中暑热之邪而突然发生,尤多见于小儿患者。

【治法】清泄暑热,息风定痉。

【代表方药】羚角钩藤汤(方见春温节)。

【临床应用】若便秘加生大黄(后下)泄热通腑;若痰声漉漉、呼吸急促者,加石菖蒲、竹沥、天竺黄涤痰,或猴枣散;若呕吐剧烈者,加紫金锭;若昏迷者,加安宫牛黄丸、紫雪丹鼻饲。儿童酌量减服。磨或捣碎冲服。

【注意事项】本证病情危急,多发生于邪热不能及时清解的情况下,发作时常伴有神志异常。若发热持续不解且烦躁异常者等,临床须谨防动风发生。

4. 气血两燔

【证候】身大热,头痛如劈,两目昏瞀,或狂躁谵妄,口干咽痛,腰如被杖,骨节烦疼,或惊厥抽搐,或吐衄发斑,舌绛苔焦或生芒刺,脉浮大而数或沉数,或六脉沉细而数。

【病机】此证为疫毒燔灼气血之证。疫毒攻窜太阳、阳明则头痛如劈,两目昏瞀;游溢肾经,故腰如被杖,骨节烦疼;疫疠热毒蒸腾,燔灼阳明,上干清窍,则口干咽痛;热扰神明,故狂躁谵妄;苔焦起刺为耗津之象;毒火引动肝风,可伴惊厥抽搐;舌绛,吐衄发斑乃深入营血之征;其脉浮大系疫毒游溢,沉数者为疫毒郁闭较深,若六脉沉细而数,则属疫毒夹秽浊郁伏深重。

【治法】解毒清泄,凉血护阴。

【代表方药】清瘟败毒饮(方见春温节)。

【临床应用】临证上见斑疹外出不快,兼见腹满胀痛,大便秘结者,合调胃承气法,祛气分之壅,通血分之滞;津伤而筋肉抽动者,去桔梗之开肺,轻则加菊花、龙胆草凉肝泻肝,重则加入羚羊角、钩藤凉肝息风;斑疹显露,神昏谵语者,选加“三宝”以清心开窍;若高热持续,出血发斑,加牛黄、焦栀子、丹皮,合紫草以清热解毒,凉血止血;斑疹色青紫,紧束有根者,加紫草、红花、归尾以通络行瘀。若烦躁,时有谵语,加郁金、菖蒲,痰瘀同治,开心窍以防内陷。若神昏抽搐,为内陷厥阴,“须用牛黄丸、至宝丹之类以开其闭”。可同时静脉点滴双黄连注射液、炎琥宁等增强解毒功效。

【注意事项】此证气血同病,常以阴液耗伤为重,病情发展迅速,临床运用时当注意石膏足量使用。原方中主要药物生石膏、生地、黄连等的用量有大、中、小剂之不同,临床运用本方时,应该根据病情的轻重,用小剂、中剂或大剂。

5. 疫毒闭窍

【证候】身体灼热,神昏谵语,口干漱水而不欲咽,皮肤黏膜出血斑,唇青肢厥,舌謇,甚则面色青惨,昏愦如迷,四肢逆冷,头汗如雨,舌紫黯,脉细数涩。

【病机】本证暑热疫毒热入心包,清窍闭窍之候。暑热疫毒熏蒸津液,酿痰蒙蔽心包,神明不用故见神昏谵语,身体灼热,热邪入血分,耗血迫血,久成血瘀,则症见皮肤黏膜出血斑,唇青肢厥,舌紫黯,脉涩。

【治法】清心豁痰,通瘀开窍。

【代表方药】犀地清络饮(方见伏暑节)。

【临床应用】若神志昏愦,伴大汗淋漓,面色苍白,脉微欲绝,宜合以益气敛阴固脱,合用生脉散;若身热急降,汗出肢冷,脉微欲绝,宜回阳固脱,用参附汤。

【注意事项】此证若伴随面色青惨,昏愦如迷,四肢逆冷,头汗如雨,此为余师愚所谓"闷疫"。本方是在犀角地黄汤的基础上变化而来,犀角地黄汤中犀角(已禁用,以水牛角代)、赤芍、生地、丹皮有凉血散血之效。犀地清络饮配以新鲜菖蒲汁、竹沥汁、生姜汁以清热豁痰,连翘轻扬宣透,透热转气,桃仁活血化瘀通络。

(四)正虚欲脱证治

【证候】吐泻不止,目眶凹陷,指纹皱瘪,面色白,呼吸短促,声嘶,疲软无力,心烦,口渴引饮,尿少或尿闭,舌质干红,脉细数;或恶寒蜷卧,精神萎靡,呼吸微弱,语声低怯,汗出身凉,四肢厥冷,舌质淡白,脉沉细,甚则细微欲绝。

【病机】此证为暑热疫后期,疫邪耗伤津气,元气大伤阴阳欲离之证。吐泻不止,目眶凹陷,指纹皱瘪,面色白,呼吸短促,声嘶,疲软无力,心烦,口渴引饮,尿少或尿闭,舌质干红,脉细数等为亡阴之证。其中清浊相混则吐泻不止;目眶凹陷,指纹皱瘪,声嘶,尿少尿闭,属阴液大伤征象;面色白,呼吸短促,疲软无力为气随液脱;烦渴,舌干红,脉细数乃津液耗竭,水不制火所致。恶寒蜷卧,精神萎靡,呼吸微弱,语声低怯,汗出身凉,四肢厥冷,舌质淡白,脉沉细,甚则脉细微欲绝等为亡阳之证。其中恶寒蜷卧,精神萎靡,呼吸微弱,语声低怯,四肢厥冷,舌淡,脉沉细为元气大伤;汗出身凉,脉微细欲绝,已显阴阳分离危象。

【治法】亡阴须益气养阴,生津救逆;亡阳则益气固脱,回阳救逆。

【代表方药】生脉散(方见风温节)、大定风珠(方见春温节)、参附汤(方见风温节)。

【临床应用】生脉散有敛阴固脱之效,侧重上焦;大定风珠适宜真阴耗竭,时时欲脱之证,主治下焦,二者均可用于亡阴之证。如疲软无力明显,酌加西洋参、白芍益气护阴。声嘶加诃子固肾开音。呕吐甚者,增入竹沥、竹茹、半夏。腹泻明显,加入五味子、乌梅。呼吸急促入五味子、鹅管石。尿少尿闭为阴液大伤,忌用淡渗,当用麦冬、生地、玄参滋补阴液;元阳亏损,兼有面赤烦躁为虚阳上浮,仿白通汤之意,加葱白以驱阴通阳。下利不止,面赤,干呕烦躁,厥逆无脉为阴盛格阳,仿白通加猪胆汁之意,以咸寒苦降之品反佐于温阳药中,防其格拒热药,腹痛甚者,加白芍和阴、缓急止痛。大汗不止者,增山萸肉。呕吐剧烈者,入生姜。下利,四肢厥逆,脉微欲绝,病势危重者,重用干姜。下利而忽自止,肢厥怕冷,脉微,属阴液内竭,宜四逆汤,重用人参,益阴回阳救逆。气阴两虚者,可静脉点滴生脉注射液;阳气虚脱者,可静脉点滴参附注射液。

【注意事项】此类方虽用于正气外脱证,临床可于有欲脱征兆时提前使用。如参附汤中附子补真阳之虚,人参扶元气之弱,《医略六书》中:"二药相须,用之得当,则能瞬息化气于乌有之乡,顷刻生阳于命门之内,方之最神捷者也。"使用得当增强急救效果。

(五)余邪留恋,痰瘀滞络证治

【证候】身热,口不渴,默默不语,神识不清,或胁下刺痛,或肢体时疼,脉数。

【病机】本证为暑热疫后期,余邪留恋,痰瘀阻络之候。身热,脉数为毒火并郁;毒陷夹瘀,阻滞络脉,则胁下刺痛,或肢疼时作;损及阴阳,气血不畅,神失所养,故默默不语,神识不清。

【治法】扶正祛邪。

【代表方药】吴氏三甲散。

吴氏三甲散（《温疫论》）

鳖甲　龟甲各一钱（用酥炙黄为末,如无酥,各以醋炙代之）　川山甲五分　土炒黄为末　蝉蜕五分（洗净,炙干）　僵蚕五分（白硬者切,生用）　牡蛎五分（煅为末）　虫三个（干者锤碎,鲜者捣烂和酒少许,取汁入汤药同服,其渣入诸药同煎）　白芍药七分（酒炒）　当归五分　甘草三分

方中以鳖甲、龟甲、穿山甲三味为主,滋阴行瘀;僵蚕、蝉蜕擅入厥阴,透邪通络止痉;白芍、当归、土鳖虫和营活血;甘草和中。

【临床应用】如若夹杂宿疾,当治新病为主,兼治旧病,随证加减:若素有郁痰者,加贝母;有咽干作痒者,加天花粉、知母;素有内伤瘀滞者,倍用土鳖虫,或加桃仁;若素体阴血亏者,加制首乌;若阴亏虚热者,可加丹皮、郁金。痴呆、失语、四肢瘫痪者,可合补阳还五汤。余热未清、痴呆、昏睡者,可加菖蒲,或合青蒿鳖甲汤加苏合香丸;肢体强直、手足挛急者,可加大活络丹等。

【注意事项】此证邪气与气血交混,须注意正虚与余邪的轻重,平衡透邪与顾护正气治法,使邪气由阴分透出,不宜咸寒滋阴以敛邪,也不宜甘温益气以伤阴;本证邪伏至深,不可急药猛攻,宜峻药缓图。

【文献摘录】

1. 余师愚《疫疹一得》:"吴又可注《瘟疫论》,辨伤寒、瘟疫甚晰,如头痛、发热、恶寒,不可认为伤寒表症,强发其汗,徒伤表气,热不退,又不可下,徒伤胃气。斯语已得其奥妙。奈何以瘟毒从鼻口而入,不传于胃而传于膜原,此论似有语病。至用达原、三消、诸承气,犹有附会表里之意。惟熊恁昭热疫之验,首用败毒散去其爪牙,继用桔梗汤,同为舟楫之剂,治胸膈、手六经邪热。以手、足少阳俱下膈络胸中,三焦之气为火,同相火游行一身之表,膈与六经,乃至高之分,此药浮载,亦至高之剂,施于无形之中,随高下而退胸膈及六经之热,确系妙法。予今采用其法,减去硝、黄,以疫乃无形之毒,难以当其猛烈,重用石膏,直入戊己,先捣其窝巢之害,而十二经之患自易平矣,无不屡试屡验,故于平日所用方法治验,详述于下,以俟高明者正之。"

2. 余师愚《疫疹一得》:"疹出于胃,古人言热毒未入于胃而下之,热乘虚入胃,故发斑;热毒已入于胃,不即下之,热不得泄,亦发斑。此指误下、失下而言。夫时行疫疹,未经表下,有热不一日而即发者,有迟至四五日而仍不透。其发愈迟,其毒愈重。一病即发,以其胃本不虚,偶染邪气,不能入胃,犹之墙垣高硕,门户紧密,虽有小人,无从而入,此又可所谓达于募原者也。至于迟至四五日而仍不透者,非胃虚受毒已深,即发表攻里过当。胃为十二经之海,上下十二经都朝宗于胃,胃能敷布十二经,荣养百骸,毫发之间,靡所不贯。毒既入胃,势必亦敷布于十二经,残害百骸。使不有以杀其炎炎之势,则百骸受其煎熬,不危何待?

……

一经表散,燔灼火焰,如火得风,其焰不愈炽乎?焰愈炽,苗愈遏矣,疹之因表而死者,比比然也。其有表而不死者,乃麻疹、风疹、暑疹之类。有谓疹可治而斑难医,人或即以疫疹为斑耳。夫疹亦何不可治之有?但人不敢用此法耳!"

3. 吴又可《温疫论》:"凡人向有他病尫羸,或久疟,或内伤瘀血,或吐血、便血、咳血,男子遗精白浊、精气枯涸,女子崩漏带下、血枯经闭之类,以致肌肉消烁,邪火独存,故脉近于数也。此际稍感疫气,谷食暴绝,胸膈痞闷,身疼发热,彻夜不寐。指为原病加重,误以绝谷为脾虚,以身痛为血虚,以不寐为神虚,遂投参、术、归、地、茯神、枣仁之类,愈进愈危。知者稍以疫法治之,发热减半,不时得睡,谷食稍进,但数脉不去,肢体时疼,胸椎锥痛,过期不

愈……盖但知其伏邪已溃,表里分传,里证虽除,不知正气衰微,不能托出表邪,留而不去,因与血脉合而为一,结为痼疾也……夫痼疾者,所谓客邪胶固于血脉,主客交浑,最难得解,且愈久益固。治法当乘其大肉未消,真元未败,急用三甲散,多有得生者。"

【医案举例】

暑热神昏

仲夏淫雨匝月,泛滥为灾,季夏酷暑如焚,人多热病。有沈小园者,患病于越。医者但知湿甚,而不知化热,投以平胃散数帖,壮热昏狂,证极危殆,返杭日,渠居停吴仲庄,浼孟英视之。脉滑实而数,大渴溲赤,稀水旁流。与石膏、大黄数下之而愈。仲庄欲施药济人,托孟英定一善法。孟英曰:"余不敢师心自用,考古惟叶天士甘露消毒丹、神犀丹二方,为湿温、暑疫最妥之药,一治气分,一治营分,规模已具,即有兼证,尚可通融,司天在泉,不必拘泥。今岁奇荒,明年恐有奇疫,但'甘露'二字,人必疑为大寒之药;'消毒'二字,世人或误作外证之方,因易其名曰'普济解疫丹',吴君与诸好善之家,依方合送,救活不知若干人也。"

附:普济解疫丹(雍正癸丑叶天士先生定)

飞滑石(十五两)绵茵陈(十一两) 淡黄芩(十两) 石菖蒲(六两) 川贝母(五两) 木通(五两) 藿香 射干 连翘 薄荷 白豆蔻(各四两)

上药晒燥,生研细末(见火则药尽热)。每服三钱,开水调服,日二次。或以神曲糊丸,如弹子大,开水化服亦可。(盛增秀.王孟英医学全书[M].北京:中国中医药出版社,1999.)

(赵岩松)

第三节 温 热 疫

【概念与沿革、临床特点】

温热疫是由温热疠气引起的急性外感热病。疠气从口鼻入,初起以里热外发为主要特征,症见但热不恶寒、头身痛、口干咽燥、烦躁便干等症状。本病四季皆可见,但以春季为多。

对温热疫的论述,以清代医家杨栗山和刘松峰为代表。他们虽将"温病"与"温疫"混称,但据其所述来看,实指传染性极强的"温疫",如杨栗山说:"一切不正之气,升降流行于上下之间,人在气交中无可逃避……禽兽往往不免,而况人乎。"又如刘松峰指出:"以其为病,沿门阖户皆同,如徭役然。"刘松峰认为"瘟疫者,不过疫中之一,始终感温热之疠气而发"。杨栗山认为温疫"从无阴证,皆毒火也"。说明两位医家所论之温疫属于温热疫。对于此类温疫的治疗,杨氏倡导逐秽解毒为第一,并分治于上中下三焦,"上焦如雾,升而逐之,兼以解毒;中焦如沤,疏而逐之,兼以解毒;下焦如渎,决而逐之,兼以解毒。"

西医学中的甲型 H1N1 流感、流行性脑脊髓膜炎、人感染高致病性禽流感等多发于春季,具有温热疫特点的疾病,可参考本病辨证论治。

【病因病理】

温热疫的病因为温热疠气,多发于兵荒和大灾之年,由"疵疠悍燎之杂气"产生。病发以春季为多,正气不足者,病邪更易深入。

温热疠气从口鼻而入,直行中道,流布三焦,散漫不收,受病于血分,或由饮食、情志等因素触发,或里热郁蒸自发,其发皆为火毒之候,如杨栗山说:"温病因杂气怫热,自里达表,或

166

饥饱劳碌,或忧思气郁,触动其邪,故暴发竞起,而合病并病极多,甚有全无所触,止是内郁之热,久则自然蒸动。"初起里热炽盛,热浮越于表,出现凛凛恶寒,后但热不寒、头痛、口干咽燥等,类似表证而实非表证的表现。大部分患者可在此阶段淹缠数日而突然加重,温热疠气充斥表里三焦,各随其气导致多种变化。如温病疫毒充斥心经,躁扰心神,可出现神志异常,谵妄发狂;邪结胃肠而见壮热、腹痛、便秘;与瘀热搏结则发黄;或血蓄下焦。甚则热邪极盛,阳气内郁,火极似水,出现肢冷、脉沉、气喷如火、烦渴便闭等阳厥证。温热疫后期,邪热伤及气阴,可出现气阴两虚。疠气还可乘侵宿损之处,导致头风痛、腰腿痛、痰火喘嗽、崩带淋漓等旧病复发(图 11-3)。

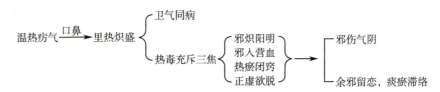

图 11-3　温热疫病理演变图

总之,温热疠气入从口鼻,怫郁于里,初起即见里热炽盛之证,邪热充斥三焦,可见多脏腑同病,亦可内扰心神,迫血动血,后期温热疫邪伤及气阴,出现气阴两虚。

【诊断要点】

1. 四时皆有,多发于春季。
2. 起病以里热外发为主要表现,突然加重出现温热疠气充斥表里三焦,并出现复杂多变的病理传变。
3. 后期可出现气阴两虚。
4. 有本病接触史。

【鉴别要点】

春温　温热疫与春温均多发于春夏之际,病初即见发热、口渴等里热证候。但春温是温热病邪内伏而发的急性热病,属于温热类温病的范畴,传染性不强,而温热疫是温热疠气所致,病发急暴,病情凶险,具有强烈的传染性和流行性。

【辨证论治】

一、辨析要点

(一)辨有无表邪
温热疫因感受温热疠气之邪,邪由口鼻直行中道,怫郁于里,充斥内迫三焦。故临床辨证首先应辨别有无表邪,温热疫的表证由怫郁于内的疫毒之邪,浮越于表而发,诚如杨栗山"虽有表证,实无表邪"之论,故初起可见凛凛恶寒,很快出现但热不恶寒而口渴烦躁等症。

(二)辨兼夹病邪与病位
其次要注意辨别兼夹病邪及主要病位,或邪热与糟粕搏结胃腑,或与痰热结于心下,或与瘀血蓄于下焦,或入心经扰神闭窍等。

(三)辨有无宿疾
要注意通过询问病史了解素体有无旧患。

笔记栏

二、治则治法

(一) 治则

本病的治疗原则是升散清泻,逐邪解毒。

(二) 治法

根据病情轻重缓急和病变部位的不同分别采取相应的救治:如疫毒轻者,予轻清透邪;疫毒重者,予升清降浊。若表里俱实,热壅三焦,宜用攻逐清泄;若邪入心经,躁扰心神,宜清心泻火;若热入血分,蓄于下焦,宜化瘀攻下;若瘀热发黄,宜化瘀清解退黄;若热与痰结,壅于胸脘,宜清解化痰开结。温疫后期,气阴两伤,宜益气养阴。若温热疫引发宿疾,先治温疫。

三、分型论治

(一) 初起证治

1. 卫气同病

(参见暑热疫节"卫气同病证治"。)

2. 热毒充斥三焦

【证候】壮热不恶寒反恶热,头痛目眩,面颈肿痛,身痛,鼻干咽燥,口干口苦,烦渴引饮,胸膈胀满.心腹疼痛,大便干结,小便短赤,舌红苔黄,脉洪滑。

【病机】本证多因温热疫邪怫郁于里所致。里热外发,故壮热不恶寒反恶热;疫邪炎于上浮于经,故见头痛身痛目痛;疫邪燥干清窍,故见口干口苦、口渴欲饮、鼻干咽燥;热扰心神,故烦躁;盛于里,气机郁阻,故胸膈胀闷,心腹疼痛;大便干结、小便短赤、舌红苔黄脉洪滑为里热炽盛之象。壮热,头痛,口渴,胸腹满痛,脉洪滑为本证的辨证要点。

【治法】升清降浊,透泄里热。

【代表方药】升降散。

升降散(《伤寒瘟疫条辨》)

白僵蚕(酒炒)二钱　全蝉蜕(去土)一钱　广姜黄(去皮)三分　川大黄(生)四钱

秤准,右(上)为细末,合研匀。病轻者,分四次服,每服重一钱八分二厘五毫,黄酒一盏,蜜七钱五分,调匀冷服,中病即止。病重者,分三次服,每服二钱四分三毫,黄酒盏半,蜜一两,调匀冷服。最重者,分二次服,每服重三钱六分五厘,黄酒二盏,蜜一两,调匀冷服。

杨栗山用本方治疗"表里三焦大热,其证治不可名状者"(《伤寒瘟疫条辨》)。本方以僵蚕为君,蝉蜕为臣,姜黄为佐,大黄为使,米酒为引,蜂蜜为导,六法具备。僵蚕味辛苦气薄,喜燥恶湿,得天地清化之气,轻浮而升阳中之阳;蝉蜕气寒无毒,味咸且甘,为清虚之品,能祛风涤热;姜黄气味辛苦,大寒无毒,行气散郁辟疫;大黄大寒无毒,上下通行,能泻火;米酒性大热,味辛苦而甘,上行头面,下达足膝,外周毛孔,内通脏腑经络,驱逐邪气,无处不到;蜂蜜甘平无毒,其性大凉,能清热润燥。全方合用,僵蚕、蝉蜕,升阳中之清阳;姜黄、大黄,降阴中之浊阴,一升一降,内外通和,而杂气之流毒顿消矣。杨栗山由此方化裁形成治温15方,"轻者清之……重者泻之……而升降散其总方也"。

【临床应用】升降散中药味精炼,临床应用于疫病热毒邪气炽盛时,多配伍清热解毒方药,如若病偏于上焦者,可配合连翘、银花、栀子、薄荷等以清宣郁热;若病偏于阳明经气者,可配合石膏、知母、黄芩等清泻阳明;若兼便秘者,可配合芒硝、枳实通腑泄热;若胆腑热盛者,可配合大柴胡汤使用;若火毒炽盛者,可配合黄连解毒汤等;若阴津亏损者,可配合花粉、葛根生津解肌。

【注意事项】临床应用升降散,须掌握郁热这一关键。凡有郁热者,不论外感内伤,内外儿妇各科皆可用之,不局限于治温的狭窄范围。临证应用该方须"察证切脉,斟酌得宜,病之变化,治病之随机应变,又不可执方耳"。

(二) 中期证治

1. 邪炽阳明

【证候】壮热口渴,大汗出,舌苔黄燥,脉洪数。或身热烦渴,午后热甚,鼻如烟煤,腹满硬痛,通舌变黑起刺。

【病机】本证为疫邪盘踞阳明气分证。疫邪燔炽阳明气分,故见发热口渴,苔黄诸症。疫毒瘀结成实,腑气不通,致腹满硬痛。鼻如烟煤,通舌变黑,提示病情严重,有消亡阴液之势。

【治法】清热生津或急下存阴。

【代表方药】白虎汤(方见风温节)、大承气汤(方见暑热疫节)。

【临床应用】疫邪内炽阳明气分,热邪散漫而未成里结者,可选用白虎汤加减:兼见口渴唇焦等阴伤者,可合生地、麦冬、玄参等甘寒生津之品;热扰心神而谵语者,可加水牛角、连翘、竹叶心、黄连等清心宁神;阳明热盛引动肝风出现手足抽搐者,可加水牛角、羚羊角、钩藤、菊花等以凉肝息风,此即犀羚白虎汤(《感证辑要·卷四》)。阳明热结于里,发热腹满便秘,口干唇燥,舌苔薄黄而干,脉细数,乃阳明热结阴亏,可加玄参、麦冬、生地,去厚朴、枳实滋阴攻下,此即增液承气汤《温病条辨·风温 温热 温疫 温毒 冬温》。

【注意事项】此证须注意与一般温热病出现的此类证候区别。温疫此证起病急,病情较一般温热病为重。且疫邪常以阳明为缠绵之所,余邪未尽者,邪气复聚致此证反复发作,故可反复用此清泻之剂,直至疫邪被完全清除。

2. 邪入营血

【证候】身体灼热,躁扰不安,甚则昏狂谵妄,斑疹密布,色深红或紫黑,或吐衄便血,舌质深绛,脉细数或数。

【病机】本证为温疫邪入血分之候。温疫疠气燔灼营血故身体灼热;热扰心神则躁扰不安,甚则昏狂谵妄;热入血分,损伤血络,迫血妄行,上溢则吐血、衄血,下溢则便血、溺血;迫血外溢肌肤则为斑疹,密集成片;热毒灼血成瘀,瘀热互结,则斑色紫黑,舌质深绛;脉数或细数为热灼血分之象。

【治法】清热解毒,凉血散血。

【代表方药】犀角地黄汤(方见春温节)。

【临床应用】若神昏,甚者谵语,合安宫牛黄丸清热开窍;下血不止,面色苍白,汗出肢冷,舌淡无华,脉微细,为气随血脱,改用独参汤益气固脱止血。

【注意事项】犀角地黄汤是治疗血分证的代表方,方中多为入血分药物,若单纯气分热盛,应当慎用,以防引邪入血,同时也有寒遏热毒之弊。

3. 热瘀闭窍

【证候】身体灼热,神昏谵语,口干漱水而不欲咽,皮肤黏膜出血斑,唇青肢厥,舌謇,舌紫黯,脉细数涩。

【病机】本证为温疫疠气热入心包,闭阻神明之候。热邪熏蒸津液,酿痰蒙蔽心包,神明不用故见神昏谵语,身体灼热,热邪入血分,耗血迫血,久成血瘀,则症见皮肤黏膜出血斑,唇青肢厥,舌紫黯,脉涩。

【治法】清心豁痰,通瘀开窍。

【代表方药】犀地清络饮(方见伏暑节)。

【临床应用】临床应用时,如遇发热面赤,脉洪,加生石膏、知母清阳明热盛;大便秘结,腹胀不适,加生大黄、山栀通腑泄热;肢体抽搐者,加钩藤、石决明镇肝息风。神昏谵语,可加入安宫牛黄丸以增强醒脑开窍豁痰之功。

【注意事项】本方是在犀角地黄汤的基础上变化而来,犀角地黄汤中犀角(已禁用,以水牛角代)、赤芍、生地、丹皮有凉血散血之效。但犀地清络饮配以新鲜菖蒲汁、竹沥汁、生姜汁以清热豁痰,连翘轻扬宣透,透热转气,桃仁活血化瘀通络,故具有清热豁痰通络凉血之功。

(三)正虚欲脱

(参见暑热疫节"正虚欲脱证治"。)

(四)后期证治

1. 邪伤气阴

【证候】低热,口干舌燥而渴,气短神疲,虚烦不寐,泛恶欲呕,纳呆,舌红而干,脉细数无力。

【病机】本证为温疫后期,气阴两伤之候。高热虽退,但余热留恋气分,故见低热,脉细数。余热内扰,故虚烦不眠。口干舌干,脉细均为阴伤表现。气短神疲,脉无力是气虚表现。胃气失于和降,则时时泛恶,纳差。

【治法】清热生津,益气和胃。

【代表方药】竹叶石膏汤(方见风温节)。

【临床应用】若胃阴不足,胃火上逆,口舌生疮糜烂,加天花粉、天冬清热养阴生津;胃火旺盛,舌红脉数者,可加知母、天花粉以助清热生津;若余邪未净,身热,加金银花、连翘、薄荷、栀子轻清透邪;若味淡纳差、口渴,加白术、茯苓、白扁豆健脾益气。

【注意事项】本方在白虎加人参汤基础上加减,白虎汤重在清热生津,竹叶石膏汤则重在益气生津,和胃降逆。竹叶石膏汤有竹叶、半夏、麦冬固以益气生津,和胃,兼以清除余热。白虎加人参汤以石膏、知母配伍加强清热之力。阳明之热盛,津气耗伤宜用白虎加人参汤。热病后期虚羸少气,气逆欲呕宜用竹叶石膏汤。

2. 余邪留恋,痰瘀滞络

【证候】身热,口不渴,默默不语,神识不清,或胁下刺痛,或肢体时疼,脉数。

【病机】本证多见于素有内伤,复感疫邪,或疫病日久不解,气钝血滞而疫邪不得外泄,深入厥阴,脉络凝滞。其中身热,脉数为毒火并郁;毒陷夹瘀,阻滞络脉,则胁下刺痛,或肢疼时作;损及阴阳,气血不畅,神失所养,故默默不语,神识不清。

【治法】化痰祛瘀,透邪通络。

【代表方药】三甲散(方见暑温节)。

【临床应用】本证如若夹杂宿疾,当治新病为主,兼治旧病,随证加减:若素有郁痰者,加贝母;有老痰者,加瓜蒌霜;有咽干作痒者,加天花粉、知母;素有内伤瘀滞者,倍用土鳖虫,或加桃仁。

【注意事项】此证邪气与气血交混,须注意正虚与余邪的轻重,透邪与顾护正气之间平衡,使邪气由阴分透出为原则,不宜咸寒滋阴以敛邪,也不宜甘温益气以伤阴。

【文献摘录】

1. 杨栗山《伤寒瘟疫条辨》:"温病总计十五方。轻则清之,神解散、清化汤、芳香饮、大小清凉饮、大小复苏饮、增损三黄石膏汤八方;重则泻之,增损大柴胡汤、增损双解散、加味凉膈散、加味六一顺气汤、增损普济消毒饮、解毒承气汤六方。而升降散,其总方也,轻重皆可酌用。"

2. 吴鞠通《温病条辨》："热邪久羁,吸铄真阴,或因误表,或因妄攻,神倦瘛疭,脉气虚弱,舌绛苔少,时时欲脱者,大定风珠主之。"

【医案举例】

朱 疫疠秽邪,从口鼻吸受,分布三焦,弥漫神识。不是风寒客邪,亦非停滞里症。故发散消导,即犯劫津之戒,与伤寒六经大不相同。今喉痛,丹疹,舌如朱,神躁暮昏。上受秽邪,逆走膻中。当清血络,以防结闭,然必大用解毒,以驱其秽,必九日外不致昏愦,冀其邪去正复。

犀角(已禁用,以水牛角代) 连翘 生地 玄参 菖蒲 郁金 银花 金汁(叶天士.临证指南医案[M].北京:中国中医药出版社,2008.)

● (冯全生)

【附】寒(湿)疫、杂疫

一、寒(湿)疫

【概念与沿革、临床特点】

寒湿疫是感受寒湿疫疠之气所引起的一类急性外感病。初起以恶寒,身热不扬,头身疼痛,胸闷脘痞,或有咳嗽,倦怠乏力,呕恶便溏,苔腻,脉濡等为主要临床表现。起病急,具有较强的传染性和流行性,以肺脾或脾胃为病变中心。本病一年四季皆可发生,但多生于冬或长夏,以江南、沿海等潮湿地区,雨湿较盛而气候寒冷之地较易发生。

古代医籍并未直接提出"寒湿疫"之名,但有寒疫、湿疫等病名或相关症状及治疗的记载。如《素问·刺法论》指出:"五疫之至,皆相染易,无问大小,病状相似。"五疫即是木、火、土、金、水五种疫病的概括,其中土、金、水之疫与寒湿疫类似。《黄帝内经》提出了"正气存内,邪不可干"的发病观,预防上要"避其毒气"。历代医家,对寒疫论述较多,如《外台秘要·卷三》提出了时行寒疫病名及季节,"从春分以后至秋分节前,天有暴寒者,皆为时行寒疫也"。至明清时代,人们对寒湿疫有了更全面、深刻的认识。清代吴鞠通经历癸丑(1793)年的温疫流行,但在其晚年,又遇寒燥疫,在其《医医病书·三元气候不同论》谓:"余生于中元戊寅……及至下元甲子之后,寒病颇多。辛巳年,燥疫大行,死者无算,余作霹雳散以救之。"吴氏虽曰燥疫,从其霹雳散方组成看,皆为散寒除湿逐秽之品,实为寒湿疫而立。正如吴鞠通《温病条辨·补秋燥胜气论》说:"虽疠气之至,多见火证,而燥金寒湿之疫,亦复时有。盖风火暑三者为阳邪,与秽浊异气相参,则为温疠,湿燥寒三者为阴邪,与秽浊异气相参,则为寒疠。"《温病条辨·杂说·寒疫论》指出了寒疫的表现:"世多言寒疫者,究其病状,则憎寒壮热,头痛骨节烦疼,虽发热而不甚渴,时行则里巷之中,病俱相类,若役使者然;非若温病之不甚头痛骨痛而渴甚,故名曰寒疫耳。"《松峰说疫》除温疫外,尚有杂疫、寒疫,创立"三疫"说,提出"不受凉药"的治疗观点。《时病论·寒疫》指出了表现及治法:"初起头痛、身疼,寒热无汗,或作呕逆,人迎之脉浮紧者,宜用辛温解表法治之。"另外,《寒疫论》是清代邹汉璜论述寒疫证治专著,该书从寒疫的传变途径、病因、病机、方药、治则等各方面进行了论述。对湿疫的论述,如《伤寒经解》:"感湿而病,名湿温。温,同瘟,以湿症传染,有似温疫也。"《伤寒大白》:"湿疫,即时行伤湿病也。"说明了湿疫与湿热、湿邪有密切关联。

西医学中的新型冠状病毒肺炎、伤寒、副伤寒、霍乱、某些肠道病毒感染,如符合寒湿疫的病证特点和临床表现,均可参考本病进行辨证论治。

【病因病理】

寒湿疫疠邪气是本病致病的主因。而湿浊内生、寒从中生、太阴脾土内伤又是本病发生的内在因素。寒湿疫邪具有较强的致病力,触之者易感染而病,所以寒湿疫具有较强的传染性,并可引起程度不等的流行。

寒湿疫疠病邪可由口鼻及皮肤侵袭人体,又因口鼻直通肺胃,故初染寒湿疫者,多以寒湿郁遏肺脾及寒湿外遏肌表为主要病理变化。寒湿客于肌表,凝滞经脉,则可见恶寒发热,头身困重如裹,四肢酸楚沉重,肌肤不仁,关节疼痛等症。随后卫表见症逐渐消除,则病机以寒湿郁遏肺脾为主。寒湿郁于肺,致肺失宣降,可致咳嗽、甚则喘息等症;寒湿阻于脾胃,可见脘腹痞满,不欲饮食,大便不畅或下利黏垢。

寒湿疫邪郁遏虽以脾肺为主,但亦可波及他脏。若寒湿阻滞中焦,胆液受阻,致胆液不循常道,随血泛溢,浸淫肌肤,也可发为黄疸。寒为水气,通于肾,若寒湿侵袭,伤及肾阳,寒水泛滥,则可见尿少涩滞不畅、水肿或小便浑浊等症。若寒水过盛,上制心火,湿阻胸膈,气机不畅,则可发生心痛、心悸、肢厥、胸闷等症。如寒湿蒙蔽心窍,甚则可见神志不清等表现。

【诊断要点】

1. 起病较急,初起多见发热恶寒,胸闷咳嗽,头痛身重,脘痞纳差,苔腻等寒湿伤表见症。

2. 以肺脾病变为主,多见寒郁湿阻的表现,部分患者可出现喘急、神昏、厥脱、尿闭等危重证候。

3. 有相关疫区或患者接触史。

4. 多发病于江南、沿海等潮湿地区;阴冷潮湿的冬季多见。

【辨证要点】

1. 辨病位　本病以肺脾病变为主,常出现危重证候,故当辨在肺在脾之轻重多寡,以及危重证所涉及的脏腑。恶寒发热及肢体沉重酸痛为重者,多为寒湿遏表;咳、痰、喘症重者多为寒湿郁肺;以脘腹痞满、纳呆不渴、便溏不畅为主者,多为寒湿伤脾;以胸闷、心悸为重者,多为寒湿郁遏心阳;窍闭神昏者,为寒湿蒙闭心窍;身目黄染、胁痛者,为寒湿波及肝胆;尿少、水肿者多为寒湿伤肾。

2. 辨虚实　寒与湿皆易伤阳气,在寒湿疫病的整个病变过程中,大多以寒凝邪实为主,若出现肢厥、汗出、心悸,甚者身热骤降,则要谨防伤阳厥脱之变。

3. 辨热化、燥化　寒湿疫疠之邪久郁也可化热化燥,若出现口渴欲饮,痰黏色黄,舌红少津等,要注意热化伤阴,或燥湿相兼的病机变化,临证当细心察辨。

【辨证论治】

1. 治则　寒湿疫的治疗以散寒除湿,辟秽解毒为主。

2. 治法　根据病位不同,治法有别。邪闭卫表者,治以辛温芳化;寒湿郁肺者,宣肺化湿;寒湿郁脾者,温中燥湿;寒湿黄疸者,散寒化湿利胆;寒湿伤肾者,淡渗利湿;寒湿伤心者,宽胸通阳;寒湿闭窍者,芳香开窍。在寒湿疫的整个病变过程中,警惕伤阳之变。故治疗时多宜配伍扶阳健脾之品。有些患者还可因邪胜伤阳,或素体阳气不足,而致"湿胜阳微"的病理变化,病情往往可由实证骤然转化为虚证,出现身热骤降,面色苍白,神情委顿,汗泄不止,脉象细微等严重证候,此时应立即投以温阳固脱之剂,以急救回阳。此外对寒湿疫的治疗还应重视宣气机、利小便。若寒湿化燥化热者,用药又不可过于温燥,当酌加清热与养阴之品。

(张思超)

二、杂疫

【概念与沿革、临床特点】

杂疫是指一类感受时毒疠气而病,症状千奇百怪,病性有寒有热,涵盖病症复杂多样,包括大头瘟、烂喉痧、疟疾、痢疾、霍乱、诸瘟、诸挣、诸痧瘴等暴怪之病,且按常规治疗不应的疫病。

杂疫一说始见于清代刘奎《松峰说疫》,刘氏根据临床实际,将疫病分为温热性质的瘟疫(温疫)、类伤寒的寒疫和杂疫三大类。认为杂疫"其症则千奇百怪,其病则寒热皆有",涵盖病症复杂多样,"除诸瘟、诸挣、诸痧瘴等暴怪之病外",还包括"疟痢、泄泻、胀满、呕吐、喘嗽、厥痉、诸痛、诸见血、诸痈肿、淋浊、霍乱等疾"。此类疾病乃感受疠气而病,众人所患皆同,"往往有以平素治法治之不应",常须从疫病角度进行思考,仔细辨证,方可奏效,强调"较之瘟疫更难揣摩,盖治瘟疫尚有一定之法,而治杂疫竟无一定之方也"。此后,清代刘一明在《杂疫证治》中分门别类论述了杂疫 72 种证治,涉及民间效方和治法,治法包括方药、外治、针灸等,可供临床参阅。

现代传染病中的流行性腮腺炎、猩红热、霍乱、疟疾等具有杂疫特征者,可参考本病辨证论治。

【病因病理】

杂疫的病因为四时不正之时毒疠气,其发生与体质因素、气候条件、卫生条件有关。时毒疠气多从口鼻而入侵犯人体,但因人体正气强弱不同,先天禀赋有别,脏腑气血失调有异,其发病复杂多变,表现的症状和体征也多种多样。毒邪循经上攻头面,则为大头瘟;毒邪塞滞咽喉,内逼营血,窜扰血络,则为疫喉痧;毒邪伤及脉络,血不循经,溢于脉外,凝滞皮肤,则为葡萄疫;毒邪郁阻少阳经脉,气血凝滞,则为虾蟆瘟;毒邪壅塞肠中,传导失司,则为痢疾;毒邪乱于肠胃,则为霍乱;毒邪盘踞膜原,则为疟疾。总之,杂疫症状千奇百怪,病证有寒有热,有明显的季节性和强烈的传染性。

【诊断要点】

1. 起病急骤,多具有明显的季节性,多见于冬春或季节交替之际。部分病症有特定的易感人群。

2. 症状千奇百怪,但均具有某一特定、典型症状彰显暴怪之性。病证有寒有热。病程中传变迅速,变化多样。部分病症虽循卫气营血传变,但卫分过程短暂即失,时毒迅即内传,或为卫气同病,或为气营(血)两燔等复杂证型。多具有强烈的传染性和流行性,多有本病接触史。

【辨证要点】

杂疫病症复杂多样,包含诸多暴怪之病,临证当须根据各类病症的具体特点先辨病,在辨病的基础上灵活辨证。辨证的重点在辨别病变部位、病证寒热虚实、病情轻重缓急、证候顺逆及相关兼证。

【论治要点】

杂疫病情繁杂,难于揣摩,在治疗上不像一般温疫有一定之法和一定之方,但具体某种杂疫尚有大体之方法,当视其前后可解之处,祛邪为主,兼顾扶正。其中,大头瘟以疏风清热、解毒消肿为基本治则。疫喉痧以清泄热毒为基本治则。葡萄疫以早期清热凉血、活血化瘀,后期滋养脾胃为基本治则。虾蟆瘟以清热凉血、通腑解毒为基本治则。临证之时,当须视病情需要,灵活变通治法。

(孙艳红)

173

笔记栏

学习小结

湿热疫是由湿热疠气引起的急性外感热病。湿热疠气入从口鼻，伏于半表半里的膜原。伏邪溃离膜原，邪热浮于三阳经表，病情轻浅，伏邪亦可内溃传里，而犯及脾胃、大小肠、三焦等脏腑，病情深重。疫邪伏于膜原，不能尽溃，随溃随发，故吴又可认为疫病有九传之变。治疗以疏利透达为主，使疫邪速离膜原，邪在表者解以发斑、战汗，邪在里者，其在上者涌泄之，在下者攻逐之，以祛邪为要。后期，视其邪正不同，阴阳虚损程度，细加调理，若邪入厥阴，脉络凝瘀，主客浑受，以辛润通络为主。

暑热疫是由暑热疠气引起的一类急性传染病，多发于炎暑季节。暑热疫邪从口鼻而入，病初可见卫气同病证候，如寒热、肢体疼痛、渴饮等症，因暑热疫热毒炽盛，可迅速充斥阳明，闭阻气血，终见热毒充斥表里上下气血的证候。治疗首拟清解阳明胃热，后因热毒炽迫，则需大剂苦寒解毒清热救阴，否则热毒蔓延脏腑，耗损津气，甚或正气溃败，不治而亡。病变后期，阴液耗损，则当养阴润燥，清除余邪。本病后期还可因正衰邪恋而留下低热、痴呆、瘫痪等后遗症。

温热疫是由温热疠气引起的急性外感热病。疠气从口鼻而入，直行中道，先入中焦，充斥表里，分布上下，流布三焦，可因外感劳碌、七情饮食等触发，亦可怫热自发，初起可见一派里热炽盛的证候。里热炽盛，热浮越于表，出现凛凛恶寒，后但热不寒、头痛、口干咽燥等，类似表证而实非表证的表现。大部分患者可在此阶段淹缠数日而突然加重，温热疠气充斥表里三焦，各随其气导致多种变化。如温病疫毒充斥心经，躁扰心神，可出现神志异常，谵妄发狂；邪结胃肠而见壮热、腹痛、便秘；与瘀热搏结则发黄；或血蓄下焦。甚则热邪极盛，阳气内郁，火极似水，出现肢冷、脉沉、气喷如火、烦渴便闭等阳厥证。温热疫后期，邪热伤及气阴，可出现气阴两虚。

复习思考题

1. 如何理解湿热疫的治疗以疏利透达为先？
2. 试述湿温病与湿热疫的区别与联系。
3. 何为暑热疫？哪部著作被认为是论述暑热疫的代表作？
4. 暑热疫的典型临床表现有哪些？
5. 暑热疫的代表方是什么？简述其方义。
6. 如何理解温热疫初起的证候表现？
7. 温热疫的辨析要点有哪些？

扫一扫　测一测

下篇

名著选读

第十二章

《温热论》

第一节　叶天士与《温热论》

学习目标

1. 掌握以风温为代表的温病病因、感邪途径、发病部位,温病卫气营血辨证体系、辨舌验齿、辨斑疹白㾦等具有温病学特色的诊断学内容,以及妇人温病的治疗;

2. 熟悉叶天士的学术思想和代表性著作。

叶天士(1667—1746),名桂,字天士,号香岩,晚号上津老人。祖籍安徽新安歙县,行医于江苏吴县。叶氏世医出身,祖父叶紫帆、父叶朝采均为新安名医,尤以儿科闻名遐迩。叶氏少时由其父讲授岐黄之术,14岁时其父逝世,便从其父门人朱君专心习医。据传叶氏在18岁时已求教过17位老师,即使成名之后,尚从师多人。叶氏博采众长,医术精湛,不仅精于内科,对幼科、妇科、外科等也多有建树,擅长诊治温病时疫痧痘等证。叶氏敢于创新,注重取舍,史书称其"治方不执成见",极受当时及后人的推崇。史籍称他"切脉、望色、听言,病之所在,如见五脏"。故治病多奇中,每起沉疴危症,名著朝野。

叶天士平生忙于诊务,著作不多。现在所流传的十多种叶氏著作,除了有一部分是其门人或后人整理而成的,还有一些是伪托叶氏之作。由其弟子门人整理而成的《温热论》《临证指南医案》《幼科要略》《叶氏医案存真》《眉寿堂方案选存》《叶天士晚年方案真本》《未刻本叶氏医案》等,比较真实地反映了叶氏的学术思想和诊疗经验。

《温热论》是叶天士的代表作,是温病学理论体系的奠基之作,是中医典籍中最重要的专著之一。据唐大烈《吴医汇讲》小引中所记,该著作为"先生游于洞庭山,门人顾景文随之舟中,以当时所语信笔录记"而成。该著文辞简要,论述精辟,甚切实用。叶氏创造性地提出了温病辨证施治的体系,其主要内容可概括为以下四个方面:一是阐明了温病发生、发展的规律,指出了温病的病因、感邪途径,并明确了温病与伤寒的区别;二是创立了"卫气营血"辨证施治的理论根据,明确了温病的证治规律;三是丰富和发展了温病的诊断内容,如辨舌、验齿、辨斑疹白㾦等;四是论述了妇人温病的诊治特点。

世传的《温热论》有两种版本,一是由华岫云收载于《临证指南医案》中的《温热论》,称为"华本",一是唐大烈收载于《吴医汇讲》中的《温证论治》,称为"唐本"。两本内容基本相同,仅文字略有出入。后章虚谷依"唐本"将其收于《医门棒喝》中,名《叶天士温病论》,对原文逐条进行详细的注释,并阐发己见。王孟英依"华本"将其收于《温热经纬》中,更名为《叶香岩外感温热篇》,不仅收入了众多医家的注释和论述,亦加了精辟的按语。此后,注释本篇的还有凌嘉六、宋佑甫、周学海、陈光淞、杨达夫等。

叶天士在温病学的理论和诊治经验方面都有非常杰出的成就,被公认是温病学的主要创建者,是温病学派的奠基人物,同时又是一位对儿科、妇科、内科、外科、五官科无所不精的医学大师。作为一代名医,叶天士不仅极受时人推崇,其学说广为流传,而且对后世中医学的发展做出了重大贡献。百余年间,私淑叶氏者很多,其门人顾景文、华岫云、儿子叶奕章、叶龙章传承叶学,孙子叶堂、叶坚、曾孙叶万青等3人则转习儒业,最闻名的有清代的吴瑭、章楠、王士雄等皆私淑叶氏之学,形成了中医史上一个重要的医学流派——温病学派。

叶天士学术思想和临证经验对后世的影响较大,为很多医家所重视。不少医家对叶天士温病的治则治法等学术理论在继承基础上有所发扬。如清代吴鞠通继承了叶天士《温热论》卫气营血辨证思想,并加以充实、发挥,创立了温病三焦辨证,共同构成温病的两大辨证纲领;再如清代医家柳宝诒、王清任、陈平伯、吴坤安等,对于温病血分证治疗大法"凉血散血"进行了深刻地认识,并予以发挥,柳宝诒《温热逢源》中告诫说,对于热入营血,迫血外溢之出血证,不能只图凉血止血,"以致血虽止,而上则留瘀在络,下则留瘀在肠,甚至留瘀化热",他根据瘀血之部位不同,治法也分缓急,"凡留瘀在肠胃者,易于疏化,以其在康庄大道,不在细微曲折之处,药力易于疏通也。若留于肺肝血络之中,则络道蚕丛,药力既非一日可到,而又不宜于猛剂攻消,只有通络化瘀泄热之法,缓缓图攻,如曹伯仁清瘀热汤之法,最为得窍";王清任在《医林改错》中说:"血受热则煎熬成块。"精辟地阐明了热与瘀血的关系;陈平伯、吴坤安认识到温病血分证形成瘀血,有气机郁滞的因素存在,邪热除可炼血为瘀外,亦可壅阻气机。陈平伯说:"热毒内壅,络气阻遏。"吴坤安说:"热毒蒸灼,气血经络凝塞不通,治疗加入二味行气药如枳实、柴胡。"可见不少医家对叶天士温病的治则治法等学术理论在继承基础上有所发扬。

本教材以"华本"为据,参考《温热经纬》,将原文列为37条,以内容归类分析,并冠以标题,原文后括号内的数字,为《温热论》原条文顺序编号,按原文、注解、释义、选注体例叙述。

第二节 《温热论》解读

一、温病大纲

【原文】

溫邪①上受②,首先犯肺,逆傳心包③。肺主氣屬衛,心主血屬營,辨營衛氣血雖與傷寒同,若論治法則與傷寒大異也。(1)

【注解】

①温邪:温病的病因。

②上受:口鼻位于人体上部之头面部,温邪侵入多经口鼻,故曰上受。

③逆传心包:指温邪自手太阴肺卫,不顺传于阳明气分,而直传入手厥阴心包。

【释义】

本节为温病证治总纲,概括了温热病的病因、感邪途径、发病部位、传变趋势以及与伤寒治法的区别。具体介绍如下:

1. 叶天士在继承前人病因学说的基础上,创造性地提出了"温邪"一说,明确指出温邪是温病的病因,突出了温病病因的温热性质,标志着温病病因学说已趋成熟。

2. 温病的感邪途径多为"上受",即由口鼻侵入人体。首发病位是"首先犯肺"。肺为华盖,位置最高,肺开窍于鼻,外合皮毛,宣发卫气,主一身之表,故温邪初犯人体,多先犯肺而出现肺卫见证。叶氏之后,吴鞠通提出"凡病温者,始于上焦,在手太阴",二者正可呼应。

3. 温病初起邪在肺卫,病情轻浅,经及时而正确的诊治,病邪即可外解,可谓不传。若邪不外解,肺卫病变传至阳明气分,称为顺传。肺心同居上焦,若手太阴肺卫病变横传进入手厥阴心包即谓之逆传。逆传相对顺传而言,其传变迅速,病势险重。

4. 温病的全过程主要是肺与心包的病变,是卫气营血的功能失调和实质损害,反映了表里浅深的不同病理变化。故叶氏云"肺主气属卫,心主血属营"。一般来说,邪在肺卫者,病情轻浅;传气则病情较重;逆传心包及病在营分者病情更重;深入血分者则病情危重。这种辨证方法,反映了温病发生发展的客观规律,形成了温病独特的辨证纲领。

5. 伤寒与温病同属外感热病,其发生发展及传变遵循由浅入深的一般规律,均有人体功能失调和实质性的损害,故叶氏言"同",但此"同"并非完全相同。温病以卫气营血辨证,初起邪在肺卫,治以辛凉解表,入气方可清气,入营主清营泄热,入血需凉血散血,病程中易伤津液,重视养阴生津。伤寒初起,寒邪束表,治以辛温解表,邪在少阳和解表里,而太阴之脾胃虚寒,少阴之心肾阳虚,厥阴之寒热错杂等治法均不同。伤寒病程中易伤阳气,故重顾护阳气。故叶氏云"若论治法则与伤寒大异"也。

【选注】

王孟英《温热经纬》引华岫云:"邪从口鼻而入,故曰上受。但春温冬时伏寒,藏于少阴,遇春时温气而发,非必上受之邪也。则此所论温邪,乃是风热、湿温之发于春末夏初者也。"

吴鞠通《温病条辨》:"温病由口鼻而入,鼻气通于肺,口气通于胃,肺病逆传则为心包。上焦病不治,则传中焦,胃与脾也。中焦病不治,即传下焦,肝与肾也。始上焦,终下焦。"

王孟英《温热经纬》:"《难经》从所胜来者为微邪,章氏引为逆传心包,误矣!盖温邪始从上受,病在卫分,得从外解,是不传矣。第四章云'不从外解,必致里结',是由上焦气分,以及中下二焦者为顺传。惟包络上居膻中,邪不外解,又不下行,易于袭入,是以内陷营分者为逆传也。然则温病之顺传,天士虽未点出,则细绎其议论,则以邪从气下行为顺,邪入营分内陷为逆也。"

【原文】

大凡看法,衛之後方言氣,營之後方言血。在衛汗之①可也,到氣才可清氣②,入營猶可透熱轉氣③,如犀角、玄參、羚羊角等物,入血就恐耗血動血,直須涼血散血④,如生地、丹皮、阿膠、赤芍等物。否則前後不循緩急之法⑤,慮其動手便錯,反致慌張矣。(8)

【注解】

①汗之:一般认为即"汗法"。此处指用辛凉药物疏解卫分病邪,辛凉透汗,使邪从外解。

②清气:即清气泄热。

③透热转气:指把营分之热透转到气分而解的治疗方法。

④凉血散血:是治疗血分证的大法。该法具有清、养、散三方面的作用,清指清热凉血,养指滋阴养血,散指消散瘀血。

⑤缓急之法:指治疗中应分清"卫、气、营、血"顺序、证候病机及轻重缓急等,按疾病的发展顺序,抓住主要矛盾,采取积极措施。

【释义】

本节提出了温病的辨治纲领,讨论了卫气营血的传变规律、浅深层次及其不同治法。

1. 卫气营血的传变规律 "卫之后方言气,营之后方言血",是继 "肺主气属卫,心主血属营" 之说后,进一步阐明了卫气营血病机的浅深层次及轻重程度。一般说来,温病初起邪多在卫分,病程较轻;继之传入气分,病情较重;进而深入营分,耗伤营阴,扰及心神,病情更重;进入血分阶段,耗血动血,扰乱神明,病情最为深重。

2. 卫气营血各阶段治疗大法

(1) 在卫汗之可也:邪在卫分,主以汗法。是指辛凉透达之剂宣肺透解使邪热外达,即华氏所云:"辛凉开肺便是汗剂"。此时最忌辛温或过于寒凉之品。后世吴鞠通的银翘散、桑菊饮均循此法而创制。

(2) 到气才可清气:"才可" 二字提示了用清气法的时机,必须在确定邪入气分后,方可用清气法,不可早用、滥用,其意是防寒凝郁遏病邪之弊。

(3) 入营犹可透热转气:这是营分证的治疗大法。"犹可" 二字点出了邪入营分后的治疗仍要强调使邪热外透而解。"入营犹可透热转气",指邪热入营当以清营为主,用清轻透泄之药,使营分邪热转出气分而解。

(4) 入血就恐耗血动血,直须凉血散血:这是血分证的治疗大法,包括了凉血、养血(阴)、散血三个方面。耗血是热邪耗伤营阴和血液,动血是邪热灼伤血络,迫血妄行,导致各种出血见证。治以凉血散血,凉血药与活血化瘀药结合,使凉血不留瘀,活血散瘀而不动血。另外还应配合滋养阴血之品。

需要说明的是,"卫之后方言气,营之后方言血" 是温病的一般病机演变过程,但并非所有的温病均有此固定之顺序。

【选注】

王孟英《温热经纬》引华岫云:"辛凉开肺便是汗剂,非如伤寒之用麻桂辛温也。"

章虚谷《医门棒喝》:"仲景辨六经证治,于一经中皆有表里深浅之分……若温病邪从手经而入,与伤寒不同,其始皆有营卫则同,其后传变则异,故先生于营卫中又分气血之浅深,精细极矣。凡温病初起,发热而微恶寒者,邪在卫分;不恶寒而恶热,小便色黄,已入气分矣;右脉数舌绛,邪入营分;若舌深绛,烦扰不寐,或夜有谵语,已入血分矣。邪在卫分,汗之,宜辛平表散,不可用凉。清气热方可用辛凉,若太凉,反使邪不外达而内闭,则病重矣。故虽入营,犹可开达转出气分而解。倘不如此细辨施治,动手便错矣。故先生为传仲景之道脉,迥非诸家之立言所能及也。"

王孟英《温热经纬》:"外感温病如此看法,风寒诸感无不皆然。此古人未达之言,近惟王清任知之。若伏气温病,自里出表,乃先从血分而后达于气分,故起病之初,往往舌润而无苔垢,但察其脉软而或弦,或微数,口未渴而心烦恶热,即宜投以清解营阴之药;迨邪从气分而化,苔始渐布,然后再清其气分可也。伏邪重者,初起即舌绛咽干,甚有肢冷脉伏之假象,亟宜大清阴分伏邪,继必厚腻黄浊之苔渐生,此伏邪与新邪先后不同处。更有伏邪深沉,不能一齐外出者,虽治之得法,而苔退舌淡之后,逾一二日舌复干绛,苔复黄燥,正如抽蕉剥茧,层出不穷,不比外感温邪由卫及气、自营而血也。秋月伏暑证,轻浅者邪伏膜原,深沉者亦多如此。苟阅历不多,未必知其曲折乃尔也。附识以告留心医学者。"

吴锡璜《中西温热串解》:"治温热病,虽宜用凉解,然虑其寒滞,宣透法仍不可少。"

二、邪在肺卫

【原文】

盖伤寒之邪留恋在表,然后化热入里,温邪则热变最速。未传心包,邪尚在肺,肺主氣,其合皮毛,故云在表。在表初用辛涼輕劑,挾風則加入薄荷、牛蒡之屬,挾濕加蘆根、滑石之流。或透風於熱外^①,或滲濕於熱下^②,不與熱相搏,勢必孤矣。(2)

【注解】

①透风于热外:指治温热夹风在表的一种方法。即辛凉清泄药中加入薄荷、牛蒡等疏风之品,使风从外解,热自易清。

②渗湿于热下:指治温热夹湿在表的一种方法。即辛凉清泄药中加入芦根、滑石之类,使湿从下利,则湿去热孤,热自易解。

【释义】

本节论述伤寒与温病传变的区别及温邪在表夹风、夹湿的治法。

1. 伤寒初起寒邪在表,卫阳被遏,呈现表寒见证,必经寒郁化热的过程才出现里热之证。温病初起温邪袭表而见肺卫表热证,热邪鸱张,传变迅速,容易入里内传出现里热见证,或逆传心包,或径入营分、血分等,故云"温邪热变最速"。

2. 叶氏指出温邪每易兼夹风邪或湿邪为患,治疗夹风者,在辛凉轻剂中可加入薄荷、牛蒡等辛散之品,使风从外解,热易清除;治疗夹湿者,在辛凉轻剂中加入芦根、滑石等甘淡渗湿之品,使湿从下泄,不与热合,分而解之。

3. 从"挟风则加入薄荷、牛蒡之属""挟湿加芦根、滑石之流",可看出叶氏用药的法则:治风之品当用轻清疏散,不可滥用温燥风药;治湿之品当取淡渗利湿而不伤阴者。临床还应注意温热夹湿除可用淡渗法外,还有芳化、燥湿等法可酌情使用。叶氏以夹风与夹湿为依据把温病分为两大类型,对后世的影响很大,后世把温病分为温热与湿热两大类根源于此。

【选注】

章虚谷《医门棒喝》:"伤寒邪在太阳,必恶寒甚。其身热者,阳郁不伸之故,而邪未化热也。传至阳明,其邪化热则不恶寒,始可用凉解之法,若有一分恶寒,仍当温散。盖以寒邪阴凝,故须麻桂猛剂。若温邪为阳,则宜轻散,倘重剂大汗而伤津液,反化燥火,则难治矣。始初解表用辛,不宜太凉,恐遏其邪,反从内走也。或遇阴雨连绵,湿气感于皮毛,当先去表湿,使热外透可解,否则湿闭其热而内侵,病必重矣。其挟内湿者,清热必兼渗利之法,不使湿热相搏,则易解也。"

陈光淞《温热论笺正》:"盖温邪为病,必有所挟,不外风与湿之两途:风,阳邪,宜表而出之,故曰透外;湿,阴邪,宜分而利之,故曰渗下。"

【原文】

不爾,風挾溫熱而燥生,清竅^①必幹,為水主之氣不能上榮^②,兩陽相劫^③也。濕與溫合,蒸鬱而蒙蔽於上,清竅為之壅塞,濁邪害清^④也。其病有類傷寒,其驗之之法,傷寒多有變證,溫熱^⑤雖久,在一經不移,以此為辨。(3)

【注解】

①清窍:此处指眼、耳、鼻、口等头面诸窍。

②水主之气不能上荣:水主之气包括肺肾之气。因为肾主水,肺属金而生水。这里是指温热之邪耗伤津液,无津上荣。

③两阳相劫:风与温热皆属阳邪,故曰"两阳"。风热相合,耗劫津液,清窍失养。

④浊邪害清:湿与热合谓之"浊邪"。湿热蒙蔽于上,阻遏清阳,清窍为之壅塞,可出现耳聋、鼻塞等症状。

⑤温热:此处指温热夹湿,非单纯之温热。

【释义】

本节进一步阐明温热夹风夹湿的证候表现,以及温热夹湿与伤寒的鉴别要点。

1. 温热夹风的病机特点是"两阳相劫",证候特点是"清窍必干"。风与温热俱属阳邪,两阳相合,风火交炽,必耗伤津液,无津上荣,而出现口、鼻等头面清窍干燥之象。

2. 温热夹湿的病机特点是"浊邪害清",证候特点是"清窍壅塞"。湿为阴邪,热为阳邪,湿热相搏,交蒸蒙蔽于上,阻遏清阳,必然出现头昏重、耳聋、鼻塞、胸闷等症状。

3. 伤寒与温病传变的区别　"伤寒多有变证",伤寒初起邪气留恋在表,然后化热入里,传入少阳、阳明,或传入三阴,病情由热转寒,性质多变。而温热夹湿证,湿邪淹滞黏腻,病位以中焦脾胃为主,湿热缠绵交蒸于中焦,上蒙下流,弥漫三焦,流连气分不解的时间较长,相对来说传变较慢,变化较少,故叶氏曰"温热虽久,在一经不移"。

【选注】

章虚谷《医门棒喝》:"胃中水谷,由阳气化生津液,故阳虚而寒者,无津液上升。停饮于胃,遏其阳气,亦无津液上升,而皆燥渴,仲景已备论之。此言风热两阳邪,劫其津液而成燥渴,其各有不同,则治法迥异也。至风雨雾露湿邪受于上焦,与温邪蒸郁而上蒙清窍,如仲景所云头中寒湿,头痛鼻塞,纳药鼻中一条,虽与温邪蒙蔽相同,又有寒热不同也。其寒湿下受于足经者,仲景多用姜、附、术、苓;挟风而在表者,用麻、桂、防己。良以寒湿皆阴邪,而风从寒化亦为阴,故治之皆用辛温之法也。伤寒先受于足经,足经脉长而多传变;温邪先受于手经,手经脉短,故少传变。是温病伤寒之不同,皆有可辨者也。"

凌嘉六《温病类编》:"温热挟风为风温,挟湿为湿温,此宜分别。春夏之交多风温,夏秋之交多湿温,挟湿大便溏、小便不利;挟风则头痛、恶风或咽干口燥。"

宋佑甫《南病别鉴》:"初当辛平解散,若过凉遏,邪反内走,用温发汗,劫津化火。有阳虚气不化液而燥,治宜甘温;有积饮不上升而燥,治宜甘辛;有阴液枯涸而干燥,治宜酸甘。此风热劫烁津液,治宜甘寒。"

三、流连气分

【原文】

若其邪始终在氣分流連者,可冀其戰汗①透邪,法宜益胃②,令邪與汗並③,熱達腠開,邪從汗出。解後胃氣空虛,當膚冷一晝夜,待氣還自溫暖如常矣。蓋戰汗而解,邪退正虛,陽從汗泄,故漸膚冷,未必即成脫證。此時宜令病者,安舒靜臥,以養陽氣來複,旁人切勿驚惶,頻頻呼喚,擾其元神④,使其煩躁。但診其脈,若虛軟和緩,雖倦臥不語,汗出膚冷,卻非脫證;若脈急疾,躁擾不臥,膚冷汗出,便為氣脫之證矣。更有邪盛正虛,不能一戰而解,停一二日再戰汗而愈者,不可不知。(6)

【注解】

①战汗:温病过程中,突然发生的全身战栗,肢冷爪青,脉沉伏,继而全身大汗淋漓的表现,称为战汗。

②益胃:是指以轻清之品,清气生津,宣展气机,并灌溉汤液,以振奋正气,开泄腠理。

③邪与汗并:指温邪入侵,阳气奋起抗邪,蒸腾汗液,使邪气同汗液,从皮肤外泄。

④元神:"元"有原始、为首的意思。"神"是人体生命活动的总称。此处元神泛指人的生命活动包括精神在内。

【释义】

本节论述温邪流连气分的治法及战汗的机理、临床表现、处理方法、预后、与脱证的鉴别要点等。

1. 温邪流连气分的治法 叶氏提出,温邪始终流连于气分者,说明正气尚未虚衰,邪正相持于气分,可希望通过"益胃"法,宣通气机,补足津液,借战汗来透达邪热外解。所谓"益胃",即以轻清宣透之品,疏通气机,并灌溉汤液,促使正气来复,热达于外,腠开汗泄,邪随汗解。

2. 战汗的临床表现 战而汗解者,脉静身凉,蜷卧不语,此乃大汗之后,胃中水谷之气亏乏,卫阳外泄,肌肤一时失去温养所致的短暂现象,虽肤冷一昼夜,一旦阳气恢复,肌肤渐温暖如常,其脉虚软和缓。此时,应保持环境安静,让患者安舒静卧,以养阳气来复,切不可见其蜷卧不语,误认为"脱证",以致惊慌失措,频频呼唤,反扰其元神,不利机体恢复。

3. 战汗而解与脱证的鉴别要点 应注意脉象与神志表现。若战汗后脉象急疾,或沉伏,或散大,或虚而结代,神志不清,躁扰不卧,肤冷汗出者,为正气外脱、邪热内陷的危重现象。临床上还可见一次战汗后病邪不能尽解,须一二日后再次战汗而痊愈的情况,其原因主要是邪甚而正气相对不足,一次战汗不足以驱逐全部病邪,往往须停一二日,待正气渐复后再作战汗而获愈。

【选注】

章虚谷《医门棒喝》:"邪在气分,可冀战汗。法宜益胃者,以汗由胃中水谷之气所化,水谷气旺,与邪相并而化汗,邪与汗俱出矣。故仲景用桂枝汤治风伤卫,服汤后令啜稀粥,以助发汗。若胃虚而发战,邪不能出,反从内入也,故要在辨邪之浅深;若邪已入胃而助胃,是助邪反害矣。故如风寒温热之邪,初在表者,可用助胃以托邪;若暑疫等邪,初受即在膜原而当胃口,无助胃之法可施,虽虚人亦必先用开达,若误补,其害非轻也。"

王孟英《温热经纬》:"心肺同居膈上,温邪不从外解,易于逆传,故首节内陷之治,次明救液之法,末言不传营者,可以战汗而解也。第邪既始终流连气分,岂可但以初在表者为释?盖章氏疑益胃为补益胃气,故未能合题旨。夫温热之邪迥异伤寒,其感人也,自口鼻入,先犯于肺,不从外解则里结而顺传于胃。胃为阳土,宜降宜通,所谓腑以通为补也,故下章即有分消走泄以开战汗之门户云云。可见益胃者,在疏瀹其枢机,灌溉汤水,俾邪气松达,与汗偕行,则一战可以成功也。即暑疫之邪在膜原者,治必使其邪热溃散,直待将战之时,始令多饮米汤或白汤,以助其作汗之资。审如章氏之言,则疫证无战汗之解矣。且战汗在六七朝或旬余者居多,岂竟未之见耶?若待补益而始战解者,间亦有之,以其正气素弱耳,然亦必非初在表之候也。"

陈光淞《温热论笺正》:"此明解后之状,辨脱与非脱之脉法,更示人以有邪盛正虚再战之机,恐邪热未清,误认虚脱,妄投补剂也。汗出肤冷与肤冷汗出有别;汗出肤冷者,汗后而热退肤冷,此邪解正虚之象,故云非脱,即仲景所谓汗泄热去身凉即愈;肤冷汗出者,即《伤寒论》中所谓亡阳遂漏不止,与汗出如油也。"

四、邪留三焦

【原文】

再論氣病有不傳血分,而邪留三焦[①],亦如傷寒中少陽病也。彼則和解表裏之半,此則分消上下之勢,隨證變法,如近時杏、樸、苓等類,或如溫膽湯之走泄。因其仍在氣分,猶可望其戰汗之門戶[②],轉瘧之機括[③]。(7)

【注解】

①三焦:这里是指手少阳三焦,为六腑之一。

②门户：此指出路。

③机括：此指机会。

【释义】

本节讨论邪留三焦的治法和转归。

1. 温邪久羁气分，多见邪留三焦。三焦属手少阳，总司人体气化功能，是气血津液之通道。若邪热留滞三焦，气机郁滞，水道不利，常形成温热夹痰湿证。

2. 邪留三焦与伤寒少阳均属半表半里证，但伤寒为寒邪郁于足少阳胆经，枢机不利，症见寒热往来，胸胁苦满，心烦喜呕，默默不欲食，口苦咽干，目眩等，治宜小柴胡汤和解表里；本证为湿热之邪停留于三焦，气机郁滞，水道不利，临床多见寒热起伏，胸满腹胀，溲短，苔腻等症。治宜分消走泄，宣通三焦，用杏仁、厚朴、茯苓，或用温胆汤宣通三焦气机、化痰清热利湿。邪留三焦者，若热象较甚，则以清气泄热为主，若误用分消走泄之品，反致化燥伤津，加重病情，故须"随证变法"。

3. 叶氏"分消上下之势"，是针对三焦气机郁滞和痰湿内阻的病机特点而设，王孟英指出："其所云分消上下之势者，以杏仁开上，厚朴宣中，茯苓导下，似指湿温，或其人素有痰饮者而言，故温胆汤亦可用也。"所列举方药，皆着重于宣气、化痰、利湿，对于气机不畅、痰湿较重者较为适合，若热势较重者则不宜单独使用。

4. 邪留三焦证转归 一是湿热病邪在气分，正盛邪实，治疗得法，气机宣通，痰湿得化，可望通过战汗祛邪而出；二是通过转为寒热往来如疟状，邪与汗并出，以逐渐外达而解。当然，邪留三焦的转归并不仅限于以上两种情况，还可因湿热留滞于三焦日久，而成水饮里结、痰热蒙蔽清窍、湿热下注膀胱等病变，甚则化燥化火，深入营血等。

【选注】

章虚谷《医门棒喝》："经言三焦膀胱者，腠理毫毛其应。而皮毛为肺之合，故肺经之邪，不入营而传心包，即传于三焦，其与伤寒之由太阳传阳明者不同。伤寒伤阳明，寒邪化热，即用白虎等法，以阳明阳气最盛故也。凡表里之气，莫不由三焦升降出入，而水道由三焦而行，故邪初入三焦，或胸胁满闷，或小便不利，此当转其气机，虽温邪不可用凉药遏之，如杏、朴、温胆之类，辛平甘苦以利升降而转气机，开战汗之门户，为化疟之丹头。此中妙理，非先生不能道出，以启后学之性灵也。不明此理，一闻温病之名，即乱投寒凉，反使表邪内闭，其热更甚，于是愈治而病愈重，至死而不知其所以然，良可慨也。"

凌嘉六《温热类编》："分消等法是三焦湿热之治，而于风温不合，恐反泄津液致燥也。前条益胃透邪的是治风温在气分之法。《内经》谓三焦主气所生病者，故三焦、气分可以互称，无二义也。分消主淡渗，益胃主甘凉。"

五、里结阳明

【原文】

再論三焦不得從外解，必致成裹結。裹結於何，在陽明胃與腸也。亦須用下法，不可以氣血之分，就不可下也。但傷寒邪熱在裹，劫爍津液，下之宜猛；此多濕邪內搏，下之宜輕。傷寒大便溏為邪已盡，不可再下；濕溫病大便溏為邪未盡，必大便硬，慎不可再攻也，以糞燥為無濕矣。（10）

【释义】

本节讨论了湿热里结的病位和治法，以及湿热病与伤寒运用下法的区别。

1. 邪留三焦证经治疗未能外解，可形成湿热积滞胶结于阳明胃肠。其临床表现为大便溏而不爽,色黄如酱,其气臭秽较甚等,同时可伴见身热不退,腹胀满,苔黄腻或黄浊等症状,治疗需用下法。

2. 伤寒阳明证是邪热与肠中燥屎相结,津液受劫,下之宜猛,即"釜底抽薪"急下存阴。而湿热里结是湿热积滞胶结肠腑,大便本不干燥,且多溏而不爽,所以下之宜轻宜缓。使用下法后大便由溏转硬,提示湿邪已尽,不可再下。伤寒阳明腑实证是燥热内结,应用下法后,大便由硬转溏,标志燥热已除不可再下。

【选注】

章虚谷《医门棒喝》:"胃为脏腑之海,各脏腑之邪皆能归胃,况三焦包罗脏腑,其邪之入胃尤易也。伤寒化热,肠胃干结,故下宜峻猛;湿热凝滞,大便本不干结,以阴邪淤闭不通,若用承气猛下,其行速而气徒伤,湿仍胶结不去,故当轻法频下。如下文所云小陷胸、泻心等,皆为轻下之法也。"

王孟英《温热经纬》:"伤寒化热,固是阳邪,湿热凝滞者,大便虽不干结,黑如胶漆者有之,岂可目为阴邪,谓之浊邪可也。"

宋佑甫《南病别鉴》:"无形之邪,必依有形之物而搏结,如痰滞湿是,不下,势必蒸烁伤阴。如小陷胸汤、黄连泻心汤。"

【原文】

再人之體,脘在腹上,其地位處於中,按之痛,或自痛,或痞脹,當用苦泄[①],以其入腹近也。必驗之於舌:或黃或濁,可與小陷胸湯或瀉心湯,隨證治之;或白不燥,或黃白相兼,或灰白不渴,慎不可亂投苦泄。其中有外邪未解,裏先結者,或邪鬱未伸,或素屬中冷者,雖有脘中痞悶,宜從開泄[②],宣通氣滯,以達歸於肺,如近俗之杏、蔻、橘、桔等,是輕苦微辛,具流動之品可耳。(11)

【注解】

①苦泄:是"苦寒泄热"的简称,即用苦寒药清泄或降泄里热的方法。主要治疗湿热内阻之证。

②开泄:是以轻苦微辛的药,宣畅气机,透邪外出,以祛湿化浊,使邪从上、从外而解,治疗湿热为患而湿尚未明显化热之证。

【释义】

本节论述湿热痰浊蕴阻于胃脘的主症、治法,及多种类型痞证的证治鉴别。

1. 胃脘居于上腹部,位处中焦。若胃脘按之疼痛,或自痛,或痞满胀痛,当用苦泄之法治疗,因其入腹已近,以泄为顺。但脘痞疼痛的原因有多种,叶氏认为可依据舌苔变化来鉴别寒热虚实的不同,即"必验之于舌"。

2. 临床见舌苔黄浊者,为湿热痰浊互结之证,当用苦泄法,偏于痰热者以小陷胸汤为主,偏于湿热者以泻心汤为主;若舌苔白而不燥,为痰湿阻于胸脘,邪尚未化热;若舌苔黄白相兼,为表邪未解,邪热入里;若舌苔灰白且不渴者,为阴邪壅滞,阳气不化,或素禀中冷。后三类证候,虽亦见胃脘痞胀,但非湿热痰浊互结,不可轻投苦泄,宜用开泄,即以轻苦微辛,流通气机之品,开泄上焦,宣通中焦,药物如杏、蔻、橘、桔等。痰湿重者,可加燥湿化痰之品,如半夏、苍术等;兼表证者可佐透表之品,如藿梗、紫苏等;阳气不化而阴邪壅滞者,可酌加温通之品,如附子、干姜、白术等。至于"宣通气滞,以达归于肺",乃强调湿热互结胃脘,宣通气机的重要性。因肺主一身之气,能通调水道,肺气得宣,气机得畅,湿浊自去,痞闷自消,即所谓气化则湿化。

【选注】

吴坤安《伤寒指掌》:"湿邪结于太阴则胸腹满闷,宜苦温以开之,苍、朴、二陈、二苓之类;若黄苔而燥,胸中痞满,此阳邪结于心下,按之痛者,痰热固结也,小陷胸法;呕恶、溺涩者,湿热内结也,泻心法。病有外邪未解而里先结者,如舌苔粘腻微黄,口不渴饮,而胸中满闷是也。此湿邪结于气分,宜白蔻、橘红、杏仁、郁金、枳壳、桔梗之类,开泄气分,使邪仍从肺分而出则解矣,不可用泻心苦泄之法。"

章虚谷《医门棒喝》:"此言苔白为寒,不燥则有痰湿,其黄白相兼,灰白而不渴者,皆阳气不化,阴邪壅滞,故不可乱投苦寒泄泻,以伤阳也。其外邪未解而里先结,故苔黄白相兼而脘痞,皆宜轻苦微辛,以宣通气滞。"

王孟英《温热经纬》:"凡视温证,必察胸脘,如拒按者,必先开泄。若苔白不渴,多挟痰湿,轻者橘、蔻、菖、薤,重者枳实、连、夏,皆可用之。虽舌绛神昏,但胸下拒按,即不可率投凉润,必参以辛开之品,始有效也。"

【原文】

再前云舌黄或濁,須要有地①之黃。若光滑者,乃無形濕熱中有虛象,大忌前法。其臍以上為大腹,或滿或脹或痛,此必邪已入裏矣,表證必無,或十只存一。亦要驗之於舌,或黃甚,或如沉香色,或如灰黃色,或老黃色,或中有斷紋②,皆當下之,如小承氣湯,用檳榔、青皮、枳實、元明粉、生首烏等。若未見此等舌,不宜用此等法,恐其中有濕聚太陰為滿,或寒濕錯雜為痛,或氣壅為脹,又當以別法治之。(12)

【注解】

①有地:指舌苔紧贴舌面,如有根底。

②断纹:指舌或舌苔上的裂纹。

【释义】

本节进一步说明痞证用苦泄法和腑实证用下法的辨舌要点及腹部痞满胀痛的辨治要点。

1.苦泄法适应证的舌苔特点 前节提出凡痞证见有舌苔黄浊者,方可用苦泄法,然此种黄浊苔必须是"有地之黄",有地即有根。若舌苔黄而光滑,松浮无根,刮之即去者,则系湿热内蕴而中气已虚,治宜清热利湿并佐以健脾益气之品,大忌苦泄法,以防苦寒更伤中气。

2.脐上大腹部位见胀满疼痛,说明邪已入里,表证已解或仅存十之一二,此时也要依据舌苔的特点来分辨其因,若见舌苔黄甚,或如沉香色,或如灰黄色,或老黄色,或中有断纹,方可诊断为里结阳明之腑实证,宜用小承气汤苦寒攻下,或选用槟榔、青皮、枳实、玄明粉、生首乌等导滞通腑之品。若未见上述种种舌苔,虽见腹满胀痛,也非腑实证,可能为太阴脾湿未化,或寒湿内阻,或气机壅滞等引起,可分别采用健脾化湿、温阳化湿、疏利气机等法治疗。

【选注】

章虚谷《医门棒喝》:"舌苔如地上初生之草,必有根。无根者为浮垢,刮之即去,乃无形湿热,而胃无实结之邪,故云有中虚之象。若妄用攻泻伤内,则表邪反陷,为难治矣。即使有腹满胀痛等证,更当验舌以辨虚实寒热,若无此等舌苔,即不宜用攻泻之药。又如湿为阴邪,脾为湿土,故脾阳虚则湿聚腹满,按之不坚,虽现各色而舌苔必滑。色黄为热,白为寒,总宜扶脾燥湿为主。热者佐凉药,寒者非大温其湿不能去也。若气壅为胀,皆有虚实寒热之不同,更当辨别,以利气、和气为主治也。"

王孟英《温热经纬》:"章氏所释,白为寒,非大温其湿不去,是也。然苔虽白而不燥,还须问其口中和否?如口中自觉粘腻,则湿渐化热,仅可用厚朴、槟榔等苦辛微温之品;口中苦渴者,邪已化热,不但大温不可用,必改用淡渗苦降微凉之剂矣。或渴喜热饮者,邪虽化热而痰饮内盛也,宜温胆汤加黄连。"

六、论湿

【原文】

且吾吴①濕邪害人最廣,如面色白者,須要顧其陽氣,濕勝則陽微也,法應清涼,然到十分之六七,即不可過於寒涼,恐成功反棄,何以故耶? 濕熱一去,陽亦衰微也;面色蒼者,須要顧其津液,清涼到十分之六七,往往熱減身寒者,不可就云虛寒,而投補劑,恐爐煙雖熄,灰中有火也,須細察精詳,方少少與之,慎不可直率而往②也。又有酒客③裏濕素盛,外邪入裏,裏濕為合。在陽旺之軀,胃濕④恒多;在陰盛之體,脾濕⑤亦不少,然其化熱則一。熱病救陰猶易,通陽最難。救陰不在血,而在津與汗;通陽不在溫,而在利小便,然較之雜證,則有不同也。(9)

【注解】

①吴:地名,江苏吴县,即现在的苏州一带。此处泛指江南地处潮湿、气候湿润的地域。

②直率而往:指粗疏草率、不详细审究病情而随便用药。

③酒客:指嗜好饮酒的人。

④胃湿:指湿热侧重于胃者,热重于湿。

⑤脾湿:指湿热侧重于脾者,湿重于热。

【释义】

本节主要阐述湿邪致病及其治疗大法和注意点。

1. 湿邪致病的特点 一是具有明显的地域性,"吾吴湿邪害人最广",因其地处于东南沿海,气候潮湿,故患湿热病者较多。二是湿邪伤人有"外邪入里、里湿相合"的特点。叶氏举"酒客里湿素盛"为例,说明凡是平素膏粱油腻、恣食生冷、饥饿失调而伤脾胃之气者,均可能产生里湿,里湿素盛再感受外湿,则必然内外相合而为病。

2. 由于脾为湿土之脏,胃为水谷之海,湿土之气同类相召,故湿热病邪致病多以脾胃为病变中心。在"阳旺之躯",胃火较旺,湿邪易从热化,则热重于湿,即"胃湿恒多";在"阴盛之体",脾气亏虚,水湿不化,多见湿重于热,即"脾湿亦不少"。但随着病程的发展,湿邪逐渐化热化燥,是其病机发展的共同趋势,故叶氏说"然其化热则一"。

3. 湿为阴邪,亦可损伤阳气。即文中所述"面色白者",多属素体阳气不足,再感湿邪更伤阳气,后期可致湿胜阳微,治疗时应注意顾护阳气,即使湿渐化热,需用清凉,也只能用至十分之六七,以免造成湿热虽去而阳气衰亡的恶果。而素体阴虚火旺者,即文中所述"面色苍者",再感受湿邪,易化燥伤阴,治疗时应注意顾护阴液,用清凉之剂到十分之六七,患者热退身凉后,不可误认为虚寒而投温补,以防余邪未尽,"炉灰复燃"。

4. 温热属阳,最易伤津耗液而致阴液亏虚,治疗总以清热滋阴为基本原则。药用寒凉或甘凉之品,合"热者寒之","燥者润之"之意,属正治法,容易掌握,故叶氏云"热病救阴犹易"。而湿热易困遏清阳,阻滞气机,治疗既要分解湿热,又要宣通气机,才能通阳。故清热化湿药即不可过于温燥,以免助热伤津,又不可过于寒凉,以免凉遏气机,且湿性黏腻,缠绵难解。因此,临证时要掌握好清热、祛湿、宣通之药的合理配伍,才能达到祛邪不伤正的目的,故叶氏云"通阳最难"。

5. 温邪入里易化燥伤阴是温病的病机特点,治疗重心在祛邪以救阴,其目的在于祛邪的同时顾护阴津。慎用发汗,防止汗泄太过耗伤阴津。因补血药厚重黏腻,用其救阴,不但津难得充,血亦不能生,故"救阴不在血,而在津与汗"。湿热蕴蒸,阻滞气机,治宜清热化湿,宣通气机,使湿去而阳无所困自然宣通。因湿热之邪以小便为其外泄之路,故叶氏云"通阳不在温,而在利小便",强调淡渗利湿法在祛湿中的重要性。"通阳"是指宣通阳气,气行则湿可行,而不是一味用温药以通阳气。

【选注】

章虚谷《医门棒喝》:"六气之邪,有阴阳不同,其伤人也,又随人身之阴阳强弱变化而为病。面白阳虚之人,其体丰者,本多痰湿,若受寒湿之邪,非姜、附、参、苓不能去;若湿热亦必粘滞难解,须通阳气以化湿,若过凉则湿闭而阳更困矣。面苍阴虚之人,其形瘦者,内火易动,湿从热化,反伤津液,与阳虚治法正相反也。胃湿、脾湿,虽化热则一,而治法有阴阳不同。如仲景云身黄如橘子色而鲜明者,此阳黄胃湿,用茵陈蒿汤;其云色如熏黄而沉晦者,此阴黄脾湿,用栀子柏皮汤,或后世之二妙散亦可。"

王孟英《温热经纬》:"风寒燥湿皆能化火,今曰六气之邪有阴阳之不同,又随人身之阴阳变化,毋乃太无分别乎?至面白身丰之人,既病湿热,应用清凉,本文业已言明,但病去六七,不可过用寒凉耳,非谓病未去之初不可用凉也。今云与面苍形瘦之人治法正相反,则未去六七之前,亦当如治寒湿之用姜、附、参、术矣。阳奉阴违,殊乖诠释之体。若脾湿阴黄,又岂栀柏汤苦寒纯阴之药可治哉?本文云'救阴不在血,而在津与汗',言救阴须用充液之药,以血非易生之物,而汗需津液以化也。"

七、邪入营血

【原文】

前言辛涼散風,甘淡驅濕,若病仍不解,是漸欲入營也。營分受熱,則血液①受劫,心神不安,夜甚無寐,或斑點隱隱,即撤去氣藥②。如從風熱陷入者,用犀角、竹葉之屬;如從濕熱陷入者,犀角、花露③之品,參入涼血清熱方中。若加煩躁,大便不通,金汁④亦可加入,老年或平素有寒者,以人中黃⑤代之,急急透斑為要。(4)

【注解】

①血液:此处指营阴。

②撤去气药:指除去治疗邪在卫气分时所用的透风渗湿等药。

③花露:此处指菊花露,或金银花露。

④金汁:即粪清。为取健康人的粪便封于缸内,埋入地下,隔1~3年取出其内的清汁即是。具有清热凉血解毒的作用。

⑤人中黄:又名甘中黄,甘草黄。为甘草末置竹筒内,于人粪坑中浸渍后的制成品。具有清热凉血解毒的作用。

【释义】

本条论述温病邪入营分的证治。

1. 前已论及温邪在肺卫时,夹风者治以辛凉散风、夹湿者治以甘淡祛湿,若病仍不解,则有可能邪热传入心营而致病情发生急剧变化。究其原因,多是邪热炽盛、或正气抗邪能力不足、或药轻不能胜邪,而致病邪进一步深入营分。心主血属营,营阴是血液的组成部分,热入营分必定要灼伤阴血。营气通于心,营热内扰,则见心神不安而夜甚无寐。营热窜扰血络,则见斑点隐隐等。故邪热传入营分的主要病机变化是"血液受劫,心神不安"。

2. 热入营分的治疗,叶氏提出"即撤去气药",强调治疗的重心应转移到清营泄热透邪方面来,根据陷入营分的温邪性质而随证加减。营分热盛,以犀角(已禁用,以水牛角代)为主药,如风热邪陷营分,加竹叶之类透泄热邪;如湿热陷入营分,加花露之类清泄芳化;若兼见烦躁不安,大便不通,则为热毒壅盛,锢结于内,治宜加入金汁以清火解毒,但因其性极寒凉,老年阳气不足或素体虚寒者当慎用,可用人中黄代之;邪热入营而见斑点隐隐者,病虽深入,但邪热仍有外泄之势,故治疗总以泄热外达为急务,即所谓"急急透斑为要"。

3. 透斑,指的是用清热解毒、凉血透邪的治法,促使营热得以随斑外透,而不是用升散透发之法,因辛温升透之品有助热伤阴之弊。如汪曰桢言:"急急透斑,不过凉血清热解毒,俗医必以胡荽、浮萍、樱桃核、西河柳为透法,大谬。"

【选注】

陈光淞《温热论笺正》:"花露芳香清剂,和中利肠,清暑化热,有气无质,能透窍入络,疏瀹灵府,故从湿热陷入者宜之……按营分受热,至于斑点隐隐,急以透斑为要。透斑之法,不外凉血清热,甚者下之,所谓炀灶减薪,去其壅塞,则光焰自透。若金汁、人中黄所不能下者,大黄、玄明粉亦宜加入。"

吴锡璜《中西温热串解》:"津不足者,热邪即易入营,而伏邪由营发出者,亦恒有之。"

【原文】

若斑出熱不解者,胃津亡也,主以甘寒,重則如玉女煎,輕則如梨皮、蔗漿之類。或其人腎水素虧,雖未及下焦,先自彷徨①矣,必驗之於舌,如甘寒之中加入鹹寒,務在先安未受邪之地②,恐其陷入易易③耳。(5)

【注解】

①彷徨:犹疑不决,去向难以决定之谓。

②先安未受邪之地:指在治疗已病脏腑的同时,按其将传变的趋向,扶助未病脏腑正气,以防病邪陷入。

③易易:前一易字为容易之意,后一易字为变化之意,即容易发生变化(传变)。

【释义】

本条论述斑出热不解的病机及治法,并提出了"务在先安未受邪之地"的治疗观点。

1. 温病发斑为阳明热毒,内迫营血,且有外透之机的表现。斑出之后,热势应逐渐下降。若斑出而热不解者,则为邪热消烁胃津,阴津亏耗,不能济火,火旺而热势燎原,即叶氏所谓"胃津亡"的表现,治宜甘寒之剂清热生津。热盛伤津较重者,可用玉女煎之类方药清气凉营,泄热生津;轻者用梨皮、蔗浆之类甘寒滋养胃津。

2. 若患者素体肾水不足,则邪热最易乘虚深入下焦,劫烁肾阴而加重病情。因此,临床上要注意舌象的变化,若见舌质干绛甚则枯萎,虽未见到明显肾阴被灼的症状,也应于甘寒之中加入咸寒之品兼补肾阴,使肾阴得充则邪热不易下陷,此即叶氏所谓"先安未受邪之地",以达到未病先防之目的。

【选注】

宋佑甫《南病别鉴》:"(如甘寒之中加入咸寒)舌光红,或灰薄而燥,宜咸寒滋阴,如生地、元参、龟板、阿胶之类;质绛而中心干厚焦燥者,生地、阿胶、龟板中加入元明粉、大黄以下之。"

吴锡璜《中西温热串解》:"按营气俱病,热盛者尚有犀角地黄合白虎法,不止白虎加地黄汤也。地黄合白虎为清热滋液起见,津枯甚者,必加入生梨汁、生蔗浆同服,尤为速效。"

八、辨舌验齿

(一) 白苔

【原文】

再舌苔白厚而幹燥者,此胃燥氣傷也,滋潤藥中加甘草,令甘守津還①之意。舌白而薄者,外感風寒也,當疏散之。若白幹薄者,肺津傷也,加麥冬、花露、蘆根汁等輕清之品,為上者上之②也。若白苔絳底者,濕遏熱伏也,當先泄濕透熱,防其就幹也。勿憂之,再從裏透於外,則變潤矣。初病舌就幹,神不昏者,急加養正透邪之藥;若神已昏,此內匱③矣,不可救藥。(19)

【注解】

①甘守津还:守中气,复津液之意。在生津润燥之药中加入甘草以补益肺胃之气,使津液生成与敷布功能得以恢复,则津液自生,"甘守津还"。

②上者上之:病在上焦,治用轻清之品,使药力上达。

③匮:此处指体内正气大虚,因而造成溃不敌邪。匮,乏、竭之意。

【释义】

本条论述白苔的薄、厚、干燥和白苔绛底,以及初病舌干的辨证治疗。

1. 舌苔薄白为外感初起,病邪在表。但其中感邪性质又有寒热之别。苔薄白而润,舌质正常为外感风寒,治宜辛温疏散。若苔薄白而干,舌边尖红,为温邪袭表,肺卫津伤,治宜辛凉疏泄方中加入麦冬、花露、芦根汁之类,既能轻宣泄热,又能生津养肺,因其作用偏上,故称之"上者上之"。

2. 舌苔白厚而干燥,为胃津不足而肺气已伤。肺主气布津,肺气伤则气不化津,苔见白厚;胃津既伤而不能上承则舌面干燥,治宜生津润燥药中加入甘草,取其甘味可补益肺胃之气,津液生成与敷布功能得复津液自生,即所谓"甘守津还"。对"甘守津还"的理解,应注意其意不在甘润养阴,而在于补益肺胃之气,使肺之布津,胃之化津功能恢复正常。其用药不只甘草一味,叶氏仅举此为例,凡调养肺胃之气的药物均可酌情选用。

3. 白苔绛底指舌质红绛,苔白厚而腻,为"湿遏热伏"之征,治当开泄湿邪,湿开则热透。但泄湿之品多偏香燥,用之有耗津之弊,当防其温燥伤津而致舌干燥无津。然也不必过于忧虑,因湿开热透后,津液自能恢复,舌苔自可转润,故叶氏曰"勿忧之"。

4. 若温病初起即见舌干燥,是为温邪伤津的表现。但若属素禀津气亏损所致初病舌干无津者,易导致正不胜邪的局面,应注意患者神志的变化。如未见神昏等险恶证候者,预后尚好,当急予养正透邪之剂,以补益津气,透达外邪;如已见神昏者,属津气内竭,正不胜邪,邪热内陷,预后不良。另外,燥证亦可初起即见舌干,当随证治之。

【选注】

王孟英《温热经纬》:"有初起舌干而脉滑、脘闷者,乃痰阻于中而液不上潮,未可率投补益也。"

王孟英《温热经纬》引吴锡璜:"按白苔绛底或厚黄苔绛底,秋后伏热证多见之,乃营分之热,受膈间湿邪蒙蔽也。见此舌询之,无不脘闷。此症滋液则助痰,运湿则益热,用升提则神昏,久服元参、生地、二冬等类则动中宫之湿,痰气升浮,气道不利,阴霾蔽天,往往气逆眼吊,肢冷神呆而死。温热病虽宜育阴,独以此证则宜慎。"

【原文】

舌苔不燥,自覺悶極者,屬脾濕盛也。或有傷痕血跡者,必問曾經搔挖否?

不可以有血而便為枯證，仍從濕治可也。再有神情清爽，舌脹大不能出口者，此脾濕胃熱，鬱極化風而毒延口也。用大黃磨入當用劑內，則舌脹自消矣。(21)

【释义】

本条论述脾湿盛与脾湿胃热、郁极化风的舌苔特点及其治法。

1. 舌苔不燥，虽未说明苔色及厚薄，但从"自觉闷极，属脾湿盛"来分析，是指白厚而腻之苔，乃脾湿内盛，气机阻滞之征象。治疗当从湿盛辨之，予以苦温芳化之剂化湿泄浊。如兼见有伤痕血迹，须问明是否因搔挖所致，不可一见血迹便认为是热盛阴伤之证，更不可误作动血之象而误投寒凉伤及脾阳，仍可用化湿泄浊法治之。

2. 若见患者神情清爽，舌体胀大不能伸出口外，是脾湿胃热郁极化风，湿热秽毒之气循脾络上延于舌所致，治疗只需于清化湿热方中，加入大黄以泻火解毒，舌体肿胀便可消除，吐伸自如。

【选注】

章虚谷《医门棒喝》："三焦升降之气，由脾鼓运。中焦和则上下气顺，脾气弱则湿自内生。湿盛而脾不健运，浊壅不行，自觉闷极。虽有热邪，其内湿盛而舌苔不燥。"

周学海《周氏医学丛书·温热论》："此即前舌绛难伸，痰阻内风之症，一为缩急，一为胀大。前人有用生蒲黄末涂舌者，大致总不外苦辛开痰降热也。"

【原文】

再舌上白苔粘膩，吐出濁厚涎沫，口必甜味也，為脾癉①病。乃濕熱氣聚與穀氣②相搏，土有餘③也，盈滿則上泛，當用省頭草④芳香辛散以逐之則退。若舌上苔如鹼者，胃中宿滯挾濁穢鬱伏，當急急開泄，否則閉結中焦，不能從膜原達出矣。(22)

【注解】

①脾癉：出于《素问·奇病论》，系过食甘肥而致湿热内生，蕴结于脾的一种病证，以口甘而黏腻，吐浊厚涎沫为主症。

②谷气：此处是指脾胃失运，水谷不化之气。

③土有余：指脾胃为湿热所困，邪气有余，而非脾胃之气有余，多表现为湿重于热。土，指脾；有余，脾气壅滞的实证。

④省头草：即佩兰。

【释义】

本条论述脾癉病和苔如碱状的辨治。

1. 舌苔白而黏腻，口吐浊厚涎沫，口有甜味，多见于湿热性质温病。脾主涎，开窍于口，在味为甘。因湿热蕴脾，脾失健运，水谷不化，湿热与谷气相搏，蒸腾于上所致。"土有余"指脾胃为湿热所困，湿浊内盛盈满上泛于口，治宜用佩兰芳香辛散、化浊醒脾，以祛湿浊。

2. "舌上苔如碱"即苔垢白厚粗浊，状如碱粒，质地坚硬，为"胃中宿滞挾秽浊郁伏"，临床可伴见脘腹胀满疼痛、拒按，嗳腐呕恶等症，治宜"急急开泄"，用大黄、枳实、厚朴、槟榔、半夏、神曲、藿香、佩兰等药，开秽浊之闭，泄胃中宿滞，以免湿浊闭结中焦不能外达而加重病情。

【选注】

章虚谷《医门棒喝》："脾癉而浊泛口甜者，更当视其舌本，如红赤者为热，当清凉泄浊。如色淡不红，由脾虚不能摄液而上泛，当健脾以降浊也。苔如碱者，浊结甚，故当急急开泄，恐内闭也。"

吴锡璜《中西温热串解》："脾瘅多由痰涎聚于胸脘,甚者如有物凭焉,寒热将发,每从痰食结聚处而出,胸脘冷则肢体淅淅恶寒,胸脘温则肢体翕翕发热。是证余曾治之,大概以辛香除秽、温运除痰立法。"

【原文】

若舌白如粉而滑,四邊色紫絳者,溫疫病①初入膜原,未歸胃府,急急透解,莫待傳陷而入,為險惡之病。且見此舌者,病必見凶,須要小心。(26)

【注解】

①温疫病:此处指湿热疫。

【释义】

本条论述湿热疫邪入膜原的舌苔特征、病机、治法和预后。

舌苔白滑如积粉,舌边尖呈紫绛色,乃秽湿内阻,遏伏邪热于膜原所致,见于湿热疫邪初入膜原,病在半表半里,秽湿之邪尚未化热,此时治宜"急急透解",使邪有外达之机,可选用吴又可达原饮。因疫病传变极速,变化多端,治疗不及时每易造成邪陷内传而致病情恶化,故叶氏提醒"见此舌苔者,病必见凶,须要小心"。

【选注】

王孟英《温热经纬》："温热病舌绛而白苔满布者,宜清肃肺胃,更有伏痰内盛、神气昏瞀者,宜开痰为治。"

(二) 黄苔

【原文】

再黃苔不甚厚而滑①者,熱未傷津,猶可清熱透表;若雖薄而幹者,邪雖去而津受傷也,苦重之藥②當禁,宜甘寒輕劑可也。(13)

【注解】

①滑:此处是润之意。

②苦重之药:苦寒、质重、性质沉降的药。

【释义】

本条从黄苔的润燥判断津伤与否,并确定相应的治疗方法。

1. 黄苔主热主里,据其厚薄润燥,可判断气分热炽与津伤的程度。凡黄苔不甚厚而滑润者,热虽传里,但尚未伤津,病尚属轻浅,治宜清热透邪,冀邪从表而解。

2. 若苔薄而干燥者,则为邪虽已解或邪热不甚,但津液已伤,治宜用甘寒轻剂,濡养津液,兼以清热,禁用苦寒沉降的药物,以防苦燥伤津败胃。

【选注】

吴坤安《伤寒指掌》："苔黄虽主里,如苔薄而滑者,是热邪尚在气分,津液未亡,不妨用柴、葛、芩、翘,或栀、豉、翘、薄之类,轻清泄热透表,邪亦可外达肌分而解也。"

章虚谷《医门棒喝》："热初入营,即舌绛苔黄。其不甚厚,邪结未深,故可清热,以辛开之药,从表透发。舌滑而津未伤,得以化汗而解。若津伤舌干,虽苔薄邪轻,亦必闭结难出,故当先养其津,津回舌润,再清余邪也。"

(三) 黑苔

【原文】

若舌無苔而有如煙煤隱隱者,不渴肢寒,知挾陰病①。如口渴煩熱,平時胃燥舌也,不可攻之。若燥者,甘寒益胃;若潤者,甘溫扶中②。此何故? 外露而裏無③

笔记栏

也。(23)

【注解】

①挟阴病:阴寒内盛,中阳不足之虚寒证。

②甘温扶中:以味甘性温的药物扶助中阳。

③里无:指内无"里结"之象。

【释义】

本条论述舌上黑如烟煤隐隐的辨治。

舌上无明显黑色苔垢,仅现一层薄薄的黑晕,有如烟煤隐隐之状,是黑苔的一种类型。其主病有寒热虚实之分,可根据舌面之燥、润及口渴与不渴等见证进行鉴别。

1. 若见不渴,肢寒,舌面湿润者为中阳不足,阴寒内盛之征,属虚寒证,治宜"甘温扶中",以温补中阳。

2. 若见口渴,烦热而舌面干燥者,为中阳素旺,胃燥津液不足之象,属阳热证,治宜甘寒濡润之剂,养胃生津润燥。黑苔极薄者,表示里热盛但无实邪内结,故曰"不可攻下"。

【选注】

章虚谷《医门棒喝》:"凡黑色之苔大有虚实寒热不同……即黄白之苔,因食酸味其色即黑,尤当问之。其润而不燥,或无苔如烟煤者,正是肾寒来乘心火,其阳虚极矣。若黑而燥裂者,火极而变水色,如焚木成炭而黑也,虚实不辨,死生反掌耳。"

王孟英《温热经纬》:"虚寒证虽见黑苔,其舌色必润而不紫赤,识此最为秘诀。更有阴虚而黑者,苔不甚燥,口不甚渴,其舌甚赤,或舌心虽黑,无甚苔垢,舌本枯而不甚赤,证虽烦渴便秘,腹无满痛,神不甚昏,俱宜壮水滋阴,不可以为阳虚也。若黑苔望之虽燥而生刺,但渴不多饮,或不渴,其边或有白苔,其舌本淡而润者,亦属假热,治宜温补。其舌心并无黑苔,而舌根有黑苔而燥者,宜下之,乃热在下焦也。若舌本无苔,惟尖黑燥,为心火自焚,不可救药。"

【原文】

若舌黑而滑者,水来克火①,為陰證,當溫之。若見短縮,此腎氣竭也,為難治。欲救之,加人參、五味子勉希萬一。舌黑而幹者,津枯火熾②,急急瀉南補北③。若燥而中心厚者,土燥水竭④,急以鹹苦下之。(24)

【注解】

①水来克火:此指阴寒内盛而阳气大衰。

②津枯火炽:肾阴枯竭而心火亢盛。

③泻南补北:泻南方心火,滋北方肾水之治法。

④土燥水竭:即阳明腑实,邪热下劫肾水。

【释义】

本条进一步论述黑苔的辨治。

1. 若舌苔黑而滑润,为阴寒内盛,"水来克火"之证,必伴有四肢寒冷、下利清谷、脉微细无力等虚寒见症,治宜温阳祛寒之剂。若兼见舌体短缩,为肾气竭绝,病情险恶难治,急救的方法可在所用方中加入人参、五味子等敛补元气之品,以期挽回于万一。

2. 若舌苔黑而干燥,属"津枯火炽",即肾阴枯竭,心火亢盛,多见于温病后期,治宜清心泻火、滋肾救阴,即"急急泻南补北",可用黄连阿胶汤之类。

3. 若见舌苔黑而干燥,舌中心有较厚苔垢者,是阳明腑实燥热太盛而下竭肾水,即"土燥水竭",治宜急投增液承气汤类,滋阴攻下。

【选注】

王孟英《温热经纬》引何报之："暑热证夹血,多有中心黑润者,勿误作阴证治之。"

凌嘉六《温热类编》："按黑苔有二端,当以燥苔、滑苔分别论治。黑而有芒刺,或焦裂硬燥者,里热已极,火极成炭之苔也。黑而无芒刺,或湿润软滑者,里寒已甚,水来克火之苔也。"

吴锡璜《中西温热串解》："按舌至黑苔,最为危候。此节辨寒热虚实,具见明晰,再以脉证参之,病无遁情矣。以至危之候,真能辨虚实寒热,多可起死回生。"

(四) 芒刺

【原文】

又不拘何色,舌上生芒刺者,皆是上焦热極也。當用青布拭冷薄荷水揩之,即去者輕,旋即生者險矣。(20)

【释义】

本条论述舌生芒刺的病机与处理方法。

舌上有芒刺,无论舌苔为何色,均为上焦热极的表现。临床施治除内服药物外,局部可用青布拭冷薄荷水揩之。揩之芒刺即能除去者,说明热邪尚未锢结,病情较轻;揩后芒刺旋即复生的,为热毒极盛,锢结难解,病情重险。

对"皆是上焦热极"的理解,不可局限于"上焦"。章虚谷言:"生芒刺者,苔必焦黄或黑。无苔者,舌必深绛。其苔白或淡黄者,胃无大热,必无芒刺。或舌尖,或两边有小赤瘰,是营热郁结,当开泄气分,以通营清热也。上焦热极者,宜凉膈散主之。"临床上舌生芒刺见证多属气分热盛,也有影响到心营者。

【选注】

王孟英《温热经纬》:"秦皇士云:凡渴不消水,脉滑不数,亦有舌苔生刺者,多是表邪挟食,用保和丸加竹沥、莱菔汁,或栀、豉加枳实并效。若以寒凉抑郁,则谵语发狂愈甚,甚则口噤不语矣。"

(五) 红绛舌

【原文】

再論其熱傳營,舌色必絳。絳,深紅色也。初傳,絳色中兼黄白色,此氣分之邪未盡也,泄衛透營[①],兩和可也。純絳鮮澤者,包絡受病也,宜犀角、鮮生地、連翹、鬱金、石菖蒲等。延之數日,或平素心虛有痰,外熱一陷,裏絡[②]就閉,非菖蒲、鬱金等所能開,須用牛黄丸、至寶丹之類以開其閉,恐其昏厥為痙也。(14)

【注解】

①泄卫透营:实指"清气透营",针对邪入营分而气分未尽的治法。

②里络:此处指心包络。

【释义】

本条论述热传心营、包络受邪见绛舌的辨治。

1. 邪热传营,热灼营阴,舌质颜色多由红转绛,即深红色,这是营分证的一个重要辨证指征。邪热初传营分,舌色虽已转绛,但常罩有黄白苔垢,此为气营同病,营热未甚而气热未尽,病情较轻,与气分邪热炽盛,营分邪热亦盛之病情较重的气营两燔证不同。治宜于清营药物中佐以清气透泄之品,两清气营邪热,即"泄卫透营"。

2. 若热入心营,包络受邪,则见舌质纯绛鲜泽、神昏谵语等症状,治宜清心开窍,用犀角(已禁用,以水牛角代)、鲜生地、连翘、菖蒲、郁金之类。若治不及时,延之数日,或患者平素心虚有痰湿内伏,热陷心包之后必与痰浊互结而闭阻包络,则神志症状更为严重,甚至出现昏愦不语等危重证候,此时已非菖蒲、郁金等一般芳香开窍之品所能胜任,当急予安宫牛黄丸、至宝丹之类清心化痰开窍,否则可造成痉厥等险恶局面。

【选注】

吴坤安《伤寒指掌》:"若舌红绛中仍带黄白等色,是邪在营卫之间,当用犀、羚以透营分之热,荆、防以散卫分之邪,两解以和之可也。邪入营中,宜泄营透热,故用犀角以透营分之热邪,翘、丹、鲜地以清营分之热邪。邪入心包络,则神昏内闭,须加川郁金、石菖蒲以开之。若兼火痰,必致痰涩内闭,更当加西黄、川贝、天竺黄之类清心豁痰。"

王孟英《温热经纬》:"绛而泽者,虽为营热之征,实因有痰,故不甚干燥也,问若胸闷者,尤为痰据,不必定有苔也,菖蒲、郁金亦为此设。若竟无痰,必不甚泽。"

【原文】

再色絳而舌中心乾者,乃心胃火燔,劫爍津液,即黃連、石膏亦可加入。若煩渴煩熱,舌心乾,四邊色紅,中心或黃或白者,此非血分也,乃上焦氣熱爍津,急用涼膈散,散其無形之熱,再看其後轉變可也。慎勿用血藥①,以滋膩難散。至舌絳望之若乾,手捫之原有津液,此津虧濕熱熏蒸,將成濁痰蒙蔽心包也。(15)

【注解】

①血药:指清营凉血滋养阴血之品。

【释义】

本条论述绛舌而中心干、绛舌望之干,扪之有津液的病机及治疗。

1. 舌绛为心营热盛之征,而舌中心为胃之分野,故绛而舌中心干,为热在心营兼胃火烁津之象,属气营两燔证,治宜在清心凉营透热药中加入黄连、石膏等清胃泻火之品,以两清气营。

2. 若口渴烦热,舌中心干,四边色红,或舌中心有或黄或白苔垢者,此非邪在营血分,而是上焦气分热炽燔灼津液所致,治宜急用凉膈散,清散上焦无形邪热,其后再随证治之,不可误认为是邪已入营血,而用凉血滋阴之药,致邪热锢结不解,故叶氏指出"慎勿用血药,以滋腻难散"。

3. 若舌绛而望之若干,用手扪之却有津液,则为湿热蕴蒸酿痰将发生湿热痰浊蒙蔽心包之证,此时治疗非清营热可奏效,当投清热化湿、芳香化浊、涤痰开窍之剂。

【选注】

章虚谷《医门棒喝》:"其舌四边红而不绛,中兼黄白而渴,故知其热不在血分,而在上焦气分,当用凉膈散清之。勿用血药引邪入血,反难解也。"

王孟英《温热经纬》:"热已入营则舌色绛,胃火烁液则舌心干。加黄连、石膏于犀角、生地等药中,以清营热而救胃津,即白虎加生地之例也。"

【原文】

舌色絳而上有粘膩似苔非苔者,中挾穢濁之氣,急加芳香逐之。舌絳欲伸出口,而抵齒難驟伸者,痰阻舌根,有內風也。舌絳而光亮①,胃陰亡也,急用甘涼濡潤之品。若舌絳而乾燥者,火邪劫營,涼血清火為要。舌絳而有碎點白黃者,當生疳②也;大紅點者,熱毒乘心也,用黃連、金汁。其有雖絳而不鮮,乾枯而痿者,腎陰涸也,急以阿膠、雞子黃、地黃、天冬等救之,緩則恐涸極而無救也。(17)

【注解】

①光亮:指舌面因乳头萎缩而造成的平滑光亮,如"镜面舌"之类。

②疳:此处指舌上发生的溃疡,又叫"口疳"或"舌疳"等。是由湿热夹心火熏蒸所致。

【释义】

本条继续论述七种绛舌的辨治。

凡邪热全入营血,其舌多绛而无苔垢,兼有苔者,多气分邪热未解。

1. 舌色绛而舌面上罩有黏腻似苔非苔者,为邪在营分而中焦兼夹秽浊之气所致,治宜清营透热的同时配合芳香化浊之品以开逐秽浊,否则浊气不除可导致清窍蒙蔽。若舌质红绛而舌体伸展不利,致欲伸舌出口却抵齿难以骤伸,是热邪亢盛,内风欲动而有痰浊内阻之象。舌绛光亮是胃阴衰亡的表现,应急投重剂甘凉濡润之品救其胃阴。

2. 舌质红绛而舌面干燥无津者,为营热炽盛,劫灼营阴之征,治宜大剂清营凉血泻火之剂。若舌绛而舌面布有碎点呈黄白色者,系热毒炽盛,舌将生疳疮的征象。舌绛呈大红点者,为热毒乘心,心火炽盛的表现,治宜急进黄连、金汁等清火解毒。

3. 舌虽绛而不鲜,干枯而痿,毫无荣润之色者,为肾阴枯涸的表现,治宜大剂咸寒滋肾补阴之品,如阿胶、鸡子黄、地黄、天冬等以救欲竭之阴,否则精气涸竭,危局难以挽回。

【选注】

王孟英《温热经纬》引尤在泾:"阳明津涸,舌干口燥者,不足虑也,若并亡其阳则殆矣;少阴阳虚汗出而厥者,不足虑也,若并亡其阴则危矣。是以阳明燥渴,能饮者生,不能饮者死;少阴厥逆,舌不干者生,干者死。"

章虚谷《医门棒喝》:"挟秽者,必加芳香,方能开泄也。痰阻舌根,由内风上逆之故,则开降中又当加辛凉咸润以息内风也。脾胃之脉皆连舌本,亦有脾肾气败而舌短不能伸者,其形貌面色,亦必枯瘁,多为死证,不独风痰所阻之故也。"

【原文】

其有舌獨中心絳幹者,此胃熱心營受灼也,當于清胃方中,加入清心之品,否則延及於尖,爲津幹火盛也。舌尖絳獨幹,此心火上炎,用導赤散瀉其腑①。(18)

【注解】

①泻其腑:"腑"指小肠。此即脏病治腑,上病取下的治法。意指清心热,利小便。

【释义】

本条论述舌中心绛干及舌尖绛干的辨治。

舌独中心干绛,属胃经热邪亢炽,心营被其燔灼,治宜清胃泄热方中加入清心凉营之品,否则心胃热毒更伤津液,舌之干绛可由中心扩展到舌尖。若仅有舌尖红绛而干者,是心火上炎之征,心与小肠相表里,故可予导赤散泻小肠以清心火。

【选注】

王孟英《温热经纬》:"舌心是胃之分野,舌尖乃心之外候,心胃两清,即白虎加生地、黄连、犀角、竹叶、莲子心也;津干火盛者,再加西洋参、花粉、梨汁、蔗浆可耳;心火上炎者,导赤散加入童溲尤良。"

陈光淞《温热论笺正》:"此条与上节色绛而舌中心干者不同。彼则通体皆绛,中心独干;此则通体不绛,惟独中心绛干耳。彼则邪已入营,为气血两燔之候,故宜黄连、石膏,两清心胃;此则胃热灼心,邪热在胃,重在平胃热,使心营不受胃灼。故予清胃方中加入清心之品,如《温病条辨》加味清宫汤可耳。"

(六) 紫舌

【原文】

再有熱傳營血,其人素有瘀傷宿血在胸膈中,挾熱而搏,其舌色必紫而黯,捫之濕,當加入散血之品,如琥珀、丹參、桃仁、丹皮等。不爾,瘀血與熱為伍,阻遏正氣,遂變如狂、發狂之證。若紫而腫大者,乃酒毒沖心①。若紫而幹晦者,腎肝色泛②也,難治。(16)

【注解】

①酒毒沖心:指长期饮酒,或饮酒过量之人发生的中毒表现。

②肾肝色泛:青色属肝,黑色属肾,故青黑二色为肝肾两脏色气上泛之象。

【释义】

本条论述紫舌的辨治。

1. 紫舌多见于营血分热毒极盛。若热传入营血而素体有瘀伤宿血在胸膈者,可致瘀热相搏,舌呈黯紫色,扪之潮湿,治宜清营凉血方中加入活血散瘀之品,如琥珀、丹参、桃仁、丹皮等。如不用散血之法,必致瘀血与热邪互结,瘀热阻遏机窍,扰乱神明而出现如狂、发狂等险恶证候。

2. 若见舌紫而肿大者,为平素嗜酒,酒毒冲心所致。

3. 若见舌紫而晦黯干涩者,为邪热深入下焦,劫烁肝肾之阴,肝肾脏色外露的表现,甚难救治,预后不良。

【选注】

王孟英《温热经纬》引何报之:"酒毒内蕴,舌必深紫而赤,或干润;若淡紫而带青滑,则为寒证矣,须辨。"

章虚谷《医门棒喝》:"舌紫而暗,暗即晦也;扪之潮湿不干,故为瘀血。其晦而干者,精血已枯,邪热乘之,故为难治。肾色黑,肝色青,青黑相合而现于舌,变成紫晦,故曰肾肝色泛也。酒毒冲心,急加黄连清之。"

陈光淞《温热论笺正》:"按血性柔腻,故扪之亦湿,其辨在舌色之紫而暗。酒毒冲心,故紫而肿大,寒证则无肿大也。"

(七) 淡红舌

【原文】

舌淡红无色者,或幹而色不榮者,當是胃津傷而氣无化液①也,當用炙甘草湯,不可用寒涼藥。(25)

【注解】

①气无化液:即胃津耗伤,不能化生气血津液而上荣舌本。

【释义】

本条论述淡红舌的辨治。

舌淡红无色每见于气血亏虚者,在温病多见于病程后期。舌质淡红干燥而色泽不荣润,是胃津耗伤,脾胃不能化生气血津液,舌本失充,治宜炙甘草汤滋养阴血,气液双补。不可因舌面干燥,便认为是热盛伤津而投以寒凉,以致徒伤胃气,气血津液更难化生,故叶氏曰"不可用寒凉药"。

【选注】

章虚谷《医门棒喝》:"淡红无色,心脾气血素虚也,更加干而色不荣,胃中津气亦亡也,故不可用苦寒药。炙甘草汤养气血以通和经脉,其邪自可渐去矣。"

陈光淞《温热论笺正》:"按此条证治,系属邪退而气血两亏之候,并凉药不可用,不仅禁用苦寒药。故宜用复脉汤,不避姜、桂之辛温。若邪未净,则《温病条辨》有加减复脉之法,不宜径用姜、桂也。章氏其邪自可渐去之说欠斟酌。"

(八) 验齿

【原文】

再温热之病,看舌之後亦須驗齒。齒爲腎之餘,齦爲胃之絡。熱邪不燥胃津必耗腎液,且二經之血皆走其地,病深動血,結瓣於上。陽血者色必紫,紫如幹漆;陰血者色必黄,黄如醬瓣。陽血若見,安胃①爲主;陰血若見,救腎爲要。然豆瓣色者多險,若證還不逆者尚可治,否則難治矣。何以故耶? 蓋陰下竭陽上厥②也。(31)

【注解】

①安胃:清胃泄热止血,以祛除在胃之邪,使胃得以安宁的治法。

②阴下竭阳上厥:指阴液衰竭于下,孤阳无依,厥逆于上。

【释义】

本条论述验齿的诊断意义及齿龈结瓣的病机、治疗和预后。

1. 叶氏认为温病辨舌之后还须验齿。肾主骨,齿为骨之余,龈为阳明经脉所络,肾与阳明两经之血均循行于齿龈,胃津与肾液的耗伤程度可以反映在齿、龈上。温病邪热伤阴,早期以耗伤胃津为主,后期以伤及肾液为主,观察齿、龈的变化可以了解病情的浅深轻重。

2. 胃热和肾火均能迫血妄行而动血,血从上溢致齿龈出血,血凝结于齿龈部可形成瓣状物。胃热属气分热炽之实证,肾火属阴虚火旺之虚证,临床应辨证分明。

3. 凡齿龈结瓣色紫,甚则紫如干漆,为"阳血",是阳明热盛动血所致,治宜清胃泄热以止血,即"安胃为主"。若瓣色发黄,或黄如酱瓣者,为"阴血",乃肾阴亏虚,虚火上浮而动血,治宜滋养肾阴以降虚火,即"救肾为要"。龈血结瓣呈豆瓣色者,病已深入下焦,真阴耗竭而虚火上炎,证多险恶,若无衰败之象,尤可救治,若已见衰败之象,则属真阴下竭而虚阳上逆,即"阴下竭阳上厥"之逆候,为阴阳离决之兆,故难救治。

验齿是叶氏首创的温病诊断方法。通过观察齿龈的变化,可了解邪热的浅深轻重以及胃津与肾液的耗伤程度。对叶氏"安胃"法的理解,不能局限于一方一法。临床见齿龈出血,若为阳明无形邪热所致,可清泄胃热;若为胃腑实热积滞而致,可通腑泄热;若为胃热津伤,则予甘寒濡润之品,清热生津养胃。

【选注】

章虚谷《医门棒喝》:"肾主骨,齿为骨之余,故齿浮龈不肿者,为肾火,水亏也。胃脉络于上龈,大肠脉络于下龈,皆属阳明,故牙龈肿痛为阳明风火,或湿遏其火也。若邪热入胃则必连及大肠,血循经络而行,邪热动血而上溢结于龈。紫者为阳明之血,阳明之热可清可泻;黄者为少阴之血,少阴血伤为下竭,其阳邪上亢而气厥逆,故为难治也。"

王孟英《温热经纬》引宋佑甫:"安胃为主,鲜地、霍斛、石膏、知母之类;救肾为要,生地、阿胶之类。"

【原文】

齒若光燥如石者,胃熱甚也。若無汗惡寒,衛偏勝也,辛涼泄衛,透汗爲要。若如枯骨色者,腎液枯也,爲難治。若上半截①潤,水不上承,心火上炎也,急急清心救水②,俟枯處轉潤爲妥。(32)

【注解】

①上半截:指近齿的切缘部分,而其下半截则为近牙龈部分。

②清心救水:即清心热、滋肾阴的治法。

【释义】

本条论述齿之润燥的辨治。

1. 牙齿光燥如石,多属胃热炽盛,胃津受伤。如兼见无汗恶寒等表证,则为阳热内郁,卫气不通,津不布化所致,治宜辛凉透表,表开热散则津液可以布化,牙齿自可转润。

2. 若牙齿干燥而无光泽,色如枯骨者,为肾液枯竭,证属难治。若齿上半截润,下半截燥,为肾水不足,不能上济于心,心火燔灼上炎之征,治宜清心滋肾并进,如黄连阿胶汤之类,使心火得降,肾水得复,水火相济,则牙齿干燥部分自可逐渐转润。

齿干如枯骨一般见于温病后期,叶氏虽未提出治法,但既属肾液枯竭之证,当以大剂滋养肾阴之品,以救将竭之肾阴,如《温病条辨》加减复脉汤之类。

【选注】

章虚谷《医门棒喝》:"胃热甚而反恶寒者,阳内郁而表气不通,故无汗而为卫气偏胜,当泄卫以透发其汗,则内热即从表散矣。凡恶寒而汗出者,为表阳虚,腠理不固,虽有内热,亦非实火矣。齿燥有光者,胃津虽干,肾气未竭也;如枯骨者,肾亦败矣,故难治也。上半截润,胃津养之,下半截燥,由肾水不能上滋其根,而心火燔灼,故急当清心救水,仲景黄连阿胶汤主之。"

陈光淞《温热论笺正》:"按无汗恶寒,唇干齿燥,外感多有之。所谓卫气偏胜,邪热熏蒸肺胃所致,非胃津干也,故辛凉泄卫为治,若胃津干,又当甘寒濡润矣,宜辨之。"

王孟英《温热经纬》引吴锡璜:"按白如枯骨,大剂养肝肾之阴,亦有愈者。"

【原文】

若咬牙嚙齿①者,濕熱化風,痙病。但咬牙者,胃熱氣走其絡也。若咬牙而脈證皆衰者,胃虛無穀以內榮,亦咬牙也。何以故耶?虛則喜實②也。舌本不縮而硬,而牙關咬定難開者,此非風痰阻絡,即欲作痙證,用酸物擦之即開,木來泄土③故也。(33)

【注解】

①嚙(niè,聂)齿:牙齿相互切咬。

②虚则喜实:指虚证反见咬牙的实象。

③木来泄土:"木"指酸物,因酸属木。"土"指咬牙,牙龈肌肉,脉络属土。指酸味有舒筋缓挛急的作用。

【释义】

本条论述咬牙嚙齿的虚实辨证及局部治法。

1. 咬牙指上下牙齿咬定,嚙齿指牙齿相互磨切。凡咬牙嚙齿并见者,多见于热盛动风之痙病。痙病原因甚多,此处乃指湿热化燥化火致风火内动者。

2. 若仅咬牙而不嚙齿,有两种情况:一是胃热邪气走窜经络所致,为实证;二是胃之津气亏虚不能上荣,经络失养而成,为虚证,叶氏称之为"虚则喜实"。叶氏辨其虚实,主要从脉证鉴别:胃热而咬牙者,其脉证皆实,必有胃热炽盛或胃腑热结见证;胃虚而咬牙者,其脉证皆虚,必有中虚而脾胃不足之见证。

3. 若见舌体不短缩而硬,牙关咬定难开者,亦有两种病机:一为风痰阻络,一为热盛动风欲作痉证,临床须四诊合参全面辨证。局部治疗可用酸物如乌梅肉擦齿龈,往往可使牙关得开。酸属木,齿龈属土,故称"木来泄土",此为应急措施。

【选注】

章虚谷《医门棒喝》:"牙齿相嚙者,以内风鼓动也;但咬不嚙者,热气盛而络满,牙关紧急也。若脉证皆虚,胃无谷养,内风乘虚袭之入络,而亦咬牙,虚而反现实象,是谓虚则喜实,当详辨也。又如风痰阻络为邪实,其热盛化风欲作痉者,或由伤阴而夹虚者,皆当辨也。"

周学海《周氏医学丛书·温热论》:"肝虚则喜实,然此证乃胃虚而肝实也。胃热津液不生,肝血因之而燥结,筋脉俱失所养矣。"

【原文】

若齒垢如灰糕樣者,胃氣無權,津亡濕濁用事,多死。而初病齒縫流清血①,痛者,胃火沖激也;不痛者,龍火②內燔也。齒焦無垢者,死;齒焦有垢者,腎熱胃劫③也,當微下之,或玉女煎清胃救腎可也。(34)

【注解】

①清血:指鲜红之血。

②龙火:又称相火,此指肾中的虚火。

③肾热胃劫:指胃中热毒过盛而劫伤肾阴。

【释义】

本条论述齿垢与齿缝流血的辨治及预后。

温病过程中见齿垢,多由热邪蒸腾胃中浊气上泛而结于齿。叶氏指出有三种情况:一是齿垢如灰糕样,即枯燥而无光泽,为胃中津气两竭,湿浊上泛所致,预后不良。二是齿焦无垢,为胃肾气液已竭,预后亦不良。三是齿焦有垢,属胃热炽盛,劫烁肾阴,气液尚未枯涸。治疗当根据具体情况,或以调胃承气汤微下其胃热,或用清胃滋水之法,如玉女煎加减方。

齿缝流血有虚实之别。凡齿缝流血而痛者,多为胃火冲激而致,属实证;凡齿缝流血而不痛者,多为肾阴亏虚,虚火上炎,即"龙火内燔"所致,属虚证。

【选注】

章虚谷《医门棒喝》:"齿垢由肾热蒸胃中浊气所结,其色如灰糕,则枯败而津气俱亡,肾胃两竭,惟有湿浊用事,故死也。齿缝流清血,因胃火者出于龈,胃火冲激故痛;不痛者出于牙根,肾火上炎故也。齿焦者肾水枯,无垢,则胃液竭,故死。有垢者火盛而气液未竭,故审其邪热甚者,以调胃承气微下其胃热,肾水亏者,玉女煎清胃滋肾可也。"

叶天士《温热论》引陈光淞:"察齿垢以定死生,看湿温之能事毕矣。"

九、辨斑疹白㾦

(一) 斑疹

【原文】

凡斑疹初見,須用紙撚①照見胸背兩脅,點大而在皮膚之上者爲斑,或雲頭隱隱②,或瑣碎小粒者為疹。又宜見而不宜見多。按方書謂斑色紅者屬胃熱,紫者熱極,黑者胃爛③,然亦必看外證所合,方可斷之。(27)

【注解】

①纸撚(niǎn,捻):撚同捻。纸捻,用纸搓成绳、线状,可以点燃作引火或照明用。

②云头隐隐:指斑疹的出现,像天空的浮云,朵朵露头,但又不显。

③胃烂:形容胃之热毒极盛。

【释义】

本条论述斑和疹的区别及其诊断意义。

1. 斑疹初现时,以胸背及两胁最为多见,临证应详细检查。斑疹均为红色皮疹,但在形态上有所区别:点大成片,平摊于皮肤之上者为斑;如云头隐隐,或呈琐碎小粒,高出于皮面者为疹。斑疹外发,标志着营血分邪热有外达之机,故"宜见";如斑疹外发过多过密,表明营血分热盛毒深,故"不宜见多"。

2. 温病发斑为阳明热毒,内迫营血,外溢肌肤所致,故观察其色泽可以判断阳明热毒的深浅程度。色红为胃热炽盛;色紫为邪毒深重;色黑则为热毒极盛,故称"胃烂"。但仅凭斑色来判断病情是不全面的,必须结合全身脉证进行综合分析,才能做出正确的诊断。

现代临床上对斑和疹的区别,更注重于按之退色与不退色,以区别其属充血性者还是出血性者,充血性者一般都属疹,出血性者则属斑,至于形状之大小不是主要的判断标准。

【选注】

吴坤安《伤寒指掌》:"斑者,有触目之形,而无碍手之质,即稠如锦文,稀如蚊迹之象也。或布于胸腹,或见于四肢,总以鲜红起发者为吉,紫色成片者为重,色黑色青者不治。疹者,有颗粒之象,肿而易痒,即痧瘾之属,须知出要周匀,没宜徐缓,春夏多此。"

章虚谷《医门棒喝》:"舌本紫绛,热闭营中,故多成斑疹。斑从肌肉而出,属胃;疹从血络而出,属经。其或斑疹齐现,经胃皆热。然邪由膜原入胃者多,或兼风热之邪入于经络,则有疹矣。不见则邪闭,故宜见;多见则邪重,故不宜多。凡病皆有虚实,虚实不明,举手杀人。"

【原文】

若斑色紫,小點者,心包熱也;點大而紫,胃中熱也。黑斑而光亮者,熱勝毒盛,雖屬不治,若其人氣血充者,或依法治之,尚可救;若黑而晦者必死;若黑而隱隱,四旁赤色,火鬱內伏,大用清涼透發,間有轉紅成可救者。若夾斑帶疹,皆是邪之不一,各隨其部而泄。然斑屬血者恒多[1],疹屬氣者不少[2]。斑疹皆是邪氣外露之象,發出宜神情清爽,爲外解裏和之意;如斑疹出而昏者,正不勝邪,內陷爲患,或胃津內涸之故。(29)

【注解】

[1]斑属血者恒多:斑为热入血分,迫血从肌肉而出所致,多属于血分证。

[2]疹属气者不少:疹由风热犯肺,波及营络所致,病多属于气分证。

【释义】

本条进一步论述斑疹的诊断意义。

1. 斑疹皆以红润为顺,若见斑色发紫,为热邪深重之象,但其形态大小又与邪热所犯病位有关。若紫而点小,多为心包热盛,热不能畅透;紫而点大者,为阳明热炽,迫血外溢。若斑色黑,为热盛毒甚,其预后与人体气血盛衰相关。若黑而色泽光亮者,为热毒深重,但气血尚充,及时正确治疗,尚有转危为安的可能;若斑色黑而晦黯者,热毒极重而气血郁滞,正不胜邪,预后不良;若斑色黑而隐隐,四旁呈赤色者,为热毒郁伏不能外达之象,须用大剂清热凉血解毒之剂,使郁伏之邪透达于外,则斑色亦可由黑转红,成为可救之候。

2. "斑属血者恒多,疹属气者不少",叶氏指出斑为阳明热毒内迫血分,外溢肌肉所致,病偏血分;疹为太阴气分热炽波及营络,外发肌肤而成,病偏气分;若斑疹同时外发,则为热毒盛于气营血分。斑疹透发后见神情清爽,脉静身凉,为邪热外解,脏腑气血渐趋平和之征;若斑疹外发,身热不解,神昏者,属正不胜邪,邪热乘虚内陷,或胃中津液枯涸,水不制火,火毒过盛,预后多属不良。

【选注】

章虚谷《医门棒喝》："此论实火之斑疹。点小即是从血络而出之疹,故热在心包;点大从肌肉而出为斑,故热在胃。黑而光亮者,元气犹充,故或可救,黑暗则元气败,必死矣。四旁赤色,其气血尚活,故可透发也。斑疹挟杂,经胃之热各随其部而外泄。热邪在胃,本属气分,见斑则属血者多矣;疹从血络而出,本属血分,然邪由气而闭其血,方成疹也。"

杨达夫《集注新解叶天士温热论》："再斑疹出而不齐,疏密不匀,或甫出即隐,神志昏糊,此正不胜邪,邪从内陷之危症。但有斑疹出而热不退,伴有谵语,苔黄而燥,脉数而实,大便秘者,乃里结邪实之症,又与内陷不同。"

【原文】

然而春夏之間,濕^①病俱發疹爲甚,且其色要辨。如淡紅色,四肢清^②,口不甚渴,脈不洪數,非虛斑即陰斑。或胸微見數點,面赤足冷,或下利清谷^③,此陰盛格陽^④於上而見,當溫之。(28)

【注解】

①湿:疑是"温"字之误。

②四肢清:指四肢发凉。

③下利清谷:此处指大便稀溏,夹有未消化之食物。

④阴盛格阳:指阴寒内盛,以致阳气格拒于外的一种"真寒假热"证。

【释义】

本条论述虚斑、阴斑的辨治。

温病发斑疹者,临证时要从斑疹的形态色泽并结合全身证候进行辨别。虚斑由阳气虚衰,虚火浮越所致,特点是斑呈淡红色,并有四肢清冷,口不甚渴,脉不洪数等见症;阴斑由阴寒内盛,格阳于上而成,特点是仅胸前微见数点,面赤足冷或下利清谷等见症,治"当温之",可用附子、肉桂等温阳散寒,引火归原。

【选注】

章虚谷《医门棒喝》："此专论斑疹不独温疫具有,且有虚实之迥别。然火不郁不成斑疹,若虚火力弱而色淡,四肢清者,微冷也。口不甚渴,脉不洪数,其非实火可征矣,故曰虚斑。若面赤足冷,下利清谷,此阴寒盛,格拒其阳在外,内真寒,外假热,郁而成斑,故直名为阴斑也。"

吴锡璜《中西温热串解》："阴证发斑,状如蚊迹,多出胸背手足间,但稀少而淡红,身虽热而安静。以其人元气素弱,心肾素亏,当补不补,则阴凝不解;或服凉药太过,以致变成阴证。寒郁于下,逼其无根失守之火,聚于胸中,熏灼脾胃,传于皮肤而发斑点,此证宜温补托邪。"

(二) 白痦

【原文】

再有一種白痦,小粒如水晶色者,此濕熱傷肺,邪雖出而氣液枯^①也,必得甘藥補之^②。或未至久延,傷及氣液,乃濕鬱衛分,汗出不徹之故,當理氣分之邪。或白如枯骨者多凶,為氣液竭也。(30)

【注解】

①气液枯:此处之"枯"应作"伤"解,与枯之气液"竭"不同。

②甘药补之:此处是指甘平清养之药,而非单纯的甘补之品。

【释义】

本条论述白㾦的辨治。

白㾦又称白疹,是一种突出于皮肤表面的细小白色疱疹,形如粟米,内含浆液,呈水晶色,消退后有很薄的脱屑,多由气分湿热郁蒸肺卫,汗出不畅而成,治宜清泄气分湿热为主。

白㾦每随发热汗出而分批外发,反复透发,邪气虽得以外解,气液亦必受耗伤,故治宜甘平清养,增补气液,不可过用苦燥之品耗伤气液。若气液耗伤过甚以致枯竭而见出空壳无浆,色如枯骨,谓之枯,则为正虚已极,无力托邪外出的危重证候,预后大多不良,治当急予养阴益气,以求津气来复。

辨白㾦之法为叶氏首创,是诊断湿热类温病的独特方法,后世医家甚为推崇。关于白㾦的病机,后世医家均认为由湿热流连气分所致,多见于湿温、伏暑等湿热性质的温病或温热夹湿之病证。

【选注】

吴鞠通《温病条辨》:"白疹(白㾦)者,风湿郁于孙络毛窍,此湿停热郁之证,故主以辛凉解肌表之热,辛淡渗在里之湿,俾表邪从气化而散,里邪从小便而驱,双解表里之妙法也。"

王孟英《温热经纬》引汪曰桢:"白㾦前人未尝细论,此条之功不小。白如枯骨者,余曾见之,非惟不能救,并不及救,故俗医一见白㾦,辄以危言恐吓病家。其实白如水晶色者,绝无紧要,吾见甚多,然不知甘濡之法,反投苦燥升提,则不枯者亦枯矣。"

何廉臣《重订广伤寒论》:"温热发㾦,每见于夏秋湿温伏暑之证,春冬风温兼湿证亦间有之。初由湿郁皮腠,汗出不彻之故,白如水晶者多,但当轻泄肺气,开泄卫分,如五叶芦根汤最稳而灵。若久延而伤及气液,白如枯骨样者多凶,急用甘润药以滋气液,如麦门冬汤、清燥救肺汤之类,挽回万一,切忌苦燥温升,耗气液而速其毙。"

十、论妇人温病

【原文】

再婦人病溫與男子同,但多胎前產後,以及經水適來適斷。大凡胎前病,古人皆以四物加減用之,謂護胎爲要,恐來害妊,如熱極用井底泥,藍布浸冷,覆蓋腹上[①]等,皆是保護之意,但亦要看其邪之可解處。用血膩之藥不靈,又當省察,不可認板法[②]。然須步步保護胎元,恐損正邪陷也。(35)

【注解】

①用井底泥,蓝布浸冷,覆盖腹上:两种都是冷湿敷法,以起局部降温护胎的作用。

②不可认板法:不要死板地搬用古人方法。

【释义】

本条论述妇人胎前病温的治法。

妇女患温病,其证治一般与男子相同,但在妊娠、产后、经水适来适断等特殊情况下,则须特殊处理。凡在妊娠期间患温病,须特别注意保护胎元。古人治疗孕妇病温,多在四物汤的基础上加减用药,热势极盛时,用井底泥或凉水浸泡蓝布覆盖腹部,局部降温,减少邪热对胎元的影响。叶氏认为,孕妇病温,在保护胎元的同时"亦要看其邪之可解处",以祛除邪热达到保护胎元,即"邪去正自安"。若邪热在表,治宜辛凉宣透,使邪从表解,以免内陷伤胎;若阳明热炽,治宜辛寒清气,达热出表;若阳明热结,则适时攻下,使燥热从大便而解,不可过于顾虑胎元而延误治疗时机。若一味强调护胎,滥用养血滋腻药,非但不能祛除病邪,反易恋邪滞病,病更难解,即叶氏所说"不可认板法"。总之,无论运用何法,治疗中须步步注意保护胎元,防止正气损伤,导致邪气内陷。

【选注】

章虚谷《医门棒喝》:"保护胎元者,勿使邪热入内伤胎也,如邪犹在表分,当从开达外解,倘执用四物之说,则反引邪入内,轻病变重矣。"

杨达夫《集注新解叶天士温热论》:"胎前病温,开达外解,不可用补血腻药,反遏其邪。至邪热逼胎,急清内热,有故无殒更不可犹豫。专科拘泥于四物汤加减,贻误实大。至井底泥、蓝布覆盖腹上之法,虽有护胎之意,究有逼热内陷之弊,与四物汤同一板法。叶氏着重解邪,清热透邪方是正法。"

【原文】

至於產後之法,按方書謂慎用苦寒,恐傷其已亡之陰也。然亦要辨其邪能從上中解者,稍從證用之,亦無妨也,不過勿犯下焦。且屬虛體,當如虛怯人病邪而治。總之,無犯實實虛虛之禁。況產後當氣血沸騰之候,最多空竇^①,邪勢必乘虛內陷,虛處受邪,為難治也。(36)

【注解】

①空竇:空虚之处。

【释义】

本条论述产后温病的治疗原则。

1. 由于产后不仅阴血耗损,阳气亦不足,历代医家有"胎前宜凉,产后宜温"之说,认为应慎用苦寒之品,以免苦燥伤阴、寒凉伤阳而使虚者更虚,病情加重,但这仅指一般产后调理常用之法,不是绝对的用药禁忌。若产后感受温邪发为温病,邪热充斥上、中二焦,为了及时祛邪外出,可酌量使用苦寒药以清热祛邪并无妨碍,但须注意勿使下焦阴血受损。

2. 因产后体质虚弱,病温当按虚人病温治疗,防止邪热乘虚内陷而生变,故叶氏曰"当如虚怯人病邪而治"。产后病温还须慎用补益药,以免滋腻恋邪,总之要注意勿犯"实实虚虚"之禁。

【选注】

凌嘉六《温热类编》:"庞安常曰:伤寒产后恶露为热搏不下,烦闷胀喘狂言者,抵当汤及桃仁承气汤主之。治伤寒小产,恶露不行,腹胀烦闷欲死,大黄桃仁汤,朴硝、大黄等分末之,每一钱或二钱,桃仁去皮尖碎之,浓煎汤调下,以通为度。"

【原文】

如經水適來適斷,邪將陷血室^①,少陽傷寒言之詳悉,不必多贅。但數動與正傷寒不同,仲景立小柴胡湯,提出所陷熱邪,參、棗扶胃氣,以沖脈隸屬陽明也,此與虛者爲合治。若熱邪陷入,與血相結者,當從陶氏小柴胡湯^②去參、棗加生地、桃仁、楂肉、丹皮或犀角等。若本經^③血結自甚,必少腹滿痛,輕者刺期門,重者小柴胡湯去甘藥,加延胡、歸尾、桃仁,挾寒加肉桂心,氣滯者加香附、陳皮、枳殼等。然熱陷血室之證,多有譫語如狂之象,防是陽明胃實,當辨之。血結者身體必重,非若陽明之輕旋便捷者。何以故耶?陰主重濁,絡脈被阻,側旁氣痹^④,連胸背皆拘束不遂,故袪邪通絡,正合其病。往往延久,上逆心包,胸中痛,即陶氏所謂血結胸^⑤也。王海藏出一桂枝紅花湯^⑥加海蛤、桃仁,原是表裏上下一齊盡解之理,看此方大有巧手,故錄出以備學者之用。(37)

笔记栏

【注解】

①血室:有三种解释,即冲脉、肝脏、子宫。此处是指子宫。

②陶氏小柴胡汤:陶节庵《伤寒全生集》治妇人热入血室有小柴胡汤加红花、生地、当归、桂枝、丹皮等加味法。

③本经:指足厥阴肝经。这里实是"血室"的互用词。

④侧旁气痹:指胁及少腹痞痛不舒,皆属"肝之分野"。

⑤血结胸:陶节庵《伤寒全生集》中所说的血结胸,指伤寒阳证,吐衄血不尽,蓄在上焦,症见胸腹胀满硬痛,身热,漱水不咽,喜忘如狂,大便黑,小便利,方用犀角地黄汤、抵当汤、桃核承气汤。

⑥桂枝红花汤:据《中国医学大辞典》,本方即桂枝汤加红花。原文中所说的王海藏所制的桂枝红花汤加海蛤、桃仁之出处尚待查实。

【释义】

本条论述热入血室的证治。

1. 妇人感受温邪适值月经来潮,或将净之时,因血室较平时空虚,邪气容易乘虚内陷,易形成热入血室证。由于体质强弱和感邪轻重有别,热入血室的治疗用药也不尽相同。

2. 如妇人经水适来适断之时感受寒邪,邪从少阳将陷血室,或初陷而未深,见寒热往来而脉弦者,可用小柴胡汤清透少阳,此《伤寒论》《金匮要略》中论述较详。血室与冲脉相系隶属阳明胃经,寒邪逐渐化热将内陷时,往往胃中空虚,故于小柴胡汤中加入甘温益气之人参、大枣,扶助胃气,祛邪外出,适用于邪热内陷而血未结者。在温病过程中,热入血室与血搏结,脉证与伤寒不同,不可用小柴胡汤原方,应适当加减。临证时若见神昏谵语如狂,少腹拘急而痛,或经行不畅,舌绛或有瘀点,当用陶氏小柴胡汤去人参、大枣等甘温助热之品,加生地、桃仁、楂肉、丹皮或犀角(已禁用,以水牛角代)等清热凉血、活血祛瘀的药物;若血室及其经络血结较甚,见少腹满痛,轻者可刺期门,以行气活血;重者用小柴胡汤去参、草、枣等甘味壅补之品,加延胡、归尾、桃仁等活血散瘀药物;如兼寒邪凝滞,小腹畏寒者,加肉桂心温散寒邪;兼气滞而胁腹作胀明显者,加香附、陈皮、枳壳等理气行滞。

3. 热入血室,瘀热扰心,证见谵语如狂,易与阳明胃热所致的谵语相混淆,应当加以鉴别。热入血室而神昏者,瘀血内阻,周身经络气血运行不畅,故可见身体困重,胁及少腹痞痛不舒,牵连胸背部亦拘束不遂,治宜凉血解毒祛邪,活血化瘀通络之法。阳明胃实而神昏者,无瘀血内阻,气血流畅,故肢体活动较为轻便。二者之鉴别,还须结合具体脉证及月经情况全面分析。

4. 热入血室证,瘀热日久不解,上逆致使胸膈气血郁结,甚至内扰心包,形成血结胸,证见胸胁胀满硬痛,谵妄如狂,大便黑,小便利等症,治宜凉血解毒,活血祛瘀。王海藏用桂枝红花汤(即《伤寒论》桂枝汤加红花)加海蛤、桃仁,调和营卫,通行上下,为"表里上下一齐尽解"之剂,可供临床加减应用。

【选注】

王孟英《温热经纬》:"温邪热入血室有三证,如经水适来,因热邪陷入而搏结不行者,此宜破其血结;若经水适断,而邪乃乘血舍之空虚以袭之者,宜养营以清热;其邪热传营,逼血妄行,致经末当期而至者,亦清热以安营。"

周学海《周氏医学丛书·温热论》:"数动指脉言,与伤寒弦细不同。先生之意,盖谓少阳伤寒,仍在气分,故脉弦细,可用参、枣扶胃提邪也。若温病热邪将陷血室,即有与血相结之势,故脉即见数动也。"

笔记栏

学习小结

　　《温热论》为温病学奠基之作,明确提出温病的病因是温邪,阐明了温病的发生发展规律,突破了"伏寒化温"的温病病因说,及邪从皮毛而入的传统认识,为新感温病的理论形成奠定了基础。对温病的感邪途径提出了"上受"之说,即邪从口鼻而入,特别提出了"首先犯肺",然后可以顺传气分或逆传心包。病变在气分,可分别出现邪留三焦、致成里结(胃与肠)等不同部位的病变。病变进一步发展可传入营分乃至血分。另外,本篇对温病卫气营血的传变、温病重症的神昏和痉厥、后期的伤阴等方面的论述,都是对温病发展规律的总结。创立温病学卫气营血辨证论治的理论体系,丰富和发展了温病诊断学的内容,包括舌诊、验齿、辨斑疹、白㾦等诊断方法,这些内容多数是前人未论及的,属叶氏独到经验,对于充实中医诊断辨证学的内容有很大的价值。最后叶氏还讨论了妇女在胎前产后以及月经先后期间温病的证治要点,实发前人所未发,具有重要的理论和临床价值。

（鲁玉辉）

复习思考题

1. 如何理解"温邪上受,首先犯肺,逆传心包"?

2. 叶天士说"在卫,汗之可也";吴鞠通说"温病忌汗"。二者是否矛盾? 为什么?

3. 叶天士提出的"分消走泄",其含义是什么?

4. 叶天士论述的邪正交争之战汗,有哪些不同的转归?

5. 叶天士说"斑出热不解者,胃津亡也",应怎样理解? 治疗原则是什么?

6. 如何理解"通阳不在温,而在利小便;救阴不在血,而在津与汗"?

7. 如何区别运用开泄法与苦泄法?

8. 何谓"先安未受邪之地"?

扫一扫
测一测

ER-12-1

《温热论》
选读音频

第十三章

《湿热病篇》

学习目标

1. 掌握湿热病的病因、发病特点、感邪途径、病变中心、病机演变特点,湿热证的辨证论治及方药运用;
2. 熟悉薛生白学术思想和代表性著作。

第一节　薛生白与《湿热病篇》

薛生白(1681—1770),名雪,字生白,号一瓢,又号扫叶老人,江苏吴县人。薛氏出身于书香门第,博学多才,工画兰,善拳勇,精于医学,尤其擅长湿热病辨治。《湿热病篇》是论述湿热病的专著,使湿热病证治在温病学中自成体系,丰富充实了温病学说的内容。该篇采用条辨的方式,对湿热病的病因、病机、传变、诊断、治疗等进行了系统而全面的论述。同时还附有暑病、寒湿、下利等病证的辨治内容,与湿热病进行鉴别对比。本篇对诊治湿热病有重要的指导意义,故广为后世所宗,被列为医家必读之书。薛氏医学方面的著作还有《医经原旨》《扫叶庄医案》等,在文学方面的著作有《吾以吾集》《一瓢诗话》等。

《湿热病篇》约成书于乾隆三十五年(1770)以前,初刊于道光十一年(1831)。版本有多种不同,条文多少互有出入。本教材根据王孟英《温热经纬》所载《薛生白湿热病篇》条文为依据,予以归类叙述。原文后数字,为《湿热病篇》条文顺序。

第二节　《湿热病篇》解读

一、湿热病提纲

【原文】

濕熱證,始惡寒,後但熱不寒,汗出胸痞,舌白,口渴不引飲。(1)

自注:此條乃濕熱證之提綱也。濕熱病屬陽明、太陰經者居多,中氣實則病在陽明,中氣虛則病在太陰。病在二經之表者,多兼少陽三焦,病在二經之裏者,每兼厥陰風木。以少陽厥陰同司相火,陽明太陰濕熱內鬱,鬱甚則少火皆成壯火,而表裏上下充斥肆逆,故是證最易耳聾、乾嘔、發痙、發厥。而提綱中不言及者,因以上諸證,皆濕熱病兼見之變局,而非濕熱病必見之正局也。始惡寒者,陽為濕遏而惡寒,終非若寒傷於表之惡寒,後但熱不寒,則鬱而成熱,反惡熱矣。熱盛陽明則汗出,濕蔽清陽則胸痞,濕邪內盛則舌白,濕熱交蒸則舌黃,熱則液不升而口渴,濕則飲內留而不引飲。然所云表者,乃太陰陽明之表,而非太陽之表。太陰之表四肢也,陽明也;陽明之表肌肉也,胸中也。故胸痞為濕熱必有之證,四肢倦怠,肌肉煩疼,亦必並見。其所以不幹太陽者,以太陽為寒水之腑,主一身之表,風寒必自表入,故屬太陽。濕熱之邪從表傷者十之一二,由口鼻入者十之八九。陽明為水穀之海,太陰為濕土之臟,故多陽明、太陰受病。膜原者,外通肌肉,內近胃腑,即三焦之門戶,實一身之半表半裏也。邪由上受,直趨中道,故病多歸膜原。要之濕熱之病,不獨與傷寒不同,且與溫病大異。溫病乃少陰、太陽同病,濕熱乃陽明、太陰同病也。而提綱中不言及脈者,以濕熱之證脈無定體,或洪或緩,或伏或細,各隨證見,不拘一格,故難以一定之脈,拘定後人眼目也。

濕熱之證,陽明必兼太陰者,徒知臟腑相連,濕土同氣,而不知當與溫病之必兼少陰比例。少陰不藏,木火內燔,風邪外襲,表裏相應,故為溫病。太陰內傷,濕飲停聚,客邪再至,內外相引,故病濕熱。此皆先有內傷,再感客邪,非由腑及臟之謂。若濕熱之證不挾內傷,中氣實者其病必微,或有先因於濕,再因饑勞而病者,亦屬內傷挾濕,標本同病。然勞倦傷脾為不足,濕飲停聚為有餘,所以內傷外感孰多孰少,孰實孰虛,又在臨證時權衡矣。

【释义】

此条为湿热病的提纲。

1. 湿热病初起证候。湿热病初起表现为恶寒,后但热不寒,汗出胸痞,舌白,口渴不引饮等。始恶寒为湿困肌表,阳为湿遏;后但热不寒系湿郁化热,邪在气分;汗出为湿热郁蒸;胸痞为湿蔽清阳,气机阻滞;舌白为湿邪内盛;口渴不引饮为湿热内阻,津不上承;脉象或洪或缓或伏或细,说明湿热病证候演变较为复杂,脉象不定。另外,湿邪困表,尚有四肢倦怠、肌肉烦疼等症。

2. 湿热病的病因、受邪途径及病机变化。湿热病病因是湿热之邪,受邪途径是口鼻、皮毛,而以口鼻为主。湿热病的发生多有内外之邪相引的特点,素体脾虚湿盛,容易感受湿热之邪。其病变中心在中焦脾胃,因为阳明胃为水谷之海,太阴脾为湿土之脏。湿热病发展过程中,因患者体质或用药的差异,有偏于阳明和太阴的不同。如果中气强,则病在阳明,偏于胃,可表现为湿热并重或热重于湿;如果中气虚弱,则病在太阴,偏于脾,可表现为湿重于热。

3. 湿热病的正局与变局。提纲中所列的症状,均是湿热病正局的见症。湿热病邪在卫分及邪郁蒸于气分尚未化热化火的证候就是正局。湿热病湿热蕴蒸日久化燥化火或深入营血,出现手厥阴心包和足厥阴肝经的病变,即是湿热病的变局。变局的表现,有耳聋、干呕、发痉、发厥等。

4. 湿热病表证与伤寒表证的区别。二者均可有恶寒发热等表证,但伤寒表证为太阳之表,病位在皮毛,病理性质为寒邪束表,经气郁滞,腠理闭塞,故头痛、身痛、无汗、脉浮紧等症状较突出;湿热病表证为太阴阳明之表,病位在四肢、胸中,病理性质为湿热阻滞,气机不畅,故有头重如裹、四肢倦怠、肌肉酸痛、胸痞等表现。

5. 湿热病与温热类温病的区别。二者发病均有"先有内伤,再感客邪"特点。条文中所说的温热病指的是伏气温病的春温。春温作为温热类温病的代表,发病机理为先有肾精不足,再感外邪,为"少阴太阳同病"的温病,初起里热重,阴伤明显。而湿热病初起表湿、里湿较重。

薛生白首条论湿热病与温热病、伤寒的区别,旨在通过对此三种外感病的区别,确立湿热病的辨证体系,为临床对温热病、湿热病的分证论治提供依据。

湿热病是外感热病中的一大类,系感受湿热、暑湿病邪而致。从广义上讲,湿热病包括湿温、暑温夹湿、伏暑等多种湿热类温病。

二、邪在卫表

【原文】

濕熱證,惡寒無汗,身重頭痛,濕在表分。宜藿香、香薷、羌活、蒼朮皮、薄荷、牛蒡子等味。頭不痛者,去羌活。(2)

自注:身重惡寒,濕遏衛陽之表證。頭痛必挾風邪,故加羌活,不獨勝濕,且以祛風。此條乃陰濕傷表之候。

【释义】

此条论述阴湿伤表证治。

阴湿即湿未化热之意,而非寒湿之谓。湿伤于表,卫阳被遏,故恶寒无汗。湿为阴邪,重浊黏滞,气机被困,则头痛身重。湿未化热,病在卫表,治以辛温芳香为主,以藿香、香薷辛温芳化,疏散表湿,行气和中;羌活、苍术皮祛风除湿,疏表止痛;薄荷、牛蒡子有助透邪解表之功。湿热病以头重头沉为多,头痛多由于夹风邪,所以头不痛可去羌活。

【原文】

濕熱證,惡寒發熱,身重,關節疼痛,濕在肌肉,不為汗解。宜滑石、大豆黃卷、茯苓皮、蒼朮皮、藿香葉、鮮荷葉、白通草、桔梗等味。不惡寒者,去蒼朮皮。(3)

自注:此條外候與上條同,唯汗出獨異。更加關節疼痛,乃濕邪初犯陽明之表。而即清胃脘之熱者,不欲濕邪之鬱熱上蒸,而欲濕邪之淡滲下走耳。此乃陽濕傷表之候。

【释义】

此条论述湿邪伤表,湿已化热的证治。

湿邪伤表,故有恶寒、身重等症。与上证不同的是湿已化热,故有发热。脾主四肢、肌肉,湿着肌肉、肢节,则身重关节疼痛。其特点是肌肉关节疼痛和发热不为汗解。前证湿未化热,治以芳香辛散为主;本证湿已化热,治以轻清泄热,淡渗利湿。滑石、豆卷、白通草清热兼以渗湿;藿香叶、鲜荷叶芳香化湿;茯苓皮、苍术皮宣表渗湿;桔梗宣通上焦肺气,肺气化则湿亦化。诸药共奏清热祛湿,分消湿热之功。

【原文】

濕熱證,胸痞發熱,肌肉微疼,始終無汗者,腠理暑邪內閉。宜六一散一兩,薄荷葉三、四分,泡湯調下,即汗解。(21)

自注:濕病發汗,昔賢有禁。此不微汗之,病必不除。蓋既有不可汗之大戒,複有得汗始解之治法,臨證者當知所變通矣。

【释义】

本条论述暑湿郁表轻证证治。

1. 湿热邪气佛郁于肌表而不外泄,故发热无汗;湿蕴肌肉,故肌肉微疼;湿蔽胸中清阳,气机不宣,故胸痞。治宜泄卫透表,清化湿热,使病邪从表解。六一散利湿泄热,薄荷辛凉透泄。由于本证感邪及发病均较轻微,故用药简,剂量轻,并泡汤调服,取其微汗微利,使湿热从外与小便排出,即轻以去实之治法也。

2. 六一散加薄荷即鸡苏散,治疗腠理为暑邪(暑湿)内闭证。但此证之表,仅见肌肉微痛,胸痞、发热亦不甚,可知是轻证,所用汗法,亦是轻清宣达之品,不能与湿温病初起禁用辛温发汗中的辛温剂相混淆。

三、邪在气分

(一) 邪在上焦

【原文】

濕熱證,初起壯熱口渴,脘悶懊憹①,眼欲閉,時譫語,濁邪蒙閉上焦。宜湧泄,用枳殼、桔梗、淡豆豉、生山栀,無汗者加葛根。(31)

自注:此與第九條宜參看,彼屬餘邪,法當輕散;此則濁邪蒙閉上焦,故懊憹脘悶。眼欲閉者,肺氣不舒也。時譫語者,邪鬱心包也。若投輕劑,病必不除。《經》曰:"高者越之",用栀豉湯湧泄之劑,引胃脘之陽而開心胸之表,邪從吐散。

【注解】

①懊憹:心中郁烦难受,闷乱不宁,为心神受扰之候。

【释义】

本条论述湿热浊邪蒙闭上焦气分证治。

本证为暑湿、湿热浊邪蒙蔽上焦清阳,欲闭心包之候。壮热口渴,脘闷懊憹,为湿邪化热,由卫入气,阻于上焦。湿热之邪阻于上焦气分,欲内蒙心包,则眼欲闭而时谵语。本证眼欲闭、时谵语,与热入心包之神昏谵语、舌质红绛不同,神志症状较轻,故用栀、豉、枳、桔以清开上焦之气,气化湿亦化,湿去则热孤。若佐以菖蒲、郁金等更为对证。无汗加葛根,似不如藿香、豆卷为优。原文说"宜涌泄",并说栀豉汤为涌泄之剂,似不确切。本条实为用栀子豉汤加枳壳、桔梗治疗湿热上蒙所引起的神志异常的轻证,并非涌吐。

【原文】

濕熱證,初起即胸悶,不知人,瞀亂①大叫痛,濕熱阻閉中上二焦。宜草果、檳榔、鮮菖蒲、芫荽、六一散各重用,或加皂角,地漿水②煎。(14)

自注:此條乃濕熱俱盛之候。而去濕藥多清熱藥少者,以病邪初起即閉,不得不以辛通開閉為急務,不欲以寒涼凝滯氣機也。

【注解】

①瞀乱:瞀,读 mào,视物不明,甚至昏蒙。瞀乱:视物不明,心中闷乱,甚至神识昏蒙。

②地浆水:将新汲水倒入约三尺深的黄土坑,俟其沉淀后,取其上清液,有清暑解毒之功。

【释义】

本条论述湿热秽浊阻闭上中二焦的证治。

1. 初起即胸闷、瞀乱、不知人,非热闭心包,乃湿热秽浊阻闭气机,蒙蔽清窍。大叫痛者,多因胸脘和胁腹剧痛,湿浊闭阻气机使然。因其湿热俱盛,兼夹秽浊,熏蒙阻闭,当急以辛通开闭,除湿逐秽治之。草果、槟榔、芫荽辛香燥湿辟秽,以开气机之阻闭;鲜菖蒲芳香化浊逐秽,以解清窍之壅塞;六一散清热利湿泄浊。若阻闭壅塞更甚者,可再加皂角之辛窜开通,地浆水解暑去浊。

2. 注家多谓本证为痧证,以辛通开闭为急务。若汤药缓不济急,可用灵验治痧成药,常用玉枢丹磨服或冲服,亦可用十滴水、藿香正气水,以至刮痧、针刺等。待证情缓解之后,即按湿热证辨证治疗。

3. 湿热病初起,未至蒙蔽心包和邪气内陷心包之际,一般不会出现昏乱不知人的严重症状。本条湿热病初起即不知人、瞀乱、大叫痛,非单纯湿热病邪熏蒸,必兼有秽浊之邪壅塞清窍,故沈宗淦认为是痧证。痧证除有胸脘腹疼痛甚至绞痛外,还同时伴有胸脘痞闷窒塞、呕恶闷乱、烦躁,甚则猝不知人等湿热秽浊壅滞气机、蒙蔽清阳的一系列表现,又称"暑秽""秽浊"。

(二) 邪在中焦

【原文】

濕熱證,寒熱如瘧,濕熱阻遏膜原,宜柴胡、厚樸、檳榔、草果、藿香、蒼朮、半夏、幹菖蒲、六一散等味。(8)

自注:瘧由暑熱內伏,秋涼外束而成。若夏月腠理大開,毛竅疏通,安得成瘧?而寒熱有定期,如瘧證發作者,以膜原為陽明之半表半裏,熱濕阻遏,則營衛氣爭,證雖如瘧,不得與瘧同治,故仿又可達原飲之例。蓋一由外涼束,一由內濕阻也。

【释义】

本条论述湿热阻遏膜原的证治。

1. 邪伏膜原,除见恶寒发热交替或寒热时起时伏外,还应见到舌苔白腻甚至垢浊、脘腹痞闷等湿浊内盛的症状。本证与疟疾相类,但疟疾发有定时,系内有伏暑,外束秋凉所致。而本证寒热无定期,寒甚热微,为湿热阻遏,正邪抗争,故治疗时仿吴又可达原饮宣透膜原、辟秽化浊。以柴胡透达少阳之邪;厚朴、草果、槟榔、半夏苦温燥湿,疏理中焦;藿香、菖蒲芳香化湿,宣通上焦;六一散利湿泄热,通导下焦。合奏宣达膜原,辟秽化浊之功。薛氏用药偏于温燥,适于寒甚热微之证,若蕴热较甚,须加竹叶、黄芩之品。

2. 邪在膜原为湿热病常见证候之一,薛生白于首条湿热病提纲自注中提出:"膜原者,外通肌肉,内近胃腑,即三焦之门户,实一身之半表半里也。"本条又说"膜原为阳明之半表半里。"语虽不同,意实一致。膜原位于半表半里,邪在膜原,既可出外肌表而解,又可内传于里而归于阳明。在证候性质上,湿热阻遏膜原,三焦气机阻塞,而尤以湿邪为盛;在病机归属上,膜原证属气分病变范围,可见于湿热病初期,也可见于湿热病发展过程中。

【原文】

濕熱證,舌遍體白,口渴,濕滯陽明,宜用辛開[1],如厚樸、草果、半夏、幹菖蒲等味。(12)

自注:此濕邪極盛之候。口渴乃液不上升,非有熱也。辛泄太過,即可變而為熱,而此時濕邪尚未蘊熱,故重用辛開,使上焦得通,津液得下也。

【注解】

[1]辛开:指用辛燥之品,以祛除湿邪的方法。辛能理气,燥可祛湿,湿化则气机得开,气机畅又可助湿

邪化,即后文所谓"辛泄"。

【释义】

本条论述湿邪极盛,尚未化热证治。

1. 舌遍体白为湿盛之象。湿邪阻遏,气不布津则口渴。若属湿邪化热之渴,其苔必黄腻。本证当有其他湿浊内阻见症,如脘闷呕恶,大便溏滞等。治宜苦温燥湿,辛香开气。故选用厚朴、草果、半夏、干菖蒲等苦温香燥之品,以燥湿化浊,辛开理气,使湿邪得化,气机得畅。

2. 本条较之上条,湿邪尤为偏盛。其形成,或感受湿邪偏多,或中气素亏、内湿素盛。在治疗上,厚朴、草果、半夏、菖蒲等都属苦温香燥药,既可燥湿,又可理气,即是"辛开"之意,但只可暂用而不可久用,一见湿开热显,即转手燥湿清热。

【原文】

濕熱證,初起發熱,汗出胸痞,口渴舌白,濕伏中焦。宜藿梗、蔻仁、杏仁、枳殼、桔梗、鬱金、蒼朮、厚樸、草果、半夏、乾菖蒲、佩蘭葉、六一散等味。(10)

自注:濁邪上幹則胸悶,胃液不升則口渴。病在中焦氣分,故多開中焦氣分之藥。此條多有挾食者,其舌根見黃色,宜加瓜蔞、楂肉、萊菔子。

【释义】

本条论述湿伏中焦,湿重于热证治。

1. 湿热邪气影响上中焦肺脾之气的宣化,故胸痞脘闷;湿重于热,故舌白;湿浊中阻,气不布津,故口渴而不欲饮。本证基本病机为湿热蕴阻,气机不宣,故用杏仁、枳壳、桔梗等轻宣上焦肺气,取气化则湿亦化之理。郁金、菖蒲、藿梗、佩兰、蔻仁等芳香化浊;苍术、厚朴、草果、半夏等苦辛温燥湿化浊;六一散清利湿中之热。全方上中下兼顾,而以中焦为主。

2. 胃液不升之口渴,由湿邪内阻,气不布津,津液不能上升所致,与胃液不足之口渴者不同,故薛氏治以化湿为主,湿化则气布,气布则津升,津升则口渴除。临床区分这两类口渴,属胃液不足者,必舌面干燥而渴欲引饮;属胃液不升者,必苔腻而渴不欲饮。本条总属湿邪偏盛,郁伏中焦证,自注中说"多有夹食者",说明常兼夹饮食内伤因素,舌根黄色属湿与食相夹而化热,苔亦必厚,加瓜蒌、山楂、莱菔子消食导滞,清化痰热。

【原文】

濕熱證,舌根白,舌尖紅,濕漸化熱,餘濕猶滯。宜辛泄佐清熱,如蔻仁、半夏、乾菖蒲、大豆黃卷、連翹、綠豆衣、六一散等味。(13)

自注:此濕熱參半之證。而燥濕之中,即佐清熱者,亦所以存陽明之液也。上二條憑驗舌以投劑,為臨證時要訣。蓋舌為心之外候,濁邪上熏心肺,舌苔因而轉移。

【释义】

本条论述中焦湿渐化热证治。

1. 舌根白,说明湿邪尚未化尽;舌尖红,说明热象已显。辛泄佐清热,即以辛开泄湿为主,清热为佐。蔻仁、半夏、菖蒲等辛香苦温之品合连翘以除湿清热;豆卷、绿豆衣、六一散利湿清热。诸药合用,既非过于辛燥,又非过于苦寒,共奏湿热分消之功。

2. 本条未叙述具体病状,也未点明病位,只是根据舌根白、舌尖红,即说明病变处于湿渐化热的湿热参半阶段。薛生白说:"凭验舌以投剂,为临证时要诀。"上述三条,前二条分别为舌白、舌遍体白,未见舌质红,本条舌尖红,说明湿邪已渐化热,热象已经显露。但由于本条舌根仍有白苔,说明湿邪仍然存在;无大热、壮热、口渴引饮等症,提示热势未盛,只是处在湿渐化热的过程中,所以总的来说还是湿重于热的证候。

【原文】

湿热證,壮熱口渴,自汗,身重,胸痞,脉洪大而長者,此太陰之濕與陽明之熱相合。宜白虎加蒼朮湯。(37)

自注:熱渴自汗,陽明之熱也;胸痞身重,太陰之濕兼見矣。脉洪大而長,知濕熱滯於陽明之經,故用蒼朮白虎湯以清熱散濕,然乃熱多濕少之候。白虎湯仲景用以清陽明無形之燥熱也。胃汁枯涸者,加人参以生津,名曰白虎加人参湯;身中素有痹氣者,加桂枝以通絡,名曰桂枝白虎湯,而其實意在清胃熱也。是以後人治暑熱傷氣身熱而渴者,亦用白虎加人参湯;熱渴、汗泄、肢節煩疼者,亦用白虎加桂枝湯;胸痞身重兼見,則於白虎湯中加入蒼朮以理太陰之濕;寒熱往來兼集,則於白虎湯中加入柴胡,以散半表半裏之邪。凡此皆熱盛陽明,他證兼見,故用白虎清熱,而複各隨證以加減。苟非熱渴汗泄,脉洪大者,白虎便不可投。辨證察脉,最宜詳審也。

【释义】

本条论述热重湿轻证治。

1. 壮热口渴,自汗,脉洪大而长者,为阳明热盛之象;身重胸痞,为太阴脾湿之证。石膏辛寒,辛能解肌热,寒能胜胃火;知母苦润,苦以泻火,润以滋燥;甘草、粳米益气养胃;苍术除太阴之湿。本方清阳明之热而理太阴之湿,对气分实热夹湿者有良好疗效。

2. 本证为热多湿少,见于湿热、暑热类疾病发展过程中,所以也是湿热病的常见证候。自注对白虎汤的加减应用论述颇详,很有临床指导意义。

(三) 邪在下焦

【原文】

湿热證,數日後自利,溺赤①,口渴,濕流下焦。宜滑石、豬苓、茯苓、澤瀉、萆薢、通草等味。(11)

自注:下焦屬陰,太陰所司②。陰道虚故自利③,化源滯則溺赤,脾不轉津則口渴。總由太陰濕盛故也。濕滯下焦,故獨以分利為治,然兼證口渴胸痞,須佐入桔梗、杏仁、大豆黃卷開泄中上,源清則流自潔④,不可不知。以上三條,俱濕重於熱之候。

濕熱之邪不自表而入,故無表裏可分,而未嘗無三焦可辨,猶之河間治消渴亦分三焦者是也。夫熱為天之氣,濕為地之氣,熱得濕而愈熾,濕得熱而愈橫。濕熱兩分,其病輕而緩,濕熱兩合,其病重而速。濕多熱少則蒙上流下,當三焦分治,濕熱俱多則下閉上壅而三焦俱困矣。猶之傷寒門二陽合病、三陽合病也。蓋太陰濕化、三焦火化,有濕無熱止能蒙蔽清陽,或阻於上,或阻於中,或阻於下,若濕熱一合,則身中少火悉化為壯火,而三焦相火有不起而為虐者哉?所以上下充斥,內外煎熬,最為酷烈。兼之木火同氣,表裏分司,再引肝風,痙厥立至。胃中津液幾何,其能供此交征乎?至其所以必屬陽明者,以陽明為水穀之海,鼻食氣,口食味,悉歸陽明。邪從口鼻而入,則陽明為必由之路。其始也,邪入陽明,早已先傷其胃液,其繼邪盛三焦,更欲資取於胃液,司命者可不為陽明顧慮哉?

或問木火同氣,熱盛生風,以致痙厥,理固然矣。然有濕熱之證,表裏極熱,不痙不厥者何也? 余曰:風木為火熱引動者,原因木氣素旺,肝陰先虧,内外相引,兩陽相煽,因而動張,若肝腎素優,並無裏熱者,火熱安能招引肝風也! 試觀產婦及小兒,一經壯熱,便成瘛疭者,以失血之後,與純陽之體,陰氣未充,故肝風易動也。

或問曰:亦有陰氣素虧之人,病患濕熱,甚至斑疹外見,入暮譫語,昏迷而不痙不厥者,何也? 答曰:病邪自盛於陽明之營分,故由上脘而熏胸中,則入暮譫妄。邪不在三焦氣分,則金不受囚,木有所畏,未敢起而用事,至於斑屬陽明,疹屬太陰,亦二經營分熱極,不與三焦相干,即不與風木相引也。此而痙厥,必胃中津液盡涸,耗及心營,則肝風亦起,而其人已早無生理矣。

【注解】

①溺赤:小便短少,涩滞不畅,非单指小便红赤。

②下焦属阴,太阴所司:指位于下焦的大小肠、膀胱与太阴脾在生理病理上密切相关。

③阴道虚故自利:肠道功能失司,湿胜则濡泄,非指虚证。

④源清则流自洁:上源肺的主水功能正常,则下源肾、膀胱水道通利。

【释义】

本条论述湿流下焦、泌别失职证治。

1. 湿热阻于下焦,小肠不能分清泌浊,所以小便赤涩而大便溏泄;湿邪阻滞气机,津液不能上升,故口虽渴而不甚思饮。治以分利湿邪,以茯苓、猪苓、泽泻淡渗利湿,通利小便,湿邪得去,则小肠分清泌浊功能得以复常,溏泄自然得止;滑石利水通淋,萆薢分利湿浊、通草清热利尿,药取淡渗利湿之品,以求湿热两分,邪从下泄。

2. 本证湿滞下焦,泌别失职,有自利、涩赤、口渴等症,薛氏"独以分利为治",所选药物皆淡渗利湿、通利小便之品。自注中提出若兼胸痞口渴,则佐桔梗、杏仁、大豆黄卷开泄中上焦气机,达到源清流洁的目的。"湿热两分,其病轻而缓;湿热两合,其病重而速",则强调了三焦分治、湿热两分在湿热病治疗中的意义。自注中所言"太阴湿盛"之语,是提示本证病机为湿重热轻,并非指病位在脾。

【原文】

濕熱證,四五日,忽大汗出,手足冷,脈細如絲或絕,口渴,莖痛,而起坐自如,神清語亮。乃汗出過多,衛外之陽暫亡,濕熱之邪仍結,一時表裏不通,脈故伏,非真陽外脫也。宜五苓散去朮加滑石、酒炒川連、生地、菖皮等味。(29)

自注:此條脈證,全似亡陽之候,獨於舉動神氣得其真情,噫! 此醫之所以貴識見也。

【释义】

本条论述湿热病卫阳暂亡而湿热结于下焦的证治。

湿热病四五日,湿热流连气分之际,忽大汗出,为正气祛邪自肌腠外出,从汗而解之象。汗出过多,卫阳暂亡,故见手足冷、脉细欲绝。但起坐自如、神清语亮,全无神倦欲寐、郑声息微之象,可知非阴盛亡阳之候。口渴、茎痛,为湿热阻于下焦,阴液亦伤之证。药用"四苓"加滑石,以导湿热下行;生地育阴而折虚热,与川连合用清心导赤;黄芪皮实卫固表止汗。

诸药相配,虚实兼顾,用法周密。

四、邪在营血

【原文】

濕熱證,壯熱口渴,舌黃或焦紅,發痙,神昏譫語或笑,邪灼心包,營血已耗。宜犀角、羚羊角、連翹、生地、玄參、鉤藤、銀花露、鮮菖蒲、至寶丹等味。(5)

自注:上條言痙,此條言厥。溫暑之邪本傷陽氣,及至熱極逼入營陰,則津液耗而陰亦病。心包受灼,神識昏亂。用藥以清熱救陰,泄邪平肝為務。

【释义】

本条论述湿热化燥、内陷心营所致气营两燔的证治。

1. 湿热证留恋日久,化燥伤阴而入于营分,必营血耗伤。壮热口渴,苔黄舌红,说明邪从气分而来,且气分证仍存。热入心营,痰热内闭心包,故神昏谵语或笑;气营之热引动肝风,故发痉。治宜清营泄热,开窍息风。用犀角(已禁用,以水牛角代)、连翘、生地、玄参清热养阴,钩藤、羚羊角凉肝息风,银花露、鲜菖蒲合至宝丹清心开窍。

2. 本证为湿热日久不解,病从阳明化燥化火,传入营分所致的气营两燔证。气营之液皆被灼,所以有壮热口渴、苔黄、舌焦红。发痉、神昏谵语或笑,是心包和肝经都受邪。自注中说"此条言厥",是指邪陷心包的昏厥;"上条言痉"指原文第四条,将在下文"湿热致痉"中讲解。本证两厥阴同病,至宝丹有清热解毒、开窍醒神的作用,石菖蒲辛香开窍,二者对于由湿热化燥而来的闭窍证较适合。不用安宫牛黄丸,虑其有余湿之故。本证也可用《温病条辨》清宫汤去莲心、麦冬,加金银花、赤小豆皮煎汤送至宝丹治疗。

【原文】

濕熱證,壯熱煩渴,舌焦紅或縮,斑疹,胸痞,自利,神昏痙厥,熱邪充斥表裏三焦,宜大劑犀角、羚羊角、生地、玄參、銀花露、紫草、方諸水[①]、金汁、鮮菖蒲等味。(7)

自注:此條乃痙厥中之最重者,上為胸悶,下挾熱利,斑疹痙厥,陰陽告困。獨清陽明之熱,救陽明之液為急務者,恐胃液不存,其人自焚而死也。

【注解】

①方诸水:又名明水,方诸为古代在月下承取露水的器具名称。一说方诸水用大蚌,磨之令热,向月取之则水生,即当明月当空时,取蚌体分泌之汁液。性甘寒无毒,有止渴除烦,明目定心之功。

【释义】

本条论述湿热化燥,热邪充斥表里三焦,气血两燔的证治。

1. 阳明气分热盛则壮热口渴;热毒燔灼于气营(血),阴液大伤,则舌焦红或缩,外发斑疹;湿邪未净,则胸痞自利;热邪犯于手足厥阴则神昏痉厥。急需大剂凉血解毒、清热生津、开窍息风以治。犀角(已禁用,以水牛角代)、羚羊角、生地、玄参、银花露、紫草、方诸水、金汁等清热解毒,凉血养阴,清肝息风;鲜菖蒲化痰开窍。其他如白虎汤、紫雪丹、神犀丹等亦可随证选用。

2. 本证热邪充斥表里三焦,故薛氏说"乃痉厥中最重者"。烦渴、舌焦,说明阴液耗伤重,故薛氏提出"独清阳明之热,救阳明之液"的治则。气营(血)热毒燔炽,当以大剂清营凉血、凉肝息风、泻火解毒药治之,热毒去则阴液得救,生机得存。本证治疗中未能体现"救阳明之液",故有人提出可加白虎汤或加石膏、知母、麦冬、芦根之类。《温病条辨》有玉女煎去牛膝、熟地,加细生地、元参方也可用,或用清瘟败毒饮合犀角地黄汤。

【原文】

濕熱證,經水適來,壯熱口渴,譫語神昏,胸腹痛,或舌無苔,脈滑數,邪陷營分。宜大劑犀角、紫草、茜根、貫眾、連翹、鮮菖蒲、銀花露等味。(32)

自注:熱入血室,不獨婦女,男子亦有之,不第涼血,並須解毒,然必重劑乃可奏功。

【释义】

本条论述湿热化燥化火,热入血室的证治。

湿热病见壮热口渴,谵语神昏,有似阳明热盛证,然而发生于经水适来之时,有胸腹痛,无大汗,脉滑数,说明并非阳明热盛,而是湿热化燥化火,乘经水适来之际,陷入血室并与血相结。热入血分,心神被扰,故见谵语神昏;瘀热互结,血行瘀滞,故胸腹痛,而尤以少腹痛为著;舌无苔为热入血分之征,其舌质必绛;脉滑数为热盛。本证热在血分不在气分,治以大剂犀角(已禁用,以水牛角代)、紫草、贯众、连翘、银花露凉血解毒,并佐鲜菖蒲辟秽开窍,茜根行血化瘀,以使热退神安。

热入血室证始见于《伤寒论》,《金匮要略》收入妇人杂病篇。温病学家吴又可、叶天士、吴鞠通、王孟英、何廉臣等,都有热入血室证候和治疗方面的论述。总的来说,热入血室以女子月经适来适断为前提,临床可作为诊断的依据。薛生白说男子也有热入血室证,可作为参考。

【原文】

濕熱證,上下失血或汗血[1],毒邪深入營分,走竄欲泄。宜大劑犀角、生地、赤芍、丹皮、連翹、紫草、茜根、銀花等味。(33)

自注:熱逼而下上失血、汗血,勢極危,而猶不即壞者,以毒從血出,生機在是。大進涼血解毒之劑,以救陰而泄邪,邪解而血自止矣。血止後,須進參、蓍善後乃得。汗血即張氏[2]所謂肌衄也。《內經》謂"熱淫於內,治以鹹寒",方中當增入鹹寒之味。

【注解】

[1]汗血:又称肌衄,指表络伤而血从腠理而出。

[2]张氏:清代张璐,于康熙三十四年(1695)撰《张氏医通》,其卷五中有诸血门论述。

【释义】

本条论述湿热化燥深入营血,热盛动血的证治。

湿热化燥深入血分,邪热迫血妄行,上则吐血、衄血,下则便血、溺血,血从腠理而出则汗血,汗血即肌衄也。故以大剂犀角(已禁用,以水牛角代)、生地、连翘、紫草、银花凉血解毒,赤芍、丹皮、茜根活血行瘀。本证与上条热入血室证,均属热入血分所致,故治疗方药亦基本一致。

五、变证

(一) 湿热致痉

【原文】

濕熱證,三四日即口噤,四肢牽引拘急,甚則角弓反張,此濕熱侵入經絡脈隧

中。宜鮮地龍、秦艽、威靈仙、滑石、蒼耳子、絲瓜藤、海風藤、酒炒黃連等味。(4)

自注：此條乃濕邪挾風者。風為木之氣，風動則木張，乘入陽明之絡則口噤，走竄太陰之經則拘攣，故藥不獨勝濕，重用息風。一則風藥能勝濕，一則風藥能疏肝也。選用地龍、諸藤者，欲其宣通脈絡耳。

或問：仲景治痙，原有桂枝加栝蔞根及葛根湯兩方，豈宜於古而不宜於今耶？今之痙者與厥相連，仲景不言及厥，豈《金匱》有遺文耶？余曰：非也。藥因病用，病源既異，治法自殊。傷寒之痙自外來，證屬太陽，治以散外邪為主；濕熱之痙自內出，波及太陽，治以息內風為主。蓋三焦與肝膽同司相火，中焦濕熱不解，則熱盛於裏，而少火悉成壯火，火動則風生，而筋攣脈急；風煽則火熾，而識亂神迷。身中之氣，隨風火上炎，而有升無降，常度盡失，由是而形若屍厥。正《內經》所謂"血之與氣，並走於上，則為暴厥"者是也。外竄經脈則成痙，內侵膻中則為厥。痙厥並見，正氣猶存一線，則氣複反而生。胃津不克支持，則厥不回而死矣。所以痙之與厥，往往相連，傷寒之痙自外來者，安有是哉？

暑月痙證與霍亂同出一源，風自火生，火隨風轉，乘入陽明則嘔，賊及太陰則瀉，是名霍亂；竄入筋中則攣急，流入脈絡則反張，是名痙。但痙證多厥，霍亂少厥。蓋痙證風火閉鬱，鬱則邪勢愈甚，不免逼亂神明，故多厥；霍亂風火外泄，泄則邪勢外解，不至循經而走，故少厥。此痙與霍亂之分別也。然痙證邪滯三焦，三焦乃火化，風得火而愈煽，則逼入膻中而暴厥；霍亂邪走脾胃，脾胃乃濕化，邪由濕而停留，則淫及諸經而拘攣。火鬱則厥，火竄則攣。又痙與厥之遺禍也，痙之攣結，乃濕熱生風；霍亂之轉筋，乃風來勝濕。痙則由經及臟而厥，霍亂則由臟及經而攣，總由濕熱與風淆亂清濁，升降失常之故。大濕多熱少，則風入土中而霍亂，熱多濕少，則風乘三焦而痙厥。厥不返者死，胃液乾枯，火邪盤踞也；轉筋入腹者死，胃液內涸，風邪獨勁也。然則胃中之津液，所關顧不鉅哉？厥證用辛開，泄胸中無形之邪也；乾霍亂用探吐，泄胃中有形之滯也。然泄邪而胃液不上升者，熱邪愈熾，探吐而胃液不四布者，風邪更張，終成死候，不可不知。

【釋義】

本條論述濕熱夾風，侵犯經絡而致痙的証治。

1. 阳明经脉环口夹唇,病邪侵入阳明经脉,故口噤。脾主四肢,湿邪走窜太阴之经,则四肢牵引拘挛,甚者可角弓反张。证属湿热夹风,治宜清热除湿,祛风通络。选用威灵仙、秦艽、苍耳子祛风除湿;滑石、黄连除湿清热;地龙、诸藤宣通脉络。

2. 本证有口噤、四肢牵引拘急,甚则角弓反张的动风表现,薛氏指明是湿热动风,病机是"湿热侵入经络脉隧中""湿热夹风",此处之经络脉隧是"阳明之络""太阴之经",而不是厥阴肝经。此证由湿热夹风侵犯经络筋脉所引起,当属气分湿热证,治疗以清热除湿、散风通络为主。薛氏在自注中详细论述了痙的证治,还对伤寒之痙与湿热之痙、暑月痙证与霍乱做了鉴别,其中"外窜经络则成痙,内侵膻中则为厥""火郁则厥,火窜则挛",高度概括了痙厥发生的机理,有重要指导意义。

【原文】

濕熱證，發痙，神昏笑妄，脈洪數有力，開泄不效者，濕熱蘊結胸膈，宜仿涼膈

散。若大便數日不通者,熱邪閉結腸胃,宜仿承氣微下之例。(6)

自注:此條乃陽明實熱,或上結,或下結。清熱泄邪止能散絡中流走之熱,而不能除腸中蘊結之邪,故陽明之邪仍假①陽明為出路也。

【注解】

①假:凭借。

【释义】

本条论述湿热化燥热结阳明,波及厥阴出现痉厥变证的证治。

发痉、神昏笑妄似属邪入手足厥阴,但邪入心包之神昏笑妄,脉多细数,舌必红绛,今脉洪数有力而未言舌绛,则非邪入心包可知,所以使用开泄不效。肝经热盛发痉,脉多弦数,今脉洪数有力,且有大便不通,是为阳明热邪亢盛之象。所以本证之发痉、神昏笑妄,均为阳明热结所致,治宜攻下逐邪,釜底抽薪,使阳明里结之邪,仍从阳明下行外出。其热结偏于上在胸脘者,用凉膈散,于攻泻之中兼以清宣郁热;热结偏于下在肠腑者,用承气攻下。本证治疗,着眼于攻逐邪热,邪热得去,热结得开,厥阴之灼热得除,神昏发痉亦随之消解。

【原文】

濕熱證,口渴,苔黃起刺,脈弦緩,囊縮舌硬,譫語昏不知人,兩手撮摸,津枯邪滯①。宜鮮生地、蘆根、生首烏、鮮稻根等味。若脈有力,大便不通,大黃亦可加入。(35)

自注:胃津劫奪,熱邪內據,非潤下以泄邪則不能達,故仿承氣之例,以甘涼易苦寒,正恐胃氣受傷,胃津不復也。

【注解】

①津枯邪滞:津枯指肠液耗竭,邪滞为阳明实热内结。

【释义】

本条讨论湿热化燥,热结阴伤之痉厥的证治。

1. 湿热化燥,阳明腑实津伤,故口渴、苔黄起刺、脉缓;热扰心神则谵语、昏不知人、舌硬而言语不利;热犯肝经,故脉弦、撮摸而囊缩。治疗当以泄热救阴为主,合以息风开窍之法。用生地、首乌、芦根、稻根等养阴生津,润下泄邪。若脉沉实有力,大便秘结不通,增大黄以攻下泄热。吴鞠通《温病条辨》有护胃承气汤及增液承气之法,临证可参用,昏痉较甚者,可同时冲服紫雪丹或安宫牛黄丸之类。

2. 口渴、苔黄起刺,为阳明热盛津伤,脉弦缓为肝液不足之象。口渴、苔黄的同时,又有谵语、昏不知人、囊缩舌硬、两手撮摸,说明阳明之热窜入肝经。本证囊缩舌硬,非一般动风,而是热盛津伤,津枯邪滞,邪陷心、肝二经之重证。所用药物皆甘寒、咸寒,养阴生津,兼以润下泄邪。但脉若有力,大便不通,说明内实重,则加入大黄攻下,或用《温病条辨》护胃承气汤和安宫牛黄丸或紫雪丹,即取泄阳明内滞和息风开窍同施之意。护胃承气汤由生大黄、玄参、细生地、丹皮、知母、麦冬等组成,寓攻补兼施之意。阳明燥热重者也可用增液承气汤。

【原文】

濕熱證,發痙撮空,神昏笑妄,舌苔乾黃起刺或轉黑色,大便不通者,熱邪閉結胃腑,宜用承氣湯下之。(36)

自注:撮空一證,昔賢謂非大實即大虛,虛則神明渙散,將有脫絕之虞,實則神明被逼,故多撩亂之象。今舌苔黃刺乾澀,大便閉而不通,其為熱邪內結陽明,腑熱顯然矣。徒事清熱泄邪,止能散絡中流走之熱,不能除胃中蘊結之邪。故假承氣以通地道①。然舌不幹黄起刺者,不可投也。承氣用硝、黄,所以逐陽明之燥火實熱,原非濕邪內滯者所宜用。然胃中津液為熱所耗,甚至撮空撩亂,舌苔幹黄起刺,此時胃熱極盛,胃津告竭,濕火轉成燥火,故用承氣以攻下。承氣者,所以承接未亡之陰氣於一線也。濕溫病至此,亦危矣哉。

【注解】
①地道:此处意指谷道。

【释义】
本条论述热结阳明痉厥变证的证治。

1. 此与原文第六条证候基本相同,病机重心仍为阳明热结,引动肝风,波及手足厥阴。不同的是,第六条舌苔未见燥象,脉亦有力,因此津伤不甚严重;本证苔干黄起刺或转黑色,发痉并有撮空一症,火热与阴伤的程度都重,故可看成是第六条证候的发展和加重。在治疗上,当用承气汤峻下逐邪以釜底抽薪。本条热结由湿热化燥而致,在湿未化燥、腑实未成时不宜用苦寒峻下;湿热交结,阻滞肠胃,宜轻法频下。辨证要点除脉症之外,舌象的变化亦十分重要,薛氏说:"舌不干黄起刺者,不可投也。"如果舌苔黑黄而滑润,则属痰湿或阴寒证,更不宜用峻下。

2. 本条阳明热结津伤证,釜底抽薪固能保护津液不使继续损耗,但不能恢复已耗伤的阴液,若能配以生津泄热之品则更好。与上证相比,本证重在攻下闭结,上证重在滋阴养液。

【原文】
濕熱證,數日後,汗出熱不除,或痙,忽頭痛不止者,營液大虧,厥陰風火上升,宜羚羊角、蔓荊子、鉤藤、玄參、生地、女貞子等味。(20)

自注:濕熱傷營,肝風上逆,血不榮筋而痙,上升巔頂則頭痛,熱氣已退,木氣獨張,故痙而不厥。投劑以息風為標,養陰為本。

【释义】
本条论述湿热化燥,营阴亏耗,肝风上逆的证治。

1. 肝风横窜经络则发痉,风阳上扰清空则头痛不止。"或痉"者,是时而有痉,痉而不甚,非痉而不止之义,说明发痉程度较轻。治以元参、生地、女贞子养阴泄热以治本;羚羊角、钩藤凉肝息风;蔓荆子疏散风热止头痛,为治标之药。

2. 湿热病数日后,汗出热不除,必伤阴津。但从证候表现上看,无烦渴引饮、壮热、苔燥等气分热盛证表现,可知头痛、发痉是由于邪热内陷营分,劫伤营阴,筋脉失于濡养所致。病由湿热而来,在治疗中还当考虑到虚中夹湿的一面。薛氏条文中"营阴大亏,厥阴风火上升",道出本证的病机,因是"木气独张",所以痉而不厥。至于自注中说的"热气已退",以理解为热已不甚为好,并非热已全退。本证的治疗,薛氏说"以息风为标,养阴为本",由于热邪未全去,还当兼以凉肝清热。本证治疗也可以用羚角钩藤汤合养阴药,如发痉较重,还可用紫雪。湿热证仅数日,即见营阴亏耗,肝风窜扰之证,当考虑素体阴虚内热的因素。

【原文】
濕熱證,發痙神昏,獨足冷,陰縮①。下體外受客寒,仍宜從濕熱治,只用辛溫之品煎湯熏洗。(30)

自注:陰縮為厥陰之外候,合之足冷,全似虛寒,乃諦觀本證,無一屬虛,始知寒客下體,一時營氣不達,不但證非虛寒,並非上熱下寒之可擬也,仍從濕熱治之,又何疑耶?

【注解】

①阴缩:男女前阴器内缩之症状。

【释义】

本条论述湿热化燥,热陷厥阴,阳气郁闭的证治。

湿热之证,热郁日久,阴分受伤,阴伤则阳亢,热灼则神明受扰,筋脉挛急,故神昏发痉。热郁于内,下迫足厥阴,故独足冷、阴器挛急而抽搐。病为肝经郁热,筋脉失其濡养所致。此属危重证候,治疗当清心开窍、凉肝息风。若稍有迟延或不当,即有由闭转脱之虞。至于所云以辛温药煎汤熏洗一法,当属配合使用的一种对症和治标的措施。

(二) 湿热致神情呆钝

【原文】

濕熱證,七八日,口不渴,聲不出,與飲食亦不卻,默默不語,神識昏迷,進辛香涼泄,芳香逐穢,俱不效。此邪入厥陰,主客渾受①。宜仿吳又可三甲散,醉地鱉蟲、醋炒鱉甲、土炒穿山甲、生僵蠶、柴胡、桃仁泥等味。(34)

自注:暑熱先傷陽分,然病久不解,必及於陰。陰陽兩困,氣鈍血滯,而暑濕不得外泄,遂深入厥陰,絡脈凝瘀,使一陽不能萌動,生氣有降無升,心主阻遏,靈氣不通,所以神不清而昏迷默默也。破滯通瘀,斯絡脈通而邪得解矣。

【注解】

①主客浑受:指湿热之邪久留,乘正气精血亏耗而深入阴分、血脉之中,并与瘀滞之气血互结,胶固难解,形成络脉凝瘀的一种病理状态。"主"指"正",即阴阳、气血等,也包括患者的精气亏耗、气滞血瘀等内在的病理;"客"指邪,此处指暑湿病邪。

【释义】

本条讨论湿热病深入厥阴,致络脉凝瘀,气血呆滞,灵机不运证治。

1. 本证多见于湿热病后期。其口不渴,声不出,与饮食亦不却,不语,神识昏迷,系病久神识呆滞,灵机不运之故,与热陷心包和湿热蒙窍之神志异常不同,故进辛香凉泄或芳香逐秽均不能取效。治当活血通络、破滞散瘀。醋炒鳖甲、土炒穿山甲咸寒破结,化瘀通络;僵蚕祛风解痉,化痰散结;柴胡疏肝解郁,升举阳气,引邪外出;桃仁、地鳖虫破血逐瘀。全方共奏破滞祛瘀、通络搜邪之效。

2. "邪入厥阴,主客浑受",是本证的基本病理。"主"指正气,包括阴阳、气血、脏腑、经络等。湿热病日久,正气耗损,气机阻滞,脉络不畅,成为病后脉络凝瘀的内在病理基础。"客"指病邪,在此指暑湿病邪,也包括痰、瘀等病理产物。"主客浑受"指湿热余邪在正气亏损、气血经脉不畅的情况下深入阴分血络,形成了脉络凝滞的顽证。

3. 本证属湿热病后遗症之一种,常见于湿热病后期。薛氏对此证的治疗提供了湿热证后遗症治疗的一种思路。本证的神志以呆钝为主,未完全昏迷,临证时若有昏迷,可合用开窍剂,若有肢体瘫痪,可合用散风通络药。

(三) 湿热致呕

【原文】濕熱證,四五日,口大渴,胸悶欲絕,幹嘔不止,脈細數,舌光如鏡,胃液受劫,膽火上沖。宜西瓜汁、金汁、鮮生地汁、甘蔗汁,磨服鬱金、木香、香附、烏藥等味。(15)

自注:此營陰素虧,木火素旺者。木乘陽明,耗其津液,幸無飲邪,故一清陽明之熱,一散少陽之邪。不用煎者,取其氣全耳。

【释义】

本条讨论湿热证胃阴大伤,肝胆气逆的证治。

1. 营阴素亏、木火素旺之体,感受湿热病邪后化热较快,伤津较重,极易引起本证。口大渴,舌光如镜,脉细数,为胃液受劫,阴虚内热之象;胸闷欲绝,干呕不止,为肝胆郁热上逆,胃失和降之候。故用西瓜汁、金汁、鲜生地汁、甘蔗汁滋养胃阴,兼以清泄肝胆火热;用郁金、木香、香附、乌药等辛香之品磨服以疏滞降逆。

2. 本证主要表现是干呕不止。虽有口大渴,而无烦热汗泄,虽有胸闷欲绝,而无苔腻,可知非阳明胃热炽盛证,亦非湿热中阻证。脉细数、舌光如镜为胃阴耗损之征。对于既有胃阴耗损,又有木火之气上逆的证候,治疗当滋阴疏滞兼施。"四汁"滋阴而不壅滞,"四香"疏滞而不伤液。辛香药物磨服,取其气全力锐。

【原文】

濕熱證,嘔吐清水或痰多,濕熱內留,木火上逆。宜溫膽湯加瓜蔞、碧玉散等味。(16)

自注:此素有痰飲,而陽明少陽同病,故一以滌飲,一以降逆。與上條嘔同而治異,正當合參。

【释义】

本条论述湿热病痰热内阻,胆火上逆的证治。

1. 外感湿热与内停痰饮相合为病,酝酿阻遏,郁蒸胆胃,使少阳三焦气机阻闭,胆火内炽,化生痰热,上逆犯胃,而发为呕吐清水或痰多。治疗宜清胆热以降胃逆,涤痰饮以化浊。用温胆汤清泄胆热,和胃降逆。加瓜蒌化痰降逆,兼以宣畅气机;碧玉散清热利湿,并清泄肝胆之火。若胆火郁炽较甚,加黄连苦寒降泄也可,或采用《通俗伤寒论》之蒿芩清胆汤治之。

2. 本证既是木火上逆和兼夹痰饮,则应有口苦、苔黏腻、胸脘痞满等症。薛氏自注指出"与上条呕同而治异",关键为病机不同:上条胃液枯而肝胆火逆,以干呕为特征。本条为内有痰饮而夹肝胆之火,以呕水为特征。此外在辨证时,除观察干呕或呕水外,辨舌也很重要,上条舌光无苔,本条舌苔当黏腻或浊腻。

【原文】

濕熱證,嘔惡不止,晝夜不差,欲死者,肺胃不和,胃熱移肺,肺不受邪也。宜用川連三四分,蘇葉二三分,兩味煎湯,呷①下即止。(17)

自注:肺胃不和,最易致嘔。蓋胃熱移肺,肺不受邪,還歸於胃。必用川連以清濕熱,蘇葉以通肺胃。投之立愈者,以肺胃之氣,非蘇葉不能通也,分數輕者,以輕劑恰治上焦之病耳。

【注解】

①呷:读 xiā,小口地喝。

【释义】

本条论述湿热病肺胃不和,胃逆呕恶的证治。

1. 湿热蕴结胃中,阻遏胃气之下行,致胃中湿热壅遏,熏蒸于肺,肺失宣降。胃气以下行为顺,肺气以宣降为畅,今湿热蕴结熏蒸,扰乱肺胃肃降功能,以致呕恶不止,昼夜不差。其病变重心在于胃热之熏蒸上扰,故重用黄连清除湿热,降胃火之上冲;苏叶通降顺气,疏郁降逆。共奏清热除湿、降逆止呕之功,此属苦辛通降法之具体应用。

2. 湿热病见呕逆,并非都兼有少阳胆的病变,本条呕恶不止,昼夜不差欲死,属于肺胃不和,胃气上逆的呕吐。湿热阻胃,胃气失降,反夹湿热上犯于肺,肺不受邪,还归于胃,以致肺胃不和而呕,可知本证还可见苔微黄腻、口渴不欲饮等症。本证用药分量极轻是其特点,其中道理,自注中阐发无遗。

六、类证

(一) 下利

【原文】

濕熱證,十餘日後,左關弦數,腹時痛,時圊血[①],肛門熱痛,血液內燥,熱邪傳入厥陰之證,宜仿白頭翁法。(23)

自注:熱入厥陰而下利,即不圊血,亦當宗仲景治熱利法。若竟逼入營陰,安得不用白頭翁湯涼血而散邪乎?設熱入陽明而下利,即不圊血,又宜師仲景下利譫語,用小承氣湯之法矣。

【注解】

①圊血:圊,读 qīng,指厕圊,用作动词。圊血为大便有血,此处指大便有脓血。

【释义】

本条论述湿热化燥,损伤肠络,燔灼厥阴肝经而致下利便血的证治。

1. 湿热病十余日后,出现腹痛、便血、肛门热痛,这是湿热化燥,损伤肠道血络所致。湿热郁甚,相火肆虐,多兼厥阴风木之变,脉弦数、腹痛即为夹肝木为病之征。热已入营血,用白头翁汤治疗。方中白头翁、黄连、黄柏清热解毒;秦皮清肝凉血。全方有清热燥湿、凉肝解毒的作用,用于肠道湿热化燥伤络,并夹热入厥阴风木所致的腹痛下血证。

2. 薛生白自注对热入厥阴下利和热入阳明下利做了区别,热入阳明下利谵语者,乃燥屎内结的小承气汤证,一般没有便血。白头翁汤、小承气汤皆可治下利,但主治证候不相同。白头翁汤主治湿热郁滞肠道并夹厥阴病之下利,故见腹痛、下利脓血,或有里急后重;黄芩汤主治少阳邪热移于肠道,故见下利稀便热臭、肛门灼热,或有腹痛等症;小承气汤所治下利,实为热结旁流证,故下利的同时,必有潮热谵语,腹满硬痛等症。

【原文】

濕熱證,十餘日後,尺脈數,下利,或咽痛,口渴心煩,下泉不足[①],熱邪直犯少陰之證,宜仿豬膚湯涼潤法。(24)

自注:同一下利有厥少之分,則藥有寒涼之異。然少陰有便膿之候,不可不細審也。

【注解】

①下泉不足:下泉指肾阴,下泉不足即肾阴不足。

【释义】

本条论述湿热化燥,热犯少阴而致下利或咽痛的证治。

1. 湿热证十余日后,咽痛、口渴、心烦,是湿热化燥劫伤肾阴,水亏火浮所致,尺脉数为少阴有热。在此基础上出现的下利,由热犯少阴,逼液下走而引起,治以猪肤汤。猪肤滋肾养阴,佐白蜜甘寒润肺,又清上炎之火,白粉(米粉)健脾和中。诸药合用,甘凉滋润,养阴清热。

2. 本证重在水亏火浮,阴虚有热。其作为湿热类证之下利,应与湿热蕴阻肠道之下利相鉴别。本证下利为热邪直犯少阴,逼液下走所致;湿热蕴阻肠道下利,为湿热滞肠,清浊不分使然。本证病机重心为肾阴亏耗,下泉不足;湿热蕴阻肠道证病机重心为气分湿热交结,肠道清浊不分。本证下利亦要与前条白头翁汤所主之下利相区别。前条下利,是血利,为脓血便,并有里急后重感,由湿热化燥灼伤肠络,并夹肝木之气所致;本证下利属"热入少阴,逼液下走",除见下利外,还有咽痛、口渴、心烦等症,病在少阴。此二证,一属实,一属虚中有实。

【原文】

濕熱內滯太陰,鬱久而為滯下①,其證胸痞腹痛,下墜窘迫,膿血稠粘,裏結後重②,脈軟數者,宜厚樸、黃芩、神曲、廣皮、木香、檳榔、柴胡、煨葛根、銀花炭、荊芥炭等味。(41)

自注:古之所謂滯下,即今所謂痢疾也。由濕熱之邪內伏太陰,阻遏氣機,以致太陰失健運,少陽失疏達。熱鬱濕蒸,傳導失其常度,蒸為敗濁膿血,下注肛門,故後重。氣壅不化,乃數至圊而不能便。傷氣則下白,傷血則下赤,氣血並傷,赤白兼下,溫熱盛極,痢成五色。故用厚樸除濕而行滯氣,檳榔下逆而破結氣,黃芩清庚金之熱,木香、神曲疏中氣之滯,葛根升下陷之胃氣,柴胡升土中之木氣,熱侵血分而便血,以銀花、荊芥入營清熱。若熱盛於裏,當用黃連以清熱,大實而痛,宜增大黃以逐邪。昔張潔古制芍藥湯以治血痢,方用歸、芍、芩、連、大黃、木香、檳榔、甘草、桂心等味,而以芍藥名湯者,蓋謂下血必調藏血之臟,故用之為君,不特欲其土中瀉木,抑亦賴以斂肝和陰也。然芍藥味酸性斂,終非濕熱內蘊者所宜服。倘遇痢久中虛,而宜用芍藥、甘草之化土者,恐難任芩、連、大黃之苦寒,木香、檳榔之破氣。若其下痢初作,濕熱正盛者,白芍酸斂滯邪,斷不可投。此雖昔人已試之成方,不敢引為後學之楷式也。

【注解】

①滯下:痢疾之古病名。

②里结后重:里结,即里急。指腹痛窘迫,时时欲泻,肛门重坠,便出不爽之症。

【释义】

本条讨论湿热痢疾的证治。

1. 湿热秽浊内伏太阴,阻遏气机,健运失其常度,则胸痞腹痛;升降失常,气机壅滞,故里急后重;湿热内蕴,毒滞肠中,故下脓血黏稠;脉软数者,为湿热内蕴之象。治以清热除湿,解毒化滞。药用黄芩、银花炭、荆芥炭清热凉血解毒,以除脓血;厚朴、陈皮、木香、槟榔、神曲除湿行气疏滞,以解后重;柴胡、葛根调理脾胃升降,并使气津上升。气机条达,则胸痞、腹痛、窘迫诸症可解。如热毒炽盛或里热壅实者,大黄、黄连也可加入。

2. 本条痢疾,病因为湿热病邪,病位在足太阴,其发病多由暑湿或湿热疫毒病邪,与外来生冷秽浊不洁饮食相结,壅滞肠道,伤血伤气所致。胸痞、腹痛、下坠窘迫、里急后重皆为湿热阻滞肠道,传导失司之症,故薛氏称滞下。自注说伤气则下白,伤血则下赤,气血并伤,赤白兼下,并对治痢之药逐一分析,其中不乏精辟之见。临床赤痢用血药多,白痢用气药多。本条所列治湿热痢之药,气血兼顾,为临床常用,与洁古芍药汤都是治痢之效方。至于柴、葛,无表证者是否禁忌,还待商榷。柴胡能散土中之木气,葛根能止痢,故无表热证者,似亦可用之。

【原文】

痢久傷陽，脈虛滑脫者，真人養臟湯加甘草、當歸、白芍。(42)

自注：脾陽虛者，當補而兼溫。然方中用木香，必其腹痛未止，故兼疏滯氣。用歸、芍，必其陰分虧殘，故兼和營陰。但痢雖脾疾，久必傳腎，以腎為胃關，司下焦而開竅於二陰也。況火為土母，欲溫土中之陽，必補命門之火，若虛寒甚而滑脫者，當加附子以補陽，不得雜入陰藥矣。

【释义】

本条讨论痢久损伤脾阳的证治。

1. 痢疾日久，脾胃虚寒，中气下陷，大便滑脱不禁，证属寒痢。临床除滑脱脉虚外，还当伴有形寒肢冷、腹痛喜按、舌淡苔滑，腹中隐痛等症。真人养脏汤由人参、当归、白术、肉豆蔻、肉桂、甘草、白芍、木香、诃子、罂粟壳组成，温中补虚，涩肠固脱，加当归、白芍、甘草加强和营养阴缓急的功效。真人养脏汤中本有当归、白芍，在此可认为加重其量。

2. 本证久痢，脾阳虚甚必累及肾阳，故补脾阳的同时应配用补肾阳的药，可与四神丸同用，或原方中加附子、干姜等温热药。痢疾多属湿热，温补不宜用之过早。痢久者可伤阴伤阳，伤阳当用温补，阳虚日久则阴亦伤，对兼有阴伤者，可加用和营养阴药。此外，痢疾不论久新，气滞血阻的情况多有存在，所以即使是虚证，亦须补中有化，而不宜纯补无通。

【原文】

痢久傷陰，虛坐努責①者，宜用熟地炭、炒當歸、炒白芍、炙甘草、廣皮之屬。(43)

自注：裏結欲便，坐久而仍不得便者，謂之虛坐努責。凡裏結屬火居多，火性傳送至速，鬱於大腸，窘迫欲便，而便仍不舒。故痢疾門中，每用黃芩清火，甚者用大黃逐熱。若痢久血虛，血不足則生熱，亦急迫欲便，但久坐而不得便耳。此熱由血虛所生，故治以補血為主。裏結與後重不同，裏結者急迫欲便，後重者肛門重墜。裏結有虛實之分，實為火邪有餘，虛為營陰不足。後重有虛實之異，實為邪實下壅，虛由氣虛下陷。是以治裏結者，有清熱養陰之異；治後重者，有行氣升補之殊。虛實之辨，不可不明。

【注解】

①虛坐努責：虽里急欲便，但久坐久蹲或虽用力而仍不得便下或无便的症状。

【释义】

本条论述痢久伤阴的证治。

1. 痢疾日久，损伤阴血，阴血虚则气机运行亦滞，故里急欲便，但久坐久蹲或虽用力屏气而仍不得便，同时有腹痛绵绵，体虚力乏，舌少苔，脉虚等虚衰见症。地、归、芍、草养血和营，兼以缓急，其中地、归、芍炒用，是为减其阴柔腻滞之性；广皮合白芍、甘草疏滞缓结，减轻里急虚坐之苦。诸药合用，补而不滞，调和气血。若便血过多而伤其气者，当重用参、芪以益气补血。

2. 上条痢久伤阳，以大便滑脱为主，治以温中固脱；本条痢久伤阴，虚坐努责，治以补血为主。薛氏自注中还说，此证与湿热里结急迫欲便不同，前者为营阴不足，后者为火邪有余，故一为虚，一为实。熟地、当归、芍药三药均炒用或炒炭，补而不滞，本证若兼气虚，可酌加参、芪。

(二) 寒湿

【原文】

濕熱證,身冷脈細,汗泄胸痞,口渴舌白,濕中少陰之陽①。宜人參、白朮、附子、茯苓、益智等味。(25)

自注:此條濕邪傷陽,理合扶陽逐濕。口渴為少陰證,烏得妄用寒涼耶。

【注解】

①少阴之阳:即肾阳。少阴,指足少阴。

【释义】

本条论述寒湿的临床表现和治法。

此条所论寒湿证出现在湿热证之后,由湿热证转化而来。身冷、脉细、舌白为阳气虚衰之象;汗泄胸痞为寒湿阻遏气机,阳气外泄不得摄液所致;口渴为气不化液,必不欲饮水。薛氏说此为湿中少阴之阳,用扶阳逐湿法。人参、附子、益智仁温补脾肾之阳而益气,白术、茯苓健脾渗湿,诸药合用,标本兼治。湿热证,或素体阳气不足,或湿邪久留伤阳,或使用寒凉药过多而损阳,都可导致湿从寒化而呈现寒湿之象。

【原文】

暑月病初起,但惡寒,面黃,口不渴,神倦,四肢懶,脈沉弱,腹痛下利,濕困太陰之陽。宜仿縮脾飲,甚則大順散、來複丹等法。(26)

自注:暑月為陽氣外泄,陰氣內耗之時,故熱邪傷陰,陽明消爍,宜清宜涼。太陰告困,濕濁彌漫,宜溫宜散。古法最詳,醫者鑒諸。

【释义】

本条论述寒湿困遏脾阳的证治。

1. 夏月患病,初有恶寒、面黄、神倦肢懒,然而不是湿热病初起湿遏卫气证,此可从脉沉弱、腹痛下利、身无热、口不渴上得以证实。薛生白说,此为湿困太阴之阳,治疗仿缩脾饮,重者大顺散、来复丹等。

2. 轻者缩脾饮,其中砂仁、草果温脾逐湿;扁豆、甘草和中;葛根升胃气;乌梅益阴而制砂仁、草果燥烈。重者大顺散、来复丹,前者干姜、肉桂温中散寒,杏仁、甘草利气;后者内有硫黄、硝石、玄精石、青陈皮、五灵脂等药,助阳以散寒,治心腹冷痛泻利证。本证为暑月之阴证,由素体阳虚,摄生不慎,又感寒湿所致。

【原文】

暑濕內襲,腹痛吐利,胸痞脈緩者,濕濁內阻太陰,宜縮脾飲①。(44)

自注:此暑濕濁邪傷太陰之氣,以致土用不宣②,太陰告困,故以芳香滌穢,辛燥化濕為制也。

【注解】

①缩脾饮:出自《太平惠民和剂局方》,由缩砂仁、乌梅肉、草果、炙甘草、干葛、炒白扁豆组成。功可解伏热,除烦渴,消暑毒,止吐利。

②土用不宣:指太阴脾土因受湿浊内阻而运化功能失常,升降失调。宣,疏通之意。

【释义】

本条论述湿困脾阳而致吐利的证治。

暑湿浊邪内袭,脾阳受困,中焦升降失常,故出现腹痛吐利等症。胸痞、脉缓为湿阻气机之象。治以缩脾饮温运脾阳以祛湿。用缩脾饮温运脾湿;上条"太阴告困,湿浊弥漫",尚且需用大顺散、来复丹助阳散寒。

【原文】

暑月飲冷過多，寒濕內留，水穀不分，上吐下瀉，肢冷脈伏者，宜大順散^①。(45)

自注：暑月過於貪涼，寒濕外襲者，有香薷飲；寒濕內侵者，有大順散。夫吐瀉、肢冷、脈伏，是脾胃之陽為寒濕所蒙，不得升越，故宜溫熱之劑調脾胃，利氣散寒。然廣皮、茯苓似不可少，此即仲景治陰邪內侵之霍亂，而用理中湯之旨乎。

【注解】

①大顺散：出自《太平惠民和剂局方》，由甘草、干姜、炒杏仁、肉桂组成。治冒暑伏热，引饮过多，脾胃受湿，水谷不分，清浊相干，阴阳气逆，霍乱呕吐，脏腑不调。

【释义】

本条论述寒湿内侵脾胃而致吐利的证治。

吐利呈上下交作之势，而且肢冷脉伏，说明寒湿困遏，阳气不达，治宜温阳化湿，用大顺散。薛氏指出再加广皮、茯苓，实属必要。若吐利不止，肢冷脉伏，可考虑理中、四逆等。

【原文】

腸痛下利，胸痞，煩躁，口渴，脈數大，按之豁然空者，宜冷香飲子^①。(46)

自注：此不特濕邪傷脾，抑且寒邪傷腎。煩躁熱渴，極似陽邪為病，唯數大之脈，按之豁然而空，知其躁渴等證，為虛陽外越，而非熱邪內擾。故以此方冷服，俾下嚥之後，冷氣既消，熱性乃發，庶藥氣與病氣無扞格^②之虞也。

【注解】

①冷香饮子：出自《张氏医通》，由附子、草果、橘红、甘草、生姜组成。

②扞格：扞，读 hàn，同捍。扞格，即抵触不合之意。

【释义】

本条论述寒湿内伤脾胃，虚阳外越的证治。

肠痛下利，若属湿热内滞，则胸痞、烦躁、口渴之外，当脉实。今脉虽数大，但按之豁然而空，是阳气不足之征，则知烦渴、脉大是阴寒盛格阳于外，用冷香饮子治疗。方中附子、草果温阳散寒，陈皮、生姜理气和中，为防格拒，宜取冷服法。阴盛格阳，虚阳外越，还当有他证，王孟英按语中说，此种口渴也必不嗜饮，舌色必淡白，或红润，而无干黄黑燥之苔，其便溺必溏白而非秽赤，很切合临床实际。

(三) 暑病

【原文】

濕熱證，咳嗽晝夜不安，甚至喘不得眠者，暑邪入於肺絡，宜葶藶、枇杷葉、六一散等味。(18)

自注：人但知暑傷肺氣則肺虛，而不知暑滯肺絡則肺實。葶藶引滑石直瀉肺邪則病自除。

【释义】

本条讨论暑湿侵肺而致咳喘的证治。

暑湿犯肺，肺失宣降，气逆于上可致咳嗽频剧，昼夜不安，重者可因肺气壅塞而喘不得眠。治疗当泻肺清暑利湿，药用葶苈子泻肺平喘；枇杷叶肃肺止咳；佐以六一散清暑利湿。本条咳喘治法体现了肺与膀胱同治思想，即薛生白所说："葶苈引滑石直泻肺邪则病自除。"

笔记栏

【原文】

濕熱證,濕熱傷氣,四肢困倦,精神減少①,身熱氣高②,心煩溺黃,口渴自汗,脈虛者,用東垣清暑益氣湯主治。(38)

自注:同一熱渴自汗,而脈虛神倦,便是中氣受傷而非陽明鬱熱。清暑益氣湯乃東垣所制,方中藥味頗多,學者當於臨證時斟酌去取可也。

【注解】

①精神减少:指精神萎靡不振。

②气高:指呼吸短促。

【释义】

本条论述湿热未净而津气已伤的证治。

1. 湿热病过程中,出现四肢困倦,精神减少,是湿热困脾之象,必有纳差或食不知味;身热气高、心烦溺黄、口渴自汗为暑湿、湿热内蕴,伤津耗气之象。脉虚神倦是元气耗损、气阴两亏。从以上分析可知,本证在外得之暑湿所伤,在内则中气素有不足,受暑湿后气阴更亏,治疗可用东垣清暑益气汤。东垣方中人参、黄芪补气;当归、麦冬、五味子养阴生津敛液;青皮、陈皮、神曲、甘草调气和中;升麻、葛根解肌热而升清气;苍术、白术、泽泻、黄柏燥湿健脾。全方以补养气阴为主而兼以清暑化湿,是以补益元气为主的清暑祛湿方。

2. 本证辨证关键是脉虚神倦。东垣清暑益气汤以甘温益气为主,兼以甘寒生津,又有苦燥祛湿之药配伍,若湿热病邪较盛或以伤津为主则不适宜,王孟英也有清暑益气汤,适用于暑热未去,气阴两伤而以阴伤为主的证候,故两方适应证不同。

【原文】

暑月熱傷元氣,氣短倦怠,口渴多汗,肺虛而咳者,宜人參、麥冬、五味子等味。(39)

自注:此即《千金》生脈散也。與第十八條同一肺病,而氣粗與氣短有分,則肺實與肺虛各異。實則瀉而虛則補,一定之理也。然方名生脈,則熱傷氣之脈虛欲絕可知矣。

【释义】

本条论述暑热耗伤津气而致虚证咳喘的证治。

暑伤元气则气短倦怠,气虚卫阳失固则多汗,汗液大泄、津液受伤则口渴,肺气虚致肺失肃降之权则咳嗽。本证暑热已去,故无身热,甚则可因气虚不敛而身凉、脉虚软或散大。治宜益气敛阴,用生脉散。其中人参益气而补肺,气固则能摄津;麦冬清热养阴,阴守则阳回;五味子敛阴生津。全方甘寒、甘酸同用,使气阴得充而脉复,所以称生脉散。

【原文】

暑月乘涼飲冷,陽氣為陰寒所遏,皮膚蒸熱,凜凜①畏寒,頭痛頭重,自汗煩渴,或腹痛吐瀉者,宜香薷、厚樸、扁豆等味。(40)

自注:此由避暑而感受寒濕之邪,雖病於暑月而實非暑病。昔人不曰暑月傷寒濕而曰陰暑,以致後人淆惑,貽誤匪輕,今特正之。其用香薷之辛溫,以散陰邪而發越陽氣;厚樸之苦溫,除濕邪而通行滯氣;扁豆甘淡,行水和中。倘無惡寒、頭痛之表證,即無取香薷之辛香走竄矣。無腹痛、吐利之裏證,亦無取厚樸、扁豆之疏滯和中矣。故熱渴甚者,加黃連以清暑,名四味香薷飲;減去扁豆名黃連香薷飲;濕盛於裏,腹膨泄瀉者,去黃連加茯苓、甘草,名五物香薷飲;若中虛氣怯,汗出多者,加人参、蓍、白朮、橘皮、木瓜,名十味香薷飲。然香薷之用,總為寒濕外襲而設,不可用以治不挾寒濕之暑熱也。

【注解】

①凛凛:读 lín,寒冷貌。

【释义】

本条论述夏月外感寒湿,见有表证的证治。

1. 暑月贪凉饮冷,阳气被寒凉所遏,故见皮肤蒸热,凛凛恶寒,头痛头重;暑月发泄司令,故有自汗;暑邪在内则有烦渴,但终非里热炽盛,故烦渴不甚。本证属寒邪外袭,表证明显。香薷辛温解表,夏月可代麻黄使用;厚朴、扁豆苦温燥湿、和中渗湿。薛生白对香薷的使用体会颇多,可作为临证的参考。

2. 夏月既有伤于暑湿者,又有伤于寒湿者,还有内伤暑湿而表为寒邪所束者,即暑湿寒三气交感者,证见发热恶寒、头痛无汗的同时又有心烦口渴、脘痞胸闷、小便短赤等症。治以外解表寒,内清暑湿,新加香薷饮或黄连香薷饮可选。本条以外在寒束为主,内在的暑热、暑湿不著,故方中清暑热、暑湿的力量并不重,这是需要区别的。

七、后期调理

【原文】

濕熱證,數日後脘中微悶,知饑不食,濕邪蒙繞三焦,宜藿香葉、薄荷葉、鮮荷葉、枇杷葉、佩蘭葉、蘆尖、冬瓜仁等味。(9)

自注:此濕熱已解,餘邪蒙蔽清陽,胃氣不舒。宜用極輕清之品,以宣上焦陽氣。若投味重之劑,是與病情不相涉矣。

【释义】

本条论述余湿蒙绕上中焦的证治。

1. 湿热余邪蒙绕,胃气未醒,故脘中微闷,知饥而不欲饮食。以藿香叶、薄荷叶、鲜荷叶、枇杷叶、佩兰叶轻宣上焦气机,芳香化湿而醒胃气;芦尖、冬瓜仁轻清余热,微渗余湿。诸药合用,共收宣畅肺胃气机,宣化上焦余湿之功。本方后世命名为薛氏五叶芦根汤。

2. 湿热病数日后,身热已退,没有口渴、苔黄燥明显伤津的表现,亦没有胸闷脘痞、苔腻等中焦湿盛的表现,只是有轻微的脘闷,知饥不食,说明仅是余湿未尽,脾胃未苏。虽条文说"湿邪蒙绕三焦",但亦应以上焦为主,从薛氏自注"宜用极轻清之品以宣上焦阳气"的说法可知。全方用药都属于轻清淡泄之品,适合于湿热病初起,或湿热病恢复期,湿邪轻微,蒙绕上中焦肺胃清阳,导致气机不畅的证候。轻证理应用轻药,所以薛生白说:"若投味重之剂,是与病情不相涉矣。"

3. 热病后期胃阴耗伤之人,亦有饥不欲食,脘痞呕逆之症,与本证相似。其辨别之方法,胃阴虚者,舌少苔或无苔,胃气有上逆之势,如干呕、呃逆;本证舌苔薄腻,或黄或白,湿邪有困绕之象,如胸闷、头目不爽等。

【原文】

濕熱證,十餘日,大勢已退,唯口渴,汗出,骨節痛,餘邪留滯經絡。宜元米湯泡於朮,隔一宿,去朮煎飲。(19)

自注:病後濕邪未盡,陰液先傷,故口渴身痛。此時救液則助濕,治濕則劫陰。宗仲景麻沸湯之法,取氣不取味,走陽不走陰,佐以元米湯養陰逐濕,兩擅其長。

【释义】

本条论述余湿留滞经络,阴液已伤的证治。

1. 口渴、汗出,非热迫津泄,乃阴液未复,营卫一时未能调和及外固之象。骨节痛,为余湿未尽,留滞经络所致,多表现为隐隐酸痛。在治疗上应注意养液而不助湿,利湿又不伤阴。元米汤,即糯米泔水,性味甘凉,有益气养液、除烦止渴之功。於术,即产于浙江於潜县之白术,具有燥湿利水、健脾生津之效。二药合用,正取其养液不助湿、祛湿不伤阴之义。

2. 薛生白自注中说的"养阴逐湿,两擅其长"和"取气不取味",则对于阴伤不甚、余湿亦较轻微之证较为相宜。於术用汤泡而不用煎,是取义于仲景附子泻心汤用麻沸汤泡渍,有轻可去实之意。

【原文】

濕熱證,按法治之,數日後,或吐下一時並至者,中氣虧損,升降悖逆。宜生穀芽、蓮心、扁豆、米仁、半夏、甘草、茯苓等味,甚則用理中法。(22)

自注:升降悖逆,法當和中,猶之霍亂之用六和湯也。若太陰憊甚,中氣不支,非理中不可。

【释义】

本节论述湿热病后期中气亏损,升降逆乱的证治。

1. 湿热病以中焦脾胃为病变中心,其发生多由平素太阴内伤,中阳亏虚,后感客邪所致。脾失升运,胃失和降,则吐泻交作,故用生谷芽健脾开胃;扁豆和中化湿、健脾止泻;米仁、茯苓利水渗湿、健脾和中;甘草补脾益气,调和诸药。莲心,王孟英指出当用莲子健脾和胃,半夏降逆。诸药配伍,有补中而不碍湿,除湿而不伤脾之妙。若中阳素虚,不耐客邪侵扰,或过服寒凉,而致"中气不支者",自当用理中汤以温中阳,然亦可适当配用祛湿和中之品。

2. 湿热证按法治疗,数日后吐下并至,条文中未说有发热、脘腹疼痛等症状,这是由于湿邪久困,中气受伤,脾胃气机逆乱,即条文所说"升降悖逆"。在治疗上,"法当和中"对于本证来说,仍有除湿不伤脾、养胃不敛湿之意,所用药物都属于轻补、轻泄之品。如果中气素虚,或过服寒凉,或伤于饮食,造成了吐利并作,则应当用理中法。本条治法和药物针对湿热病后期余湿未尽,脾胃不和有很好的疗效。

【原文】

濕熱證,按法治之,諸證皆退,惟目瞑①則驚悸夢惕②,餘邪內留,膽氣未舒,宜酒浸郁李仁、薑汁炒棗仁、豬膽皮等味。(27)

自注:滑可去著,郁李仁性最滑脫,古人治驚後肝系滯而不下,始終目不瞑者,用之以下肝系而去滯。此證借用,良由濕熱之邪留於膽中,膽為清虛之府,藏而不瀉,是以病去而內留之邪不去,寐則陽氣行於陰,膽熱內擾,肝魂不安,用郁李仁以泄邪,而以酒行之,酒氣獨歸膽也。棗仁之酸,入肝安神,而以薑汁制,安神而又兼散邪也。

【注解】

①目瞑:指睡眠。瞑,闭眼。

②惊悸梦惕:指自觉易惊善恐的心悸。

【释义】

本条论述湿热病后期,余邪内留肝胆而致惊惕的证治。

湿热病经过治疗后,诸症皆退,但出现了目瞑则惊悸、睡眠不安的症状。分析此证,未出现发热烦躁、五心烦热等表现,不属于心火炽盛或阴虚火炽,而是余邪留滞于胆中,胆热又内扰于肝,引起肝魂亦不安。肝胆有热,上扰于心,因此出现了精神不安、惊惕眠不宁的表现。本证治疗,用酒浸郁李仁泄胆热;酸枣仁养肝血安心神;姜汁护胃散邪;猪胆汁清肝中之余热。王孟英注释中说此证可用黄连、栀子、竹茹、桑叶等清凉药品,可供参考。此外,亦可加用龙齿、珍珠母、胆星、知母等镇惊清热安神药。

【原文】

濕熱證,曾開泄下奪①,惡候皆平,獨神思不清,倦語不思食,溺數,唇齒乾。胃氣不輸,肺氣不布,元神大虧。宜人參、麥冬、石斛、木瓜、生甘草、生穀芽、鮮蓮子等味。(28)

自注:開泄下奪,惡候皆平,正亦大傷。故見證多氣虛之象。理合清補元氣,若用膩滯陰藥,去生便遠。

【注解】

①开泄下夺:祛湿攻下之法。开泄,用轻苦微辛之品开宣气机,泄化湿浊;下夺,即攻下。

【释义】

本条论述湿热病后期,肺胃气阴两虚的证治。

1. 湿热病历经发汗、清里、攻下等治法,病势已退,诸症悉平,进入恢复期。神思不清、蜷卧,是元气大伤,气虚未复之象;不思饮食,唇齿干燥,是胃气弱而胃阴亦伤之征;溺数,既为肺阴不足又属肺气不能通调使然。治宜气液两补,和中醒胃。人参补元气,麦冬、石斛、木瓜、甘草滋肺胃阴液,且含酸甘化阴、甘守津还之意;生谷芽、鲜莲子和中醒胃,使胃气得输,本方即薛氏参麦汤。

2. 本证曾有恶候,说明湿热化燥伤阴较重,又经开泄下夺,邪去而津伤,形成了元气大伤的证候。神思不清、倦语不食、溺数、唇齿干是元神大亏、气阴两伤的表现,既不属热闭心包,又不属肝肾阴耗,发生在湿热化燥劫阴之后,所以宜清补而不宜腻补。薛氏参麦汤不仅用于外感热病之后,而且对于内伤病瘥后调理也较为适宜。

📖 学习小结

《湿热病篇》为现存最早的湿热病专著,其主要学术贡献:一是明确湿热病的病因、病变部位和病机中心。湿温病的病因是"湿热之邪",感受途径主要从口鼻而入,确立了湿热病的部位在脾胃;二是完善了湿热病三焦辨证体系。提出以三焦辨证、三焦分治为湿热病辨证论治的纲领。上焦湿热证,治宜轻清芳化。中焦湿热证,太阴湿盛者,治宜辛开。阳明热多者,治宜清热燥湿。湿邪伤阴者,治湿与养阴同用。下焦湿热证,治宜疏利渗下。薛氏关于湿热证三焦分治的理论及方药,奠定了湿热病三焦辨证论治的基础;三是按湿热多少划分证候和确立治法。文中对"有湿无热""湿多热少""湿热俱多""热多湿少"各证的划分,为临床辨证治疗湿热病提供了依据;四是分别轻重缓急,精心遣方用药。薛氏立法制方皆有新意,师古而不泥古,创立了许多精当、有卓著疗效的方剂。用药味数少则一味,多则十余味。对重证则重药猛投,对轻证则多主轻清。这种灵活的用药方式对指导临床实践具有重要意义。

(岳冬辉)

复习思考题

1. 论述湿热病的发病及病机特点。
2. 什么是湿热病的"正局"和"变局"？
3. 湿热病初起与伤寒初起有何区别？
4. 何谓"阴湿"？如何治疗？
5. 如何理解《湿热病篇》提出的"源清则流自洁"？

第十四章

《温病条辨》选

PPT 课件

✎ **学习目标**

1. 掌握温病的概念和特点,温热类温病和湿热类温病三焦传变的主要证候类型及其治法,三焦治则;

2. 熟悉吴鞠通生平及学术思想,《温病条辨》内容及成书背景。

第一节　吴鞠通与《温病条辨》

吴鞠通(1758—1836),名瑭,字佩珩,号鞠通,江苏淮阴人。吴鞠通少年习儒,但因其19岁时,父亲的病故和侄儿的去世,慨然弃举子业,专事方术,发奋学医。数十春秋,"进与病谋,退与心谋""有志采辑历代名贤著述,去其驳杂,取其精微,间附己意,合成一书,名曰《温病条辨》"。吴鞠通精通温病,以擅治急性发热性疾病闻名于世。对内科杂病、妇科、儿科、针灸以及心理疗法等也颇有造诣。除本书外,尚著有《医医病书》《吴鞠通医案》等。

全书共6卷,以条文和注解相结合的方式对温病加以阐述,故名"条辨"。首卷"原病篇",摘引《黄帝内经》有关温病的记载,并加以注释,说明温病的始原。卷一至卷三分述上、中、下三焦温病的证候及辨治方法。卷四是杂说,补正文之未备及论述温病生理病理。卷五至卷六是"解产难"和"解儿难",分述妇科、产后及儿科惊风、痘疹等病的论治。卷一、卷二、卷三重点论述了风温、温热、温疫、温毒、暑温、伏暑、湿温、秋燥、冬温、温疟及痢疾、痹证、黄疸等病证,分述各病在上、中、下三焦的表现和辨治方法。

《温病条辨》是一部理、法、方、药具备的温病学名著,为吴鞠通代表作。其学术思想渊源于《黄帝内经》《伤寒论》及叶天士《临证指南医案》。该书以三焦为纲,病名为目,贯穿卫气营血内容,提出了温病三焦辨证论治的纲领,深为后世医家所推崇。《温病条辨》于1813年由问心堂初刻付梓刊行,后流传甚广,版本甚多,《珍藏医书类目》称赞本书"颇有条理,可为治温病之津梁也"。吴鞠通在继承前人理论和证治经验的基础上,通过自己的丰富临床实践,在温病的辨证论治方面有杰出的贡献。创立了温病三焦辨证理论,即以肺与心包为上焦,脾与胃为中焦,肝与肾为下焦。确立了温病的三焦治则,即治上焦如羽,非轻不举;治中焦如衡,非平不安;治下焦如权,非重不沉。丰富了温病的扶正祛邪治法,一方面强调要祛除病邪,另一方面又处处注意顾护正气,尤其是在祛邪之时提出"预护其虚",重视人体阴津。而在护正之时又强调要"逐其余邪",体现了邪正并重、邪正合治的思想。制定了大量临床有效方剂,如银翘散、桑菊饮、五承气汤、三仁汤、五加减正气散、加减复脉汤等。

第二节 《温病条辨》解读

一、温病大纲

【原文】

溫病者:有風溫、有溫熱、有溫疫、有溫毒、有暑溫、有濕溫、有秋燥、有冬溫、有溫瘧。(上焦篇1)

此九條,見於王叔和《傷寒例》中居多,叔和又牽引《難經》之文以神其說。按時推病,實有是證,叔和治病時,亦實遇是證。但叔和不能別立治法,而敘於《傷寒例》中,實屬蒙混,以《傷寒論》為治外感之妙法,遂將一切外感悉收入《傷寒例》中,而悉以治傷寒之法治之。後人亦不能打破此關,因仍苟簡,千餘年來,貽患無窮,皆叔和之作俑①,無怪見駁於方有執、喻嘉言諸公也。然諸公雖駁叔和,亦未曾另立方法,喻氏雖立治法,仍不能脫卻傷寒圈子,弊與叔和無二,以致後人無所遵依。本論詳加考核,準古酌今,細立治法,除傷寒宗仲景法外,俾四時雜感,郎若列眉②;未始非叔和有以肇其端,東垣、河間、安道、又可、嘉言、天士宏其議,而瑭得以善其後也。

風溫者,初春陽氣始開,厥陰行令,風挾溫也。溫熱者,春末夏初,陽氣弛張,溫盛為熱也。溫疫者,屬氣流行,多兼穢濁,家家如是,若役使然也。溫毒者,諸溫夾毒,穢濁太甚也。暑溫者,正夏之時,暑病之偏於熱者也。濕溫者,長夏初秋,濕中生熱,即暑病之偏於濕者也。秋燥者,秋金燥烈之氣也。冬溫者,冬應寒而反溫,陽不潛藏,民病溫也。溫瘧者,陰氣先傷,又因於暑,陽氣獨發也。

按:諸家論溫,有顧此失彼之病,故是編首揭諸溫之大綱,而名其書曰《溫病條辨》。

【注解】

①作俑:指创始,但具贬义。

②朗若列眉:所见真切,如人的眉毛那样明白显见。

【释义】

本节主要论述温病的概念,涉及温病的范围、分类、命名以及与伤寒的区别等问题,主要讨论了以下几个方面的问题:

1. 温病的范围。吴鞠通所谓温病,包括风温、温热、温疫、温毒、暑温、湿温、秋燥、冬温、温疟等多种疾病。文中九种温病的发生都与特定的季节气候或某些致病特点有一定的关系。初春厥阴风木主令,阳气升动,感受风热,以肺卫、表热证为主者称风温;春末夏初感受温热,可以直接犯于气分或营血分,以里热证为主者,称为温热(实指春温);温疫是感受由疠气秽浊,互相传染,引起流行的温病;温毒则是除温病一般见症外,尚有头面肿大,或咽喉肿痛糜烂,或皮肤红肿发斑等局部肿毒特征的温病;暑温是盛夏天暑下迫,地湿上蒸,而发生的以热盛为主的暑病;湿温是长夏初秋发生的湿热性温病;秋燥是秋季气候干燥,感受燥热病邪而致的温病;冬温为冬季阳气不能潜藏,感受温热之气而致的温病;温疟是因人体阴气先伤,夏伤于暑,阴伤而表现为阳热亢盛的一种疟疾。

当然,温病实际上还不止吴氏所说的九种,在本书中就又述及伏暑、疟、痢、疸等,也可归属于温病的范围。

2.温病的分类。本段虽未提出温病的分类,但从其分节的题目看,吴氏把温病分为二类:温热类包括风温、温热、温疫、温毒、秋燥;湿热类包括暑温(伏暑)。三焦疾病温热、湿热的分类方法,是本书两大纲领。

吴鞠通确立了四时温病的名称,明确了四时温病的病因,其功不可没。然从自注看,吴氏试图说明温病的概念及其与伤寒的区别,但未能确切地明晰其含义。

二、上焦篇

(一)温病初起部位

【原文】

凡病温者,始於上焦,在手太陰。(上焦篇2)

傷寒由毛竅而入,自下而上,始足太陽。足太陽膀胱屬水,寒即水之氣,同類相從,故病始於此。古來但言膀胱主表,殆未盡其義。肺者,皮毛之合也,獨不主表乎!(按:人身一臟一腑主表之理,人皆習焉不察。以三才大道言之:天為萬物之大表,天屬金,人之肺亦屬金,肺主皮毛,《經》曰皮應天,天一生水;地支始於子,而亥為天門,乃貞元之會;人之膀胱為寒水之腑;故俱同天氣,而俱主表也。)治法必以仲景六經次傳為祖法。溫病由口鼻而入,自上而下,鼻通於肺,始手太陰。太陰金也,溫者火之氣,風者火之母,火未有不克金者,故病始於此,必從河間三焦定論。再寒為陰邪。雖《傷寒論》中亦言中風,此風從西北方來,乃觱發①之寒風也,最善收引,陰盛必傷陽,故首鬱遏太陽經中之陽氣,而為頭痛、身熱等證。太陽陽腑也,傷寒陰邪也,陰盛傷人之陽也。溫為陽邪,此論中亦言傷風,此風從東方來,乃解凍之溫風也,最善發泄,陽盛必傷陰,故首鬱遏太陰經中之陰氣,而為咳嗽、自汗、口渴、頭痛、身熱、尺熱等證。太陰陰臟也,溫熱陽邪也,陽盛傷人之陰也。陰陽兩大法門之辨,可了然於心目間矣。

夫大明生於東,月生於西,舉凡萬物,莫不由此少陽、少陰之氣以為生成,故萬物皆可名之曰東西。人乃萬物之統領也,得東西之氣最全,乃與天地東西之氣相應。其病也,亦不能不與天地東西之氣相應。東西者,陰陽之道路也。由東而往,為木、為風、為濕、為火、為熱,濕土居中,與火交而成暑,火也者,南也。由西而往,為金、為燥、為水、為寒,水也者,北也。水火者,陰陽之徵兆也;南北者,陰陽之極致也。天地運行此陰陽以化生萬物,故曰天之無恩而大恩生。天地運行之陰陽和平,人生之陰陽亦和平,安有所謂病也哉!天地與人之陰陽,一有所偏,即為病也。偏之淺者病淺,偏之深者病深;偏於火者病溫、病熱;偏於水者病清、病寒,此水火兩大法門之辨,醫者不可不知。燭②其為水之病也,而溫之、熱之;燭其為火之病也,而涼之、寒之,各救其偏,以抵於平和而已。非如鑒③之空,一塵不染,如衡之平,毫無倚著,不能暗合道妙,豈可各立門戶,專主於寒熱溫涼一家之論而已哉!瑭因辨寒病之原於水,溫病之原於火也,而並及之。

笔记栏

【注解】

①鬶发:形容萧瑟、凛冽的寒风,如郑泽《登楼叹》诗:"胡沙惊飞眯我目,胡风鬶发寒我臆。"

②烛:照亮。此处指辨明。

③鉴:镜子。

【释义】

本条主要论述温病初起的发病部位及受邪途径,涉及温病的初起病位和病因等。在理解原文时,应注意以下两个问题:

1. 对"凡病温者,始于上焦,在手太阴"的认识。温病的病因是温邪,温邪侵犯人体一般是从口鼻而入,而鼻气通于肺、肺合皮毛,因而温病发病多始于肺卫,即吴氏所言"始于上焦,在手太阴"。但这种提法有其片面之处,温病的起病部位较为复杂,不限于手太阴一途,只能理解为主要指风温、温毒、秋燥、冬温之类,至于其他许多温病并非起于上焦,更不在手太阴肺。王孟英提出:"夫温热究三焦者,非谓病必上焦始而渐及于中下也。伏气自内而发,则病起于下者有之;胃为藏垢纳污之所,湿温、疫毒病起于中者有之;暑邪夹湿者,亦犯中焦;又暑属火而心为火脏,同气相求,邪极易犯,虽始上焦,亦不能必其在手太阴一经也。"

2. 辨伤寒温病起病之异。文中从伤寒与温病在起病方面因邪犯的途径不同、病邪的性质各异这两个方面说明寒温迥然有别。吴氏明确地提出了伤寒由毛窍而入,始于足太阳,按六经传变,易伤人身之阳气;温病由口鼻而入,始于手太阴,按三焦传变,易伤人之阴液。在本书卷四"杂说"中列有专节"温病起手太阴论",进一步讨论了伤寒与温病在起病时的区别,可相互参照理解。

(二) 温病初起证治

【原文】

太陰風溫、溫熱、溫疫、冬溫、初起惡風寒者,桂枝湯主之;但熱不惡寒而渴者,辛涼平劑銀翹散主之。溫毒、暑溫、濕溫、溫瘧,不在此例。(上焦篇4)

按仲景《傷寒論》原文,太陽病(謂如太陽證,即上文頭痛、身熱、惡風、白汗也),但惡熱不惡寒而渴者,名曰溫病,桂枝湯主之。蓋溫病忌汗,最喜解肌。桂枝本為解肌,且桂枝芳香化濁,芍藥收陰斂液,甘草敗毒和中,薑、棗調和營衛,溫病初起,原可用之。此處卻變易前法,惡風寒者主以桂枝,不惡風寒主以辛涼者,非敢擅違古訓也。仲景所云不惡風寒者,非全不惡風寒也,其先亦惡風寒,迨既熱之後,乃不惡風寒耳,古文簡、質,且對太陽中風熱時亦惡風寒言之,故不暇詳耳。蓋寒水之病,冬氣也,非辛溫春夏之氣不足以解之,雖曰溫病,既惡風寒,明是溫自內發,風寒從外搏,成內熱外寒之證,故仍舊用桂枝辛溫解肌法,俾得微汗,而寒熱之邪皆解矣。溫熱之邪,春夏氣也,不惡風寒,則不兼寒風可知,此非辛涼秋金之氣,不足以解之。桂枝辛溫,以之治溫,是以火濟火也,故改從《內經》"風淫於內,治以辛涼,佐以苦甘"法。

桂枝湯方

桂枝六錢　芍藥(炒)三錢　炙甘草二錢　生薑三片　大棗(去核)二枚

煎法服法,必如《傷寒論》原文而後可,不然,不惟失桂枝湯之妙,反生他變,病必不除。

辛涼平劑銀翹散方

連翹一兩　銀花一兩　苦桔梗六錢　薄荷六錢　竹葉四錢　生甘草五錢
芥穗四錢　淡豆豉五錢　牛蒡子六錢

上杵為散,每服六錢,鮮葦根湯煎,香氣大出,即取服,勿過煮。肺藥取輕清,過煎則味厚而入中焦矣。病重者,約二時一服,日三服,夜一服;輕者三時一服,日二服,夜一服;病不解者,作再服。蓋肺位最高,藥過重則過病所,少用又有病重藥輕之患,故從普濟消毒飲時時輕揚法。今人亦間有用辛涼法者,多不見效,蓋病大藥輕之故,一不見效,隨改弦易轍,轉去轉遠,即不更張,緩緩延至數日後,必成中下焦證矣。胸膈悶者,加藿香三錢、鬱金三錢,護膻中;渴甚者,加花粉;項腫咽痛者,加馬勃、元參;衄者,去芥穗、豆豉,加白茅根三錢、側柏炭三錢、梔子炭三錢;咳者,加杏仁利肺氣;二、三日病猶在肺,熱漸入裏,加細生地、麥冬保津液;再不解,或小便短者,加知母、黃芩、梔子之苦寒,與麥、地之甘寒,合化陰氣,而治熱淫所勝。

〔方論〕按溫病忌汗,汗之不惟不解,反生他患。蓋病在手經,徒傷足太陽無益;病自口鼻吸受而生,徒發其表亦無益也。且汗為心液,心陽受傷,必有神明內亂、譫語癲狂、內閉外脫之變。再,誤汗雖曰傷陽,汗乃五液之一,未始不傷陰也。《傷寒論》曰:"尺脈微者為裏虛,禁汗,"其義可見。其曰傷陽者,特舉其傷之重者而言之耳。溫病最善傷陰,用藥又複傷陰,豈非為賊立幟乎?此古來用傷寒法治溫病之大錯也。至若吳又可開首立一達原飲,其意以為直透膜原,使邪速潰,其方施於藜藿壯實人之溫疫病,容有愈者,芳香辟穢之功也;若施於膏粱[①]紈綺[②],及不甚壯實人,未有不敗者。蓋其方中首用檳榔、草果、厚樸為君。夫檳榔,子之堅者也,諸子皆降,檳榔苦辛而溫,體重而堅,由中走下,直達肛門,中下焦藥也;草果亦子也,其氣臭烈大熱,其味苦,太陰脾經之劫藥也;厚樸苦溫,亦中焦藥也。豈有上焦溫病,首用中下焦苦溫雄烈劫奪之品,先劫少陰津液之理!知母、黃芩,亦皆中焦苦燥裏藥,豈可用乎?況又有溫邪遊溢三陽之說,而有三陽經之羌活、葛根、柴胡加法,是仍以傷寒之法雜之,全不知溫病治法,後人止謂其不分三焦,猶淺說也。其三消飲加入大黃、芒硝,惟邪入陽明,氣體稍壯者,幸得以下而解,或戰汗而解,然往往成弱證,虛甚者則死矣。況邪有在衛者、在胸中者、在營者、入血者,妄用下法,其害可勝言耶?豈視人與鐵石一般,並非氣血生成者哉?究其始意,原以矯世醫以傷寒法治病溫之弊,頗能正陶氏之失,奈學未精純,未足為法。至喻氏、張氏多以傷寒三陰經法治溫病,其說亦非,以世醫從之者少,而宗又可者多,故不深辯耳。本方謹遵《內經》"風淫於內,治以辛涼,佐以苦甘;熱淫於內,治以鹹寒,佐以甘苦"之訓(王安道《溯洄集》亦有溫暑當用辛涼不當用辛溫之論,謂仲景之書,為即病之傷寒而設,並未嘗為不即病之溫暑而設。張鳳逵集治暑方,亦有暑病首用辛涼,繼用甘寒,再用酸泄酸斂,不必用下之論。皆先得我心者)。又宗喻嘉言芳香逐穢之說,用東垣清心涼膈散,辛涼苦甘。病初

笔记栏

起,且去入裏之黄芩,勿犯中焦;加銀花辛涼,芥穗芳香,散熱解毒;牛蒡子辛平潤肺,解熱散結,除風利咽;皆手太陰藥也。合而論之,《經》謂"冬不藏精,春必溫病",又謂"藏於精者,春不病溫",又謂"病溫虛甚死",可見病溫者,精氣先虛。此方之妙,預護其虛,純然清肅上焦,不犯中下,無開門揖盜之弊,有輕以去實之能,用之得法,自然奏效,此葉氏立法,所以迥出諸家也。

【注解】

①膏粱:指饮食的肥甘厚味。

②纨绔:指有钱人家的子弟。

【释义】

本条主要论述温病初起邪在肺卫阶段的证治及治忌。

1. 风温、温热、温疫、冬温四种温病初起,皆可以表现为邪在卫分。本书上焦篇第3条提到了温病初起邪在肺卫的主证"脉不缓不紧而动数,或两寸独大,尺肤热,头痛,微恶风寒,身热自汗,口渴,或不渴,而咳,午后热甚者,名曰温病",提出了温病初起的表现。当然,这不能代表所有的温病,但已体现了与伤寒初起的区别。而本条又接着提出了对温病初起的治疗,即主以辛凉之法。文中以"恶风寒"和"不恶寒"作为药用辛温和辛凉的依据,但临证时尚应结合其他表现互参,文中的"不恶寒",当为"微恶寒",文中的"渴",当为"微渴"。本条症状的论述,也说明了卫分证的辨证要点"发热微恶寒,口微渴"。恶风寒较著且表邪偏盛,可借辛温之剂暂解其表,但不可投麻、桂等辛温峻汗之剂,以免助热化燥。恶寒较轻而热重者,用银翘散辛凉疏解。叶子雨、王孟英等医家对温病初起用桂枝汤颇有疑问,然亦有使用者,关键在于全面地辨证,也提示温病治疗过程中辛温药物使用的可能性。

2. 银翘散是温病初起,邪在卫分的代表方,是治疗温病上焦证的首方,其药物组成以辛凉为主,稍佐辛温、芳香之品,药性平正不偏,为寒温并用之方,共成辛凉平和之剂。该方无"开门揖盗"之弊,有"开门驱盗"之功。开门揖盗即打开大门,作揖迎接强盗之意,在中医治法当中属于不正确疗法。银翘散方中药物以辛味为主,辛能透、能通、能散,可以说有打开腠理,使邪气外出之功。辛温配合辛凉,使之成为辛凉平剂,非入开腠理之剂,有"汗"法之功,祛邪之能,而无发汗伤阴之弊。同时该方又有"轻以祛实"之能、"预护其虚"之功。全方用药疏散解表、轻清透邪等特点,以治疗邪在卫表之实证。温邪伤阴,初期卫分证即可见有咽干等,因此银翘散所治的卫分证一开始即用芦根养阴,体现了吴鞠通"本论始终以救阴精为主"的阴液未伤先防思想。另外通过辛凉解表,邪气得以及时解除,邪去则正安,不致再伤津液也是预护其虚之意。

3. 银翘散方后加减法,为临床常用。据病程加减用药是吴氏加减用药的特点,病情发展到二三日时,温邪可能伤阴或进入气分,此时吴氏清热祛邪一般原则是先用甘寒养阴。因为寒能清热,凡甘能补,故对热邪伤阴之病机用之颇当。再不解,可和苦寒药同用,起到甘苦合化阴气之功。在运用苦寒药时,吴氏对策:一是加入甘寒药,起到甘苦合化,既不伤阴,也能制约苦寒药的副作用;二是据病程加减,病程到了两三天后,热邪可能比较重,可以用苦寒药,如黄芩、栀子等。

4. 银翘散问世以来,长用不衰,疗效甚佳,目前临床普遍使用本方多以汤剂随证加减。自注中银翘散的煎服方法甚为讲究,临床加减灵活有度,体现了外感病中药煎服方法的规律。至于暑温等病,因初起邪犯部位不一,而治法迥异,故曰"不在此例"。但如果出现表有风热之证,也可用该方加减治疗。

5. 自注中着重对"温病忌汗"进行了论述。这种忌汗当然是指用辛温发汗法。在《温病条辨》的"杂说"中的"汗论"中也有精辟论述。而所谓辛凉止自出之汗,是利用辛凉之品使温邪向外透达,原来升发蒸热而产生的汗得以自止。其特点是祛邪热而不碍邪热外达,散邪而不致助热伤阴。

(三) 邪入心包证治

【原文】

太陰溫病,不可發汗。發汗而汗不出者,必發斑疹;汗出過多者,必神昏譫語。發斑者,化斑湯主之;發疹者,銀翹散去豆豉,加細生地、丹皮、大青葉,倍元參主之。禁升麻、柴胡、當歸、防風、羌活、白芷、葛根、三春柳。神昏譫語者,清宮湯主之,牛黃丸、紫雪丹、局方至寶丹亦主之。(上焦篇 16)

溫病忌汗者,病由口鼻而入,邪不在足太陽之表,故不得傷太陽經也。時醫不知而誤發之,若其人熱甚血燥,不能蒸汗,溫邪郁於肌表血分,故必發斑疹也。若其表疏,一發而汗出不止,汗為心液,誤汗亡陽。心陽傷而神明亂,中無所主,故神昏。心液傷而心血虛,心以陰為體,心陰不能濟陽,則心陽獨亢。心主言,故譫語不休也。且手經逆傳,世罕知之。手太陰病不解,本有必傳手厥陰心包之理,況又傷其氣血乎!

化斑湯方

石膏一兩　知母四錢　生甘草三錢　元參三錢　犀角二錢　白粳米一合

水八杯,煮取三杯,日三服,渣再煮一鐘,夜一服。

[方論]此熱淫於內,治以鹹寒,佐以苦甘法也。前人悉用白虎湯作化斑湯者,以其為陽明證也。陽明主肌肉,斑家遍體皆赤,自內而外,故以石膏清肺胃之熱,知母清金保肺而治陽明獨勝之熱,甘草清熱解毒和中,粳米清胃熱而保胃液,白粳米陽明燥金之歲穀也。本論獨加元參、犀角者,以斑色正赤,木火太過,其變最速,但用白虎燥金之品,清肅上焦,恐不勝任,故加元參啟腎經之氣,上交於肺,庶水天一氣,上下循環,不致泉源暴絕也。犀角鹹寒,稟水木火相生之氣,為靈異之獸,具陽剛之體,主治百毒蠱疰,邪鬼瘴氣①,取其鹹寒,救腎水以濟心火,托斑外出,而又敗毒避瘟也。再病至發斑,不獨在氣分矣,故加二味涼血之品。

銀翹散去豆豉加細生地丹皮大青葉倍元參方

即於前銀翹散內去豆豉,加:

細生地四錢　大青葉三錢　丹皮三錢　元參加至一兩

[方論]銀翹散義見前。加四物,取其清血熱;去豆豉,畏其溫也。

按:吳又可有托裡舉斑湯,不言疹者,混斑疹為一氣也。考溫病中發疹者,十之七八,發斑者十之二三。蓋斑乃純赤,或大片,為肌肉之病,故主以化斑湯,專治肌肉;疹系紅點高起,麻②、瘄③、沙④皆一類,系血絡中病,故主以芳香透絡,辛涼解肌,甘寒清血也。其托裡舉斑湯,方中用歸、升、柴、芷、川山甲,皆溫燥之品,豈不畏其灼津液乎?且前人有痘宜溫、疹宜涼之論,實屬確見,況溫疹更甚于小兒之風熱疹乎! 其用升、柴,取其升發之義,不知溫病多見於春夏發生之候,天地之氣,有升無降,豈用再以升藥升之乎?且經謂"冬藏精者,春不病溫",是溫病之

笔记栏

人,下焦精氣久已不固,安庸再升其少陽之氣,使下竭上厥⑤乎!經謂"無實實,無虛虛,必先歲氣,無伐天和",可不知耶?後人皆尤而效之,實不讀經文之過也。

再按:時人發溫熱之表,二三日汗不出者,即云斑疹蔽伏,不惟用升、柴、羌、葛,且重以山川柳發之。不知山川柳一歲三花,故得三春之名,俗轉音三春為山川,此柳古稱檉木,詩所謂"其檉其椐"者是也。其性大辛大溫,生髮最速,橫枝極細,善能入絡,專發虛寒白疹,若溫熱氣血沸騰之赤疹,豈非見之如讎仇⑥乎?夫善治溫病者,原可不必出疹,即有邪鬱二三日,或三五日,既不得汗,有不得不疹之勢,亦可重者化輕,輕者化無。若一派辛溫剛燥,氣受其災而移於血,豈非自造斑疹乎?再時醫每於疹已發出,便稱放心,不知邪熱熾甚之時,正當謹慎,一有疏忽,為害不淺。再,疹不忌瀉,若裡結,須微通之,不可令大泄致內虛下陷,法在中焦篇。

汪按:三春柳一名西河柳,又名觀音柳,《圖經》《別錄》未載,自繆希雍《廣筆記》盛推其治疹之功,而用者遂多。不知寒疹鬚髮,溫疹不鬚髮,可用辛涼,不可用辛溫也。木棉紗之類同此。疹以瀉為順,忌升提,忌補澀,亦不宜下以犯中下二焦。其疹痢者,當苦寒堅陰,治屬中下。

清宮湯方

元參心三錢　蓮子心五分　竹葉卷心二錢　連翹心二錢　犀角尖(磨沖)二錢　連心麥冬三錢

[加減法]熱痰盛加竹瀝、梨汁各五匙;咯痰不清,加栝蔞皮一錢五分;熱毒盛,加金汁、人中黃;漸欲神昏,加銀花三錢、荷葉二錢、石菖蒲一錢。

[方論]此鹹寒甘苦法,清膻中之方也。謂之清宮者,以膻中為心之宮城也。俱用心者,凡心有生生不已之意,心能入心,即以清穢濁之品,便補心中生生不已之生氣,救性命於微芒也。火能令人昏,水能令人清,神昏譫語,水不足而火有餘,又有穢濁也。且離以坎為體⑦,元參味苦屬水,補離中之虛;犀角靈異味鹹,辟穢解毒,所謂靈犀一點通,善通心氣,色黑補水,亦能補離中之虛,故以二物為君。蓮心甘苦鹹,倒生根,由心走腎,能使心火下通於腎,又回環上升,能使腎水上潮於心,故以為使。連翹象心,心能退心熱。竹葉心銳而中空,能通竅清心,故以為佐。麥冬之所以用心者,《本經》稱其主心腹結氣,傷中傷飽,胃脈絡絕。試問去心,焉能散結氣,補傷中,通傷飽,續胃脈絡絕哉?蓋麥冬稟少陰癸水之氣,一本橫生,根顆連絡,有十二枚者,有十四五枚者,所以然之故,手足三陽三陰之絡,共有十二,加任之尾翳,督之長強,共十四,又加脾之大絡,共十五,此物性合人身自然之妙也,惟聖人能體物象,察物情,用麥冬以通續絡脈。命名與天冬並稱門冬者,冬主閉藏,門主開轉,謂其有開合之功能也。其妙處全在一心之用,從古並未有去心之明文,張隱庵謂不知始自何人,相沿已久而不可改。瑭遍考始知自陶宏景始也。蓋陶氏惑于"諸心入心,能令人煩"之一語,不知麥冬無毒,載在上品,久服身輕,安能令人煩哉!如參、尤、芪、草,以及諸仁諸子,莫不有心,亦皆能令

人煩而悉去之哉？陶氏之去麥冬心，智者千慮之失也。此方獨取其心，以散心中穢濁之結氣，故以之為臣。

安宮牛黃丸方

牛黃一兩　郁金一兩　犀角一兩　黃連一兩　朱砂一兩　梅片二錢五分　麝香二錢五分　真珠五錢　山梔一兩　雄黃一兩　金箔衣　黃芩一兩

上為極細末，煉老蜜為丸，每丸一錢，金箔為衣，蠟護。脈虛者人參湯下，脈實者銀花、薄荷湯下，每服一丸。兼治飛屍⑧卒厥，五癇中惡，大人小兒痙厥之因於熱者，大人病重體實者，日再服，甚至日三服；小兒服半丸，不知再服半丸。

［方論］此芳香化穢濁而利諸竅，鹹寒保腎水而安心體，苦寒通火腑而瀉心用之方也。牛黃得日月之精，通心主之神。犀角主治百毒，邪鬼瘴氣。真珠得太陰之精，而通神明，合犀角補水救火。郁金草之香，梅片木之香（按：冰片，洋外老杉木浸成，近世以樟腦打成偽之，樟腦發水中之火，為害甚大，斷不可用），雄黃石之香，麝香乃精血之香，合四香以為用，使閉固之邪熱溫毒深在厥陰之分者，一齊從內透出，而邪穢自消，神明可複也。黃連瀉心火，梔子瀉心與三焦之火，黃芩瀉膽、肺之火，使邪火與諸香一齊俱散也。朱砂補心體，瀉心用，合金箔墜痰而鎮固，再合真珠、犀角為督戰之主帥也。

紫雪丹方（從《本事方》去黃金）

滑石一斤　石膏一斤　寒水石一斤　磁石（水煮）二斤　搗煎去渣，入後藥

羚羊角五兩　木香五兩　犀角五兩　沉香五兩　丁香一兩　升麻一斤　元參一斤　炙甘草半斤

以上八味，並搗剉，入前藥汁中煎，去渣，入後藥。

樸硝、硝石各二斤，提淨，入前藥汁中，微火煎，不住手將柳木攪，候汁欲凝，再加入後二味。

辰砂（研細）三兩　麝香（研細）一兩二錢　入煎藥拌勻。合成退火氣，冷水調服一、二錢。

［方論］諸石利水火而通下竅。磁石、元參補肝腎之陰，而上濟君火。犀角、羚羊瀉心、膽之火。甘草和諸藥而敗毒，且緩肝急。諸藥皆降，獨用一味升麻，蓋欲降先升也。諸香化穢濁，或開上竅，或開下竅，使神明不致坐困於濁邪而終不克復其明也。丹砂色赤，補心而通心火，內含汞而補心體，為坐鎮之用。諸藥用氣，硝獨用質者，以其水鹵結成，性峻而易消，瀉火而散結也。

局方至寶丹方

犀角（鎊）一兩　朱砂（飛）一兩　琥珀（研）一兩　玳瑁（鎊）一兩　牛黃五錢　麝香五錢

以安息重湯燉化，和諸藥為丸一百丸，蠟護。

［方論］此方薈萃各種靈異，皆能補心體，通心用，除邪穢，解熱結，共成撥亂反正之功。大抵安宮牛黃丸最涼，紫雪次之，至寶又次之，主治略同，而各有所長，臨用對證斟酌可也。

【注解】

①百毒蛊疰,邪鬼瘴气:指各种病因。百毒指各种毒物;蛊疰,指感受毒虫而引起有四肢浮肿、肌肤消瘦、咳逆腹大等症状的病;邪鬼多指引起某些精神症状的病因;瘴气指南方湿热秽浊蒸郁而产生的一种病邪。

②麻:指麻疹。

③瘄:cū,即指麻疹。

④沙:即痧之类,指风痧、烂喉痧之类疾病。

⑤下竭上厥:指阴液耗于下,虚阳浮于上的病机。

⑥雠仇:雠,同仇。雠仇即仇敌。

⑦离以坎为体:八卦之中,离代表火,坎代表水,即说明水火的关系。

⑧飞尸:又称为传尸劳,为一种可以传染的疾病。

【释义】

本条论述温病忌汗之理及误汗引起斑疹、邪闭心包等变证的治法方药。

1. 手太阴肺经的温病,不能用辛温发汗的方法,如果误用发汗而汗不出的,就会助长热势,热邪波及营血分,损伤人体血络,则极易出现斑疹;如果误用发汗而致汗出过多,则会耗伤心气,致心神失养,导致神志不清、谵语等表现。发斑者,可用凉血化斑的化斑汤治疗;发疹者,予以清营透疹治疗,可用银翘散去豆豉,加细生地黄、牡丹皮、大青叶、倍玄参方。此类斑疹患者,禁用升麻、柴胡、当归、防风、羌活、白芷、葛根、三春柳等辛味类发散药物,以免助热伤阴。神昏的患者,用清宫汤予以清心开窍,安宫牛黄丸、紫雪丹、局方至宝丹等也可以根据热邪的程度辨证使用。

2. 化斑汤中玄参一药,吴鞠通对其养阴作用论述全面。该药苦、甘、咸、寒。甘寒入三焦可养肺、胃、肾之阴,咸寒入下焦滋阴补肾。肺为天,肾主水,水天一气,上下循环,一味玄参即可补益、交通肺肾之阴,完成动态循环的养阴补水过程。

3. 援物比类是中医学思维方法,清宫汤方用"连翘象心,心能退心热"。与玄参心、麦冬心、莲子心等同用,起到"心有生生不已之意"。清宫汤为治热入心包证较轻的方剂。除清心热药物外,方中配伍了玄参、麦冬等养阴药。对于因热导致的神昏,养阴补水药物起到"水能令人清"作用。临床上为失眠、烦躁、昏迷等病证的治疗,采取养阴法提供了理论基础。火邪病因易致心神被扰,故吴鞠通说"火能令人昏",因此,临床对于急性心神病变的治疗,采取清心泄热之法,往往可使意识异常很快恢复。

4. 以"温病三宝"为代表的安宫牛黄丸组成可分两大类药物,一是清热类;二是芳香类。清热类选用了动、植物药,如牛黄、犀角(已禁用,以水牛角代)、珍珠、黄连、黄芩、栀子等,可谓清热作用卓著。芳香药用郁金、麝香、雄黄、梅片等"四香",在醒神开窍的同时,与清热药相配,达到"使邪火随诸香一齐俱散也"的目的。

【原文】

邪入心包,舌謇肢厥,牛黃丸主之,紫雪丹亦主之。(上焦篇17)

厥者,盡也。陰陽極造其偏,皆能致厥。傷寒之厥,足厥陰病也。溫病之厥,手厥陰病也。舌卷囊縮,雖同系厥陰現證,要之,舌屬手,囊屬足也。蓋舌為心竅,包絡代心用事,腎囊前後,皆肝經所過,斷不可以陰陽二厥混而為一。若陶節庵所云:"冷過肘膝,便為陰寒",恣用大熱。再熱厥之中亦有三等:有邪在絡居多,而陽明證少者,則從芳香,本條所云是也;有邪搏陽明,陽明太實,上沖心包,神迷肢厥,甚至通體皆厥,當從下法,本論載入中焦篇;有日久邪殺陰虧而厥者,则從育陰潛陽法,本論載入下焦篇。

【释义】

本条论述邪入心包的证治。

1. 邪闭心包临床表现除舌謇、肢厥外,还有神昏谵语。

2. 自注中对厥证做了两方面较系统的论述:其一是对伤寒之厥与温病之厥进行了比较,认为伤寒之厥可见囊缩,温病之厥可见舌卷。但如细分析原文,提出厥有寒温更重要的意义在于应明确厥证虽都为四肢厥冷,但其性质有寒、热之别:如因阳气大衰,阴寒内盛,其厥属寒厥,多见于伤寒;如因邪热内闭而致阳气不能外达的厥证,则属热厥,多见于温病。当然,在伤寒中也有因邪热内郁而致厥者,如《伤寒论》中四逆散所治之厥证即属此类,而在温病中也不乏阳气外脱而致寒厥者,所以上述之区分是相对而言的。其二是论述了温病中的三种厥证:一是其中有热闭心包而属上焦者,治疗主以开心包之窍予以芳香开窍法,如牛黄丸之类;二是阳明热结上扰心神而属中焦胃实之证,治当泻阳明之里热,并与开窍并施;三是真阴耗竭心神失养而属下焦手足少阴同病,可先用牛黄丸等开窍,再予复脉存阴,三甲潜阳。所以温病热厥治疗当分别投以开闭、攻下、育阴潜阳等法。但临床上也有上中焦同病者,也有因邪热内郁而致厥者,不可不知。另外,在温病中,也有因阳气外脱而成寒厥者,并非温病只见热厥。

(四) 温毒证治

【原文】

溫毒咽痛喉腫,耳前耳後腫,頰腫,面正赤,或喉不痛,但外腫,甚則耳聾,俗名大頭溫、蝦蟆溫者,普濟消毒飲去柴胡、升麻主之。初起一二日,再去芩、連,三四日加之佳。(上焦篇 18)

溫毒者,穢濁也。凡地氣之穢,未有不因少陽之氣而自能上升者,春夏地氣發泄,故多有是證;秋冬地氣,間有不藏之時,亦或有是證;人身之少陰素虛,不能上濟少陽,少陽升騰莫制,亦多成是證;小兒純陽火多,陰未充長,亦多有是證。咽痛者,《經》謂:"一陰一陽結,謂之喉痹。"蓋少陰、少陽之脈,皆循喉嚨,少陰主君火,少陽主相火,相濟為災也。耳前、耳後、頰前腫者,皆少陽經脈所過之地,頰車不獨為陽明經穴也。面赤者,火色也。甚則耳聾者,兩少陽之脈,皆入耳中,火有餘則清竅閉也。治法總不能出李東垣普濟消毒飲之外。其方之妙,妙在以涼膈散為主,而加化清氣之馬勃、僵蠶、銀花,得輕可去實之妙;再加元參、牛蒡、板藍根,敗毒而利肺氣,補腎水以上濟邪火。去柴胡、升麻者,以升騰飛越太過之病,不當再用升也。說者謂其引經,亦甚愚矣!凡藥不能直至本經者,方用引經藥作引,此方皆系輕藥,總走上焦,開天氣,肅肺氣,豈須用升、柴直升經氣耶?去黃芩、黃連者,芩、連裏藥也,病初起未至中焦,不得先用裏藥,故犯中焦也。

普濟消毒飲去升麻柴胡黃芩黃連方

連翹一兩　薄荷三錢　馬勃四錢　牛蒡子六錢　芥穗三錢　僵蠶五錢　元參一兩　銀花一兩　板藍根五錢　苦梗一兩　甘草五錢

上共為粗末,每服六錢,重者八錢。鮮葦根湯煎,去渣服,約二時一服,重者一時許一服。

【释义】

本条论述温毒的病因病机和证治。

1. 温毒的病因病机。吴氏认为温毒病邪多为感受了秽浊之气而得,而秽浊之气,温热、湿热邪气皆可,但从本条论述,偏于温热邪气所致。由于春夏之时,少阳之气升发,正是地气升发外泄的季节,若人的素体少阴肾水不足,容易感受秽浊之气而得温毒。但秋冬之时,若地气不能内藏,有时也会发生温毒。

2. 温毒的临床表现。文中列举了温毒的主要表现"咽痛喉肿,耳前耳后肿,颊肿,面正赤,或喉不痛,但外肿,甚则耳聋"。《黄帝内经》中说:"一阴一阳结,谓之喉痹。"即少阴和少阳的经脉都经过喉咙部,其中少阴属君火,少阳属相火,两者之火结于喉部,可致咽喉疼痛。而发生耳前耳后及颊部肿的原因,是因为这些部位是少阳经脉经过之处。面部红赤,是火毒上炎的反映。少阳火盛,严重者就会致清窍闭塞而发生耳聋。

3. 温毒的治法。温毒治疗,多遵李东垣的普济消毒饮之法。此方组方,妙在以凉膈散为主体,加入了能轻清去秽浊之气的马勃、白僵蚕、银花,有"轻可去实"之妙。另外再加上元参、牛蒡子、板蓝根,可以清热解毒而宣通肺气,补益肾水而上济邪火。方中之所以要去除升麻、柴胡,是因为考虑到本病的发生是因少阳升发过度,故不用升麻、柴胡以避免升腾发散过度,而有助少阳之火势。黄芩、黄连味苦性寒,初起一二日邪热不重,用之易冰遏气机,导致硬结形成,或病程延长。病程三四日,热邪明显时,苦寒药黄芩、黄连可使用,体现了吴氏运用苦寒药的灵活思想。

(五)暑痫证治

【原文】

小兒暑溫,身熱,卒然痙厥,名曰暑癇,清營湯主之,亦可少與紫雪丹。(上焦篇33)

小兒之陰,更虛於大人,況暑月乎!一得暑溫,不移時有過衛入營者,蓋小兒之臟腑薄也。血絡受火邪逼迫,火極而內風生,俗名急驚,混與發散消導,死不旋踵。惟以清營湯清營分之熱而保津液,使液充陽和,自然汗出而解,斷斷不可發汗也。可少與紫雪者,清包絡之熱而開內竅也。

【释义】

本条论述小儿暑痫的证治。

小儿脏腑娇嫩,稚阴稚阳,阴常不足,因而在患暑温后,很容易入侵心营、引动肝风、筋脉失养,发生痉厥,这类病证,由于类似痫病抽搐表现,故称为暑痫。因其邪热已入心营,所以用清营汤治疗,并用紫雪丹开窍息风。如出现动风之象,可酌加凉肝息风之品。

(六)伏暑特点

【原文】

長夏①受暑,過夏而發者,名曰伏暑。霜未降而發者少輕,霜既降而發者則重,冬日發者尤重,子、午、丑、未之年為多也。(上焦篇36)

長夏盛暑,氣壯者不受也;稍弱者但頭暈片刻,或半日而已;次則即病;其不即病而內舍於骨髓,外舍於分肉之間者,氣虛者也。蓋氣虛不能傳送暑邪外出,必待秋涼金氣相搏而後出也。金氣本所以退煩暑,金欲退之,而暑無所藏,故伏暑病發也。其有氣虛甚者,雖金風亦不能擊之使出,必待深秋大涼、初冬微寒相逼而出,故尤為重也。子、午、丑、未②之年為獨多者,子、午君火司天,暑本於火也；丑、未濕土司天，暑得濕則留也。

【注解】

①长夏：农历六月，一般指夏秋之交的季节。

②子、午、丑、未：按十二地支纪年，子午为君火司天，气候炎热，丑未为湿土司天，气候潮湿。由于伏暑属暑热、湿邪为病，易发生伏暑。

【释义】

本条论述伏暑的概念及发病季节。

1. 伏暑是长夏季节感受暑邪，未立即发病，暑邪潜藏于体内，至秋冬而发的疾病。暑邪藏于体内时间越长，发病时间越晚，则病情越重。因此，吴氏认为霜未降而发者轻，霜既降而发者重，而冬日发者尤重。发病迟早或病情轻重与人体正气虚，尤其是气虚有密切关系。气盛不虚者，即使感受暑邪也未必发病；气虚稍弱者，则头晕片刻，半日则愈；气虚较重者，则可立即发病；如果正气虚弱，邪气不重，双方相持，正气不能逐邪于外，邪气伤正不重，则暑邪内舍于骨髓，外舍于分肉而藏于体内。到了秋冬季节，寒气时令外邪引动在内伏邪，则伏暑发作。暑邪包括了暑热病邪及其夹湿的暑湿病邪，按照五运六气学说，子、午为君火司天，气候炎热，丑、未为湿土司天，气候潮湿，故吴鞠通认为子、午、丑、未之年易发生伏暑。

2. 伏暑病为伏气温病，临床上需要注意以下几点：一是需要扶正，尤其注重补气；二是秋冬易发的疾病可在夏季预防；三是发于秋冬的疾病，不可只认为新感温病，如起病即有明显的里热或里湿热证，可按伏暑病论治，采取清里解表治法。

（七）湿温证治

【原文】

頭痛惡寒，身重疼痛，舌白不渴，脈弦細而濡，面色淡黃，胸悶不饑，午後身熱，狀若陰虛，病難速已，名曰濕溫，汗之則神昏耳聾，甚則目瞑不欲言，下之則洞泄①，潤之則病深不解，長夏深秋冬日同法，三仁湯主之。（上焦篇43）

頭痛惡寒，身重疼痛，有似傷寒，脈弦濡，則非傷寒矣。舌白不渴，面色淡黃，則非傷暑之偏於火者矣。胸悶不饑，濕閉清陽道路也。午後身熱，狀若陰虛者，濕為陰邪，陰邪自旺於陰分，故與陰虛同一午後身熱也。濕為陰邪，自長夏而來，其來有漸，且其性氤氳②粘膩，非若寒邪之一汗即解，溫熱之一涼即退，故難速已。世醫不知其為濕溫，見其頭痛惡寒身重疼痛也，以為傷寒而汗之，汗傷心陽，濕隨辛溫發表之藥蒸騰上逆，內蒙心竅則神昏，上蒙清竅則耳聾目瞑不言。見其中滿不饑，以為停滯而大下之，誤下傷陰，而重抑脾陽之升，脾氣轉陷，濕邪乘勢內漬，故洞泄。見其午後身熱，以為陰虛而用柔藥潤之，濕為膠滯陰邪，再加柔潤陰藥，二陰相合，同氣相求，遂有錮結而不可解之勢。惟以三仁湯輕開上焦肺氣，蓋肺主一身之氣，氣化則濕亦化也。濕氣彌漫，本無形質，以重濁滋味之藥治之，愈治愈壞。伏暑濕溫，吾鄉俗名秋呆子，悉以陶氏《六書》③法治之，不知從何處學來，醫者呆，反名病呆，不亦誣乎！再按：濕溫較諸溫，病勢雖緩而實重，上焦最少，病勢不甚顯張，中焦病最多，詳見中焦篇，以濕為陰邪故也。當於中焦求之。

三仁湯方

杏仁五錢　飛滑石六錢　白通草二錢　白蔻仁二錢　竹葉二錢　厚樸二錢　生薏仁六錢　半夏五錢

甘澜水八碗,煮取三碗,每服一碗,日三服。

【注解】

①洞泄:原指食后即腹泻,泻下物完谷不化。这里指泻下无度。

②氤氲:形容烟气弥漫很盛的样子。

③陶氏《六书》:指陶节庵的《伤寒六书》。

【释义】

本条论述湿温病初起的证候特点和治疗宜忌。

1. 湿温初起的主要临床表现为头痛恶寒,身重疼痛,舌白不渴,脉弦细而濡,面色淡黄,胸闷不饥,午后身热。还可见苔白腻,口不渴或口中甜腻等湿邪之象。在这些症状中,虽提及发热的特点为午后身热,但实际上每表现为身热不扬,午后可较明显。湿温初起有三大禁忌。一则禁汗:若见恶寒头痛,身重疼痛,误认为伤寒而用辛温发汗之药,则会耗伤心阳,湿浊随辛温之品上蒙清窍,可致神昏、耳聋、目闭等症。二则禁下:若见胸闷不饥等湿热阻滞脾胃之症,误以为胃肠积滞而妄用苦寒攻下。则脾阳受损,脾气下陷,湿邪下趋而为洞泄;三则禁润:若见午后身热等而误认为阴虚,妄用滋腻阴柔之药,势必使湿邪锢结难解,病情加重而难以治愈。

2. 本条所提出的“湿温三禁”是针对湿温初起时较易误诊的三种情况,而不是全面论述湿温的所有治禁。所谓三禁并不是绝对的,即不能拘于三禁之说。如在湿温初起,邪在卫气时,虽不能用辛温发汗法,但所宜用的芳香宣透之法也属“汗法”,在用药后往往也有汗出而邪解的效果。

3. 本条中所提出的治疗湿温初起的三仁汤是治疗湿温的代表方,不仅可用于邪在卫表,对于湿温邪在气分时,只要湿重于热,都能用本方加减治疗。

三、中焦篇

(一) 阳明经腑证治

【原文】

面目俱赤,語聲重濁,呼吸俱粗,大便閉,小便澀,舌苔老黃,甚則黑有芒刺,但惡熱,不惡寒,日晡益甚者,傳至中焦,陽明溫病也。脈浮洪躁甚者,白虎湯主之;脈沉數有力,甚則脈體反小而實者,大承氣湯主之。暑溫、濕溫、溫瘧,不在此例。(中焦篇1)

陽明之脈榮於面,《傷寒論》謂陽明病面緣緣正赤①,火盛必克金,故目白睛亦赤也。語聲重濁,金受火刑而音不清也。呼吸俱粗,謂鼻息來去俱粗,其粗也平等,方是實證;若來粗去不粗,去粗來不粗,或竟不粗,則非陽明實證,當細辨之,粗則喘之漸也。大便閉,陽明實也。小便澀,火腑不通,而陰氣不化也。口燥渴,火爍津也。舌苔老黃,肺受胃濁,氣不化津也(按《靈樞》論諸臟溫病,獨肺溫病有舌苔之明文,餘則無有。可見舌苔乃胃中濁氣,薰蒸肺臟,肺氣不化而然)。甚則黑者,黑,水色也,火極而似水也,又水勝火,大凡五行之極盛,必兼勝已之形。芒刺,苔久不化,熱極而起堅硬之刺也;倘刺軟者,非實證也。不惡寒,但惡熱者,傳至中焦,已無肺證,陽明者,兩陽合明也,溫邪之熱,與陽明之熱相搏,故但惡熱也。或用白虎,或用承氣者,證同而脈異也。浮洪躁甚,邪氣近表,脈浮者不可下,凡逐邪者,隨其所在,就近而逐之,脈浮則出表為順,故以白虎之金颷以退煩熱。若沉小有力,病純在裏,則非下奪不可矣,故主以大承氣。按吳又可《溫疫論》中云:舌苔邊白但見中微黃者,即加大黃,甚不可從。雖云傷寒重在誤下,溫病重在誤汗,即誤下不似傷寒之逆之甚,究竟承氣非可輕嘗之品,故云舌苔老黃,甚則黑有芒刺,脈體沉實,的系燥結痞滿,方可用之。

或問:子言溫病以手經主治,力辟用足經藥之非,今亦云陽明證者何?陽明特非足經乎?曰:陽明如市,胃為十二經之海,土者萬物之所歸也,諸病未有不過此者。前人云傷寒傳足不傳手,誤也,一人不能分為兩截。總之傷寒由毛竅而谿②,谿,肉之分理之小者;由谿而谷③,谷,肉之分理之大者;由谷而孫絡,孫絡,絡之至細者;由孫絡而大絡,由大絡而經,此經即太陽經也。始太陽,終厥陰,傷寒以足經為主,未始不關手經也。溫病由口鼻而入,鼻氣通於肺,口氣通於胃。肺病逆傳則為心包,上焦病不治,則傳中焦,胃與脾也,中焦病不治,即傳下焦,肝與腎也。始上焦,終下焦,溫病以手經為主,未始不關足經也。但初受之時,斷不可以辛溫發其陽耳。蓋傷寒傷人身之陽,故喜辛溫、甘溫、苦熱,以救其陽,溫病傷人身之陰,故喜辛涼、甘寒、甘鹹,以救其陰。彼此對勘,自可瞭然於心目中矣。

白虎湯(方見上焦篇)

大承氣湯方

大黃六錢　芒硝三錢　厚樸三錢　枳實三錢

水八杯,先煮枳、朴,後納大黃、芒硝,煮取三杯。先服一杯,約二時許,得利止後服,不知,再服一杯,再不知,再服。

[方論]此苦辛通降鹹以入陰法。承氣者,承胃氣也。蓋胃之為腑,體陽而用陰,若在無病時,本系自然下降,今為邪氣蟠踞於中,阻其下降之氣,胃雖自欲下降而不能,非藥力助之不可,故承氣湯通胃結,救胃陰,仍系承胃腑本來下降之氣,非有一毫私智穿鑿於其間也,故湯名承氣。學者若真能透徹此義,則施用承氣,自無弊竇④。大黃蕩滌熱結,芒硝入陰軟堅,枳實開幽門之不通,厚樸瀉中宮之實滿(厚樸分量不似《傷寒論》中重用者,治溫與治寒不同,畏其燥也)。曰大承氣者,合四藥而觀之,可謂無堅不破,無微不入,故曰大也。非真正實熱蔽痼⑤,氣血俱結者,不可用也。若去入陰之芒硝,則云小矣;去枳、樸之攻氣結,加甘草以和中,則云調胃矣。

【注解】

①缘缘正赤:整个部位俱为红色。

②谿:指机体肌肉之间的细小缝隙。

③谷:指机体肌肉之间的较大缝隙。

④弊窦:指不良后果。

⑤蔽痼:指内伏郁结。

【释义】

本条主要论述阳明腑证的证治,也是阳明温病的证治大纲,主要论及白虎汤和大承气汤证。

笔记栏

　　1. 文中指出,阳明温病的共同表现是面目俱赤,语声重浊,呼吸俱粗,大便闭,小便涩,舌苔老黄,甚则黑有芒刺,但恶热不恶寒,日晡益甚。但具体来分,其中又有经证和腑证的不同,其区别的主要依据是原文中所提出的脉象和舌象的不同。临床上区别经腑证,还可参考腹诊和大便状况,如腹软无压痛,大便不秘者,多属经证,如腹部胀满疼痛,便秘或热结旁流,则属腑证。

　　2. 关于白虎汤证与承气汤证治法之区别:文中提出了一个重要的观点,即"凡逐邪者,随其所在,就近而逐之"。白虎汤证属阳明无形邪热浮盛内外,所以脉见浮洪躁,治疗当以"出表为顺";大承气汤证属有形热结于内,所以脉见沉数有力,甚则脉体反小而实,治疗当"非下夺不可"。但文中所强调的"承气非可轻尝之品……的系燥结痞满,方可用之。"亦须活看,不可完全拘泥,以免错过了攻下时机。

(二) 津枯肠燥证治

【原文】

　　陽明溫病,無上焦證,數日不大便,當下之,若其人陰素虛,不可行承氣者,增液湯主之。服增液湯已,周十二時觀之,若大便不下者,合調胃承氣湯微和之。(中焦篇 11)

　　此方所以代吳又可承氣養榮湯法也。妙在寓瀉於補,以補藥之體,作瀉藥之用,既可攻實,又可防虛。余治體虛之溫病,與前醫誤傷津液、不大便、半虛半實之證,專以此法救之,無不應手而效。

　　增液湯方(鹹寒苦甘法)

　　元參一兩　麥冬(連心)八錢　細生地八錢

　　水八杯,煮取三杯,口乾則與飲,令盡,不便,再作服。

　　[方論]溫病之不大便,不出熱結、液乾二者之外。其偏於陽邪熾甚,熱結之實證,則從承氣法矣;其偏於陰虧液涸之半虛半實證,則不可混施承氣,故以此法代之。獨取元參為君者,元參味苦鹹微寒,壯水制火,通二便,啟腎水上潮於天,其能治液乾,固不待言,《本經》①稱其主治腹中寒熱積聚,其並能解熱結可知。麥冬主治心腹結氣,傷中傷飽,胃絡脈絕,羸瘦短氣,亦系能補能潤能通之品,故以為之佐。生地亦主寒熱積聚,逐血痹,用細者,取其補而不膩,兼能走絡也。三者合用,作增水行舟②之計,故湯名增液,但非重用不為功。

　　本論於陽明下證,峙立三法:熱結液乾之大實證,則用大承氣;偏於熱結而液不乾者,旁流是也,則用謂胃承氣;偏於液乾多而熱結少者,則用增液,所以迴護其虛,務存津液之心法也。

　　按:吳又可純恃承氣以為攻病之具,用之得當則效,用之不當,其弊有三:一則邪在心包、陽明兩處,不先開心包,徒攻陽明,下後仍然昏惑譫語,亦將如之何哉? 吾知其必不救矣。二則體虧液涸之人,下後作戰汗,或隨戰汗而脫,或不蒸汗徒戰而脫。三者下後雖能戰汗,以陰氣大傷,轉成上嗽下泄,夜熱早涼之怯證,補陽不可,救陰不可,有延至數月而死者,有延至歲餘而死者,其死均也。在又可當日,溫疫盛行之際,非尋常溫病可比,又初創溫病治法,自有矯枉過正不暇詳審之處,斷不可概施於今日也。本論分別可與不可與、可補不可補之處,以俟明眼裁定,而又為此按語於後,奉商天下之欲救是證者。至若張氏③、喻氏④,有以甘溫辛熱立法者,濕溫有可用之處,然須兼以苦泄淡滲,蓋治外邪,宜通不宜守也,若風溫、溫熱、溫疫、溫毒,斷不可從。

【注解】

①《本经》:指《神农本草经》。

②增水行舟:比喻通过滋阴润肠以达到通下目的的治法。

③张氏:即张景岳。

④喻氏:即喻嘉言。

【释义】

本条为阳明热结阴亏,液干便秘证的证治。

1. 阳明温病而素体阴虚或阳明腑实证不解者,邪热耗伤了阴液,又热结于肠腑,从而形成了热结液干之证。尽管大便不通,亦不可滥投承气,可用增液汤润肠通便。用药后一昼夜,如果大便仍然不通,说明尚有热结存在,可配合调胃承气汤轻下,以使胃气调和而大便通畅。文中指出:"热结与液干"是不大便的两大因素,脉实证实者,用承气法,偏于阴亏而半虚半实者,用增液汤。方中玄参壮水润肠,麦冬能润能通,生地滋液不腻,三者合用,寓泻于补,增水行舟,所谓以补药之体作泻药之用,攻实防虚,两擅其用。

2. 吴氏自注中所论阳明用下三法,旨在通下之时不要耗伤津液,所谓"务存津液之心法也"。在临床上,应依据病情用药。

(三) 阳明温病兼证证治

【原文】

陽明溫病,下之不通,其證有五:應下失下,正虛不能運藥①,不運藥者死,新加黃龍湯主之。喘促不寧,痰涎壅滯,右寸實大,肺氣不降者,宣白承氣湯主之。左尺牢堅②,小便赤痛,時煩渴甚,導赤承氣湯主之。邪閉心包,神昏舌短,內竅不通,飲不解渴者,牛黃承氣湯主之。津液不足,無水舟停者,間服增液,再不下者,增液承氣湯主之。(中焦篇 17)

《經》謂下不通者死,蓋下而至於不通,其為危險可知,不忍因其危險難治而遂棄之。茲按溫病中下之不通者共有五因:其因正虛不運藥者,正氣既虛,邪氣複實,勉擬黃龍法,以人參補正,以大黃逐邪,以冬、地增液,邪退正存一線,即可以大隊補陰而生,此邪正合治法也。其因肺氣不降,而裏證又實者,必喘促寸實,則以杏仁、石膏宣肺氣之痹,以大黃逐腸胃之結,此臟腑合治法也。其因火腑不通,左尺必現牢堅之脈(左尺,小腸脈也,俗候於左寸者非,細考《內經》自知),小腸熱盛,下注膀胱,小便必涓滴赤且痛也,則以導赤去淡通之陽藥,加連、柏之苦通火腑,大黃、芒硝承胃氣而通大腸,此二腸同治法也。其因邪閉心包,內竅不通者,前第五條已有先與牛黃丸,再與承氣之法,此條系已下而不通,舌短神昏,閉已甚矣,飲不解渴,消亦甚矣,較前條僅僅譫語,則更急而又急,立刻有閉脫之虞,陽明大實不通,有消亡腎液之虞,其勢不可少緩須臾,則以牛黃丸開手少陰之閉,以承氣急瀉陽明,救足少陰之消,此兩少陰合治法也。再此條亦系三焦俱急,當與前第九條用承氣、陷胸合法者參看。其因陽明太熱,津液枯燥,水不足以行舟,而結糞不下者,非增液不可。服增液兩劑,法當自下,其或臟燥太甚之人,竟有不

笔记栏

下者,則以增液合調胃承氣湯,緩緩與服,約二時服半杯沃之,此一腑中氣血合治法也。

新加黃龍湯(苦甘鹹法)

細生地五錢　生甘草二錢　人參一錢五分(另煎)　生大黃三錢　芒硝一錢元參五錢　麥冬(連心)五錢　當歸一錢五分　海參(洗)二條　薑汁六匙

水八杯,煮取三杯。先用一杯,沖參汁五分、薑汁二匙,頓服之,如腹中有響聲,或轉矢氣者,為欲便也;候一、二時不便,再如前法服一杯;候二十四刻③,不便,再服第三杯;如服一杯,即得便,止後服,酌服益胃湯一劑(益胃湯方見前),餘參或可加入。

[方論]此處方於無可處之地,勉盡人力,不肯稍有遺憾之法也。舊方用大承氣加參、地、當歸,須知正氣久耗,而大便不下者,陰陽俱憊,尤重陰液消亡,不得再用枳、樸傷氣而耗液,故改用調胃承氣,取甘草之緩急,合人參補正,微點薑汁,宣通胃氣,代枳、樸之用,合人參最宣胃氣,加麥、地、元參,保津液之難保,而又去血結之積聚,薑汁為宣氣分之用,當歸為宣血中氣分之用,再加海參者,海參鹹能化堅,甘能補正,按海參之液,數倍於其身,其能補液可知,且蠕動之物,能走絡中血分,病久者必入絡,故以之為使也。

宣白承氣湯方(苦辛淡法)

生石膏五錢　生大黃三錢　杏仁粉二錢　栝蔞皮一錢五分

水五杯,煮取二杯,先服一杯,不知再服。

導赤承氣湯

赤芍三錢　細生地五錢　生大黃三錢　黃連二錢　黃柏二錢　芒硝一錢

水五杯,煮取二杯,先服一杯,不下再服。

牛黃承氣湯

即用前安宮牛黃丸二丸,化開,調生大黃末三錢,先服一半,不知再服。

增液承氣湯

即於增液湯內,加大黃三錢,芒硝一錢五分。

水八杯,煮取三杯,先服一杯,不知再服。

【注解】

①正虛不能運藥:人体正气严重虚损,影响了药物的吸收和运化,使其治疗作用不能正常发挥。

②左尺牢堅:左手尺部的脉象实大弦长而硬。

③二十四刻:一小时为四刻,二十四刻为六小时。

【释义】

本条讨论阳明温病使用下法后仍未能通下五证的证治,即五加减承气汤证。

本节的内容充分体现了吴氏对《伤寒论》下法的继承和发展。"下之不通,其证有五",应理解为使用攻下法未能取效,或不能单纯使用攻下法的五种证候。这是因为除了阳明腑实外,尚有其他病理因素存在,单纯用攻下法并不对证,故疗效欠佳。其具体情况有五种。

一曰邪正合治法:新加黄龙汤,扶正逐邪,邪正合治。用于腑实应下失下,邪气留连,正气内虚,不能运药。方以增液承气滋阴攻下,海参补液,人参补气,姜汁宣通气分,当归宣通血分,甘草调和诸药,共奏补益气阴,攻下腑实之效。

二曰脏腑合治法:宣白承气汤。适用于痰热阻肺,腑有热结者。此时不能徒恃通下所能取效,须一面宣肺气之痹,一面逐肠胃之结。药用杏仁、蒌皮宣肺,石膏清肺热,大黄逐热结。

三曰二肠同治法:导赤承气汤。用于阳明腑实,小肠热盛证。此时治法,一以通大便之秘,一以泄小肠之热,方中大黄、芒硝攻大肠腑实,黄连、黄柏泄小肠之热,生地、赤芍滋膀胱之液。故属大小肠合治之法。

四曰两少阴合治法:牛黄承气汤。用于热入心包,阳明腑实。此时徒攻阳明无益,须同时开少阴心窍方可。一以牛黄丸清心开窍,一以大黄攻下泄热,以急消肾液亡失之虞。

五曰一腑中气血合治法:增液承气汤。由于阴液亏耗,大便不通,有如江河无水,船舶不能行驶一样,治用"增水行舟"的增液汤,以滋阴通便。服二剂后大便仍不下者,乃因邪入阳明,阴液损伤太重,可用养阴荡结的增液承气汤,此为一腑之中,进行"气血合治"的方法。

(四) 阳明温病营分证治

【原文】

陽明溫病,舌黃燥,肉色絳,不渴者,邪在血分,清營湯主之。若滑者,不可與也,當於濕溫中求之。(中焦篇20)

溫病傳裏,理當渴甚,今反不渴者,以邪氣深入血分,格陰於外,上潮於口,故反不渴也。曾過氣分,故苔黃而燥。邪居血分,故舌之肉色絳也。若舌苔白滑、灰滑、淡黃而滑,不渴者,乃濕氣蒸騰之象,不得用清營柔以濟柔也。

清營湯方(見上焦篇)

【释义】

本条论阳明温病邪在营分的证治。

阳明温病出现苔黄燥、舌质绛说明邪热已经由气分而深入营分。文中"邪在血分",应是"邪在营分"之意,否则,邪在血分而用清营汤就不完全对证了。苔黄燥,一般为邪热在气之象,然不渴,则并非气分邪热。邪入营分,蒸腾营阴上泛于口,故口不渴,这是营分证的主要症状之一。自注中所谓的"格阴于上,上潮于口"实与吴氏"邪热入营,蒸腾营气上升,故不渴"是同一意义,可相互佐证。如果舌苔白滑、灰滑或淡黄,口不渴,应是湿气蒸腾之象,清营汤不可用,当按湿温论治。

四、下焦篇

(一) 真阴耗伤证治

【原文】

風溫、溫熱、溫疫、溫毒、冬溫,邪在陽明久羈,或已下,或未下,身熱面赤,口幹舌燥,甚則齒黑唇裂,脈沉實者,仍可下之;脈虛大,手足心熱甚於手足背者,加減復脈湯主之。(下焦篇1)

溫邪久羈中焦,陽明陽土[①],未有不克少陰癸水者,或已下而陰傷,或未下而陰竭。若實證居多,正氣未至潰敗,脈來沉實有力,尚可假手於一下,即《傷寒論》中急下以存津液之謂。若中無結糞,邪熱少而虛熱多,其人脈必虛,手足心主裏,其熱必甚於手足背之主表也。若再下其熱,是竭其津而速之死也。故以復脈湯復其津液,陰復則陽留,庶可不至於死也。去參、桂、薑、棗之補陽,加白芍收三陰之陰,故云加減復脈湯。在仲景當日,治傷於寒者之結代,自有取於參、桂、薑、棗,復脈中之陽;今治傷於溫者之陽亢陰竭,不得再補其陽也。用古法而不拘用古方,醫者之化裁也。

加減復脈湯方(甘潤存津法)

炙甘草六錢　幹地黄六錢(按:地黄三種用法。生地者,鮮地黄未曬幹者也,可入藥煮用,可取汁用,其性甘涼,上、中焦用以退熱存津;幹地黄者,乃生地曬幹,已為丙火煉過,去其寒涼之性,《本草》稱其甘平;熟地制以酒與砂仁,九蒸九曬而成,是又以丙火、丁火合煉之也,故其性甘溫。奈何今人悉以幹地黄為生地,北人並不知世有生地,謂幹地黄為生地,而曰寒涼,指鹿為馬,不可不辨)　生白芍六錢　麥冬(不去心)五錢　阿膠三錢　麻仁三錢(按:柯韻伯謂,舊傳麻仁者誤,當系棗仁。彼從心悸動三字中看出傳寫之誤,不為無見。今治溫熱,有取於麻仁甘益氣,潤去燥,故仍從麻仁)

水八杯,煮取八分三杯,分三次服。劇者加甘草至一兩,地黄、白芍八錢,麥冬七錢,日三,夜一服。

【注解】

①阳明阳土:此处指阳明胃热炽盛。

【释义】

本条论述温病后期真阴耗伤的证治。

原文中提出,阳明温病出现明显的阴液耗伤见证有两种可能:一是脉沉实,并见身热面赤,口干舌燥,甚则齿黑唇裂,属于阳明腑实之证,治疗仍用攻下之法,方选中焦篇诸承气汤方;二是脉呈虚大,手足心热甚于手足背,则属肾阴大伤之证,当用加减复脉汤以滋养肾阴。中焦篇、下焦篇第1条原文,皆从脉象判断病情发展,体现了吴氏临床重视脉诊的重要性。下焦真阴耗伤之证的原因,有中焦阳明之热过盛不解而耗及肾阴者,也有邪入营血、内陷厥少,耗及肾阴者。对肾阴耗伤证的判断,除了原文所述之外,还应参考温病的病期、全身症状全面考虑。

(二) 里虚下利证治

【原文】溫病脈,法當數,今反不數而濡小者,熱撤裡虛也。裡虛下利稀水,或便膿者血,桃花湯主之。(下焦篇22)

溫病之脈本數,因用清熱藥撤其熱,熱撤裡虛,脈見濡小。下焦空虛則寒,即不下利,亦當溫補,況又下利稀水濃血乎!故用少陰自利,關閘不藏,堵截陽明法。

桃花湯方(甘溫兼澀法)

赤石脂(半整用煎,半為細末,調)一兩　炮姜五錢　白粳米二合

水八杯,煮取三杯,去渣,入石脂末一錢五分,分三次服。若一服愈,餘勿服。虛甚者,加人參。

【释义】

本条论述温病里虚下利、便脓血的证治。

250

1. 温病的病因为温邪,其脉当表现数。疾病发展到下焦,其脉不数反而沉弱无力,说明已无里热,呈现下焦阳气虚弱之象,尤其是足少阴肾经衰弱,失去固摄功能,从而表现为下利稀水,或便脓血等,其原因多为热病用寒凉药过多所致。治法当以温补脾肾,固涩止泻。吴氏谓此证为关闸不藏,即足少阴肾、阳明胃肠关闸不能固摄而致。肾司二便,脾胃肠一气相通,故以堵截阳明法治之,选用甘温兼涩法的桃花汤方。方中赤石脂甘酸涩温,归大肠胃经,一半煎药,一半为细末,一药两用,味涩质重,起到急涩下焦之功。既能涩肠止泻,又能止血,为下利稀水、便脓血之常用药;粳米扶正养胃,合赤石脂堵截阳明;炮姜温里而回阳。诸药合用,"俾痢止则阴留,阴留则阳斯恋矣"。

2. 结合下焦篇第 67 条,本证除下利外,尚有脉微细,肢厥,不进食等表现。吴鞠通将《伤寒论》桃花汤中的干姜易炮姜,起到更好的温阳止泻、止血之功。临床应用本方可合用真人养脏汤或四神丸,以增强温肾固涩之功。

五、温病治则

(一)伤寒与温病治则

【原文】

汗也者,合陽氣陰精蒸化而出者也。《內經》云:人之汗,以天地之雨名之。蓋汗之為物,以陽氣為運用,以陰精為材料。陰精有餘,陽氣不足,則汗不能自出,不出則死;陽氣有餘,陰精不足,多能自出,再發則痙,痙亦死;或熏灼而不出,不出亦死也。其有陰精有餘,陽氣不足,又為寒邪肅殺之氣所搏,不能自出者,必用辛溫味薄急走之藥,以運用其陽氣,仲景之治傷寒是也。傷寒一書,始終以救陽氣為主。其有陽氣有餘,陰精不足,又為溫熱升發之氣所鑠,而汗自出,或不出者,必用辛涼以止其自出之汗,用甘涼甘潤培養其陰精為材料,以為正汗之地,本論之治溫熱是也。本論始終以救陰精為主。此傷寒所以不可不發汗,溫熱病斷不可發汗之大較也。唐宋以來,多昧於此,是以人各著一傷寒書,而病溫熱者之禍亟矣。嗚呼!天道歟?抑人事歟?(《溫病條辨·雜說·汗論》)

【释义】

本条从汗论述伤寒与温病治法的不同。

1. 人体汗的产生,需要阳气与阴精二者的协调配合,阳气能够蒸化阴精则可汗出。正如《素问·阴阳应象大论》云:"阳之汗,以天地之雨名之。"阳气是汗出的动力,阴精为汗出的材料。如果阴精有余,阳气不足,不能蒸腾阴精,则不能出汗,不出汗则易患病或病情加重;如果阳气有余,阴精不足,则阴精受到阳气的蒸腾,多能自汗出;若出汗过多,阴液不足,筋脉失养,可发生病情较重的痉病;若阳气充足熏蒸阴精,而阴精衰少时,也不能出汗,此时不出汗也是病情较重的情况。如果阴精有余,阳气不足,此时又为外寒所迫,寒性收敛,腠理闭塞,多不能汗出。此时治疗当以辛温味薄急走之品,如麻黄、桂枝等,以开腠理,通阳气,张仲景《伤寒论》所治伤寒法即是如此。《伤寒论》一书,始终以救阳气为主。如果阳热有余,阴精又不足,同时又为辛温发散之药使之出汗,或无明显汗出者,不宜再用辛温发散之品,当用辛凉之药以疏散透邪,如薄荷、牛蒡子等,用甘凉甘润滋养阴津,如芦根、生地等。如此辛凉开肺,腠理畅通,津液充足,则汗出异常可治,温病中温热类疾病常用此法。《温病条辨》一书始终以救阴精为主,因为温病为温邪,极易伤阴,故不同于伤寒,可用辛温发汗,而温病则不可辛温发汗。

笔记栏

2. 温病中辛温发汗法的使用,当灵活看待。不是说温热病无发汗之法,对于表气郁闭较甚而无汗者,在辛凉解表剂中每可配合辛温之品以增强疏散之力,如银翘散中配伍淡豆豉、荆芥等。另外,还有内感暑湿、外兼表寒之暑病,在治疗时也当用辛温发汗之品,如香薷之类。至于湿温初起,肌表被郁,辛温芳化之品也属正用。

3. 《素问·阴阳别论》说:"阳加于阴,谓之汗。"可谓论汗之纲领,临床对于汗出异常,可从阴、阳、腠理三方面予以辨证施治,选方用药。

(二)外感、内伤及温病三焦治则

【原文】

治外感如将(兵貴神速,機圓法活,去邪務盡,善後務細,蓋早平一日,則人少受一日之害);治內傷如相(坐鎮從容,神機默運,無功可言,無德可見,而人登壽域)。治上焦如羽(非輕不舉);治中焦如衡(非平不安);治下焦如權(非重不沉)。(《溫病條辨·雜說·治病法論》)

【释义】

本节论述外感、内伤治则的区别和三焦病证的治疗大法。

1. 治疗外感疾病应如同将军用兵,贵在神速,机动灵活,主动彻底地祛除一切病邪,善后治疗也务必细致,因为疾病早一天治愈,病人就可以少受一日伤害。而治疗内科杂病就如同宰相治理国家,要从容镇静,运筹策划,虽然短期内看不到明显的功绩,但能助病人得以长寿。当然,原文中提出的治疗内伤病的原则,对治疗外感病也是适用的,而治疗外感病的原则,对治疗内伤病也同样适用。只是外感与内伤治疗做比较时,侧重点相对有所不同而已。

2. 对于三焦分证的治疗大法,吴鞠通用"羽""衡""权"三字进行概括,突出了三者在治疗上的主要特点,"羽"意为轻,指出治疗上焦病证所用药物要如羽毛那样轻,即所用药物以轻清为主,不能过用苦寒沉降之品,因为非轻浮上升之品就不能达到在上的病位。而且用药剂量也较轻,煎煮时间也较短,这些都体现了一个轻的特点。"衡"意为平,即治疗中焦病证,要如同秤杆那样保持平衡,必平其邪势之盛,使归于平,而且对于湿热之邪在中焦者,应根据湿与热之孰轻孰重而予清热化湿之法,分消湿热,脾胃升降失常,当升脾降胃,不能单治一边,这些都体现了一个平的特点。"权"意为重,即治疗下焦病证则如同秤砣一样,如果不用性质沉重的药物就不能直达在下之病所。所用药物以重镇滋腻味厚之品为主,使之直入下焦滋补肾阴,或用介类重镇之品以平息肝风,这些都体现了一个重的特点。

六、温病治禁

(一)斑疹治禁

【原文】

斑疹,用升提則衄,或厥,或嗆咳,或昏痙,用壅補則瞀亂[①]。(中焦篇23)

此治斑疹之禁也。斑疹之邪在血絡,只喜輕宣涼解。若用柴胡、升麻辛溫之品,直升少陽,使熱血上循清道則衄;過升則下竭,下竭者必上厥;肺為華蓋,受熱毒之熏蒸則嗆咳;心位正陽,受升提之摧迫則昏痙。至若壅補,使邪無出路,絡道比經道最細,諸瘡痛癢,皆屬於心,既不得外出,其勢必返而歸之於心,不瞀亂得乎?

【注解】

①瞀乱:指心中闷乱,头目昏眩。

【释义】

本条论述温病斑疹治禁。

提出斑疹的治疗禁忌主要为升提、壅补二法。在讨论中有两个问题应予明确:

1. 斑疹的含义。斑与疹二者有别,发生的机理也有所不同。而本条所说的斑疹含义虽有注家认为是包括斑与疹二者在内,而实际上则主要是指斑及斑疹并发者而言,也就是邪热已深入营血后在皮肤上的反映,即吴氏所说的"邪在血络"。

2. 斑疹的治则与禁忌。陆子贤云:"斑为阳明热毒,疹为太阴风热。"正因为邪热已经内陷营血,所以治疗应凉血解毒为主,如夹疹者,可配合轻宣透发之品,也即原文所说的"轻宣凉解"。在本条治禁中所说的"升提",是指用辛温升散之剂发散透疹之法。这一治法主要是针对风疹、麻疹表气郁闭较甚者而设的,但通常对这类疾病治疗还是以辛凉宣透为主,不能滥用辛温升提,不能用于斑疹等营血有热之证。如果用具有升散提举作用的方药进行治疗,就会引起衄血,或导致肢体厥冷,或发生呃咳,有的甚至会造成神昏痉厥。至于原文中所提出的忌用壅补,因斑疹本是邪热之证,治以清解为主,滋补壅滞的方药对一般斑疹治疗并无使用的必要,如果滥用就会导致神志昏乱。但在温病发斑疹时,如正气大虚而出现斑疹内陷之逆证,临床上可出现体温骤降,斑疹突然隐没等见证,当用补气以托斑疹之法。此则不属禁忌之例。

(二)淡渗之禁

【原文】

溫病小便不利者,淡滲不可與也,忌五苓、八正輩。(中焦篇30)

此用淡滲之禁也。熱病有餘於火,不足於水,惟以滋水瀉火為急務,豈可再以淡滲動陽而燥津乎?奈何吳又可於小便條下,特立豬苓湯,乃去仲景原方之阿膠,反加木通、車前,滲而又滲乎?其治小便血分之桃仁湯中,仍用滑石,不識何解!

【释义】

本条论述温病淡渗之禁。

本条提出温病中出现小便不利,为温热类疾病导致,治疗应以养阴清热为大法,不可见小便不利而滥用五苓散、八正散之类淡渗利湿的方剂。如误用淡渗之法,会进一步耗伤阴液,故对吴又可《温疫论》中所提出的小便不利用猪苓汤法提出异议。但应注意温病出现小便不利的原因较多,一般来说多因为阴液耗伤,但也有其他因素所致,如在湿热类温病中,若湿邪阻于下焦、三焦功能失常等也可引起小便不利,此时淡渗就是当用之法。所以笼统地说温病小便不利不能用淡渗,似较片面。叶子雨云:"此言阴竭之小便不利,故不可淡渗。若属热结,自当清利。非指凡温病小便不利,皆不可淡渗也。"

(三)苦寒之禁

【原文】

溫病燥熱,欲解燥者,先滋其幹,不可純用苦寒也,服之反燥甚。(中焦篇31)

此用苦寒之禁也。溫病有餘於火,不用淡滲猶易明,並苦寒亦設禁條,則未易明也。舉世皆以苦能降火,寒能瀉熱,坦然用之而無疑,不知苦先入心,其化以燥,服之不應,愈化愈燥。宋人以目為火戶,設立三黃湯,久服竟至於瞽,非化燥之明征乎?吾見溫病而恣用苦寒,津液幹涸不救者甚多,蓋化氣①比本氣②更烈。故前條冬地三黃湯,甘寒十之八九,苦寒僅十之一二耳。至茵陳蒿湯之純苦,止有一用,或者再用,亦无屡用之理。吴又可屡诋用黄连之非,而又恣用大黄,惜乎其未通甘寒一法也。

【注解】

①化气:指滥用药物引起的病变。

②本气:指由病邪导致的病变。

【释义】

本条论述温病苦寒之禁。

所谓苦寒之禁是指温病过程中出现燥热时,不可单用苦寒以冀解除燥热,而应如自注中所说的"先滋其干",即主要投用甘寒之品,不可纯用苦寒。若纯用之,则燥热不除,反而燥甚,因苦寒之品能化燥而更伤其阴。当然,在临床上,对这类病证的治疗,一般是用前述甘苦合化之法,即清热与养阴并施。吴氏指出如单用苦寒之剂,反而会更加重燥象,也就是苦寒之品能化燥而更伤其阴之意。这并不意味着对本证的治疗绝对不用苦寒之品,也应根据热的程度和部位辨证使用。至于自注中所说的冬地三黄汤,虽是以甘寒之品为主,但不能认为本方可用于所有的热盛阴伤证,在临床上还应根据热盛与阴伤之侧重而分别掌握清热与养阴之孰重孰轻,不能拘定一方。自注中所说的茵陈蒿汤,所治病机为湿热阻滞,用药可用苦寒,但也不宜久用多用,以免苦燥伤阴。

【原文】

唐宋以來,治溫熱病者,初用辛溫發表,見病不為藥衰,則恣用苦寒,大隊芩、連、知、柏,愈服愈燥,河間且犯此弊。蓋苦先入心,其化以燥,燥氣化火,反見齒板黑,舌短黑,唇裂黑之象,火極而似水也。吳又可非之誠是,但又不識苦寒化燥之理,以為黃連守而不走,大黃走而不守。夫黃連不可輕用,大黃與黃連同一苦寒藥,迅利於黃連百倍,反可輕用哉?余用普濟消毒飲于溫病初起,必去芩、連,畏其入裡而犯中下焦也。于應用芩、連方內,必大隊甘寒以監之,但令清熱化陰,不令化燥。如陽亢不寐,火腑不通等證,於酒客便溏頻數者,則重用之。濕溫門則不惟不忌芩、連,仍重賴之,蓋欲其化燥也。語云:藥用當而通神。醫者之于藥,何好何惡,惟當之是求。

汪按:王太僕曰"大熱而甚,寒之不寒,是無水也",苦寒者,寒之也,甘寒者,壯水之主,以制陽光也。(《溫病條辨·雜說·吳又可溫病禁黃連論》)

【释义】

本条论述滥用黄连的弊病。

1. 唐宋以来,医家治疗温热性疾病,采取辛温发汗法,服药后见效不著,遂滥用大量苦寒之药,如黄芩、黄连、知母、黄柏等,往往愈服愈伤阴化燥。刘河间为寒凉派代表人物,在治疗热病时,也多用苦寒之药,同样也犯如此苦寒伤阴之弊。苦能入心,虽能泻火,但其苦寒太过,会伤及心阴,从而火旺更甚,出现齿黑、舌短、唇裂之象。明代吴又可,也认识到苦寒之弊,但又不识苦寒化燥之理,喜用大黄,并以黄连、大黄的守与走之性,论大黄可用而黄连不可用之理。吴鞠通认为,大黄之苦寒百倍于黄连,也不应该轻用。反映吴鞠通临床慎忌用苦寒药的思想。在温热性温病中,如果使用苦寒药,吴鞠通采取以下对策:第一,温病初起不用苦寒药,如用普济消毒饮治疗温毒初起时,必去黄芩、黄连,以防苦寒伤中;第二,如需要应用苦寒药,可以配合甘寒药,甘苦配合,起到合化阴气之功。对于某些病证,苦寒药也是正用,如心火亢盛导致的不寐、火腑不通的小便赤涩及长期嗜酒之人等。另外,在湿热类温病中,有湿有热,应用苦寒药既能清热又能燥湿,不但不忌用,有时尚需重用。临床需要辨证使用苦寒药,用之得当则效果明显。"药用当而通神",不可以好恶来应用。

2. 目前,临床上治疗温病时,对黄连之类的清热解毒药物运用特别广泛。温病温邪有温、热、火毒的程度不同,未至火毒时,滥用苦寒之药,易导致寒凉冰遏,气机不畅,脾胃阳气受损,以致病变形成或病程延长。吴鞠通的告诫还是有一定实际意义的。

(四) 数下之禁

【原文】

陽明溫病,下後脈靜,身不熱,舌上津回,十數日不大便,可與益胃、增液輩,斷不可再與承氣也。下後舌苔未盡退,口微渴,面微赤,脈微數,身微熱,日淺者,亦與增液輩,日深舌微幹者,屬下焦複脈法也(方見下焦)。勿輕與承氣,輕與者肺燥而咳,脾滑而泄,熱反不除,渴反甚也,百日死。(中焦篇33)

此數下亡陰之大戒也。下後不大便十數日,甚至二十日,乃腸胃津液受傷之故,不可強責其便,但與複陰,自能便也。此條脈靜身涼,人猶易解,至脈雖不躁而未靜,身雖不壯熱而未涼,俗醫必謂邪氣不盡,必當再下,在又可法中亦必再下。不知大毒治病,十衰其六,但與存陰退熱,斷不誤事(下後邪氣複聚,大熱大渴,面正赤,脈躁甚,不在此例)。若輕與苦燥,頻傷胃陰,肺之母氣受傷,陽明化燥,肺無秉氣,反為燥逼,焉得不咳。燥咳久者,必身熱而渴也。若脾氣為快利所傷,必致滑泄,滑泄則陰傷而熱渴愈加矣,遷延三月,天道小變之期,其勢不能再延,故曰百日死也。

【释义】

本节论述温病多次攻下后伤阴之戒。

温病本来就有阴伤的病理,多次使用攻下后,必然更耗伤阴液,这时所出现的不大便,是肠胃津液受伤,肠液不足的便秘,故不能用攻下之法,误用必然加重阴液的耗伤。对于这类病证,文中又具体提出了以下三种情况:一是在攻下之后,身热已退,脉转安静,舌上已有津液,说明病邪已去。但已十数日不大便,这是肠道津液不足,不能再用攻下,当用益胃汤、增液汤之类,以增液润肠,大便自能通下。二是攻下之后,舌苔尚未退净,口微渴,面微赤,脉微数,身微热,但病势日见减轻,说明病邪渐退,其不大便也是肠液不足所致,所以也当用增液汤以润肠通便。三是如第二种情况,病邪深入,病势日渐加重,进一步耗伤阴液,可能已伤及下焦肾阴,可用加减复脉汤之类以滋养肾阴而促使增加肠液,大便得通。

学习小结

《温病条辨》共六卷。本书的主体以三焦为纲,分为上、中、下三篇,以及原病篇和杂论、解产难、解儿难等篇。文中提出温病的发展规律是始于上焦,终于下焦,上焦主肺、心之病证,中焦主脾胃之病证,下焦主肝肾之病证。通过本篇学习,掌握三焦辨证论治理论体系、温病治则;掌握常见温病的辨治、方剂;熟悉温病治禁。

(张思超)

扫一扫
测一测

《温病条辨》
选读音频

复习思考题

1. 温病的三焦传变规律是什么,如何理解?
2. 如何理解温病的三焦治疗原则?
3. 试述吴鞠通五个承气汤方名及适应证。
4. 如何理解温病苦寒药的应用?
5. 安宫牛黄丸的组方原则是什么?
6. 如何理解"湿温三禁"?

第十五章

《温疫论》选

学习目标

1. 熟悉温疫的病因、感邪途径、发病部位、传变规律、辨证论治和方药应用;
2. 了解吴又可生平及学术思想。

第一节　吴又可与《温疫论》

吴有性(1582—1652),字又可,江苏省吴县洞庭东山人,明末著名医学家,是温疫学派的创始人。明崇祯辛巳年(1641),山东、浙江、北京及南京等地暴发烈性传染病,"感者尤多,至五六月益甚,或至阖门传染"。时医以伤寒之法治疗无效,吴氏静心穷理,推究病源、入侵门户、受病部位、传变规律,就所历验方法,撰成《温疫论》。

《温疫论》是中医学史上第一部温病学专著,成书并刊于明崇祯十五年壬午(1642),嗣后的版本有 84 种之多,其中以康熙四十八年(1709)积秀堂刻本较早,翻刻较多,流传最广。书中对温疫的病因、病机、治疗等提出了诸多独创性的见解,认为温疫与伤寒有"霄壤之隔"。病因方面,明确提出温疫是感受杂气所致,杂气非风、非寒、非暑、非湿,乃天地间别有一种异气所感,触之即病;病机方面,认为杂气入从口鼻,始客于膜原,伏邪内溃有九种传变,大凡不出表里之间;治疗方面,以祛邪为第一要义,始用疏利透达,后用攻逐凉泄,并注重寻找温疫的特效药,即"能知以物制气,一病只需一药之到而病自已,不烦君臣佐使品味加减之劳矣"。

本教材以积秀堂刻本所载《温疫论》条文为依据,归类提要阐述。

第二节　《温疫论》解读

一、温疫大纲

【原文】

病疫之由,昔以為非其時有其氣,春應溫而反大寒,夏應熱而反大涼,秋應涼而反大熱,冬應寒而反大溫,得非時之氣,長幼之病相似以為疫。余論則不然。夫寒熱溫涼,乃四時之常,因風雨陰晴,稍為損益,假令秋熱必多晴,春寒因多雨,較之亦天地之常事，未必多疫也。傷寒與中暑，感天地之常氣[①]，疫者感天地之厲氣[②]，在歲運有多寡，在方隅有厚薄，在四時有盛衰。此氣之來，無論老少強弱，觸之者即病。邪自口鼻而入，則其所客，內不在藏府，外不在經絡，舍於伏脊之內，去表不遠，附近於胃，乃表裏之分界，是為半表半裏，即《針經》所謂"橫連膜原[③]"是也。胃為十二經之海，十二經皆都會於胃，故胃氣能敷布於十二經中，而榮養百骸、毫髮之間，彌所不貫。凡邪在經為表，在胃為裏，今邪在膜原者，正當經胃交關之所，故為半表半裏。其熱淫之氣，浮越於某經，即能顯某經之證，如浮越於太陽，則有頭項痛，腰痛如折；如浮越於陽明，則有目痛，眉棱骨痛，鼻幹；如浮越於少陽，則有脇痛，耳聾，寒熱，嘔而口苦。大概觀之，邪越太陽居多，陽明次之，少陽又其次也，邪之所着，有天受[④]，有傳染[⑤]。所感雖殊，其病則一。凡人口鼻之氣，通乎天氣。本氣[⑥]充滿，邪不易入，本氣適逢虧欠，呼吸之間外邪因而乘之。昔有三人冒霧早行，空腹者死，飲酒者病，飽食者不病。疫邪所着，又何異耶？若其年氣來盛厲，不論強弱，正氣稍衰者，觸之即病，則又不拘於此矣。其感之深者，中而即發。感之淺者，邪不勝正，未能頓發。或遇饑飽勞碌，憂思氣怒，正氣被傷，邪氣始得張溢，營衛運行之機，乃為之阻。吾身之陽氣，因而屈曲，故為病熱。其始也格陽於內，不及於表，故先凜凜惡寒，甚則四肢厥逆，陽氣漸積，鬱極而通，則厥回而中外皆熱，至是但熱而不惡寒者，因其陽氣之周也。此際應有汗，或反無汗者，存乎邪結之輕重也。即使有汗，乃肌表之汗。若外感在經之邪，一汗而解。今邪在半表半裏，表雖有汗，徒損真氣。邪氣深伏，何能得解？必俟其伏邪已潰，表氣潛行於內，乃作大戰。精氣自內由膜原以達表，振戰止而復熱，此時表裏相通，故大汗淋漓，衣被濕透，邪從汗解，此名戰汗，當即脉靜身涼，神清氣爽，劃然而愈。然有白汗而解者，但出表為順，即不藥亦自愈也。伏邪未潰，所有之汗，止得衛氣漸通，熱亦暫減，逾時復熱。午後潮熱者，至是鬱甚，陽氣與時消息也。自後加熱而不惡寒者，陽氣之積也。其惡寒，或微或甚，因其人之陽氣盛衰也。其發熱或久或不久，或晝夜純熱，或黎明稍減，因其感邪之輕重也。疫邪與瘧仿佛，但瘧不傳胃，惟疫乃傳胃。始則皆先凜凜惡寒，既而發熱，又非若傷寒發熱，而兼惡寒也。至於伏邪已潰，方有變證，其變或從外解，或從內陷。從外解者順，從內陷者逆。更有表裏先後不同，有先表而後裏者，有先裏而後表者，有但表而不裏者，有但裏而不表者，有表裏偏勝者，有表裏分傳者，有表而再表者，有裏而再裏者，有表裏分傳而又分傳者，從外解者，或發斑，或戰汗、狂汗、自汗、盜汗。從內陷者，胸膈痞悶，心下脹滿，或腹中痛，或燥結便秘，或熱結旁流，或協熱下利，或嘔吐、惡心、譫語、舌黃、舌黑、苔刺等證。因證而知變，因變而知治。此言其大略，詳見脉證治法諸條。（《溫疫論·原病》）

【注解】

①常气：指自然界一年四季气候的变化，包括风、寒、暑、湿、燥、火等。

②厉气：指自然界某些特异性的致病因素，侵犯人体后可引起具有较强传染性，并能导致疾病流行的疫病。又称为戾气、疠气、异气等。

③膜原:语出《素问·疟论》,谓:"邪气内搏五脏,横连膜原。"膜原又称募原,有指解剖部位,如肠之脂膜或胸膜与肌膈之间,王冰说:"膜,谓膈间之膜;原,谓膈肓之原;"也指病机而言,即半表半里。此处指半表半里。

④天受:疫气通过空气,由呼吸而入,称为天受。

⑤传染:此处主要指疫气通过接触、饮食而感染。

⑥本气:指人体正气。

【释义】

本条阐述了温疫的病因病理、临床表现和病邪传变。

1. 温疫的病因病机。吴又可认为非其时而有其气是天地的常事,未必多发温疫。而温疫所发是由触受天地之戾气而成,吴氏将其名为杂气。杂气致病,入从口鼻,客于半表半里的膜原。感邪重者,立即发病,感邪轻的未必骤发,常因饥饱劳碌,忧思气怒,使正气受伤,邪失其制而发病。

2. 温疫初起凛凛恶寒,甚至四肢厥逆,后但热不恶寒,有汗或者无汗。邪伏膜原,营卫运行之机受阻,阳郁不通,故恶寒肢厥。阳气渐积,郁极而通,故厥回发热。邪热内蕴,迫津外泄,故应有汗,若胃腑邪结,中气不能达表,亦可无汗。此非风寒中受太阳之表,而是邪气伏郁膜原所致,故辛温发汗即在禁忌之列。必待伏邪溃退,正气渐复,邪正相争,可冀其战汗透邪。邪伏膜原,热毒波及某经即现某经之证,波及太阳,则见头项痛、腰痛;波及阳明,则见目痛、眉棱骨痛、鼻干;波及少阳,则见胁痛、耳聋、寒热往来、恶心、口苦。一般而言,热毒波及太阳者多,波及阳明者少,波及少阳者更少。膜原在三阳经与胃腑相交之地,三阳经属表,胃腑属里,故为半表半里。伏邪内溃,邪离膜原,或从表解,或内归胃腑。从表解者,病情较轻,属顺证;邪毒内陷,病情较重,属逆证。因邪气伏郁隐曲之膜原,多不能一次内溃,故有先见表证,继现里证者;有先见里证,后现表证者;有仅现表证而无里证者;有仅现里证而无表证者;有表证较重而里证较轻者;或里证较重,表证较轻者;有表里同时分传者;有表解后复现表证者;有里解后复现里证者。凡此种种,有九传之变。临床上因察证而知变,因变而施治。

【原文】

凡疫邪留於氣分,解以戰汗;留於血分,解以發斑。氣屬陽而輕清,血屬陰而重濁,是以邪在氣分則易疏透,邪在血分恒多膠滯,故陽主速而陰主遲。所以從戰汗者,可使頓解;從發斑者,當圖漸愈。(《温疫論·發斑戰汗合論》)

【释义】

本条论述了气血的特点和疫邪在表的外解方式。

吴又可以气血分阴阳,气属于阳而质轻清,血属于阴而质重浊。疫邪侵犯三阳之表,邪在气分,正气尚盛,易从战汗顿解,邪在血分,阴伤血耗,病邪胶着,当期渐愈。但有一点需要指出,发斑并非尽是邪解的标志,邪入营血,往往病情较重,好转缓慢,临床上应予足够重视。

【原文】

夫疫之傳有九,然亦不出乎表裏之間而已矣。所謂九傳者,病人各得其一,非謂一病而有九傳也。蓋温疫之來,邪自口鼻而入,感於膜原,伏而未發者不知不覺。已發之後,漸加發熱,脉洪而數,此衆人相同,宜達原飲疏之。繼而邪氣一離膜原,察其傳變,衆人不同者,以其表裏各異耳。有但表而不裏者,有但裏而不表者,有表而再表者,有裏而再裏者,有表裏分傳者,有表裏分傳而再分傳者,有表勝於裏者,有裏勝於表者,有先表而後裏者,有先裏而後表者,凡此九傳,其去病一也。醫者不知九傳之法,不知邪之所在,如盲者之不任杖,聾者之聽宮商,無音可求,無路可適,未免當汗不汗,當下不下,或顛倒誤用,或尋枝摘葉,但治其證,不治其邪,同歸於誤一也。

所言但表而不裏者,其證頭疼身痛發熱,而復凜凜,內無胸滿、腹脹等證,穀食不絕,不煩不渴,此邪氣外傳,由肌表而出,或自斑消,或從汗解,斑者有斑疹、桃花斑、紫雲斑;汗者有自汗、盜汗、狂汗①、戰汗之異,此病氣之使然,不必較論,但求得斑得汗為愈疾耳。凡自外傳者為順,勿藥亦能自愈。間有汗出不徹而熱不退者,宜白虎湯;斑出不透而熱不退者,宜舉斑湯②;有斑汗並行而愈者,若斑出不透,汗出不徹而熱不除者,宜白虎合舉斑湯。

間有表而再表者,所發未盡,膜原尚有隱伏之邪。或二三日後,四五日後,依前發熱,脉洪而數,及其解也,斑者仍斑,汗者仍汗而愈。未愈者,仍如前法治之,然亦稀有。至於三表者,更稀有也。

若但裏而不表者,外無頭疼身痛,而後亦無三斑四汗,惟胸膈痞悶,欲吐不吐,雖得少吐而不快,此邪傳裏之上者,宜瓜蒂散吐之,邪從其減,邪盡病已。邪傳裏之中下者,心腹脹滿,不嘔不吐,或燥結便閉,或熱結旁流,或協熱下利,或大腸膠閉,並宜承氣輩導去其邪,邪減病減,邪盡病已。上中下皆病者,不可吐,吐之為逆,但宜承氣導之,則在上之邪,順流而下,嘔吐立止,脹滿漸除。

有裏而再裏者,愈後二三日或四五日後,依前之證復發,在上者仍吐之,在下者仍下之,再裏者常事,甚有三裏者,稀有也。雖有上中下之分,皆為裏證。

若表裏分傳者,始則邪氣伏於膜原,膜原者,即半表半裏也。此傳法以邪氣平分,半入於裏,則現裏證,半出於表,則現表證,此疫家之常事。然表裏俱病,內外壅閉,既不得汗,而復不得下,此不可汗,強求其汗,必不可得,宜承氣先通其裏,裏邪先去,邪去則裏氣通,中氣方能達表,向者鬱於肌肉之邪,乘勢盡發於肌表矣。或斑或吐,蓋隨其性而升泄之也。諸證悉去,既無表裏證而熱不退者,膜原尚有已發之邪未盡也,宜三消飲調之。

若表裏分傳而再分傳者,照前表裏俱病,宜三消飲復下復汗,如前而愈,此亦常事。至有三發者,亦稀有也。

若表勝於裏者,膜原伏邪發時,傳表之邪多,傳裏之邪少,何以治之?表證多而裏證少,當治其表,裏證兼之;若裏證多而表證少者,但治其裏,表證自愈。

若先表而後裏者,始則但有表證而無裏證,宜達原飲。有經證者,當用三陽加法。經證不顯,但發熱者不用加法。繼而脉洪大而數,自汗而渴,邪離膜原未能出表耳,宜白虎湯辛涼解散,邪從汗解,脉靜身涼而愈。愈後二三日後,或四五日後,依前發熱,宜達原飲。至後反加胸滿腹脹,不思穀食,煩渴,舌上苔刺等證,加大黃微利之。久而不去,在上者宜瓜蒂散吐之;在中下者,宜承氣湯導之。

若先裏而後表者,始則發熱,漸加裏證。下之裏證除,二三日內復發熱,反加頭疼身痛,脉浮者,宜白虎湯。若下後熱減不甚,三四日後,精神不慧,脉浮者宜白虎湯汗之。服湯復不得汗者,因精液枯竭也,加人參覆臥則汗解。此近表裏分傳之證,不在此例。

若大下復大汗後,表裏之證悉去,繼而一身盡痛,身如被杖,甚則不可轉側,脉遲細者,此汗出太過,陽氣不周,骨寒而痛,非表證也,此不必治。二三日內,陽氣自回,身痛自愈。

凡疫邪再表再裏,或再表裏分傳者,醫家不解,反責病家不善調理,以致反復,病家不解,每責醫家用藥有誤,致病復起,彼此歸咎,胥失之矣!殊不知病勢之所當然,蓋氣性如此,一者不可為二,二者不可為一,絕非醫家病家之過也,但得病者向賴精神完固,雖再三反復,隨復隨治,隨治隨愈。

間有延捱失治,或治之不得其法,日久不除,精神耗竭,嗣後更醫,投藥固當,現在之邪拔去,因而得效。殊不知膜原尚有伏邪,在一二日內,前證復起,反加循衣摸床,神思昏憒,目中不了了等證,且脉氣漸萎,大凶之兆也。譬如行人,日間趲^③行,未晚投宿,何等從容。今則日間繞道,日暮途長,急難及矣。病家不咎於前醫耽誤時日,反咎於後醫既生之而又殺之,良可歎也!當此之際,攻之則元氣幾微,是求速死;補之則邪火愈熾,精氣愈爍;守之則正不勝邪,必無生理矣。三路俱亡,雖有盧扁之技^④,亦无所施也矣。(《温疫論·統論温疫有九傳治法》)

【注解】

①狂汗:膜原伏邪潰散,自内達外,欲從汗解,但因病人体质强盛,阳气与疫邪相搏,腠理未能顿开,突然出现烦躁如狂,大汗淋漓的表现,谓之狂汗。

②举斑汤:即指《温疫论》中的托里举斑汤,由白芍、当归、升麻、白芷、柴胡、穿山甲组成,用以治疗斑出不透。

③趲:zǎn,音攒。赶路。

④卢扁之技:卢扁,即指扁鹊,因家在卢国,又号称卢医。杨玄操《<难经>序》:"《黄帝八十一难经》者,斯乃勃海秦越人之所作也……以其与轩辕时扁鹊相类,乃号之为扁鹊,又家于卢国,因命之曰卢医。"卢扁之技,是指有像扁鹊那样高明的医疗技术。

【释义】

本条阐述了温疫邪离膜原的九种传变方式。

温疫邪离膜原,虽有九种传变方式,但不出表里之间,并且病人往往各得其一,并非一病有九传。疫邪入从口鼻,伏于膜原,隐而不发之际,众人病状相同。邪离膜原后,即因邪气表里传变的不同,可分为九种传变方式:

但表不里:指仅现表证,而无里证。疫邪外传,或从斑(包括斑疹、桃花斑、紫云斑等)解,或从汗(包括盗汗、自汗、狂汗、战汗等)解。外解为顺,多能自愈。如汗出不畅,可予白虎汤清热达表,斑出不透,可予举斑汤凉营泄热,斑汗俱不行则白虎汤合举斑汤。

表而再表:指表解之后,复现表证。膜原仍有隐伏之邪,未能全部透发于外,数日后,伏邪外达,复现表证,依照前法,仍从斑汗而解。

但里不表:指仅现里证,没有表证。膜原伏郁之邪内溃,邪传里之上者,胸膈痞闷,欲吐不吐,宜瓜蒂散涌吐之,则邪从吐散;邪传里之中下者,心腹胀满,或燥结便闭,或热结旁流,或协热下利,或大肠胶闭,宜承气辈攻下逐邪。

笔记栏

里而再里：指里证解后，复现里证。膜原之邪未能尽溃于里，攻逐泄热后，伏邪再发，复现里证，依病位上中下之不同而攻逐。

表里分传：指表里证同时出现。膜原伏邪，一半出表而现表证，一半入里而现里证。这种情况在杂气所致的温疫中十分常见。针对这种表里俱病的情况，吴又可认为治疗"宜先通其里"，阳明通降，中气达表，邪从斑汗涌吐升泄于外，病解之后，表里内外通达，但发热者，则宜三消饮表里同治。

表里分传再分传：指表里分传之后，复现表里之证，治宜三消饮。

表胜于里，或里胜于表：膜原伏邪，传表者多，传里者少，即为表胜于里；传里者多，传表者少，即里胜于表。表胜于里，治表为主，兼治里证；里胜于表，专治里证，里解表自愈。

先表后里：指先见表证，后见里证。膜原伏邪先溃于表，故见表证而无里证，宜达原饮、三消饮，或白虎汤；表解后，出现胸腹胀满，口渴，苔刺等里证，可予达原饮加大黄，或视其病在上下不同，而用瓜蒂散、承气汤。

先里后表：指先见里证，后见表证。膜原伏邪先溃于里，故发热，渐加里证，予承气汤攻下泄热。下后里证除，热浮于经，复现表证，如头疼、身痛、脉浮等，予白虎汤，或白虎加人参汤透热达表。

另，吴氏还提出温疫解后，出现身痛如被杖，动则加剧的情况，此非邪热传表，而是汗下后，"经气虚，荣卫之行涩"所致，可静养几日，阳气回复，则身痛自愈。

由以上温疫九传可以看出，膜原伏邪并非能一时透尽，多随解随透，变证迭起，层出不穷，反复难愈，临床治疗则须见真守定，不可慌乱。

二、温疫与伤寒的区别

【原文】

或曰：子言傷寒與時疫有霄壤之隔，今用三承氣及桃仁承氣、抵當、茵陳諸湯，皆傷寒方也。既用其方，必同其證，子何言之異也？曰：夫傷寒必有感冒之因，或單衣風露，或強力入水，或臨風脫衣，或當簷出浴，當覺肌肉粟起，既而四肢拘急，惡風惡寒，然後頭疼身痛，發熱惡寒，脈浮而數。脈緊無汗為傷寒，脈緩有汗為傷風。時疫初起，原無感冒之因，忽覺凜凜，以後但熱而不惡寒，然亦有所觸因而發者，或饑飽勞碌，或焦思氣鬱，皆能觸動其邪，是促其發也。不因所觸無故自發者居多，促而發者，十中之一二耳。且傷寒投劑，一汗而解，時疫發散，雖汗不解。傷寒不傳染於人，時疫能傳染於人。傷寒之邪，自毫竅①而入，時疫之邪，自口鼻入。傷寒感而即發，時疫感久而後發。傷寒汗解在前，時疫汗解在後。傷寒投劑可使立汗，時疫汗解，俟其內潰，汗出自然，不可以期。傷寒解以發汗，時疫解以戰汗。傷寒不能發斑，時疫而能發斑。傷寒感邪在經，以經傳經。時疫感邪在內，內溢於經，經不自傳。傷寒感發甚暴，時疫多有淹纏二三日，或漸加重，或淹纏五六日，忽然加重。傷寒初起，以發表為先，時疫初起，以疏利為主。種種不同。其所同者，傷寒時疫皆能傳胃，至是同歸於一，故用承氣湯輩，導邪而出。要知，傷寒時疫，始異而終同也。夫傷寒之邪，自肌表一逐傳裏，如浮雲之過太虛②，原無根蒂，惟其傳法，始終有進而無退，故下後皆能脫然而愈。時疫之邪，始則匿於膜原，根深蒂固，發時與營衛交並，客邪經由之處，營衛未有不被其所傷者。因其伤,故名曰溃,然不溃则不能传,不传邪不能出,邪不出,而疾不瘳。時疫下後多有未能頓解者何耶？蓋疫邪每有表裏分傳者,因有一半向外傳,則邪留於肌肉,一半向内傳,則邪留於胃家。邪留於胃,故裏氣結滯,裏氣結,表氣因而不通,於是肌肉之邪,不能即達於肌表,下後裏氣一通,表氣亦順,向者鬱於肌肉之邪,方能盡發於肌表,或斑或汗,然後脱然而愈。傷寒下後無有此法。雖曰終同,及細較之,而終又有不同者矣。

或曰：傷寒感天地之正氣,時疫感天地之戾氣,氣既不同,俱用承氣,又何藥之相同也？曰：風寒疫邪,與吾身之真氣,勢不兩立,一有所著,氣壅火積,氣也,火也,邪也。三者混一,與之俱化,失其本然之面目,至是均謂之邪矣,但以祛逐為功,何論邪之同異也。假如初得傷寒為陰邪,主閉藏而無汗,傷風為陽邪,主開發而多汗,始有桂枝、麻黄之分,原其感而未化也。傳至少陽,並用柴胡,傳至胃家,並用承氣,至是亦無復有風寒之分矣。推而廣之,是知疫邪傳胃,治法無異也。(《温疫論·辨明傷寒時疫》)

【注解】

①毫窍：指皮肤之毛孔。

②太虚：本指空寂玄奥之宇宙本体,如《正蒙·太和》："太虚无形,气之本体,其聚其散,变化之客形尔。"此处谓天空。

【释义】

本条阐述了伤寒与温疫的异同。列表比较如下(表 15-1)：

表 15-1 伤寒与温疫的异同

	伤寒	温疫
病因	风寒	杂气
感邪途径	自毛窍而入	自口鼻而入
发病	感而即发	感久而自发,或触因而发
初起证候	肌肉粟起,四肢拘急,恶风寒,头疼身重,发热恶寒,脉浮而数	忽觉凛凛,后但热不恶寒,脉数
邪解方式	解以发汗	解以战汗、发斑
传染	不传染于人	传染于人
初起治法	发表为先,一汗而解	疏利为主,时疫发散,虽汗不解
后期治法	邪在某经,即用某经之法	伏邪内溃,表里分传,活用疏利攻下透表

伤寒与温疫在病因,病机和治法方面,诚如上表所示,存在诸多不同。伤寒起自太阳,渐次传里,温疫发自膜原,伏邪内溃而有表里不同,但均能传到胃腑,至此同归一途,故可用承气辈导邪外出。这是伤寒与温疫之所同。但伤寒由表传里,传至某经,邪在某经,并无根蒂,及至胃腑,邪热内蕴,故下之脱然而愈。而温疫邪气匿于膜原,根深蒂固,伏邪内溃,有表里九传之法,故有下后邪减,复时再下,甚至攻下数十次,邪气方解。这是伤寒与温疫同中之异。

三、温疫初期证治

【原文】

温疫初起,先憎寒而後發熱,日後但熱而無憎寒也。初得之二三日,其脉不浮不沉而數,晝夜發熱,日晡益甚,頭疼身痛。其時邪在伏脊之前,腸胃之後,雖有頭疼身痛,此邪熱浮越於經,不可認為傷寒表證,輒用麻黃、桂枝①之類強發其汗。此邪不在經,汗之徒傷表氣,熱亦不減;又不可下,此邪不在裏,下之徒傷胃氣,其渴愈甚。宜達原飲。

達原飲

檳榔二錢　厚樸一錢　草菓仁五分　知母一錢　芍藥一錢　黃芩一錢　甘草五分

上用水二鐘,煎八分,午後溫服。

按:檳榔能消能磨,除伏邪,為疏利之藥,又除嶺南瘴氣;厚樸破戾氣所結;草菓辛烈氣雄,除伏邪蟠踞。三味協力,直達其巢穴,使邪氣潰敗,速離膜原,是以為達原也。熱傷津液,加知母以滋陰;熱傷營氣,加白芍以和血;黃芩清燥熱之餘;甘草為和中之用。以後四味,不過調和之劑,如渴與飲,非拔病之藥也。凡疫邪遊溢諸經,當隨經引用,以助升泄,如脇痛、耳聾、寒熱、嘔而口苦,此邪熱溢於少陽經也,本方加柴胡一錢;如腰背項痛,此邪熱溢於太陽經也,本方加羌活一錢;如目痛、眉棱骨痛、眼眶痛、鼻幹不眠,此邪熱溢於陽明經也,本方加幹葛一錢。證有遲速輕重不等,藥有多寡緩急之分,務在臨時斟酌,所定分兩,大略而已,不可執滯。間有感之輕者,舌上白苔亦薄,熱亦不甚,而無數脉。其不傳裏者,一二劑自解。稍重者,必從汗解,如不能汗,乃邪氣蟠踞於膜原,內外隔絕,表氣不能通於內,裏氣不能達於外,不可強汗。或者見加發散之藥,便欲求汗,誤用衣被壅遏,或將湯火熨蒸②,甚非法也。然表裏隔絕,此時無遊溢之邪在經,三陽加法不必用,宜照本方可也。感之重者,舌上苔如積粉③,滿布無隙,服湯後不從汗解,而從內陷者,舌根先黃,漸至中央,邪漸入胃,此三消飲證。若脉長洪而數,大汗多渴,此邪氣適離膜原,欲表未表,此白虎湯證。如舌上純黃色,兼之裏證,為邪已入胃,此又承氣湯證也。有二三日即潰而離膜原者;有半月十數日不傳者;有初得之四五日,淹淹攝攝,五六日後徒然勢張者。凡元氣勝者毒易傳化,元氣薄者邪不易化,即不易傳。設遇他病久虧,適又微疫能感不能化,安望其傳?不傳則邪不去,邪不去則病不瘳,延纏日久,愈沉愈伏,多致不起。時師誤認怯證④,日進參芪,愈壅愈固,不死不休也。(《溫疫論·溫疫初起》)

【注解】

①麻黃、桂枝:指《傷寒论》的麻黃汤、桂枝汤。

②湯火熨蒸:亦为古代民间一种发汗方法,即用热汤之蒸气或炉火之热气使病人出汗。

③苔如积粉:指舌苔白厚而垢浊,如白粉堆积于舌上。

④怯证:指虚劳。

【释义】

本条论述了温疫初起的证治,邪离膜原及其传变。

1. 温疫初起,杂气从口鼻而入,客于膜原。症见先恶寒发热,后但热不寒,昼夜不休,日晡加重,头疼身痛,脉数,舌苔薄白,或厚如积粉。其身热疼痛,为邪热波及经络所致,不可认做伤寒表证而用麻黄桂枝辛温发表;其发热,日晡所剧,乃邪在膜原,不在肠胃,下法亦非所宜。因其邪在膜原,惟宜达原饮,疏利透达,使邪气溃败,速离膜原。

2. 达原饮中槟榔、厚朴、草果直达膜原(达原饮由此命名),能破杂气所结,除伏邪盘踞,故为主药。此外知母滋阴清热,白芍敛阴和血,黄芩清燥热,甘草调中。如果疫邪波及少阳经,症见胁痛、耳聋、寒热、呕吐者,加柴胡;波及阳明经,症见目痛、眉棱骨痛、眼眶痛、鼻干不眠,加葛根;波及太阳经,症见腰背项痛,加羌活以疏表透热。

3. 若感邪较轻,苔薄,热轻,脉不数,里气和,服达原饮一二剂,即邪随汗解;若感邪稍重,邪气盘踞,内外隔绝,表里之气不通,亦可用达原饮疏利透达以利邪气外散;若感邪甚重,苔白如积粉,先用达原饮以捣其窝巢之害,使速离膜原,若邪气还表,症见大汗多渴、脉长洪数,以白虎汤"清热达表",若邪入胃腑,舌黄脉数,胸腹痞结,当用承气攻下逐邪。

四、温疫中期证治

【原文】

温疫可下者,约三十餘證,不必悉具,但見舌黃,心腹痞滿,便於達原飲加大黃下之。設邪在膜原者,已有行動之機,欲離未離之際,得大黃促之而下,實為開門祛賊之法,即使未愈,邪亦不能久羈。二三日後,餘邪入胃,仍用小承氣徹其餘毒。大凡客邪①貴乎早逐,乘人氣血未亂,肌肉未消,津液未耗,病人不至危殆,投劑不至掣肘,愈後亦易平復。欲為萬全之策者,不過知邪之所在,早拔去病根為要耳。但要量人之虛實,度邪之輕重,察病之緩急,揣邪氣離膜原之多寡,然後藥不空投,投藥無太過不及之弊。是以仲景自大柴胡以下,立三承氣,多與少與,自有輕重之殊,勿拘於下不厭遲之說,應下之證,見下無結糞,以為下之早,或以為不應下之證,誤投下藥,殊不知承氣本為逐邪而設,非專為結糞而設也。必俟其糞結,血液為熱所搏,變證迭起,是猶養虎遺患,醫之咎也。況多有溏糞失下,但蒸作極臭如敗醬,或如藕泥,臨死不結者,但得穢惡一去,邪毒從此而消,脉證從此而退,豈徒孜孜糞結而後行哉!假如經枯血燥之人,或老人血液衰少,多生燥結;或病後氣血未復,亦多燥結。在《經》②所謂不更衣十日無所苦,有何妨害?是知燥結不致損人,邪毒之為隕命也。要知因邪致熱,熱致燥,燥致結,非燥結而致邪熱也。但有病久失下,燥結為之壅閉,瘀邪鬱熱,益難得泄,結糞一行,氣通而邪熱乃泄。此又前後之不同。總之,邪為本,熱為標,結糞又其標也。能早去其邪,安患燥結耶!

假令滯下③,本無結糞,初起質實,頻數窘急者,宜芍藥湯④加大黃下之。此豈亦因結糞而然耶,乃為逐邪而設也。或曰得毋為積滯而設與?余曰:非也。邪氣客於下焦,氣血壅滯泣而為積,若去積以為治,已成之積方去,未成之積復生,須用大黃逐去其邪,是乃斷其生積之源,營衛流通,其積不治而自愈矣。更有虛痢,又非此論。

　　或問：脉證相同，其糞有結有不結者何也？曰：原其人病至大便當即不行，續得蘊熱，益難得出，蒸而為結也。一者其人平素大便不實，雖胃家熱甚，但蒸作極臭，狀如粘膠，至死不結。應下之證，設引經論"初硬後必溏不可攻"之句，誠為千古之弊。

　　大承氣湯

　　大黃五錢　厚樸一錢　枳實一錢　芒硝三錢

　　水、薑，煎服，弱人減半，邪微者各復減半。

　　小承氣湯

　　大黃五錢　厚樸一錢　枳實一錢

　　水、薑，煎服。

　　調胃承氣湯

　　大黃五錢　芒硝二錢五分　甘草一錢

　　水、薑，煎服。

　　按：三承氣湯功用仿佛。熱邪傳裏，但上焦痞滿者，宜小承氣湯；中有堅結者，加芒硝軟堅而潤燥。病久失下，雖無結糞，然多粘膩極臭惡物，得芒硝助大黃有蕩滌之能。設無痞滿，惟存宿結，而有瘀熱者，調胃承氣宜之。三承氣功效俱在大黃，餘皆治標之品也。不奈湯藥者，或嘔或畏，當為細末蜜丸湯下。（《溫疫論·注意逐邪勿拘結糞》）

【注解】

①客邪：指从外界侵入人体的病邪。

②《经》：此处指《伤寒论》。

③滞下：即痢疾。宋代严用和《济生方》云："今之所谓痢疾者，古所谓滞下是也。"

④芍药汤：为吴又可所拟治疗痢疾的方剂，由白芍、当归、槟榔、厚朴、甘草组成，具有和血止痢理气止痛之功。

【释义】

本条论述了温疫的攻下法和注意事项。

　　1. 吴又可认为温疫"下不厌早"。邪在膜原，但见舌苔黄，心腹痞满，邪气有入胃腑之机，即以达原饮加大黄促而下之，使邪气不能久羁体内。二三日后，余邪入于胃腑，仍可以小承气汤泻下余毒。并且认为疫邪客于人体，应在机体气血尚盛，津液濡润之机尽早攻逐，早拔病根，且"勿拘于下不厌迟之说"。因为其认为"邪为本，热为标，结粪又其标也"，而"承气本为逐邪而设，非专为结粪而设也"，因此在温疫侵袭人体，邪气入胃之时，应量人虚实，尽早攻逐，邪热偏于上焦，宜小承气汤，中焦坚结，宜大承气汤，宿结瘀热，宜调胃承气汤。

　　2. 注意逐邪勿拘结粪。吴又可认为结粪在温疫中，是邪热导致大便燥结，不是大便燥结导致邪热。若待大便燥结方用攻下，则因迁延失治，伤及营血，变证蜂起。另，临床上见到大便溏垢如败酱、藕泥，恶臭异常，虽濒于死亡，大便仍不燥结的病例。这是因为患者在感受疫邪之前，脾虚便溏，胃肠疫热熏蒸而成。此证应以攻下为治，若据《伤寒论》"初硬后溏，不可攻下"，则会造成严重后果。

五、温疫后期证治

【原文】

夫疫乃熱病也,邪氣内鬱,陽氣不得宣佈,積陽為火,陰血每為熱搏。暴解之後,餘焰尚在,陰血未復,大忌參芪白术,得之反助其壅鬱。餘邪留伏,不惟目下淹纏,日後必變生異證,或周身痛痹,或四肢攣急,或流火結痰①,或遍身瘡瘍,或兩腿鑽痛,或勞嗽湧痰,或氣毒流注②,或痰核穿漏③,皆驟補之為害也。凡有陰枯血燥者,宜清燥養榮湯。若素多痰,及少年平時肥盛者,投之恐有膩膈④之弊,亦宜斟酌。大抵時疫愈後,調理之劑,投之不當,莫如靜養節飲食為第一。

清燥養榮湯

知母　天花粉　當歸身　白芍　地黄汁　陳皮　甘草

加燈心煎服。表有餘熱,宜柴胡養榮湯。

柴胡養榮湯

柴胡　黄芩　陳皮　甘草　當歸　白芍　生地　知母　天花粉

薑、棗,煎服。裏證未盡,宜承氣養榮湯。

承氣養榮湯

知母　當歸　芍藥　生地　大黄　枳實　厚樸

水、薑,煎服。痰涎湧盛,胸膈不清者,宜蔞貝養榮湯。

蔞貝養榮湯

知母　花粉　貝母　瓜蔞實　橘紅　白芍　當歸　紫蘇子

水、薑,煎服。(《温疫論·解後宜養陰忌投參术》)

【注解】

①流火結痰:流火多指发于小腿的丹毒,结痰为皮下疼痛不著的结块。

②气毒流注:毒邪流走不定,注无定处而发于肢体深部组织的化脓性疾病。

③痰核穿漏:痰核,指痰湿流聚,结为痰块,皮下肿起如核状,不红肿,不疼痛,若化脓溃败,常成漏管,日久不愈,则称痰核穿漏。

④腻膈:因食甘肥黏滞之物而影响运化。

【释义】

本条阐述了温疫后期的证治方药和注意事项。

1. 疫邪内伏,阳被邪郁,化为火毒,"阳胜则阴病",阴血被伤,故温疫解后多见阴伤邪留之证,吴又可提出两大治疗原则,一是养阴润燥,清散余邪,二是安适静养,节其饮食。具体而言,凡阴枯血燥者,宜滋养营阴、凉润燥热,用清燥养荣汤。若表有余邪,则用柴胡养荣汤,养阴润燥、清散余邪;若里证未尽,则用承气养荣汤滋阴攻下;若咳嗽吐痰,胸膈痞闷者,用蒌贝养荣汤以甘润化痰、凉肺止咳;若平素多痰,或素禀肥胖者,慎用滋腻之剂。一般而言,温疫愈后,静养和节饮食尤胜于汤药治疗。

2. 温疫解后,阴血未复,宜忌甘温补助。一者因为疫热为病,阴血多被耗伤,凉营养阴润燥是第一要务;二者因为甘温如参芪白术之属,守而不走,阳气不足虽然可用,但是能壅郁邪气,使痰核瘀滞凝结阻滞经络而生变证,诸如疮疡、劳嗽、流火结痰、气毒流注、痰核穿漏、周身疼痛、四肢拘急、两腿钻痛等。因此用之要谨慎,不可过早过量使用。

笔记栏

学习小结

本节主要介绍了吴又可《温疫论》的主要学术思想。吴氏认为温疫由杂气所致，杂气"非风、非寒、非暑、非湿，乃天地间别有一种异气"，从口鼻而入，伏于经胃交关之膜原。感邪深重，触而即发；感邪轻浅，不能顿发，遇饥饱劳碌等正气被伤，邪得张溢。伏邪内溃于膜原，邪溢于表，可见三阳表证，邪陷于里，可见胃腑里证，出表为顺，内陷为逆。但因邪气淹缠，不能一次内溃，故可见到但表不里、表而再表、但里不表、里而再里、表里分传、表里分传再分传、表胜于里或里胜于表、先表后里、先里后表的"九传"之法。治疗上，温疫初起，以疏利为主，以达原饮直捣其窝巢之害，促使邪转，邪布于表，解以发斑、战汗，邪入于里，以涌吐、攻下逐邪。后期在养营清热透邪的基础上，以静养节饮食为第一。

(冯全生)

复习思考题

1. 温疫初起恶寒发热与伤寒有何区别？
2. 怎样理解温疫的"九传"？
3. 为什么温疫"勿拘于下不厌迟之说"？
4. 达原饮的组成及适应证是什么？

扫一扫
测一测

第十六章

其他医家论著选

PPT 课件

📝 **学习目标**

1. 熟悉杨栗山、余师愚的学术思想;
2. 了解升降散及治温十五方证治特点,疫疹的病因、诊断、治疗原则及禁忌,清瘟败毒饮的组成及配伍意义。

第一节 杨栗山《伤寒瘟疫条辨》选释

一、《伤寒瘟疫条辨》简介

《伤寒瘟疫条辨》为清代杨璿著。杨璿,字玉衡,号栗山,清代中州夏邑(今河南省夏邑县)人。生于清代康熙四十四年(1705),卒年不详。该书撰于乾隆四十九年(1784),书成之后,曾广为流传,对于当时治疗瘟疫病颇有影响。该书对伤寒与温病的病因、病机、辨证及治法进行了分析。全书共分六卷,前三卷为辨析之论。卷一系总论诸项,辨伤寒与温病的病因、病机及治疗大法之区别;卷二、卷三为辨证,对伤寒温病常见诸证进行辨析;卷四、卷五为医方辨,其中绝大多数为前人成方,其精华为以升降散为首的治温十五方;卷六为本草类辨,以作用分类,阐述了治伤寒与温病常用药物的性味、归经、功效。

二、《伤寒瘟疫条辨》选释

【原文】

傷寒得天地之常氣,風寒外感,自氣分而傳入血分;溫病得天地之雜氣,邪毒內入,由血分而發出氣分。一彼一此,乃風馬牛不相及也。何以言之?常氣者,風寒暑濕燥火,天地四時錯行之六氣也;雜氣者,非風非寒非暑非濕非燥非火,天地間另為一種,偶荒旱潦疵癘①烟瘴②之毒氣也。故常氣受病,在表淺而易;雜氣受病,在裏深而難。(《傷寒瘟疫條辨·卷一·溫病與傷寒根源辨》)

【注解】

①疵癘:灾害;疾病。

②烟瘴:即瘴气。旧指南方山林间,湿热蒸郁致人疾病的邪气。

【释义】

此段论述伤寒与温病病因及发病部位的区别。

1. 伤寒的病因为感受自然界正常之气,即风寒之邪。伤寒邪气发病多由表及里,即自气分传入血分,病位偏表较浅,治疗较易;温病的病因为杂气,即自然界非风非寒非暑非湿非燥非火的邪气,是一种在饥荒、旱涝等灾害时容易出现的烟瘴毒气,此邪毒入内,由血分而发出气分,病位偏里较深,治疗较难。阐明伤寒与温病病因不同,病变部位及传变趋势有别。

2. 杨栗山对温病病因的认识,较为系统地继承了吴又可"杂气"学说,从病因上分清温病与伤寒的区别,揭示其发病机理各异,颇有意义。杨氏将温病的病因确定为杂气,彻底否定了伏寒化温说,从理论上明确温病与伤寒的区别,这对后来新感温病学说的发展具有积极的影响。

【原文】

盖温病得天地之雜氣,由口鼻入,直行中道,流佈三焦,散漫不收,去而復合,受病於血分,故鬱久而發。亦有因外感,或饑飽勞碌,或焦思氣惱觸動而發者。一發則邪氣充斥奔迫,上行極而下,下行極而上,即脈閉①體厥,從無陰證,皆毒火也。與傷寒外感,與治傷寒溫散,何相干涉?奈何千年憒憒②,混為一病,試折衷於經論,寧不渙然冰釋哉。治法急以逐穢③為第一義。上焦如霧,升而逐之,兼以解毒;中焦如漚,疏而逐之,兼以解毒;下焦如瀆,決而逐之,兼以解毒。惡穢既通,乘勢追拔,勿使潛滋。所以溫病非瀉則清,非清則瀉,原無多方,時其輕重緩急而救之,或該從證,或該從脈,切勿造次。(《傷寒瘟疫條辨·卷一·溫病脈證辨》)

【注解】

①脉闭:脉沉微弱。

②憒憒:音 kuì kuì。纷乱、糊涂。

③穢:邪气,此指毒火。

【释义】

此段论述温病病因、传变及治则。

1. 杂气从口鼻而入,直入中焦,发展可延及三焦。邪气散漫流走,来去不定,可停留于血分,郁久而自发。也有因外感邪气,或饥饱劳碌,或忧愁思虑恼怒而触动引发者。温病邪气在里一旦发作,邪气可充斥内外上下,表现为肢体厥冷或脉沉微弱,此类似伤寒,但非伤寒阴证,而是毒火内闭,三焦气机不畅所致。与伤寒之邪外感,须采取温散治法不同,杨氏认为对二者认识已模糊千年,必须纠正。温病当即刻逐穢为第一要义,重视解毒之法,并根据邪气所在三焦部位不同,分别予以辨治。在上焦者,当达邪而透之;在中焦者,当疏通中焦气机;在下焦者,当通利二便。以务早、务快、务尽消除邪气,勿使其潜伏和滋生。因此,温病以清泻两法为主,根据病情轻重缓急及脉证,分别或清或泄。

2. 杨栗山发展了吴又可的杂气学说,继承了喻嘉言的三焦治则,将解毒之法贯穿于三焦,对瘟疫病的治疗有指导意义。

【原文】

傷寒自表傳裏,裏證皆表證侵入於內也;溫病由裏達表,表證即裏證浮越於外也。大抵病在表證,有可用麻黃、桂枝、葛根辛溫發汗者,傷寒是也;有可用神解①、清化②、升降、芳香③、辛涼④、清熱者,溫病是也。在半表半裏證,有可用小柴胡加減和解者,傷寒是也;有可用增損大柴胡⑤、增損三黃石膏湯⑥內外攻發者,溫病是也。在裏證,有可用涼膈、承氣鹹寒攻伐者,溫病與傷寒大略同。有可用理陰、補陰、溫中、補中調之養之者,溫病與傷寒大略同。(《傷寒瘟疫條辨·卷一·寒熱為治病大綱領辨》)

【注解】

①神解:即神解散。"温病初觉,憎寒体重,壮热头痛,四肢无力,遍身酸痛,口苦咽干,胸腹满闷者,此方主之。白僵蚕(酒炒)一钱,蝉蜕五个,神曲三钱,金银花二钱,生地二钱,木通、车前子(炒研)、黄芩(酒炒)、黄连、黄柏(盐水炒)、桔梗各一钱。"

②清化:即清化汤。"温病壮热,憎寒体重,舌燥口干,上气喘吸,咽喉不利,头面猝肿,目不能开者,此方主之。白僵蚕(酒炒)三钱,蝉蜕十个,金银花二钱,泽兰叶二钱,广皮八分,黄芩二钱,黄连、炒栀、连翘(去心)、龙胆草(酒炒)、元参、桔梗各一钱,白附子(炮)、甘草各五分。"

③芳香:即芳香饮。"温病多头痛身痛,心痛胁痛,呕吐黄痰,口流浊水,涎如红汁,腹如圆箕,手足搐搦,身发斑疹,头肿舌烂,咽喉痹塞等证……元参一两,白茯苓五钱,石膏五钱,蝉蜕(全)十二个,白僵蚕(酒炒)三钱,荆芥三钱,天花粉三钱,神曲(炒)三钱,苦参三钱,黄芩二钱,陈皮一钱,甘草一钱。"

④辛凉:即大、小清凉散。

大清凉散:"温病表里三焦大热,胸满胁痛,耳聋目赤,口鼻出血,唇干舌燥,口苦自汗,咽喉肿痛,谵语狂乱者,此方主之。白僵蚕(酒炒)三钱,蝉蜕(全)十二个,全蝎(去毒)三个,当归、生地(酒洗)、金银花、泽兰各二钱,泽泻、木通、车前子(炒研)、黄连(姜汁炒)、黄芩、栀子(炒黑)、五味子、麦冬(去心)、龙胆草(酒炒)、丹皮、知母各一钱,甘草(生)五钱。"

小清凉散:"温病壮热烦躁,头沉面赤,咽喉不利,或唇口颊腮肿者,此方主之。白僵蚕(炒)三钱,蝉蜕十个,银花、泽兰、当归、生地各二钱,石膏五钱,黄连、黄芩、栀子(酒炒)、牡丹皮、紫草各一钱。"

⑤增损大柴胡:即增损大柴胡汤。"温病热郁腠理,以辛凉解散,不至还里而成可攻之证,此方主之。乃内外双解之剂也。柴胡四钱,薄荷二钱,陈皮一钱,黄芩二钱,黄连一钱,黄柏一钱,栀子一钱,白芍一钱,枳实一钱,大黄二钱,广姜黄七分,白僵蚕(酒炒)三钱,蝉蜕(全)十个,呕加生姜二钱。"

⑥增损三黄石膏汤:"表里三焦大热,五心烦热,两目如火,鼻干面赤,舌黄唇焦,身如涂朱,燥渴引饮,神昏谵语,服之皆愈。石膏八钱,白僵蚕(酒炒)三钱,蝉蜕十个,薄荷二钱,豆豉三钱,黄连、黄柏(盐水微炒)、黄芩、栀子、知母各二钱。"

【释义】

此段论述伤寒与温病表证、里证、半表半里证的治法和方药区别。

1. 伤寒的里证,是外邪袭表,由表向里传变形成的;温病的表证,是由里证的火热毒邪浮越于外导致。故伤寒表证,在治疗上可采取辛温发汗之法,如麻黄、桂枝等;温病表证,当用清泄里热之法,清里而表自解,可用《伤寒瘟疫条辨》中的神解散、清化汤、升降散、芳香饮、大小清凉散等清热方剂。伤寒的半表半里证,可用小柴胡汤加减和解表里;温病的半表半里证,可用增损大柴胡、增损三黄石膏汤内外攻发。伤寒与温病的里证,都可用凉膈散、承气汤清下,治法基本相同;伤寒与温病的后期调养之法基本相似,因为伤寒与温病后期皆可导致阳气损伤,阴血不足,故可用《伤寒瘟疫条辨》中的理阴煎、补阴益气煎、大温中饮、补中益气汤等,此类方剂多由温补阳气、补血养阴药组成。

2. 伤寒与温病的表、里证形成,病因病机是多方面的,伤寒里证也有寒邪直中于里者,温病表证也有温邪从外侵入者,临证时当详辨。

【原文】

升降散。温病亦雜氣中之一也,表裏三焦大熱,其證治不可名狀者,此方主之。

笔记栏

白殭蠶(酒炒)二錢,全蟬蛻(去土)一錢,廣薑黃(去皮)三分,川大黃(生)四錢

稱準,上為細末,合研勻。病輕者,分四次服,每服重一錢八分二釐五毫,用黃酒一盅、蜂蜜五錢,調勻冷服,中病即止。病重者,分三次服,每服重二錢四分三釐三毫,黃酒盅半,蜜七錢五分,調勻冷服。最重者,分二次服,每服重三錢六分五釐,黃酒二盅,蜜一兩,調勻冷服。胎產亦不忌。煉蜜丸,名太極丸,服法同前,輕重分服,用蜜、酒調勻送下。

按:溫病總計十五方。輕則清之,神解散、清化湯、芳香飲、大小清涼散、大小復甦飲①、增損三黃石膏湯八方;重則瀉之,增損大柴胡湯、增損雙解散②、加味凉膈散③、加味六一順氣湯④、增損普濟消毒飲⑤、解毒承氣湯⑥六方;而升降散,其總方也,輕重皆可酌用。察證切脈,斟酌得宜,病之變化,治病之隨機應變,又不可執方耳。按處方必有君、臣、佐、使,而又兼引導,此良工之大法也。是方以殭蠶為君,蟬蛻為臣,薑黃為佐,大黃為使,米酒為引,蜂蜜為導,六法俱備,而方乃成。竊嘗考諸本草,而知殭蠶味辛苦氣薄,喜燥惡濕,得天地清化之氣,輕浮而升陽中之陽,故能勝風除濕,清熱解鬱,從治膀胱相火,引清氣上朝於口,散逆濁結滯之痰也。其性屬火,兼土與木,老得金水之化,殭而不腐,溫病火炎土燥,焚木爍金,得秋分之金氣而自衰,故能辟一切怫鬱之邪氣。夫蠶必三眠三起,眠者病也,合簿皆病,而皆不食也;起者愈也,合簿皆愈,而皆能食也。用此而治合家之溫病,所謂因其氣相感,而以意使之者也,故為君。夫蟬氣寒無毒,味鹹且甘,為清虛之品,出糞土之中,處極高之上,自感風露而已。吸風得清陽之真氣,所以能祛風而勝濕;飲露得太陰之精華,所以能滌熱而解毒也。蛻者,退也,蓋欲使人退去其病,亦如蟬之脫,然無恙也。亦所謂因其氣相感,而以意使之者也,故為臣。薑黃氣味辛苦,大寒無毒,蠻人生啖,喜其祛邪伐惡,行氣散鬱,能入心脾二經,建功辟疫,故為佐。大黃味苦,大寒無毒,上下通行。蓋亢甚之陽,非此莫抑,苦能瀉火,苦能補虛,一舉而兩得之,人但知建良將之大勳,而不知有良相之碩德也,故為使。米酒性大熱,味辛苦而甘。令飲冷酒,欲其行遲,傳化以漸,上行頭面,下達足膝,外週毛孔,內通臟府經絡,驅逐邪氣,無處不到。如物在高巔,必奮飛沖舉以取之。物在遠方及深奧之處,更必迅奔探索以取之。且喜其和血養氣,伐邪辟惡,仍是華佗舊法,亦屠蘇⑦之義也,故為引。蜂蜜甘平無毒,其性大凉,主治丹毒斑疹,腹內留熱,嘔吐便秘,欲其清熱潤燥,而自散溫毒也,故為導。蓋蠶食而不飲,有大便無小便,以清化而升陽;蟬飲而不食,有小便無大便,以清虛而散火。君明臣良,治化出焉。薑黃辟邪而靖疫,大黃定亂以致治,佐使同心,功績建焉。酒引之使上行,蜜潤之使下導,引導協力,遠近通焉。補瀉兼行,無偏勝之弊,寒熱並用,得時中之宜。所謂天有覆物之功,人有代覆之能,其洵然哉。是方不知始自何氏,《二分晰義》⑧改分兩變服法,名為賠賑散,用治溫病,服者皆愈,以為當隨賑濟而賠之也。予更其名曰升降散。蓋取殭蠶、蟬蛻,升陽中之清陽;薑黃、大黃,降陰中之濁陰,一升一降,內外通和,而雜氣之流毒頓消矣。又名太極丸,

以太極本無極,用治雜氣無聲無臭之病也。乙亥、丙子、丁丑,吾邑連歉⑨,溫氣盛行,死者枕藉⑩。予用此散,救大證、怪證、壞證、危證,得愈者十數人,餘無筭。更將此方傳施親友,貼示集市,全活甚眾,可與河間雙解散並駕齊驅耳。名曰升降,亦雙解之別名也。(《傷寒瘟疫條辨·卷四·醫方辨·升降散》)

【注解】

①大小复苏饮:即大复苏饮和小复苏饮。

大复苏饮:"温病表里大热,或误服温补和解药,以致神昏不语,形如醉人,或哭笑无常,或手舞足蹈,或谵语骂人,不省人事,目不能闭者,名越经证。及误服表药,而大汗不止者,名亡阳证。并此方主之。白僵蚕三钱,蝉蜕十个,当归三钱,生地二钱,人参、茯神、麦冬、天麻、犀角镑(磨汁入汤和服)、丹皮、栀子(炒黑)、黄连(酒炒)、黄芩(酒炒)、知母、甘草(生)各一钱,滑石二钱。"

小复苏饮:"温病大热,或误服发汗解肌药,以致谵语发狂,昏迷不省,燥热便秘,或饱食而复者,并此方主之。白僵蚕三钱,蝉蜕十个,神曲三钱,生地三钱,木通、车前子(炒)各二钱,黄芩、黄柏、栀子(炒黑)、黄连、知母、桔梗、牡丹皮各一钱。"

②增损双解散:"温病主方。白僵蚕(酒炒)三钱,蝉蜕(全)十二枚,广姜黄七分,防风一钱,薄荷叶一钱,荆芥穗一钱,当归一钱,白芍一钱,黄连一钱,连翘(去心)一钱,栀子一钱,黄芩二钱,桔梗二钱,石膏六钱,滑石三钱,甘草一钱,大黄(酒浸)二钱,芒硝二钱。"

③加味凉膈散:"温病主方。白僵蚕(酒炒)三钱,蝉蜕(全)十二枚,广姜黄七分,黄连二钱,黄芩二钱,栀子二钱,连翘(去心)、薄荷、大黄、芒硝各三钱,甘草一钱,竹叶三十片。"

④加味六一顺气汤:"温病主方,治同前证。白僵蚕(酒炒)三钱,蝉蜕十个,大黄(酒浸)四钱,芒硝二钱五分,柴胡三钱,黄连、黄芩、白芍、甘草(生)各一钱,厚朴一钱五分,枳实一钱。"

⑤增损普济清毒饮:"太和年,民多疫疠,初觉憎寒壮热体重,次传头面,肿盛目不能开,上喘,咽喉不利,口燥舌干,俗名大头瘟……元参三钱,黄连二钱,黄芩三钱,连翘(去心)、栀子(酒炒)、牛蒡子(炒研)、蓝根(如无,以青黛代之)、桔梗各二钱,陈皮、甘草(生)各一钱,蝉蜕(全)十二个,白僵蚕(酒炒)、大黄(酒浸)各三钱。"

⑥解毒承气汤:"温病三焦大热,痞满燥实,谵语狂乱不识人,热结旁流,循衣摸床,舌卷囊缩,及瓜瓤、疙瘩温,上为痈脓,下血如豚肝等证,厥逆脉沉伏者,此方主之。加栝蒌一个,半夏二钱,名陷胸承气汤,治胸满兼有上证者。白僵蚕(酒炒)三钱,蝉蜕(全)十个,黄连一钱,黄芩一钱,黄柏一钱,栀子一钱,枳实麸炒,二钱五分,厚朴(姜汁炒)五钱,大黄(酒洗)五钱,芒硝(另入)三钱。"

⑦屠苏:指华佗屠苏酒。元旦饮之,辟疫邪一切不正之气。

⑧《二分晰义》:清代陈良佐撰于雍正元年(1723)。"二分"即春分秋分,即对发生在春分之后至秋分之前的热疫病辨析义理。

⑨连歉:连年歉收。

⑩枕藉:纵横相枕而卧,此处形容因瘟疫而死者甚多。

【释义】

此段论述升降散的功用及配伍特点。

1. 杨栗山治疗温病十五方,其中神解散、清化汤、芳香饮、大小清凉散、大小复苏饮、增损三黄石膏汤八方,为清法代表方,主要治疗温病无形邪热内盛,充斥表里三焦之候;增损大柴胡汤、增损双解散、加味凉膈散、加味六一顺气汤、增损普济消毒饮、解毒承气汤六方,为下法代表方,主要治疗温病有形实邪内结证。升降散是其总方,运用时根据病情轻重、脉证特点随机应变。升降散"君臣佐使引导"六法具备,且以"援物比类"方法论述了六药特征,对理论及临床颇有启迪。君药僵蚕,味辛苦气薄,能胜风除湿、清热解郁、散结祛痰;臣药蝉蜕,气寒无毒,味咸且甘,功可祛风胜湿、涤热解毒;佐药姜黄,气味辛苦,性温无毒,有祛邪辟疫、行气散郁之效;使药大黄,味苦,大寒无毒,泻火逐热、上下通行;米酒性大热,味辛苦而甘为引;蜂蜜甘平无毒,其性大凉为导。六法同用,君明臣良、佐使同心、引导协力、补泻兼行、寒热并用。僵蚕配蝉蜕,升阳中之清阳;姜黄配大黄,降阴中之浊阴。一升一降,内外通和,则杂气之流毒顿消。

2. 统观杨氏治温十五方,均由升降散加减变化而成,其中僵蚕、蝉蜕为必用之药。十五方的配伍特点,主要体现辛散透邪外达、苦寒清热解毒、攻下逐邪泄热的治法思想。

邪从口鼻而入,直入中焦,发展可延及三焦。温病治疗以逐秽为第一要义,重视解毒之法,在上焦者,当达邪而透之;在中焦者,当疏通中焦气机;在下焦者,当通利二便。杨氏治瘟十五方中,神解散、清化汤、芳香饮、大小清凉散、大小复苏饮、增损三黄石膏汤八方,为清法代表方,主要治疗温病无形邪热内盛,充斥表里三焦之候;增损大柴胡汤、增损双解散、加味凉膈散、加味六一顺气汤、增损普济消毒饮、解毒承气汤六方,为下法代表方,主要治疗温病有形实邪内结证。升降散是其总方,"君臣佐使引导"六法俱备。

第二节 余师愚《疫疹一得》选释

一、《疫疹一得》简介

《疫疹一得》为清代余霖著。余霖,字师愚,常州桐溪人,曾旅居安徽桐城,后行医于京师。余氏"幼读鲁论",客居中州时,父染疫证不治身亡,遍查其父所用方药,大都是治"伤寒"的辛温药,由此想到必是不同于伤寒的另一类疾病,但又绝非不治之证。为了探讨其究竟,遂弃举学医,欲求一救治方法以公于世。在研读本草时见石膏一药下云:"性寒大清胃热,味淡而薄能解肌热,体沉而降能泄实热。"遂恍然大悟,认为非此药不足以疗热疫。后凡遇此疫病辄投之,无不应手而效。据《清史稿》记载:"乾隆中,桐城疫,霖谓病由热疫,投以石膏辄愈。缓数年至京师,大暑,疫作,医以张介宾法者多死,以有性法亦不太尽验。鸿胪卿冯应榴姬人呼吸将绝,霖与大剂石膏,应手而痊,踵其法者,活人无算。"余氏治疫独树一帜,成为当时治疫名家。余氏根据几十年的实践经验,著成《疫疹一得》,本"千虑一得"之意。

本书刊行于乾隆五十九年(1794),主要分论治与条辨两部分:论治部分共有10节,是辨治热疫的理论,尤其是前五论涉及热疫的病因、病机、症状特征、斑疹形态及治疗原则方法等,内容既系统,又精要;条辨部分共72条,其中后20条为瘥后调理,其中涉及疼痛、身热、神识异常、痉厥、头面颈喉诸肿、喘满、口气、渴饮、呕呃、出血、发黄、二便异常等温热疫中的常见症状,其特点是每条详细讨论一种热疫的主症、兼症、发病机理,以及理法方药。全书对火热之邪所致的温疫证治做了系统论述,不仅在治疗外感热病方面补充了《伤寒论》的不足,而且与吴又可的《温疫论》可相得益彰,进一步丰富了温疫病的辨证施治内容。王孟英曾高度地赞扬余氏"独识淫热之疫,别开生面,洵补昔贤之未逮,堪为仲景之功臣"。

二、《疫疹一得》选释

【原文】

伤寒初起,先发热而后恶寒;疫症初起,先恶寒而后发热,一两日后,但热而不恶寒。此寒热同而先后异也。有似太阳、阳明者,然太阳、阳明,头痛不至如破,而疫則頭痛如劈,沉不能舉。傷寒無汗,而疫則下身無汗,上身有汗,惟頭汗更盛。頭為諸陽之首,火性炎上,毒火盤踞於內,五液受其煎熬,熱氣上騰,如籠上薰蒸之露,故頭汗獨多。此又痛雖同,而汗獨異也。有似少陽嘔者,有似太陰自利者。少陽而嘔,脅必痛,耳必聾;疫症之嘔,脅不痛,耳不聾,因內有伏毒,邪火幹胃,毒氣上沖,頻頻而作。太陰自利者,腹必滿;疫症自利者,腹不滿。大腸為傳送之官,熱注大腸,有下惡垢者,有傍流清水者,有日及數十度者。此又症異而病同也。種種分別是疫,奈何猶執傷寒治哉?(《疫疹一得·卷上·論疫與傷寒似同而異》)

【释义】

此段论述热疫与伤寒的区别。

热疫是外感热病中发病急迫,传染性甚强的一类疾病,但其有些初起表现类似伤寒,易被误认和误治。本节从发热、头痛、出汗、呕、利等症状,详述热疫与伤寒的区别。发热是热疫与伤寒的共有症状,伤寒初起,寒邪束表,卫阳郁闭,故先发热而后恶寒。热疫初起,疫邪迅速由表入里,故先恶寒发热,一二日后,即见但发热而不恶寒的气分里热炽盛症状。伤寒寒邪郁表,化热入里较慢,故恶寒发热时间较长,而热疫病邪入里甚速,寒热羁留时间短暂,迅即出现壮热不恶寒的里热征象;伤寒头痛,或因寒邪外束,太阳经气不舒,或是寒邪化热,邪热循阳明经上扰所致,所以疼痛不甚剧烈。热疫的头痛,是热毒浸淫充斥,火邪上犯清空,所以疼痛甚剧,有如刀劈,且"沉不能举";伤寒病在太阳,寒邪外束,腠理密闭而表实无汗,传入阳明,则化热迫津外泄,见全身性的不断汗出。热疫的出汗是因津液被热毒熏蒸上腾,所以多见上半身出汗,尤以头部出汗为主;伤寒呕逆,是邪气入侵,胆热犯胃所致,呕逆必伴有胁痛、耳聋、寒热往来、口苦心烦;热疫呕逆是热邪直接犯胃,毒火上冲而频频发呕,并无胁痛和耳聋;伤寒太阴证可见自利,热疫有时也有自利。前者是太阴虚寒,水谷不得运化,偏渗大肠所致,粪便清稀且有腹满;后者则是热毒充斥于内,下迫大肠,便急次频,所便皆为"恶垢"。

【原文】

有云瘟疫傷寒、癍疹傷寒,甚至熱病傷寒,抑知既曰傷寒,何以有瘟、有癍、有疹、有熱?認症既訛,故立言亦謬,是以肆行發表攻裡,多至不救。至河間清熱解毒之論出,有高人之見,異人之識,其旨既微,其意甚遠。後人未廣其說,而反以為偏。《馮氏錦囊》亦云:斑疹不可妄為發表,此所謂大中至正之論,惜未暢明其旨,後人何所適從?吳又可著《瘟疫論》,辨傷寒、瘟疫甚晰,如頭痛、發熱、惡寒,不可認為傷寒表症,強發其汗,徒傷表氣,熱不退,又不可下,徒傷胃氣。斯語已得其奧妙。奈何以瘟毒從鼻口而入,不傳於胃而傳于膜原,此論似有語病。至用達原、三消、諸承氣,猶有附會表裡之意。惟熊恁昭《熱疫之驗》,首用敗毒散去其爪牙,繼用桔梗湯,同為舟楫之劑,治胸膈、手六經邪熱。以手、足少陽俱下膈絡胸中,三焦之氣為火,同相火遊行一身之表,膈與六經,乃至高之分,此藥浮載,亦至高之劑,施於無形之中,隨高下而退胸膈及六經之熱,確系妙法。予今採用其法,減去硝、黃,以疫乃無形之毒,難以當其猛烈,重用石膏,直入戊己,先搗其窩巢之害,而十二經之患自易平矣,無不屢試屢驗,故於平日所用方法治驗,詳述於

笔记栏

下,以俟高明者正之。(《疫疹一得·卷上·疫疹窮源》)

【释义】

本节论述了疫疹的病因和治疗原则及禁忌。

1. 疫疹的治疗原则。余氏总结了前人经验,并结合个人的临床体会,提出了治疗疫疹的基本原则:首先是"去其爪牙",意要疏导经络,使郁于经络、胸膈之疫邪向外透达,故在附方中将败毒散列为首方。但是,该方之羌、独、柴、芎等药,属辛温升散之品,适用于兼感寒、湿等邪,初起恶寒、头身疼痛较甚者。若因热郁而不兼寒、湿者,用之反助热为害。其次是"捣其窝巢",意在"上升下行",破巢逐邪。因疫为"无形热毒",盘踞于胸膈肺胃,以桔梗汤重用石膏,直清肺胃,使"热降清升,疹自外透"。然而这只是对病变偏于上焦气分,热毒郁肺不甚者较为适宜。若热毒炽盛,充斥气血、表里、三焦者,则嫌病重药轻,力难胜任。

2. 疫疹的治疗禁忌。余氏强调治疗疫疹当禁忌辛温发汗与攻下。因为发斑性疾病,早期多热毒郁闭而无汗,若误认为寒邪束表,而用辛温之剂强行责汗,不仅耗伤表气,且助火劫阴,反使热势嚣张,故不可妄用。下法虽是逐邪要法,但当发斑之际,如里无燥结而误用之,也会损害胃气,造成中虚邪陷的危局。

3. 余氏认为吴又可论邪"不传于胃而传于膜原"似有语病。从内容仔细分析,则不然。因二人所论疫病不一。余氏论的是"热疫",所以他认为肺胃是邪气盘踞之所,而吴氏论的是"湿热疫",所以他认为膜原是邪气盘踞的窝巢。

4. 余氏认为吴又可"附会表里",此说亦不够客观。辨表里是分别病位的一个客观标尺。疫病无论热疫或湿热疫,兼外寒者,多有较明显的寒栗、高热等表证。即使不因风寒触发,在伏邪外发之际,也常有短时间的恶寒、头痛等表证,进而转为纯热无寒等里热证,所以证分表里,对疫病辨证论治也十分必要。其实,就余氏所说"首用败毒散去其爪牙",主在宣表,"继用桔梗汤""重用石膏",即是清里。虽说不是"附会"表里,实际也是辨别表里。

【原文】

疹出於胃,古人言熱毒未入於胃而下之,熱乘虛入胃,故發癍;熱毒已入於胃,不即下之,熱不得泄,亦發斑。此指誤下、失下而言。夫時行疫疹,未經表下,有熱不一日而即發者,有遲至四五日而仍不透者。其發愈遲,其毒愈重。一病即發,以其胃本不虛,偶染邪氣,不能入胃,猶之牆垣高大,門戶緊密,雖有小人,無從而入,此又可所謂達于募原者也。至於遲至四五日而仍不透者,非胃虛受毒已深,即發表攻裡過當。胃為十二經之海,上下十二經都朝宗於胃,胃能敷布十二經,榮養百骸,毫髮之間,靡所不貫。毒既入胃,勢必亦敷布於十二經,戕害百骸。使不有以殺其炎炎之勢,則百骸受其煎熬,不危何待?瘟既曰毒,其為火也明矣。且五行各一其性,惟火有二:曰君,曰相。內陰外陽,主乎動者也。火之為病,其害甚大,土遇之而赤,金遇之而鎔,木遇之而燃,水不勝火則涸,故《易》曰:燥萬物者,莫熯①乎火。古人所謂元氣之賊也。以是知火者疹之根,疹者火之苗也。如欲其苗之外透,非滋潤其根,何能暢茂?一經表散,燔灼火焰,如火得風,其焰不愈熾乎?焰愈熾,苗愈遏矣,疹之因表而死者,比比然也。其有表而不死者,乃麻疹、風疹、暑疹之類。有謂疹可治而癍難醫,人或即以疫疹為癍耳,夫疹亦何不可治之有?但人不敢用此法耳!(《疫疹一得·卷上·疫疹案》)

【注解】

①熯：音 hàn，干燥。

【释义】

本节论述热疫发斑疹的机理及治疗原则。

斑疹是热疫的一个主要特征，其发生的主因是热疫毒邪，余氏明确指出："疫既曰毒，其为火也明矣。"疫邪侵犯阳明，内逼血分，外溢肌肉，故发斑疹。所谓"火者疹之根，疹者炎之苗"，即形象地说明了斑疹与火毒的关系。余氏指出斑疹虽是邪气外出的表现，但它并非邪气在表，因此治疗当在清解营血热毒方中，加入辛凉透发药物，以透邪外出，即所谓"滋润其根"，苗可外透。若误用辛温升散，不惟热毒不能外透，反而更助长邪热，殆害不浅，也就是"疹之因表而死者比比然也"。

【原文】松浮　松而且浮，灑於皮面，或紅，或紫，或赤，或黑，此毒之外現者，即照本方治之，雖有惡症，百無一失。

緊束有根　疹出緊束有根，如從肉裡鑽出，其色青紫，宛如浮萍之背，多見於胸背。此胃熱將爛之色，即宜大清胃熱，兼涼其血，務使松活色退，方可挽回。稍存疑懼，即不能救。（《疫疹一得·卷下·疫疹之形》）

【释义】

本节论述斑疹的形态及对疫病诊断的意义。

余氏辨斑疹，非常重视其形态。斑疹"松而且浮，洒于皮面"，是指斑疹形态松活荣润，疹四边与正常皮肤没有很清晰的界限，指压时退色。凡斑疹形态松浮，如洒皮面，不论其色的浓淡，均是热毒外泄、气活血畅之征，治宜清胃凉营，解毒消斑，用清瘟败毒饮治之，预后多良。斑疹"紧束有根"，指疹形凝滞敛束，如粟米之在皮下，疹子边缘与正常皮肤清晰可辨，指压不退色，是热毒壅聚于内，气结血凝于外，病极危重的表现，故余氏称之为"胃热将烂"。

【原文】

紅活　血之體本紅，血得其暢，則紅而活，榮而潤，敷布洋溢，是疹之佳境也。

淡紅　淡紅有美有疵。色淡而潤，此色之上者也；若淡而不榮，或有嬌而豔、幹而滯，血之最熱者。

深紅　深紅者，較淡紅而稍重，亦血熱之象。一涼血即轉淡紅。

豔紅　色豔如胭脂，此血熱極之象，較深紅而愈惡。必大用涼血始轉深紅，再涼之而淡紅矣。

紫赤　紫赤類雞冠花而更豔，較豔紅而火更盛。不即涼之，必至變黑。

紅白砂　細碎宛如粟米，紅者謂之紅砂，白者謂之白砂。疹後多有此症，乃餘毒盡透，最美之境，愈後脫皮。若初病未認是疫，後十日、半月而出者，煩躁作渴，大熱不退，毒發於頷者，死不可救。（《疫疹一得·卷下·疫疹之色》）

【释义】

本节论疫疹色泽变化诊断意义及其治法。

1. 斑疹是邪热入血，溢于肌肤的表现，其红色的浓淡、荣晦，与热毒的轻重直接有关。一般而言，斑疹红活荣润，分布均匀，系血行尚属流畅及邪热外透的佳象。疹色淡红荣润者为热毒较轻，随血敷布洋溢于外，为"色之上者"；淡而不荣者血伤热盛，淡而娇艳者热毒较盛,淡而干滞者热毒燔灼阴伤血耗,皆属血热最盛的表现。斑疹深红,较淡红荣润者热毒更深一层,为血分热毒较重之征。斑疹艳红,艳如胭脂,为血分热毒炽盛之象。斑疹紫赤类鸡冠花,则血分火毒更甚。综上可见,斑疹色泽的变化对判断热毒的轻重、气血的盛衰具有重要的临床意义。在治法方面,斑疹虽都以清营凉血,解毒滋阴论治,但应各有所侧重。娇艳者,重在清营;不荣者,重在凉血畅气;干滞者,则以化瘀滋阴为重;若淡而不荣,乃正衰血虚之象,恐不堪邪毒浸淫而转败证。

2. 文中所谓"红砂""白砂",是由于斑疹后毒邪未净,又发生细小的红色疹子,或白色疹子,是血分或气分余邪得以向外透泄,往往由此热退脉静而愈。但在临床上这种情况较为少见,一般是在发病热盛后见发疹,疹出则热退脉静。

3. 至于"毒发于颐",即"发颐",是由于热毒不能外达而结于少阳、阳明之络所致,为疫疹的并发症。如症见高热,烦躁,口大渴,表示热毒极重,应急用清瘟败毒饮加减。如已化脓,则需切开排脓。

【原文】

清瘟敗毒飲　治一切火熱,表裏俱盛,狂躁煩心。口乾咽痛,大熱幹嘔,錯語不眠,吐血衄血,熱盛發斑。不論始終,以此為主。

生石膏大劑六兩至八兩,中劑二兩至四兩,小劑八錢至一兩二錢　小生地大劑六錢至一兩,中劑三錢至五錢,小劑二錢至四錢　烏犀角大劑六錢至八錢,中劑三錢至五錢,小劑二錢至四錢　真川連大劑六錢至四錢,中劑二錢至四錢,小劑一錢至一錢半　生栀子　桔梗　黃芩　知母　赤芍　玄參　連翹　竹葉　甘草　丹皮

疫證初起,惡寒發熱,頭痛如劈,煩躁譫妄,身熱肢冷,舌刺唇焦,上嘔下泄。六脈沉細而數,即用大劑;沉而數者,用中劑;浮大而數者,用小劑。如癍一出,即用大青葉,量加升麻四五分引毒外透。此內化外解、濁降清升之法,治一得一,治十得十。以視升提發表而愈劇者,何不俯取芻蕘之一得也。

此十二經泄火之藥也。斑疹雖出於胃,亦諸經之火有以助之。重用石膏直入胃經,使其敷布於十二經,退其淫熱;佐以黃連、犀角、黃芩泄心、肺火于上焦,丹皮、栀子、赤芍泄肝經之火,連翹、玄參解散浮游之火,生地、知母抑陽扶陰,泄其亢甚之火,而救欲絕之水,桔梗、竹葉載藥上行;使以甘草和胃也。此皆大寒解毒之劑,故重用石膏,先平甚者,而諸經之火自無不安矣。(《疫疹一得·卷下·清瘟敗毒飲》)

【释义】

本节论述治疗热疫的代表方剂清瘟败毒饮的组成及配伍意义。

清瘟败毒饮是余氏治疗热疫及热疫发斑的主方,书中所列52证都是以该方加减进行治疗。本方系白虎汤、凉膈散、黄连解毒汤及犀角地黄汤四方组合而成。方中石膏、知母,大清阳明气分热毒;犀角(已禁用,以水牛角代)、生地、玄参、丹皮、赤芍,清营解毒,凉血散血,养阴化斑;黄连、黄芩、栀子、连翘,泻火解毒;竹茹清心除烦;甘草解毒利咽。共成一首寒凉直折、气营(血)两清的清热解毒重剂。余氏按石膏、生地、犀角(已禁用,以水牛角代)、川黄连四味主药用量,分为大、中、小三个剂型,以据证的极重、重、轻而相应选用。

学习小结

　　《伤寒瘟疫条辨》收录了温病与伤寒根源辨、温病脉证辨、寒热为治病大纲领辨、升降散的内容,阐释了温病与伤寒病因及发病部位的区别,温病脉证辨论述温病病因、传变及治则治法,以及升降散类方的功用及配伍特点。《疫疹一得》讨论了温疫与伤寒的异同、疫疹的形态对疫病诊断治疗的意义以及清瘟败毒饮的组方特点。

　　　　　　　　　　　　　　　　　　　　　　　● (杨洪霞　朱　叶)

复习思考题

1. 杨栗山是如何论述伤寒与温病病因及发病部位的?
2. 伤寒与温病表证、里证、半表半里证的治法和方药有何区别?
3. 升降散的组成及适应证是什么?
4. 《疫疹一得》所述热疫的概念是什么?如何与伤寒区别?
5. 临床如何辨析疫疹?
6. 清瘟败毒饮的组成和适应证是什么?

扫一扫
测一测

ER-16-1

《温热逢源》
选释

◇◇◇ 主要参考书目 ◇◇◇

1. 孟澍江 . 温病学[M].上海:上海科学技术出版社,1985.
2. 彭胜权,林培政.中医药学高级丛书·温病学[M].2 版.北京:人民卫生出版社,2011.
3. 王孟英.温热经纬[M].北京:人民卫生出版社,2005.
4. 吴瑭.温病条辨[M].北京:人民卫生出版社,2012.
5. 吴有性.温疫论[M].北京:人民卫生出版社,2007.
6. 中国中医研究院.蒲辅周医案[M].高辉远等,整理.北京:人民卫生出版社,2005.
7. 丁甘仁.孟河丁甘仁医案[M].王致谱,点校.福州:福建科学技术出版社,2002.
8. 雷丰.时病论[M].北京:人民卫生出版社,2012.
9. 魏之琇.续名医类案[M].北京:人民卫生出版社,1997.
10. 叶天士.临证指南医案[M].北京:中国中医药出版社,2008.
11. 何廉臣.全国名医验案类编[M].太原:山西科学技术出版社,2011.
12. 张聿青.张聿青医案[M].上海:上海科学技术出版社,1963.
13. 李聪甫.李聪甫医案[M].长沙:湖南科学技术出版社,1979.
14. 俞震.古今医案按[M].北京:中国医药科技出版社,2014.
15. 盛增秀.王孟英医学全书[M].北京:中国中医药出版社,1999.
16. 冯全生.瘟疫学[M].北京:中国中医药出版社,2019.
17. 张之文.张之文温病学讲稿[M].北京:人民卫生出版社,2009.
18. 张之文,杨宇.现代中医感染性疾病学[M].北京:人民卫生出版社,2004.
19. 赵立勋.湿热条辨类解[M].成都:四川科学技术出版社,1986.
20. 张之文,刘碧清.温病舌诊图谱[M].2 版.北京:人民卫生出版社,2008.

◇◇◇ 方 剂 索 引 ◇◇◇

复习思考题
答案要点

模拟试卷